再生医学

脂肪与 PRP 注射门诊应用指南

Outpatient Regenerative Medicine

Fat Injection and PRP as Minor Office-based Procedures

主　编

[意] 马里奥 · 戈伊西斯（Mario Goisis）

主　译

黄昕昕　刘晓燕

副主译

汪一粟　桑建波

北方联合出版传媒（集团）股份有限公司
辽宁科学技术出版社
沈　阳

First published in English under the title
Outpatient Regenerative Medicine: Fat Injection and PRP as Minor Office-based Procedures
edited by Mario Goisis

图书在版编目（CIP）数据

再生医学：脂肪与PRP注射门诊应用指南 /（意）马里奥・戈伊西斯 (Mario Goisis) 主编；黄昕昕，刘晓燕主译．-- 沈阳：辽宁科学技术出版社，2025. 9. -- ISBN 978-7-5591-4048-7

Ⅰ．R625

中国国家版本馆CIP数据核字第2025Z9B057号

出版发行：辽宁科学技术出版社
（地址：沈阳市和平区十一纬路25号 邮编：110003）
印 刷 者：沈阳丰泽彩色包装印刷有限公司
经 销 者：各地新华书店
幅面尺寸：210 mm × 285 mm
印　　张：19
字　　数：500千字
出版时间：2025年9月第1版
印刷时间：2025年9月第1次印刷
出 品 人：陈　刚
责任编辑：凌　敏　于　倩
封面设计：刘　彬
版式设计：袁　舒
责任校对：黄跃成

书　　号：ISBN 978-7-5591-4048-7
定　　价：268.00元

联系电话：024—23284356
邮购热线：024—23284502
E-mail：lingmin19@163.com
http：//www.lnkj.com.cn

致敬我年轻的助手：Pietro、Matteo

译者名单

主　译

黄昕昕　北京芙洛美医疗美容

刘晓燕　北部战区总医院整形外科

副主译

汪一粟　武汉洪山美吉医院

桑建波　上海薇琳医疗美容医院

译　者

姚　尧　南方医科大学南方医院整形外科

徐　潇　解放军总医院第三医学中心

许占群　杭州联合丽格第六医院

张　军　锦州医科大学附属第一医院医学美容科

易生彬　唯易美皮肤医疗美容

周贵根　温州致臻颐和医疗美容诊所

王振宇　杭州芒塔玖橙医疗美容诊所

黄少勇　金华芘丽芙美容医院

鸣　谢

北京百特美文化发展有限公司

序言1

近20年来，在很多国家，随着人口老龄化现象逐渐加重，人们对生活质量的要求不断提升，再生医学方法备受重视。除了传统领域的应用（如外伤造成的组织器官重建等）以外，再生医学在美容或抗衰老领域也更受欢迎，其与很多学科（如整形外科、口腔科、耳鼻喉科、矫形外科、皮肤科、妇科等）都有“交叉”。随着工业社会的发展，再生医学的专业人员、专业会议和专业培训机构呈指数增长，使其得到了极大发展，尤其是研发于一流研究技术中心、有雄厚资金支持的再生技术已经得到越来越广泛的临床技术应用。再生医学技术一般有3个基本要素：干细胞、生长因子和生物支架。此技术在日常应用中，除了要保证生物安全、疗效确切外，还要便于临床操作。只有操作简单的科学技术才能保证其能广泛应用。最后，我们必须强调，所有的外科医生必须对所操作的术区具有全面且精准的大体解剖与微观解剖知识，这是患者获得良好疗效的重要前提。因此，提供给临床医生关于再生医学最前沿技术的知识，更显示出其重要的意义，本书内容更能促进再生医学的进一步发展。

Andrea Sbarbati
Department of Neuroscience, Biomedicine and Movement
Human Anatomy and Histology Section
University of Verona
Verona, Italy

序言 2

整形外科医生经常应用脂肪移植方法进行美容手术和组织修复重建手术。从 20 世纪 80 年代开始，医学期刊相继报道了 Coleman 技术等脂肪移植技术，以及这些技术应用在临床上取得的理想治疗效果。毫无疑问，从首例脂肪移植开始直到今天，脂肪组织可以被认为是最安全的填充物和最科学有效的组织再生培养基。而在今天，该领域中真正的挑战是如何简化，并提高采集与注射技术的效率。在不远的将来，随着微粒脂肪和纳米脂肪移植技术的发展，脂肪移植技术将很可能会整合或取代透明质酸等人工填充剂技术，成为应用最为广泛的填充技术。

Francesco Nicoletti
Multidisciplinary Department of Medical-Surgical
and Dental Specialties, Plastic Surgery Unit
Universit à degli Studi della Campania "Luigi Vanvitelli"
Naples, Italy

目录

第 1 部分　总论

第 2 部分　循序渐进的医学美容

第 1 部分

总论

前言

1

Mario Goisis，Sara Izzo

1472—1474 年，著名的 *Pala di Brera*《蒙特费尔特罗祭坛屏》(别名《蒙特祭坛屏》或《布雷拉祭坛屏》)，由意大利文艺复兴时期的领军人物 Piero della Francesca 采用蛋彩画法刻画在木头上(图 1.1)。该画作被安置在米兰的布雷拉城堡里，是为乌尔比诺公爵 Federico Ⅲ庆祝其对几座城堡的征服而创作的。

画作中右侧跪在地上的人是 Federico Ⅲ，是文艺复兴时期的大军阀。Piero 描绘了 Federico Ⅲ的侧面像，这个侧面像后来也曾经被印在硬币和勋章上。此侧面像由于人物的鼻子上半部分缺失，成为历史上有名的侧面像之一。

其鼻子缺失的原因是在一次锦标赛时 Federico Ⅲ被长矛刺伤右眼，导致右眼丧失。据说，他当时声称："我不介意自己只有一只眼睛，因为只用一只眼睛也能比一百只眼睛更好地观察世界！"为了用左眼能够更好地观察外界，他决定把上半部分鼻子切掉。这可能是有关整形的首个病例了。

在画作中央，从拱顶的天花板上悬垂下来的链子上挂了一个鸡蛋，象征着不朽和永生的希望。

我们可以把再生医学看作此画作中描绘的链子。

实际上，在脂肪移植手术中，注射干细胞和 PRP 存在很多环节，如脂肪采集、加工筛选和脂肪组织注射等。这些环节都是脂肪移植"链接"过程中的一部分，就像链条的强度取决于最薄弱环节的强度一样，建立一个各环节均标准化的流程是保证最佳手术效果的先决条件。

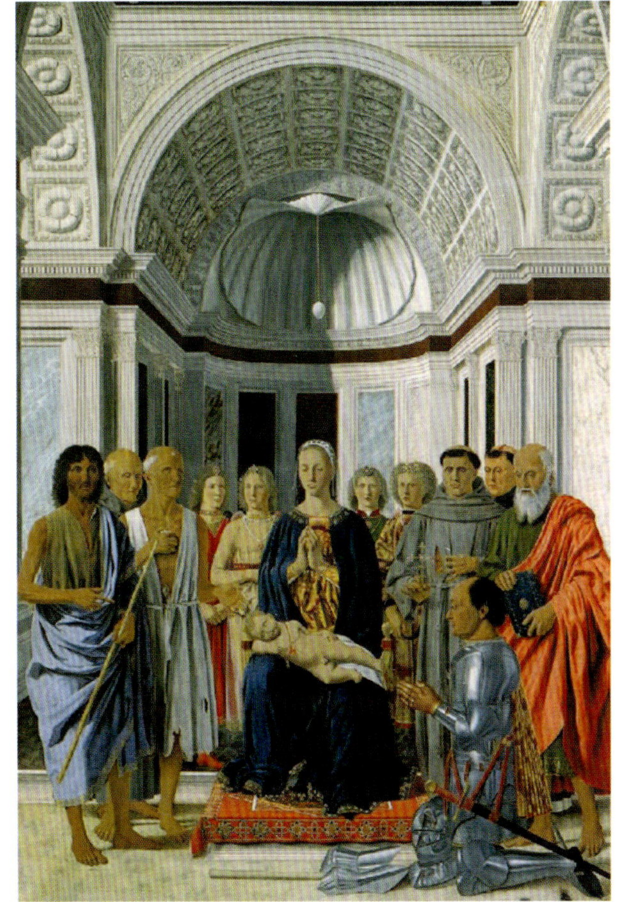

图 1.1 《蒙特费尔特罗祭坛屏》(别名《蒙特祭坛屏》或《布雷拉祭坛屏》)(Courtesy of the Pinacoteca di Brera Museum, Milan, Italy http://pinacotecabrera.org/)

事实上，链条中任何一个环节薄弱，所有的程序都会受到影响。就 Piero 所刻画的"链条"而言，无论哪一个环节脆弱都会导致鸡蛋下落。脂肪移植的最终效果取决于每个环节能否高效率地完成，其中一个环节操作不到位都会导致移植脂肪细胞在受区不能成活，导致手术效果下降甚至手术失败。

M. Goisis (✉),
Department of Plastic Surgery, University of Campania "Luigi Vanvitelli", Naples, Naples, Italy
Maxillo-Facial and Aesthetic Surgeon, Go Easy Clinic, Milan, Italy
S. Izzo
Department of Plastic Surgery, University of Campania "Luigi Vanvitelli", Naples, Naples, Italy

M. Goisis (ed.), *Outpatient Regenerative Medicine,* https://doi.org/10.1007/978-3-319-44894-7_1

脂肪采集

2

Andrea Sbarbati，Giamaica Conti，Sara Izzo，Giovanni Francesco Nicoletti

2.1 简介

脂肪移植术分为 3 个相对独立的步骤：脂肪采集、脂肪加工、脂肪注射[1]。关于脂肪采集，大多数情况下是通过吸脂针抽吸的方式获取颗粒脂肪，极少数情况下是利用手术刀切取获得块状脂肪。脂肪加工，是指通用离心、过滤、纱布滚压和漂洗等手段去除吸脂液中的麻醉药液、血液、油脂等物质的过程。关于脂肪注射，根据注射器、注射针和注射套管的不同可区分为不同的注射方式。在脂肪移植过程中每一个步骤都存在不同的变化，关于具体哪种方式效果最好仍存在不少争议。因而为了取得稳定可靠的手术效果，必须从手术各步骤中的每一个细节入手进行逐个优化。

2.2 影响脂肪颗粒大小的因素

脂肪颗粒是指通过纤维间质连接在一起的脂肪组织团。需要注意的是，在体内生理状态下，脂肪颗粒并不是脂肪组织天然存在的形式，脂肪颗粒是在脂肪采集和加工过程中形成的新形式。通过手术刀切割获取的脂肪小块可以视作大型的脂肪颗粒。

A. Sbarbati (✉) · G. Conti
Department of Neuroscience, Biomedicine and Movement, Human Anatomy and Histology Section, University of Verona, Verona, Italy
e-mail: andrea.sbarbati@univr.it; giamaica.conti@univr.it
S. Izzo · G. F. Nicoletti
Department of Plastic Surgery, University of Campania “Luigi Vanvitelli”, Naples, Italy
e-mail: giovannif.nicoletti@unicampania.it

M. Goisis (ed.), *Outpatient Regenerative Medicine*, https://doi.org/10.1007/978-3-319-44894-7_2

在脂肪采集过程中，吸脂针管径的大小和吸脂针孔径的大小决定了脂肪颗粒的大小，管径和孔径越大，获取的脂肪颗粒体积越大。目前研究普遍认为，脂肪颗粒的大小直接决定了脂肪成活率的高低。

1893 年，在德国，Gustav Neuber 报道了一例应用自前臂切取下来的脂肪瘤组织移植，以修复因结核病而产生的面部轮廓缺损的病例。他将腹部获取的脂肪组织修剪成豆子或者杏仁大小，然后用这些小块的脂肪组织进行移植，报道称移植的脂肪组织成活良好[2]。1937 年，Gurney 回顾了 12 个月期间平均体积 1.7 mm^3 的脂肪移植病例，报道指出移植物至少成活 1 年时间[3]。在 20 世纪 50 年代中期，Peer 在 *Plastic and Reconstructive Surgery* 上报道，核桃大小的脂肪移植块在移植 1 年以后体积缩小了 45%，作者分析这可能是由于在修剪、移植过程中损伤了组织或者是因移植物缺乏血运造成的[4]。

1974 年，意大利的学者 Fischer 首次描述了现代意义上的吸脂技术，这项技术的发明显著提高了脂肪移植的成活率[5–6]。Kato 等最近开展了一项开创性的研究，强调了脂肪颗粒大小是影响脂肪成活率的重要因素。作者认为，成活的脂肪细胞都是距离脂肪颗粒团外表面很近位置的脂肪细胞。根据病理组织学，可把脂肪颗粒划分为 3 个不同的带：

存活带：距离移植脂肪颗粒团外表面的位置很近的区域，该区域的脂肪细胞完全成活。

再生带：距离移植脂肪颗粒团距离较远的中间部分的区域，该区域脂肪细胞坏死，但是脂肪干细胞存活，存活的脂肪干细胞转化成新的脂肪细胞，代替原有的脂肪细胞。

坏死带：距离移植脂肪颗粒团最远的中央区域，该区域细胞坏死、囊肿和纤维化结节。

存活带一般距离脂肪颗粒团外表面 100 ~ 300 μm，再生带一般距离脂肪颗粒团外表面 600 ~ 1200 μm（图 2.1）。

在移植脂肪组织血运建立之前，脂肪颗粒的成活主要依靠组织液的弥散得到营养供应。因为组织液弥散力是有限的，随着脂肪颗粒团体积的扩大，获取不到组织液的中心坏死带的体积自然也相应增大，坏死的脂肪组织就越多（图 2.2）。因此推测：脂肪颗粒大小直接影响着移植脂肪组织成活率的高低[7]。

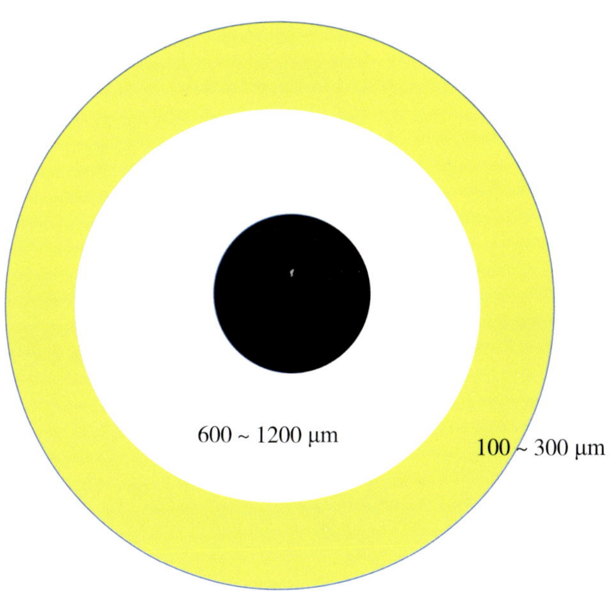

图 2.1 黄色：存活带，是距离脂肪颗粒团表面 100 ~ 300 μm 的区域，该部分脂肪细胞全部成活。白色：再生带，是脂肪颗粒团的中央部分，距离脂肪颗粒团外表面 600 ~ 1200 μm 的区域，该部分脂肪细胞坏死，但是脂肪干细胞会存活并替代脂肪细胞。黑色：坏死带，此处脂肪细胞坏死，位于脂肪颗粒团的中央部分被油滴囊肿和纤维化成分所填充（Published by kind permission of © Mario Goisis 2018. All Rights Reserved）

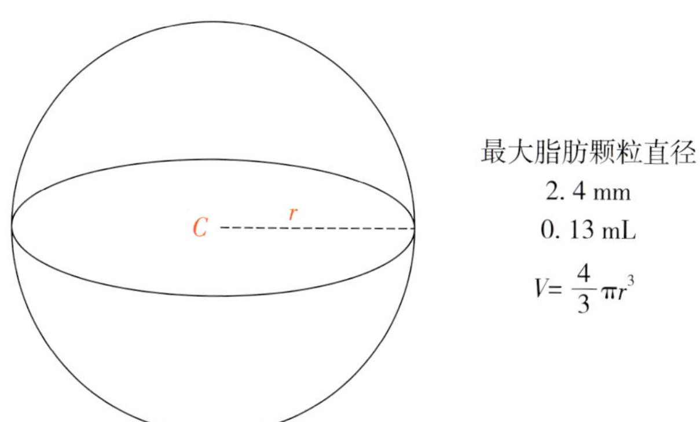

图 2.2 Kato 描述的根据最大组织液弥散力计算的能够成活的最大直径的脂肪颗粒。脂肪颗粒最大直径为 2.4 mm，0.13 mL

2.3 吸脂针管径和吸脂针孔径对脂肪组织和脂肪干细胞成活率的影响

Shiffman 和 Mirrafati 对比了 2.5 ~ 3.7 mm 管径的吸脂针对移植脂肪成活率的影响，并未发现不同[8]。

Leong 等利用管径为 2 mm 的微型吸脂针和 4 mm 直径的吸脂针采集脂肪，未发现两种吸脂针在采集脂肪成活率方面有任何区别[9]。Klein 定义的微型吸脂针是指管径内径为 2 mm 或＜ 2 mm 的吸脂针。

Trivisonno 等研究探讨了是否存在吸脂针管径越小，成熟脂肪细胞的采集效率越低，而脂肪中脂肪干细胞的含量就越高的问题。他们对两种吸脂针进行了比较，一种是长为 170 mm、管径为 3 mm 的圆头吸脂针，靠近管头部有一个侧孔（3 × 9 mm）；另一种是长为 170 mm、管径为 2 mm，具有 5 个圆形侧孔（直径 1 mm）的吸脂针。

结果显示利用 3 mm 的吸脂针可获取 1.4×10^5 细胞 /mL，这个脂肪获取量与其他研究者的研究结果类似[10]。

采用管径为 2 mm 的微型吸脂针则能够获取更多的脂肪间质细胞和血管内皮细胞，从而提高脂肪移植成活率。但是 Trivisonno 等认为虽然微型吸脂针可以提高脂肪成活率，然而由于其管径小导致吸脂针抽吸每个来回获取的脂肪量少，会导致采集同样体积的脂肪量需要的时间要比使用普通吸脂针花费的时间多 1 倍[11]。

Alharbi 等[12]在同一患者同一部位的两侧进行吸脂，对比了两种不同规格的吸脂针的效果：一种是标准的 Coleman 吸脂针（3 mm，单孔，钝头），另一种是 2 mm、多孔、钝头的吸脂针。结果显示 2 mm 小孔径吸脂针在生长因子浓度、脂肪吸脂效率和脂肪干细胞（ASC）的贴附率等方面都优于 Coleman 吸脂针。

作者认为小孔径的吸脂针可以获取更小的脂肪颗粒，这些更小的脂肪颗粒具有更大的表面积 / 体积比，因此更利于移植脂肪成活。

2.4 一种新型专利微型吸脂针

Goisis（Imcas 2015）研发了一种新型微型吸脂针——钝头、小直径（2 mm），靠近吸脂针头的位置设计有 6 个沿着针长轴方向、螺旋形分布的吸脂孔，孔径为 1 mm。这些孔被设计成矩形，在沿着针管长轴方向的矩形的孔边缘呈一定角度向外凸出，垂直于针管长轴的孔边缘呈一定角度向内凹陷（图 2.3 和图 2.4）。

这种不同于其他微型吸脂针的设计目的是提高吸脂效率。吸脂针在吸脂过程中是往复运动的，向内凹陷的针孔边缘可以让脂肪组织更容易进入吸脂孔，向外凸出的孔边则利于对脂肪组织纤维进行切割（图 2.5 ~ 图 2.7）。这种多孔设计可以让每一次吸脂都能获取较大量的脂肪组织。与 3 mm 管径 Coleman 吸脂针比较，Goisis 吸脂针操作效率提高了好几倍（吸脂速度大概提高 2 倍）。

对 547 个病例样本进行的组织学检测表明，与使用传统的 Coleman 吸脂针方法采集的脂肪相比，用 Goisis 吸脂针采集的脂肪细胞含有更高数量的脂肪基质血管成分（SVF）（图 2.8 ~ 图 2.11），吸出物的质量较好。因此可以使用小孔径针头浸润供体部位进行脂肪填充，注射效果更加均匀平整。由于

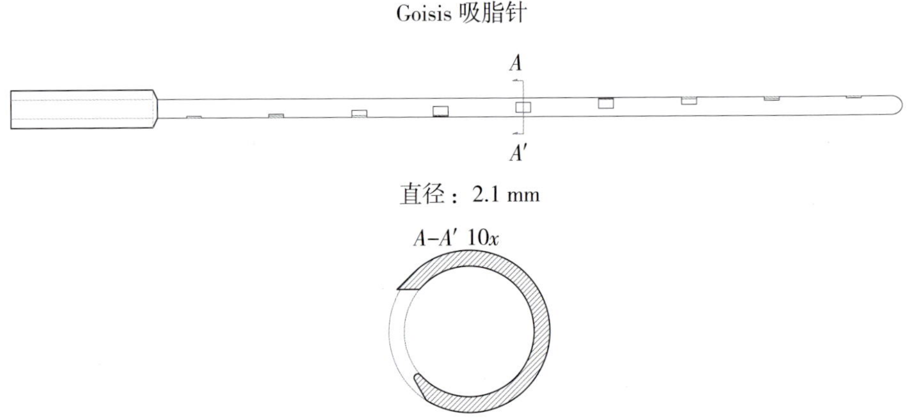

图 2.3 吸脂针管的设计（published by kind permission of © Mario Goisis 2018. All Rights Reserved）

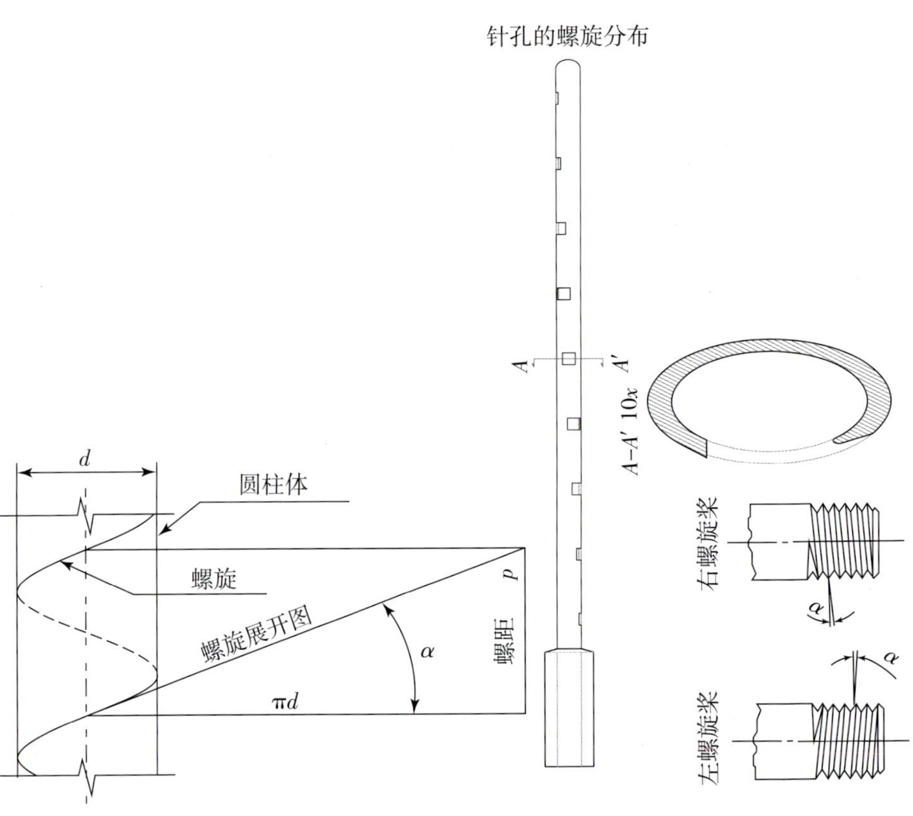

图 2.4 吸脂针管螺旋分布的吸脂孔

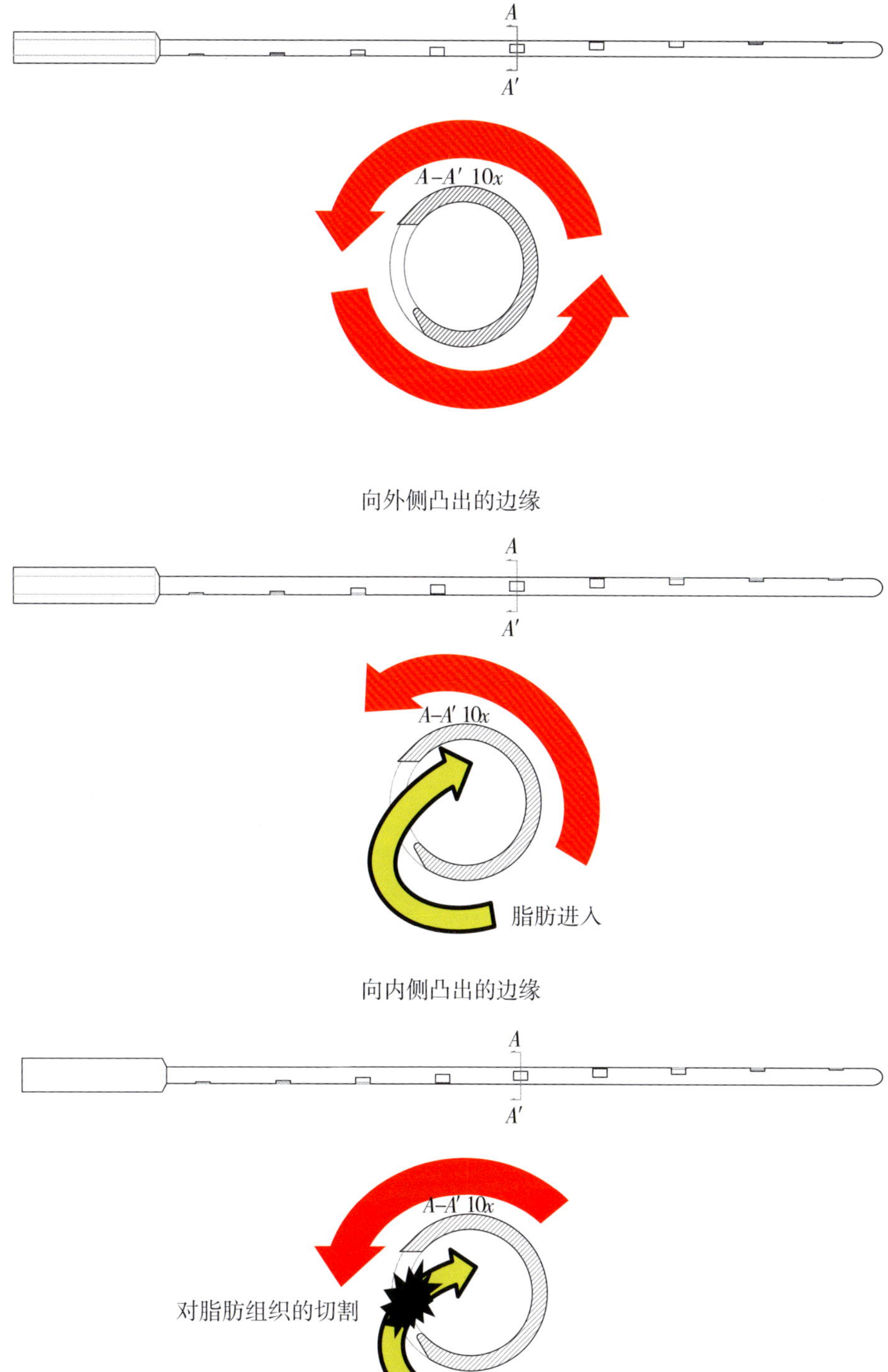

图 2.5 吸脂过程中吸脂针旋转运动的特点。旋转运动有效地增加了脂肪收集量；同时吸脂孔平行于针管长轴的边缘向内凹陷的设计有利于脂肪进入吸脂管；在吸脂孔垂直于针管长轴的另一边边缘向外凸出的设计有利于对脂肪组织进行切割（Published by kind permission of © Mario Goisis 2018. All Rights Reserved）

图 2.6 吸脂孔边缘的一边设计为向内凹陷的设计有利于脂肪进入吸脂管（Published by kind permission of © Mario Goisis 2018. All Rights Reserved）

图 2.7 吸脂孔边缘的一边向外凸出的设计有利于对脂肪组织进行切割（Published by kind permission of © Mario Goisis 2018. All Rights Reserved）

微型吸脂针具有多个小孔径的吸脂孔，因而降低了手术不舒适度和皮肤发生不规则凹陷的风险，减少了手术对组织尤其是血管的损伤程度。因此这种吸脂针在插入吸脂管后比传统吸脂针更加轻巧和精确，手控感觉更佳，有利于对脂肪层的精确抽吸（降低了对深部组织损伤的风险，减少了瘢痕形成）。Goisis 等在一项研究（2019 年，对照研究，IMCAS）中，对使用 Goisis 吸脂针在吸脂过程中对脂肪损伤、脂肪干细胞存活率的影响进行了讨论。作者分别使用 Goisis 吸脂针和传统吸脂针采集了不同的脂肪样本，分别于培养后 72 h、7 天和 14 天后测定两种不同样品的干细胞数量，发现采用 Goisis 吸脂针的干细胞浓度和数量更高（表 2.1）。

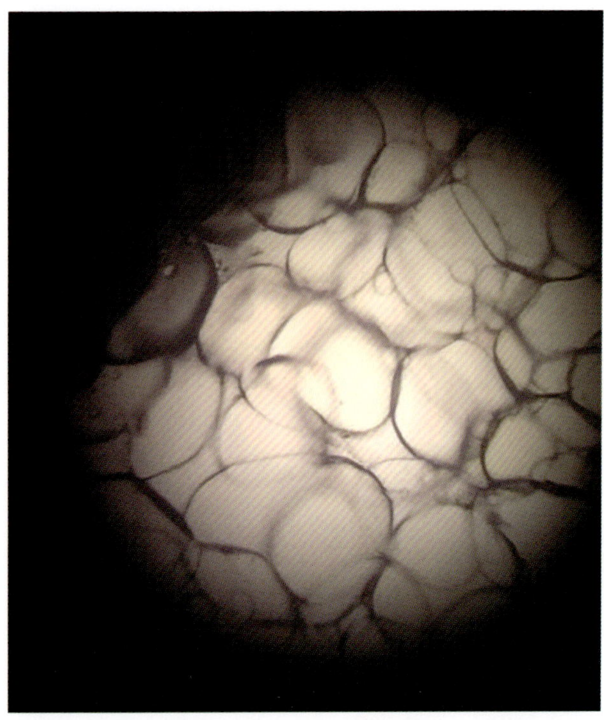

图 2.8 Goisis 吸脂针吸出的脂肪组织的组织学检测，脂肪细胞保留完整（Published by kind permission of © Mario Goisis 2018. All Rights Reserved）

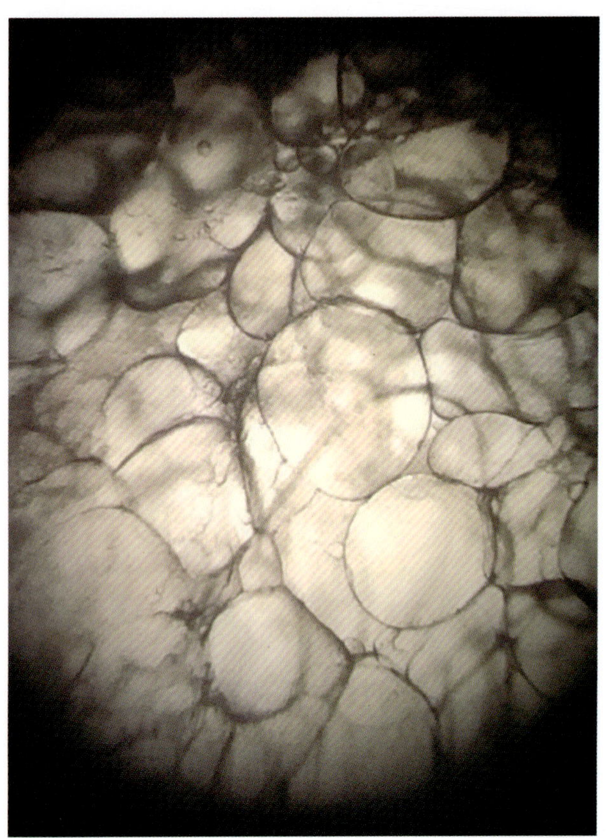

图 2.9 利用单孔吸脂针吸出的脂肪组织的组织学检测，脂肪细胞完整性不佳（Published by kind permission of© Mario Goisis 2018. All Rights Reserved）

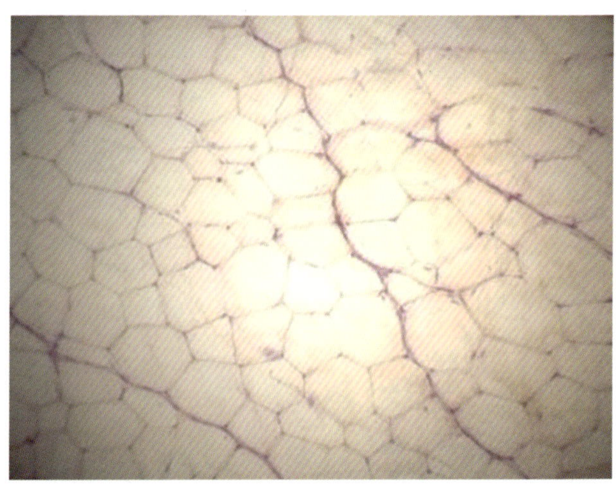

图 2.10 采用 Goisis 吸脂针吸出的脂肪细胞的组织学检测（Published by kind permission of © Mario Goisis 2018. All Rights Reserved）

2.5 负压对脂肪和脂肪干细胞成活率的影响

Shiffman 和 Mirrafati 对不同吸引压力进行了比较，以明确它们对细胞成活率的影响。显著的结果是，当真空压力超过 700 mmHg[8]（1 mmHg=133.322 Pa）时，细胞损伤更大。

Cheriyan 等的研究显示低负压（–250 mmHg）比高负压（–760 mmHg）抽吸出的脂肪细胞成活率高 47%。此外，1 周后，低负压组吸脂的细胞成活率明显高于高负压组 [13]。Nguyen 等也证实了上述结论，认为在 –760 mmHg 压力下获得的脂肪仅有 10% 的脂肪细胞具有活力 [14]。

Mojallal 等研究了压力对于脂肪基质血管成分（SVF）活力的影响，测试了 4 种不同的吸脂装置：–350 mmHg 负压电动泵吸脂法、–700 mmHg 负压电动泵吸脂法、–350 mmHg 电动辅助吸脂法和 –700 mmHg 电动辅助吸脂法。结果显示，–350 mmHg 条件下获得脂肪的 SFV 活力均要优于 –700 mmHg 组（无论负压电动泵吸脂还是电动辅助吸脂）。所以说，–700 mmHg 组的压力对 SVF 活力的负面影响明显高于 –350 mmHg 组 [15]。

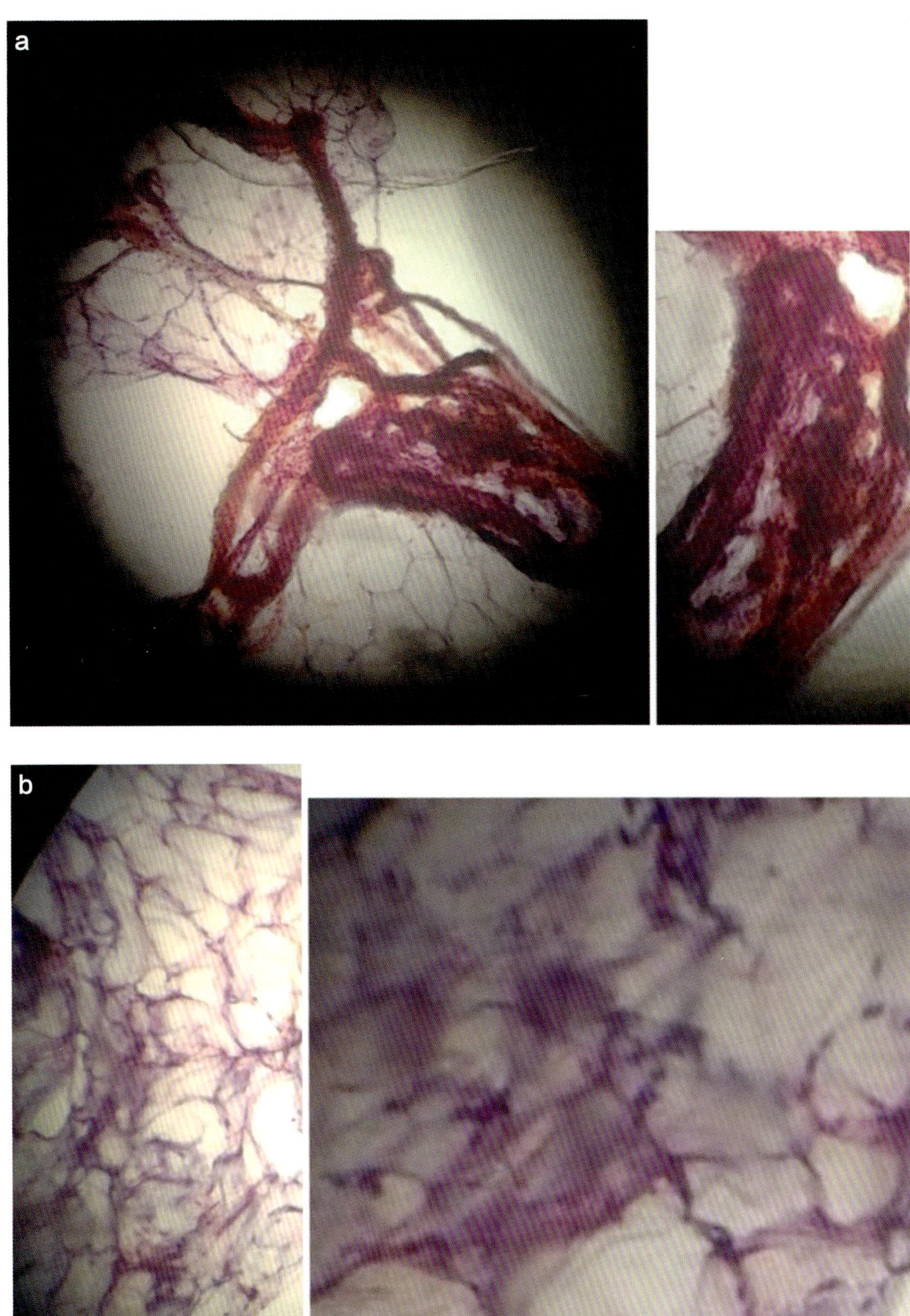

图 2.11 a、b. 与单孔吸脂针比较，Goisis 吸脂针吸出的脂肪组织含有较高浓度的基质血管成分（Published by kind permission of © Mario Goisis 2018. All Rights Reserved）

表 2.1 用两种不同吸脂针采集脂肪标本后进行脂肪干细胞的培养，培养时间分别为 72 h、7 天、14 天，对干细胞数量进行比较。蓝色表示 Coleman 吸脂针，橙色表示 Goisis 吸脂针

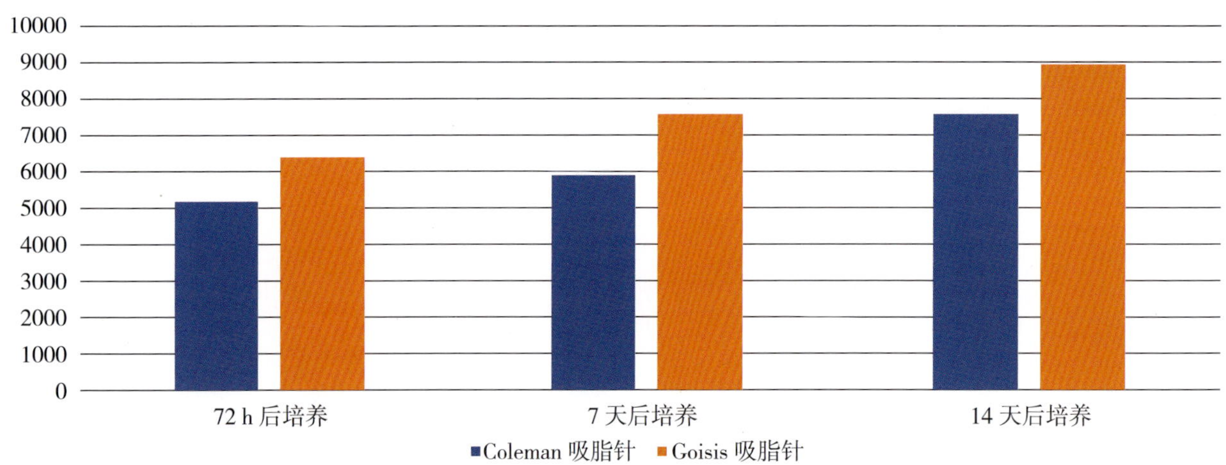

参考文献

[1] Gause T, Kling R, Sivak W, Marra K, Rubin J, Kokai L. Particle size in fat graft retention: a review on the impact of harvesting techniques in surgical lipofilling outcomes. Adipocyte. 2014;3(4):273–279.

[2] Neuber G. Fettransplantation. Chir Kongr Verhandl Dsch Gesellch Chir. 1893;22:66.

[3] Gurney CE. Experimental study of the behavior of free fat transplants. Surgery. 1937;3:679–692.

[4] Peer A. The neglected free fat graft. Plast Reconstr Surg. 1956;18:233–250.

[5] Fournier P. Liposculpture: the syringe technique. Paris: Arnette Blackwell; 1991. p. 265–266.

[6] Illouz YG. The fat cell "graft" : a new technique to fill depressions. Plast Reconstr Surg. 1986;78:122–123.

[7] Kato H, Mineda K, Eto H, Doi K, Kuno S, Kinoshita K, Kanayama K, Yoshimura K. Degeneration, regeneration, and cicatrization after fat grafting: dynamic total tissue remodeling during the first 3 months. Plast Reconstr Surg. 2014;133:303e–313e.

[8] Shiffman MA, Mirrafati S. Fat transfer techniques: the effect of harvest and transfer methods on adipocyte viability and review of the literature. Dermatol Surg. 2001;27:819–826.

[9] Leong DT, Hutmacher DW, Chew FT, Lim T–C. Viability and adipogenic potential of human adipose tissue processed cell population obtained from pump–assisted and syringe–assisted liposuction. J Dermatol Sci. 2005;37:169–176.

[10] Harris LJ, Zhang P, Abdollahi H, et al. Availability of adiposederived stem cells in patients undergoing vascular surgical procedures. J Surg Res. 2010;163:e105–112.

[11] Farr ST, Trivisonno A. Differential fat harvesting. Plast Aesthet Res. 2014;1:103–107.

[12] Alharbi Z, Opländer C, Almakadi S. Conventional vs. micro–fat harvesting: how fat harvesting technique affects tissue–engineering approaches using adipose tissue–derived stem/stromal cells. J Plast Reconstr Aesthet Surg. 2013;66:1271–1278.

[13] Cheriyan T, Kao HK, Qiao X, Guo L. Plast Reconstr Surg. 2014;133(6):1365–1368.

[14] Nguyen P, Desouches C, Gay A, Hautier A, Magalon G. Development of micro–injection as an innovative autologous fat graft technique: the use of adipose tissue as dermal filler. J Plast Reconstr Aesthet Surg. 2012;65:1692–1699.

[15] Mojallal A, Auxenfans C, Lequeux C, Braye F, Damour O. Influence of negative pressure when harvesting adipose tissue on cell yield of the stromal–vascular fraction. Biomed Mater Eng. 2008;18(4–5):193–197.

采集步骤

3

Mario Goisis，Sara Izzo

3.1 小颗粒脂肪：臀部脂肪采集的准备

在讨论详细的吸脂步骤之前，有必要回顾一下臀部解剖基础知识。骨盆是由骶骨和尾骨、双侧一对髋骨组成的。髋骨把双下肢和脊柱连接在一起，髋骨前方与下肢连接，髋骨后方和脊柱连接在一起。

每个髋骨包含 3 个部分：髂骨、坐骨、耻骨。髂骨来源于拉丁文 ile 或 ilis，含义是腹股沟和侧腹，该骨是髋骨中最大的骨骼（图 3.1 和图 3.2）。

髂嵴是髂骨翼处的上边缘（图 3.3，绿色点），髂嵴的最高处是髂前上棘（ASIS）（图 3.3，红色点）和髂后上棘（PSIS）（图 3.4）。髂前上棘是髂骨上一个明显的骨性凸出物，是表面解剖的重要标志，是缝匠肌和腹股沟韧带的附着点（图 3.5～图 3.10）。

3.2 低负压下的小颗粒脂肪吸脂：材料和方法

小颗粒脂肪采集手术不受医疗场所的限制，在规模较小的外科诊所即可进行。在手术室内应该具备氧气、指脉氧仪、急救箱等基础设施。采集时经常会使用到小颗粒脂肪的标准采集盒（图 3.11）。

M. Goisis (✉)，
Maxillo-Facial and Aesthetic Surgeon, Go Easy Clinic, Milan, Italy

S. Izzo
Department of Plastic Surgery, University of Campania "Luigi Vanvitelli"，Piazza Miraglia, Milan, 80138, Italy

M. Goisis (ed.)，*Outpatient Regenerative Medicine*，https://doi.org/10.1007/978-3-319-44894-7_3

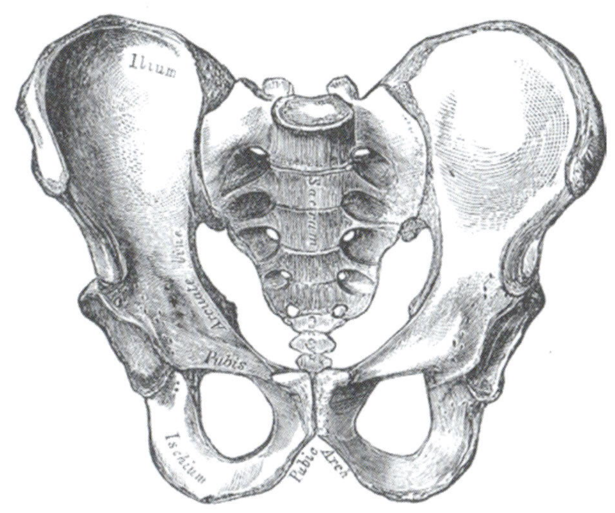

图 3.1 髂骨是髋骨中最大的骨骼（reproduced from Gray's Anatomy, 20th edition, 1918, under public domain）（Published by kind permission of © Mario Goisis 2018. All Rights Reserved）

该采集盒包括以下一次性物品：洗涤和过滤用密闭套管设备，4 个 60 mL 注射器，2 个 10 mL 注射器，1 个 1 mL 注射器，30 号针头、16 号针头、21 号针头各 1 个，1 个 22 号 4 cm 的钝头注脂针。

该小颗粒脂肪采集盒可以和一些高温灭菌设备连接起来使用，特别是小颗粒脂肪采集盒底座（图 3.12）和耐高压消毒的 10 cm 的 Goisis 吸脂针。小颗粒脂肪采集盒底座主要由 1 个放置洗涤和过滤密闭套管的塑料支架和 2 个放置 Klein 溶液与生理盐水溶液的支架组成。

其他必需物品包括氯己定－酒精溶液（2% 氯己定－葡萄糖酸盐和 70% 异丙醇）、无菌巾、冰袋、2 cm × 2 cm 的无菌纱布块和密封用的盖子。

如果手术医生的吸脂手术经验不丰富，建议术前用超声对吸脂区进行检测，而对于经验丰富的手术医生来讲，可以省略超声检查这一步骤。但是对

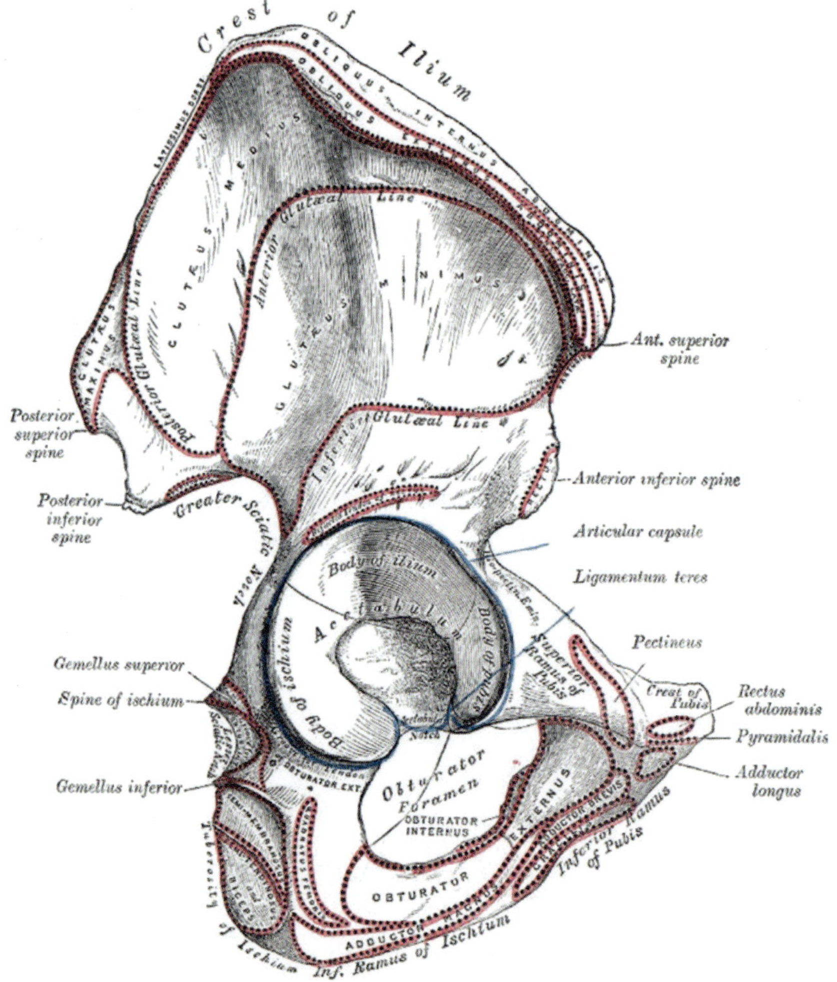

图 3.2 髂骨是髋骨中最大的骨骼（reproduced from Gray's Anatomy, 20th edition, 1918, under public domain）（Published by kind permission of © Mario Goisis 2018. All Rights Reserved）

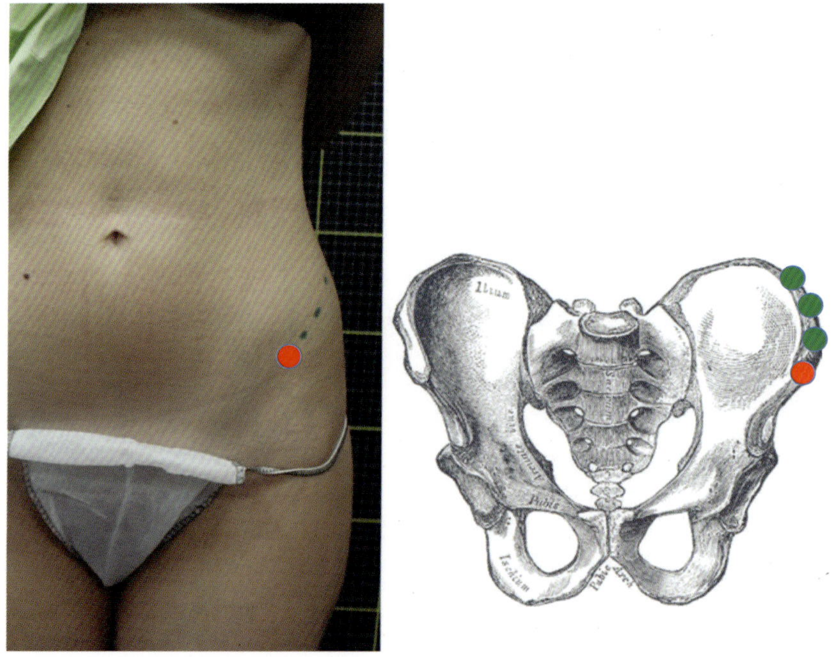

图 3.3 髂嵴是髂骨两翼上的边缘部分（绿色虚线），它贯穿了整个髂骨的全长，分布在髂前上棘（ASIS）(图 3.3，红色虚线）和髂后上棘（PSIS）之间的位置（图 3.4）(Published by kind permission of © Mario Goisis 2018. All Rights Reserved）

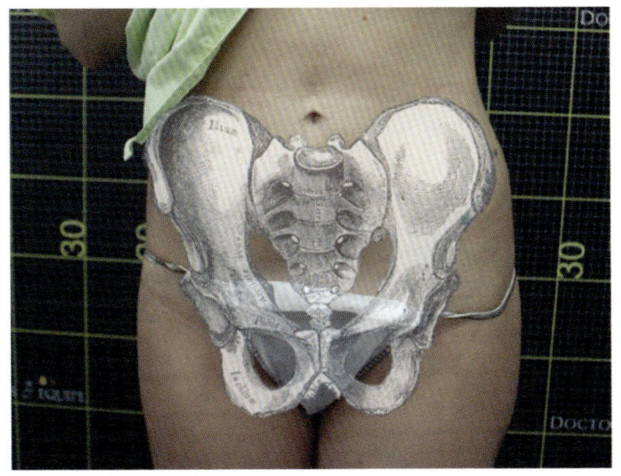

图 3.4 髂嵴是髂骨两翼的上边缘（绿色虚线），贯穿髂骨全长，分布于髂前上棘（ASIS）（图 3.3，红色虚线）和髂后上棘（PSIS）（图 3.4）之间的位置（Published by kind permission of © Mario Goisis 2018. All Rights Reserved）

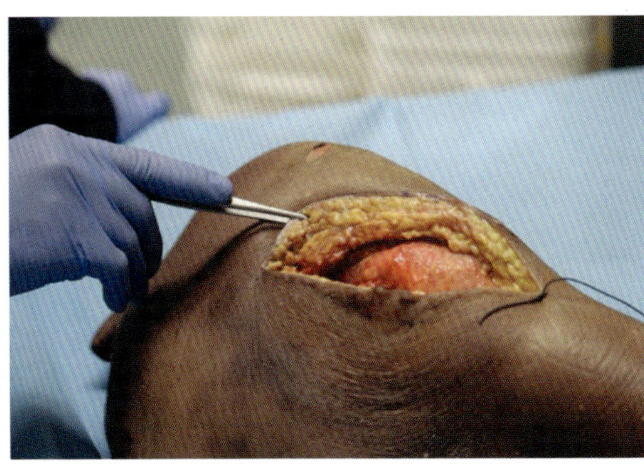

图 3.5 脂肪采集区的解剖显露。皮下脂肪层的暴露情况（Published by kind permission © Mario Goisis 2018. All Rights Reserved）

图 3.6 解剖区域的超声图像。红点是髂前上棘的位置。对于偏瘦人群，建议在术前进行术区脂肪层的超声检查，有利于确定吸脂的层次和位置。所以，建议经验不丰富的医生对较瘦的患者给予超声检查吸脂区域（Published by kind permission of © Mario Goisis 2018. All Rights Reserved）

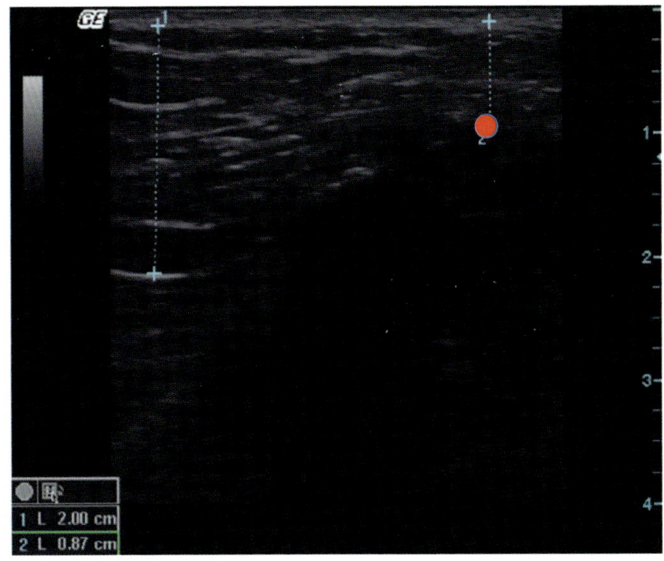

图 3.7 脂肪采集区域标记：在髂前上棘处设计进针孔的位置。用手捏起侧面脂肪垫用记号笔做标记（Published by kind permission of © Mario Goisis 2018. All Rights Reserved）

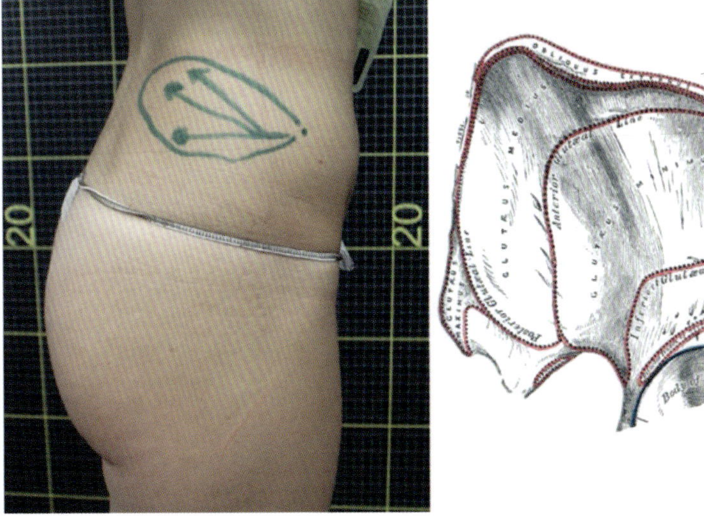

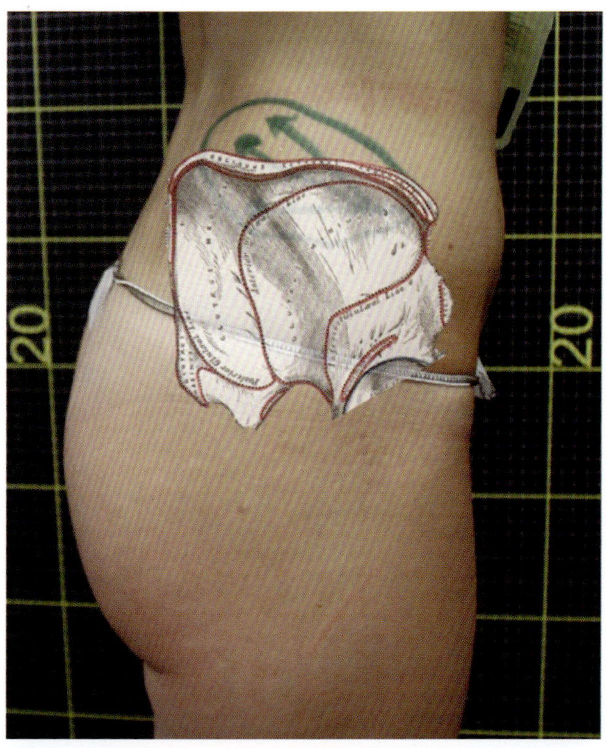

图 3.8 脂肪采集区域标记：在髂前上棘处设计进针孔的位置。用手捏起侧面脂肪垫用记号笔做标记（Published with kind permission of © Mario Goisis 2018. All Rights Reserved）

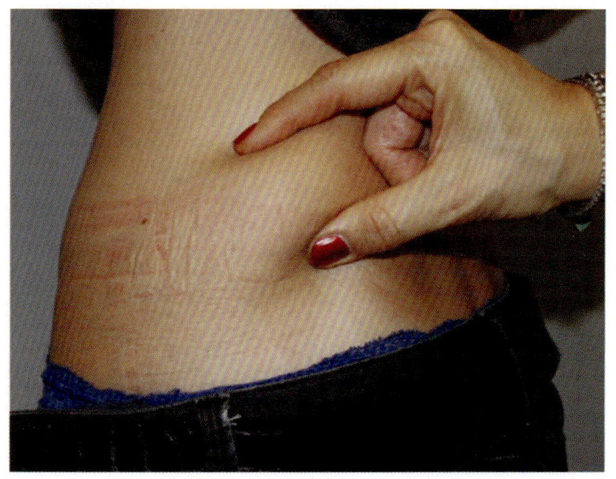

图 3.9 吸脂前用手触摸脂肪垫的方式来定位吸脂区域（Published by kind permission of © Mario Goisis 2018. All Rights Reserved）

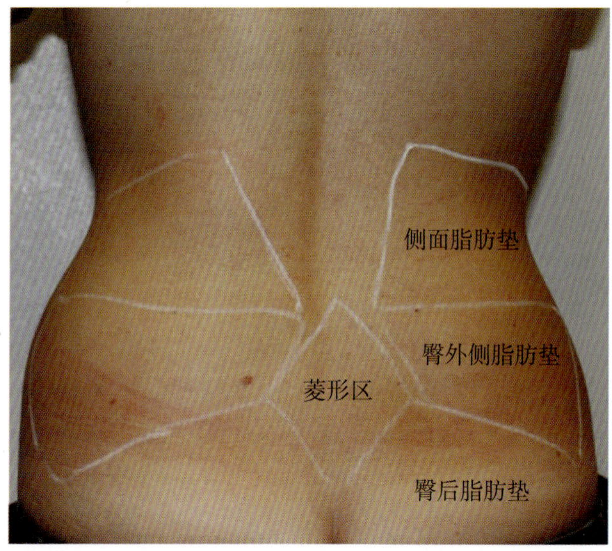

图 3.10 确定腰臀部采集脂肪的位置（后面观）（Published by kind permission of © Mario Goisis 2018. All Rights Reserved）

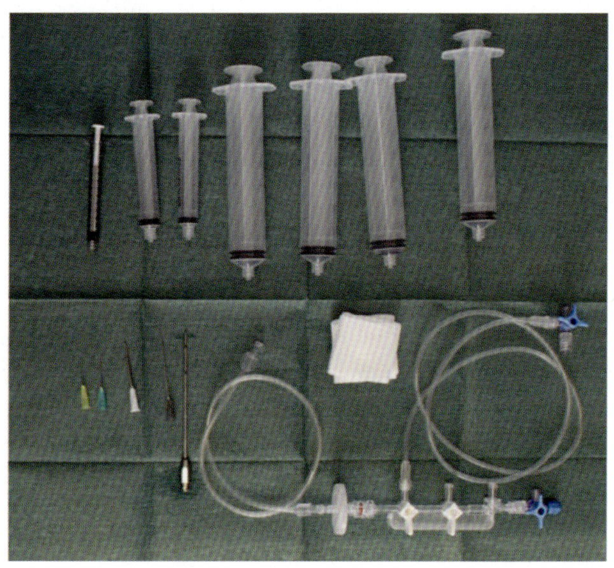

图 3.11 小颗粒脂肪采集盒中的器具（Published by kind permission of © Mario Goisis 2018. All Rights Reserved）

于较瘦的患者，仍推荐对术区进行超声检查，因为超声可测量脂肪组织的厚薄，用以确定吸脂的最佳位置。当需要超声检查时，需要额外准备的是超声探头的无菌套。

无菌注射药物包括：

- 100 mL 低温生理盐水。
- 120 mL 低温 Klein 溶液。

1 L 的 Klein 溶液配方：800 mg 的利多卡因、1 mg 的肾上腺素、40 mEq 的碳酸氢钠、1000 mL 的生理盐水。肾上腺素可以降低局部血流速度从而延长局部麻醉药在术区的时间，增强麻醉效果，有助于患者恢复（图 3.13）。

3.3 准备 Klein 溶液

1000 mL Klein 溶液的配制：2 瓶 500 mL 的生

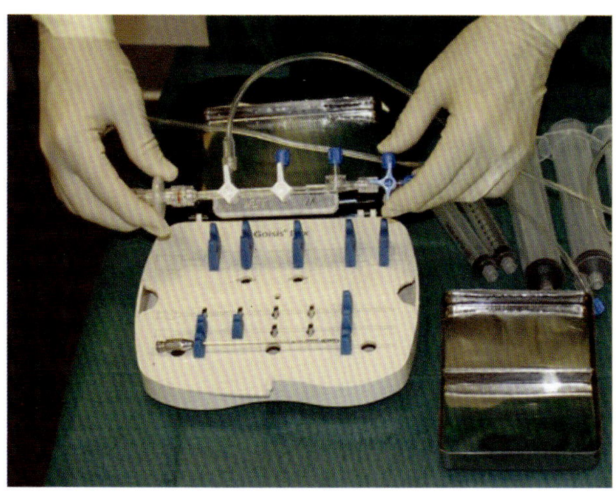

图 3.12 小颗粒脂肪采集盒底座（Published by kind permission of © Mario Goisis 2018. All Rights Reserved）

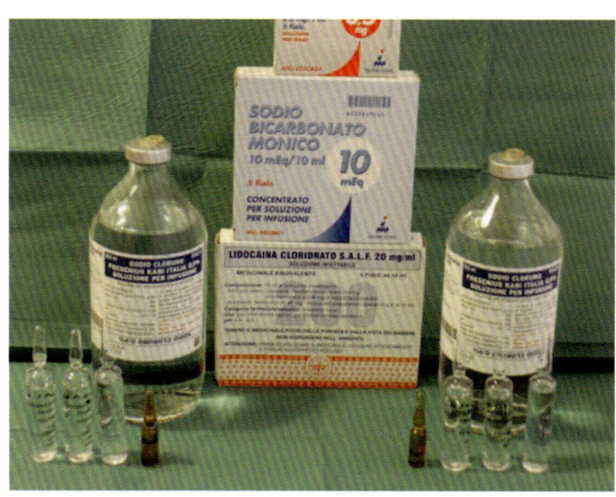

图 3.13 药品（Published by kind permission of © Mario Goisis 2018. All Rights Reserved）

理盐水、4 支 200 mg 的利多卡因、2 支 0.5 mg 的肾上腺素、2 瓶 20 mEq 的碳酸氢钠。500 mL Klein 溶液的配制见图 3.14 ~ 图 3.17。

提醒：在整个手术过程中，除了需要一位助手以无菌方式传递需要应用的物品给手术医生，整个手术操作还需要一位医师来完成。

3.3.1 低负压吸脂装备

手术刚开始时吸脂操作可能较费力，吸出的多是透明的液体，少有脂肪组织。随着术区软组织活动度逐渐增加，吸脂操作开始变得容易和顺畅。吸出物的颜色以稍有红色血液的黄色为佳。

通常手术要求 15 ~ 25 mL 的脂肪组织，一个吸脂区域就能满足需要；如果需要更多的脂肪量，可能需要从第 2 个吸脂部位吸脂（图 3.18 ~ 图 3.67）。

3.4 并发症

自从微型吸脂针广泛应用以来，少有吸脂引发的并发症报道。有患者可能对肾上腺素不耐受，造成患者术中的紧张和焦虑。出血、淤青和术后术区疼痛时常出现。由于小颗粒脂肪吸脂量相对要小，因此皮肤凹陷不平的现象较少见。

吸脂术区的绷带需要在手术当天去除。在术后 6 h 内，每小时冰敷 20 min，能够减轻出血、疼痛的发生，促进机体恢复。由于此时术区麻醉尚未完全消失，要加强对冰敷时间和效果的观察，6 h 后如果病情稳定，可以不用冰袋冷敷。术区应该保持清洁和干燥。在术后 3 天禁止泡温泉和洗热水澡。术后注意事项告知书比口头医嘱更有利于患者对这些术后注意事项的理解和遵守。术后疼痛会持续几天，最长不会超过 1 周时间，如果术区出现剧痛、水肿、多汗甚至发热，则需要到医院随诊，要警惕术区感染。术后 24 h 鼓励大量饮水；术后 5 ~ 6 h 避免重体力劳动和剧烈运动；一般建议患者常规应用抗生素（阿奇霉素 500 mg，3 天）和止疼药（乙酰水杨酸）。

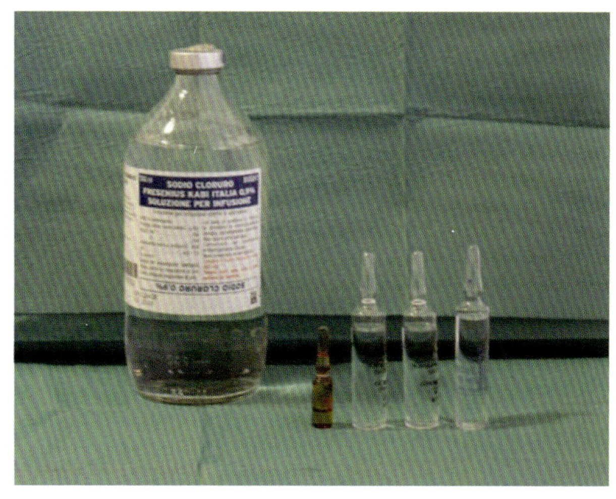

图 3.14 500 mL Klein 溶液的配制。1 瓶 500 mL 的生理盐水，2 支 200 mg 的利多卡因，1 支 0.5 mg 的肾上腺素，1 瓶 20 mEq 的碳酸氢钠（Published by kind permission of © Mario Goisis 2018. All Rights Reserved）

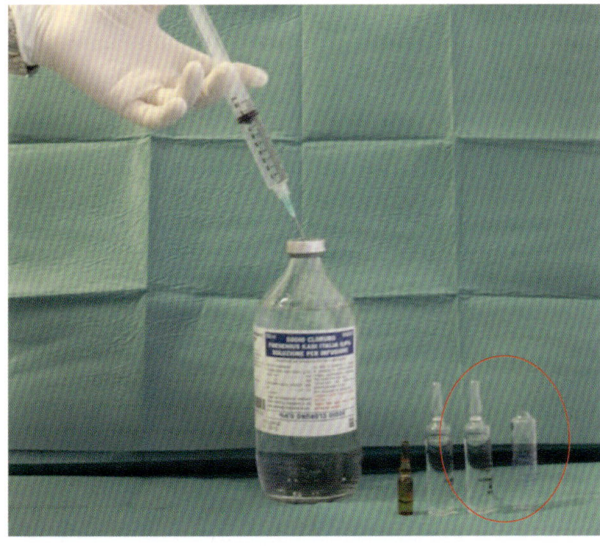

图 3.15　2 支 200 mg 的利多卡因与 500 mL 的生理盐水混合（Published by kind permission of © Mario Goisis 2018. All Rights Reserved）

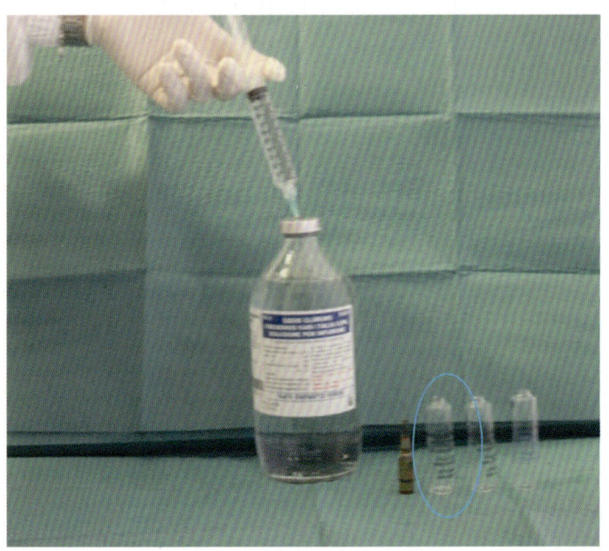

图 3.16　20 mEq 加入溶液中（Published by kind permission of © Mario Goisis 2018. All Rights Reserved）

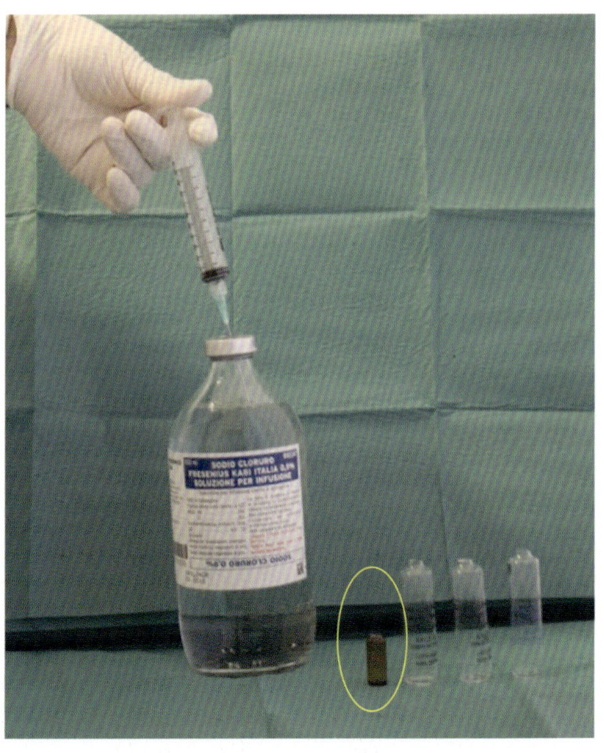

图 3.17　最后把 0.5 mg 的肾上腺素加入溶液中（Published by kind permission of © Mario Goisis 2018. All Rights Reserved）

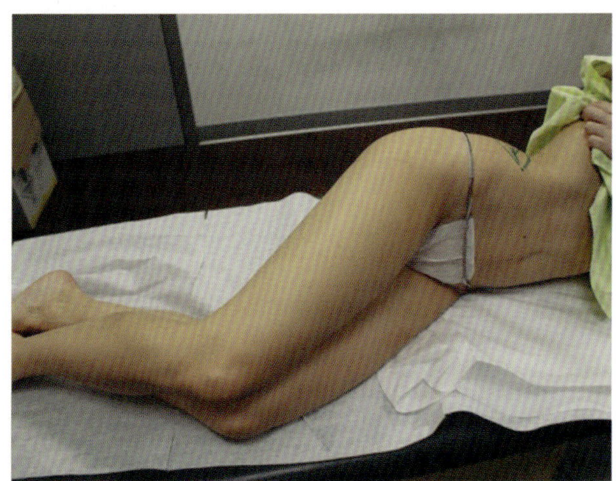

图 3.18　患者不是很瘦的情况下，吸脂区设计在侧腰部，设计时推荐侧卧位体位（Published by kind permission of © Mario Goisis 2018. All Rights Reserved）

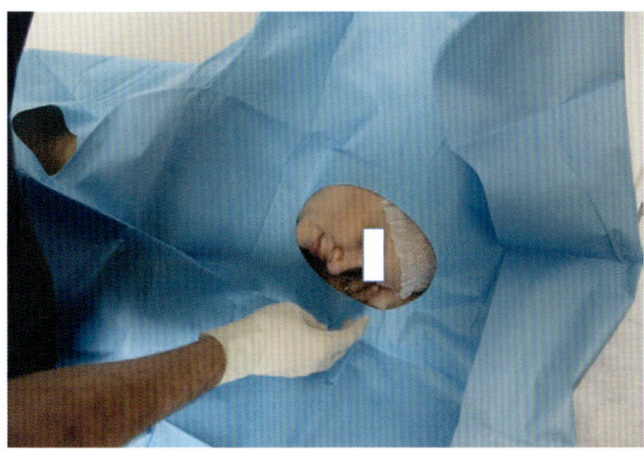

图 3.19 术区确定后需要进行标记设计，术区用酒精消毒（Published by kind permission of © Mario Goisis 2018. All Rights Reserved）

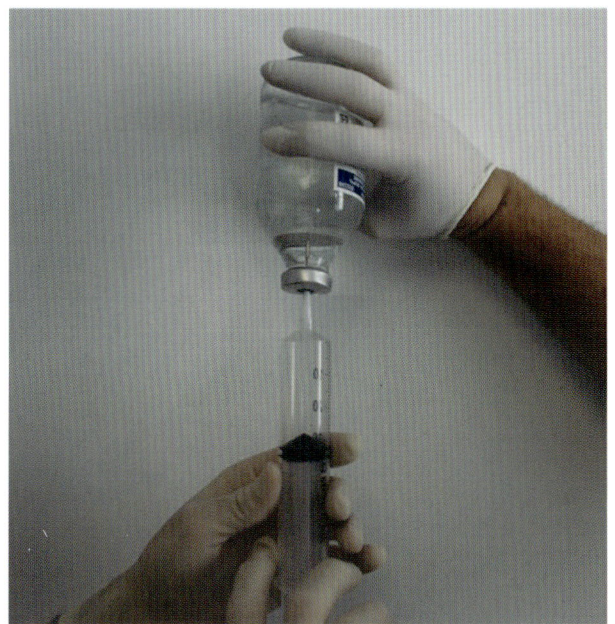

图3.20 第1个注射器抽吸60 mL Klein溶液（Published by kind permission of © Mario Goisis 2018. All Rights Reserved）

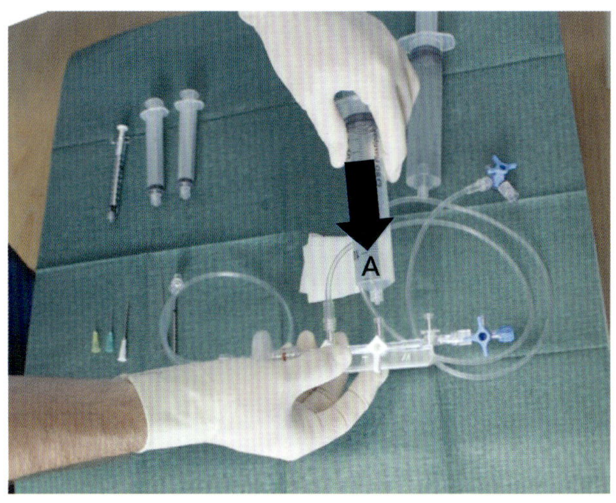

图 3.21 把注射器连接在图中A的连接导管入口处（ublished by kind permission of © Mario Goisis 2018. All Rights Reserved）

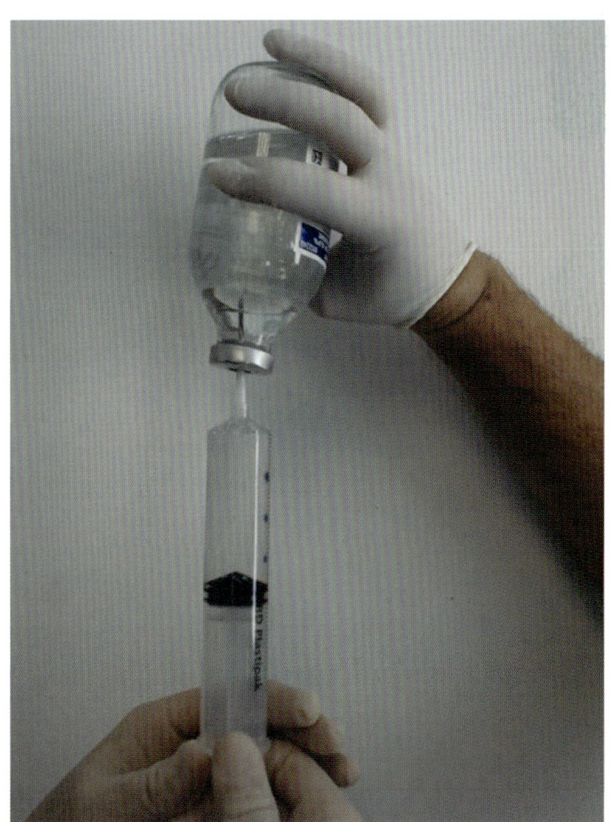

图3.22 第2个注射器抽吸60 mL Klein溶液（Published by kind permission of © Mario Goisis 2018. All Rights Reserved）

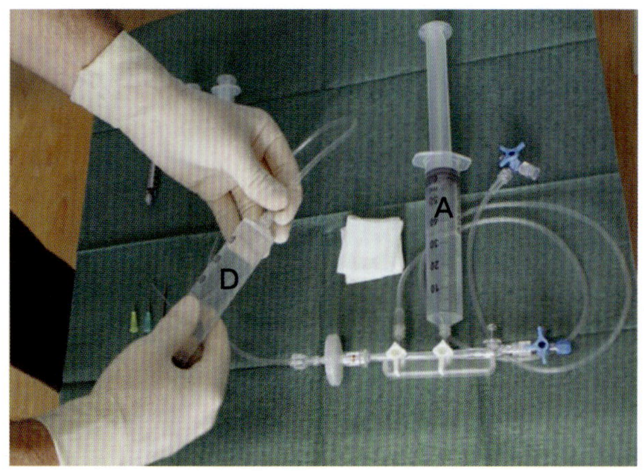

图 3.23　注射器与导管在图中 D 处进行连接（Published by kind permission of © Mario Goisis 2018. All Rights Reserved）

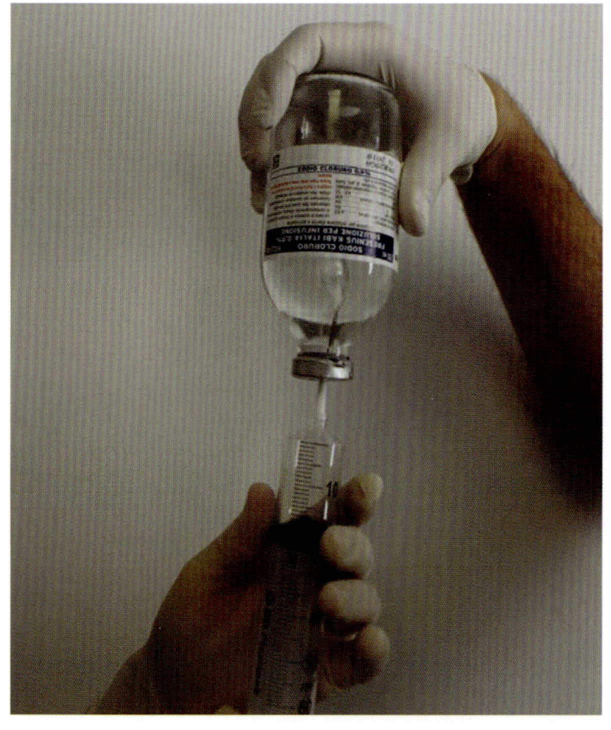

图 3.24　第 3 个注射器抽吸 60 mL Klein 溶液（Published by kind permission of © Mario Goisis 2018. All Rights Reserved）

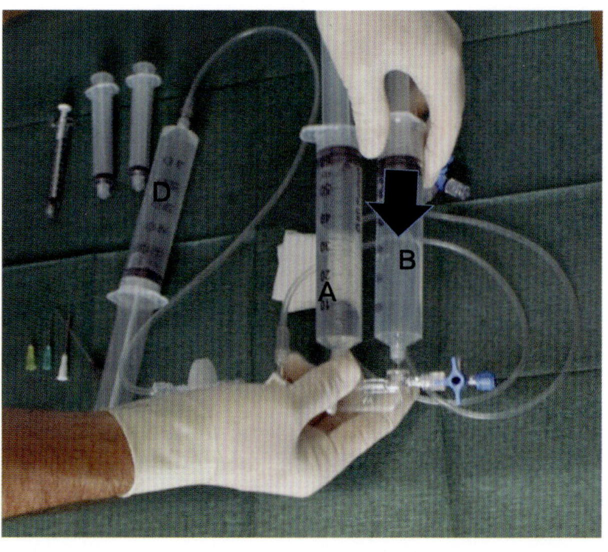

图 3.25　充满生理盐水的注射器和密闭系统在 B 处连接（黑色箭头）（Published by kind permission of © Mario Goisis 2018. All Rights Reserved）

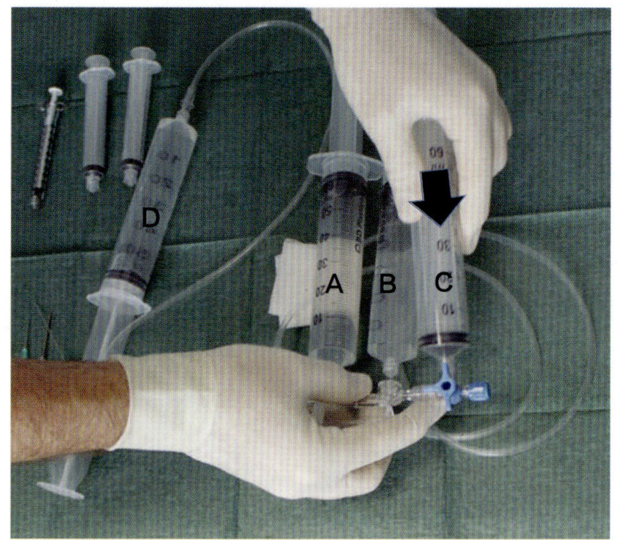

图 3.26　空的 60 mL 注射器和脂肪采集密闭系统在 C 处连接（黑色箭头）（Published by kind permission of © Mario Goisis 2018. All Rights Reserved）

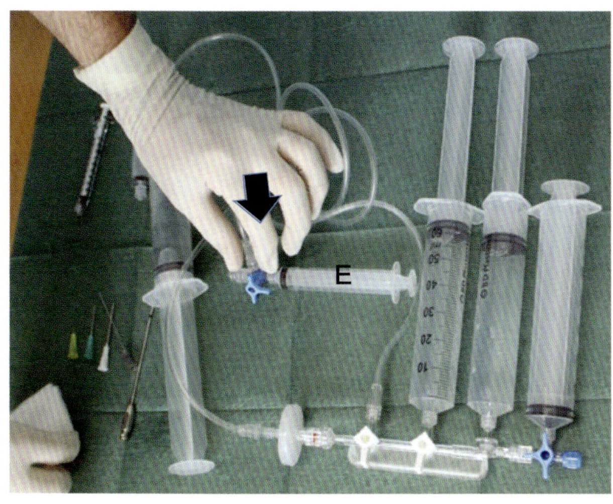

图 3.27 空的 10 mL 注射器与脂肪采集密闭系统的位置 E 连接（黑色箭头）(Published by kind permission of © Mario Goisis 2018. All Rights Reserved)

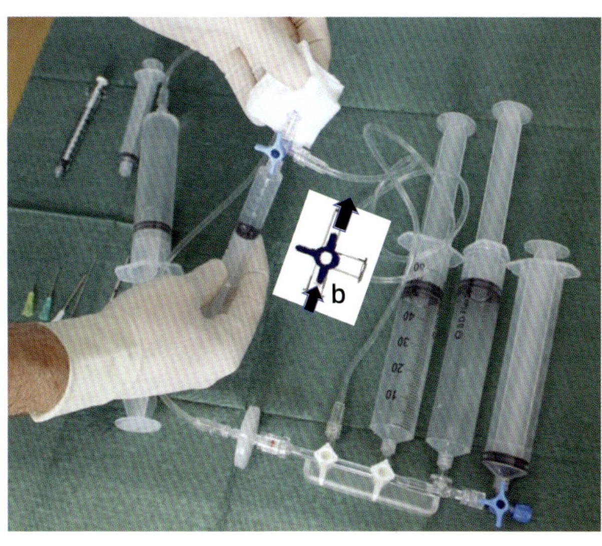

图 3.29 当活塞移动到 b 位置时，注射器排出空气 (Published with kind permission of © Mario Goisis 2018. All Rights Reserved)

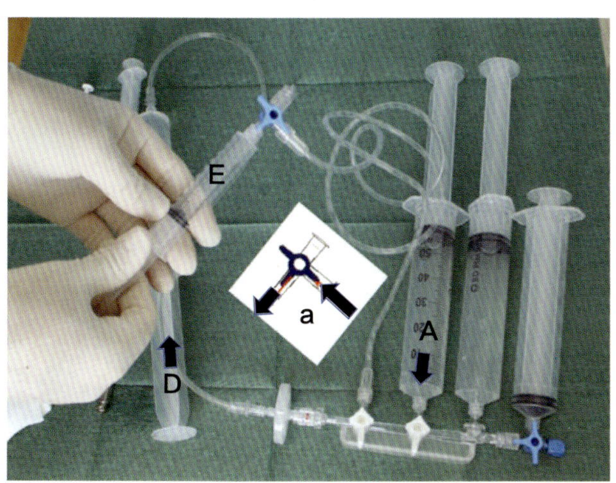

图 3.28 把局部麻醉药从 A 和 D 注射器推注到 10 mL 的注射器中。特别是把注射器杆回抽到开关 a 的位置，注射器 E 就会充满空气和局部麻醉药（Published by kind permission of © Mario Goisis 2018. All Rights Reserved）

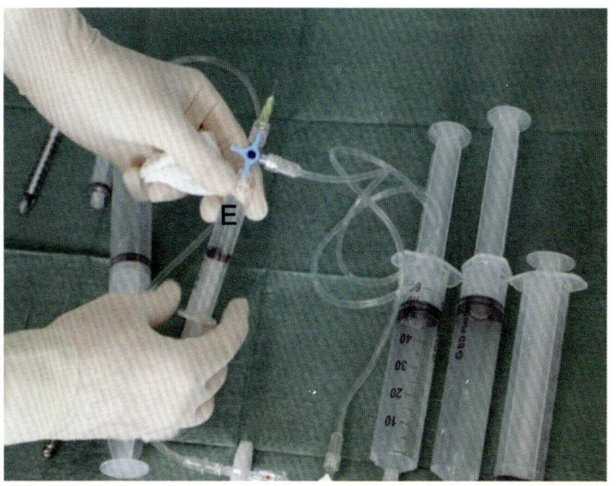

图 3.30 把 30G 针头连接在注射器 E 上（Published by kind permission of © Mario Goisis 2018. All Rights Reserved）

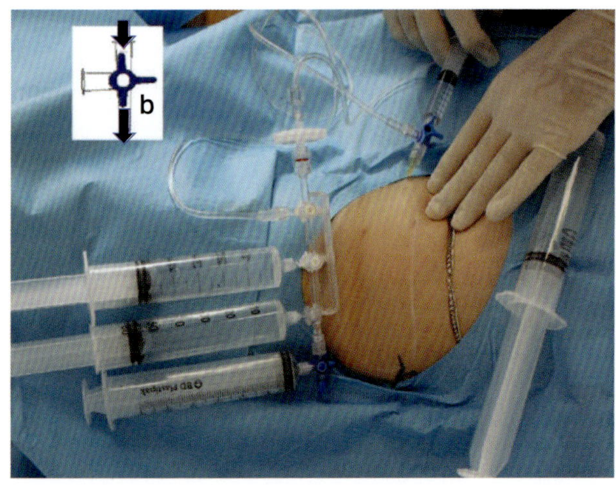

图 3.31 当开关在 b 位置时，注射器与针头相通。把 1 mL 的 Klein 溶液注射在进针口处（Published by kind permission of © Mario Goisis 2018. All Rights Reserved）

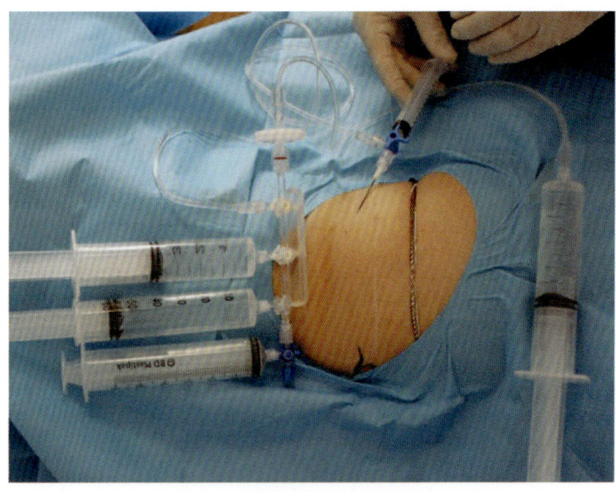

图 3.32 把 30G 针头更换为 16G 针头（Published by kind permission of © Mario Goisis 2018. All Rights Reserved）

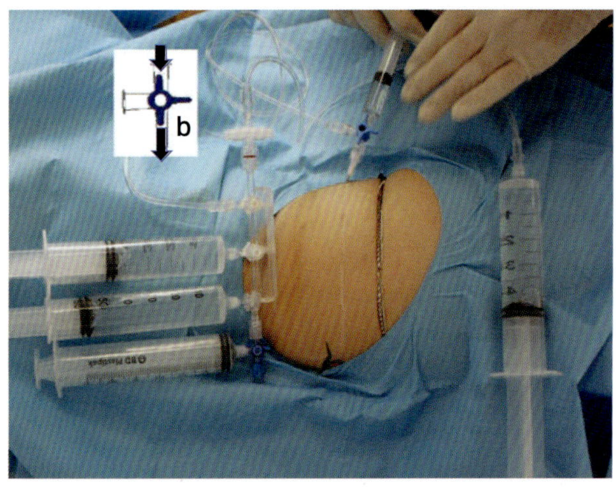

图 3.33 注射器里溶液正在注射到进针口区域（Published by kind permission of © Mario Goisis 2018. All Rights Reserved）

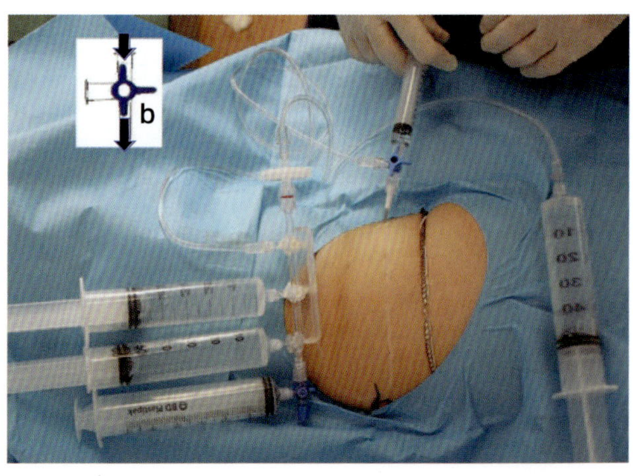

图 3.34 注射器里溶液已经全部注射到进针口区域（Published by kind permission of © Mario Goisis 2018. All Rights Reserved）

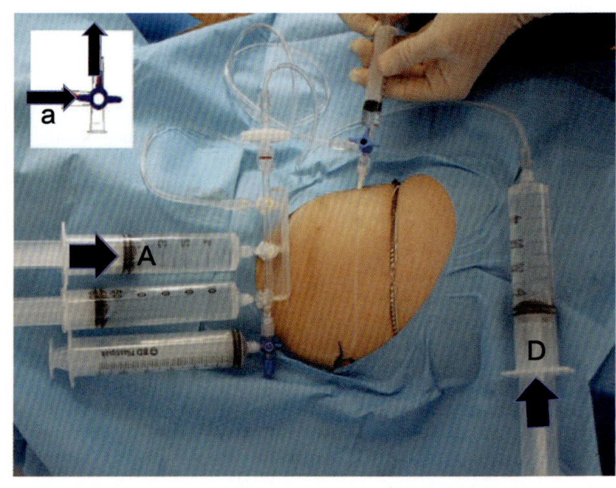

图 3.35 把连接在空注射器的开关放至位置 a 处，回抽注射器杆，注射器 A 和 D 中的 Klein 溶液被抽吸出来进入并充满注射器（Published by kind permission of © Mario Goisis 2018. All Rights Reserved）

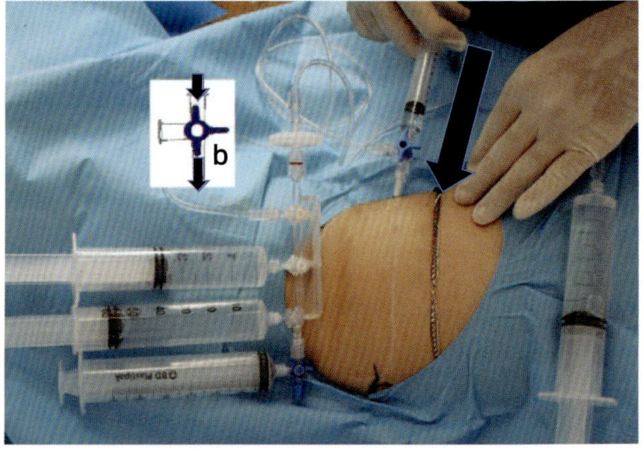

图 3.36 当把开关移至 b 位置时，把注射器里的 10 mL Klein 溶液注射到术区（Published by kind permission of © Mario Goisis 2018. All Rights Reserved）

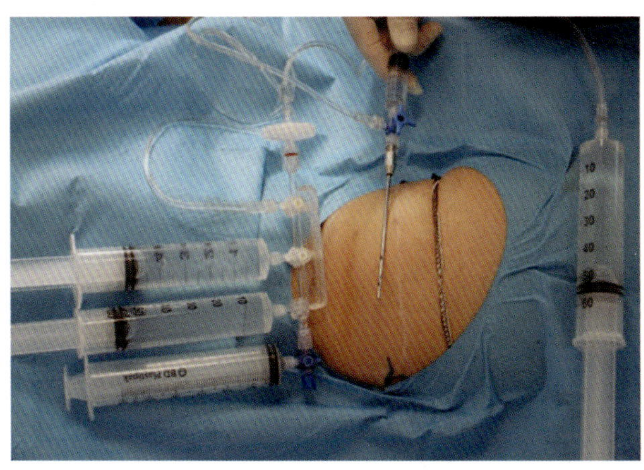

图 3.37 用 Goisis 吸脂管扇形往复运动以利于肿胀液在术区均匀分布（Published by kind permission of © Mario Goisis 2018. All Rights Reserved）

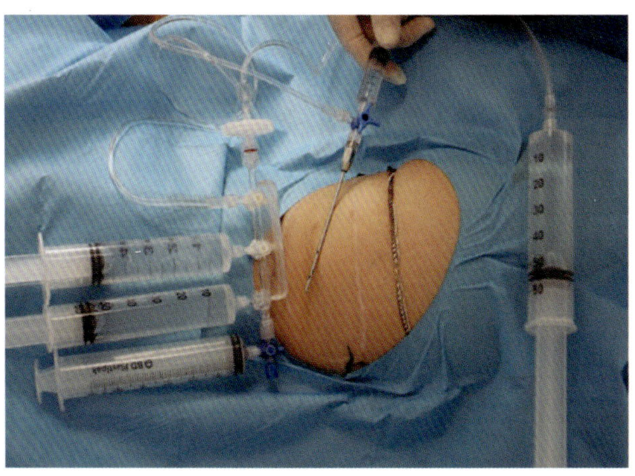

图 3.38 用 Goisis 吸脂管扇形往复运动以利于肿胀液在术区均匀分布（Published by kind permission of © Mario Goisis 2018. All Rights Reserved）

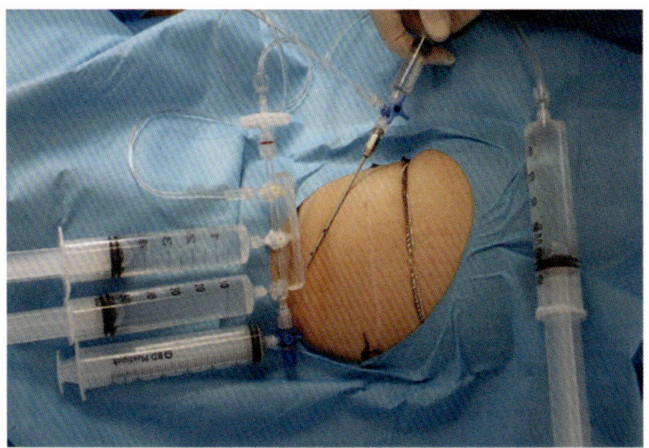

图 3.39 用 Goisis 吸脂管扇形往复运动以利于肿胀液在术区均匀分布（Published by kind permission of © Mario Goisis 2018. All Rights Reserved）

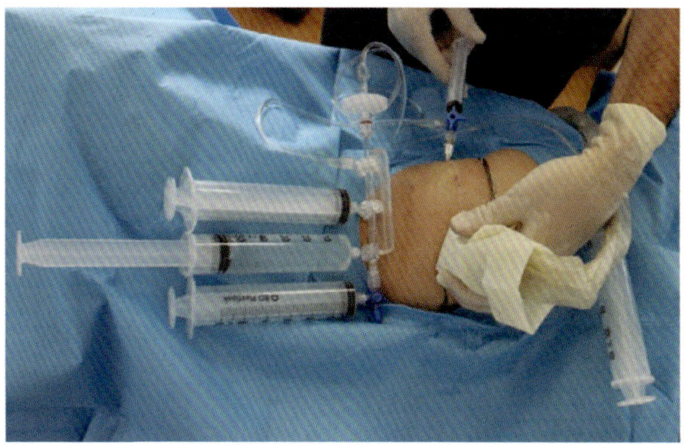

图 3.40 吸脂针进入术区后，缓慢抽送的操作利于肿胀液在术区均匀分布（Published with kind permission of © Mario Goisis 2018. All Rights Reserved）

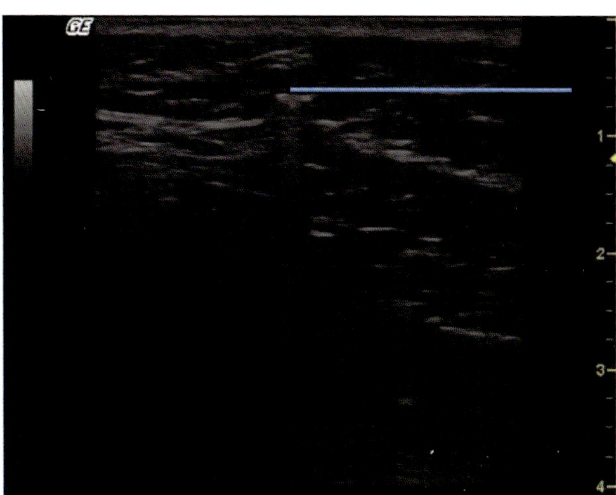

图 3.41 显示的吸脂针和术区解剖的超声图像。吸脂针插入到了皮下层，在距离皮肤约 1 cm 的深度（Published by kind permission of © Mario Goisis 2018. All Rights Reserved）

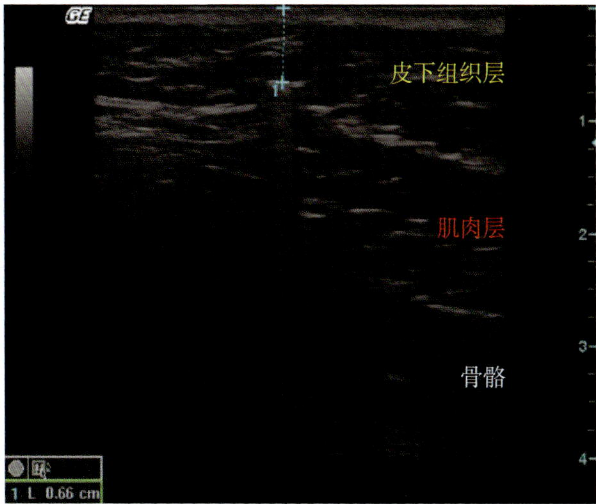

图 3.42 显示的吸脂针和术区解剖的超声图像。吸脂针插入到了皮下层，在距离皮肤约 1 cm 的深度（Published by kind permission of © Mario Goisis 2018. All Rights Reserved）

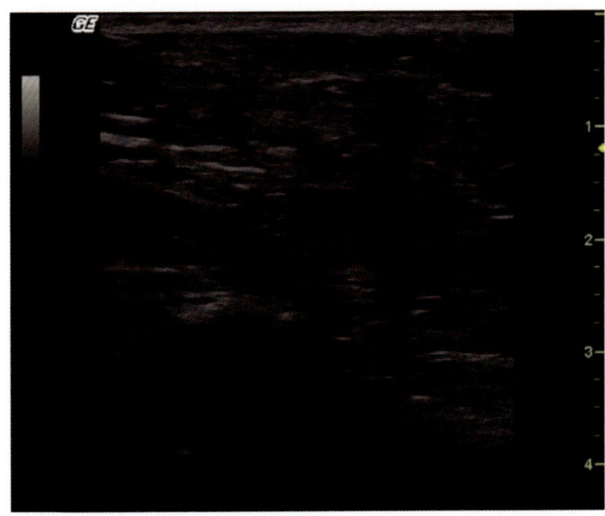

图 3.43 将 120 mL 的肿胀液注射到了 5 cm 的区域里，花费 3 ~ 5 min（Published by kind permission of © Mario Goisis 2018. All Rights Reserved）

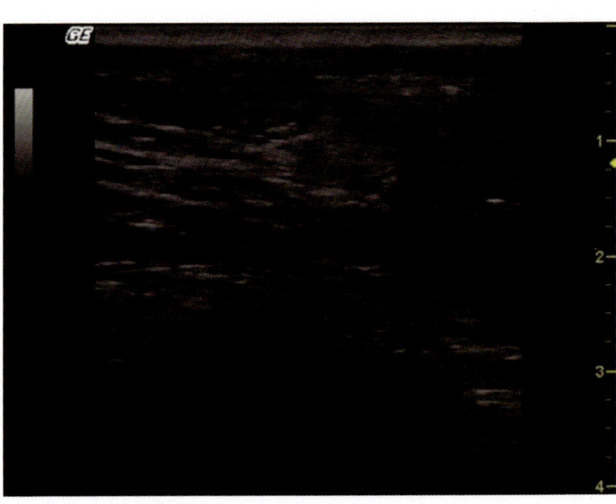

图 3.45 肿胀液使脂肪组织变得疏松（Published with kind permission of © Mario Goisis 2018. All Rights Reserved）

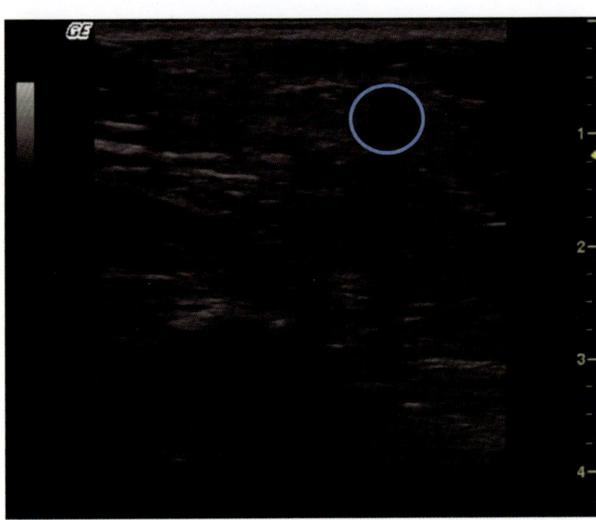

图 3.44 把 120 mL 的肿胀液注射到了 5 mL 的区域里（蓝色圆圈），花费 3 ~ 5 min（Published by kind permission of © Mario Goisis 2018. All Rights Reserved）

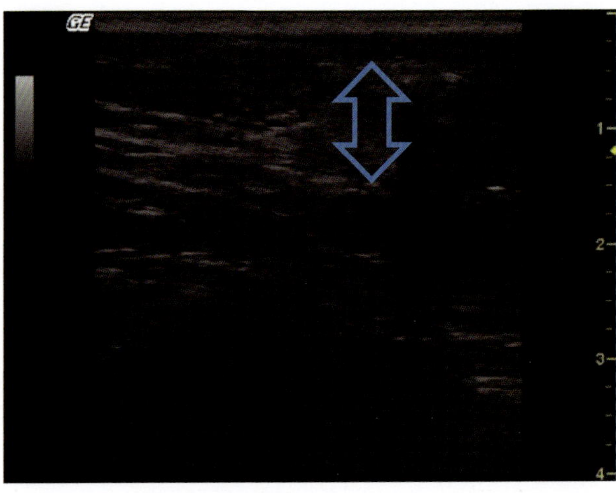

图 3.46 肿胀液使脂肪组织变得疏松。蓝色箭头标示的是肿胀液浸润的区域（Published by kind permission of © Mario Goisis 2018. All Rights Reserved）

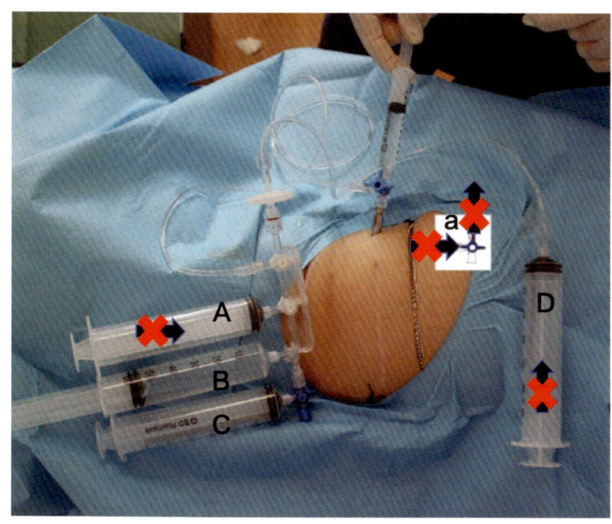

图 3.47 当注射器 A 和 D 排空时，Klein 溶液的浸润就会自动停止。实际上，当注射器所有溶液都被注射完毕后，把开关放至 A 位置时，注射器 E 是不可能被液体充满的（Published by kind permission of © Mario Goisis 2018. All Rights Reserved）

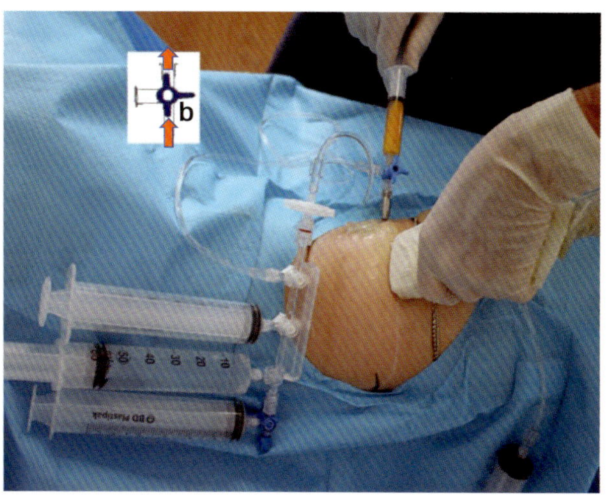

图 3.48 把开关放至 b 位置后开始脂肪采集。在吸脂过程中应该把吸脂针的针孔始终设计在皮肤一侧。当把注射器杆向后拉的时候，脂肪就会在负压作用下进入注射器针筒里。操作者在麻醉术区可以很方便地抽送吸脂针。把皮下组织捏起来向上提会使抽吸的动作更方便。另外，把皮肤组织捏起来的这种机械刺激会减轻吸脂手术引起的疼痛感（Published by kind permission of © Mario Goisis 2018. All Rights Reserved）

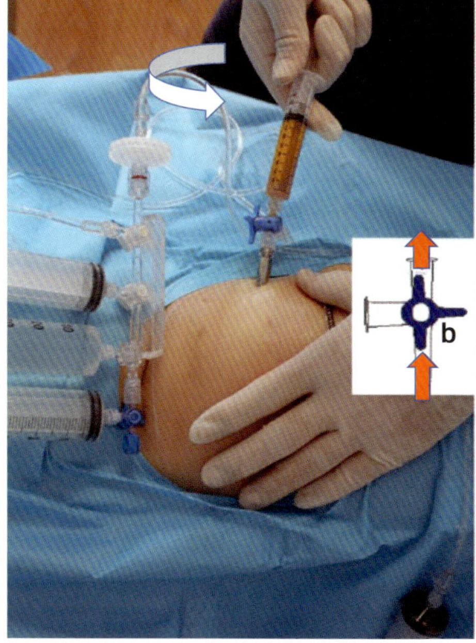

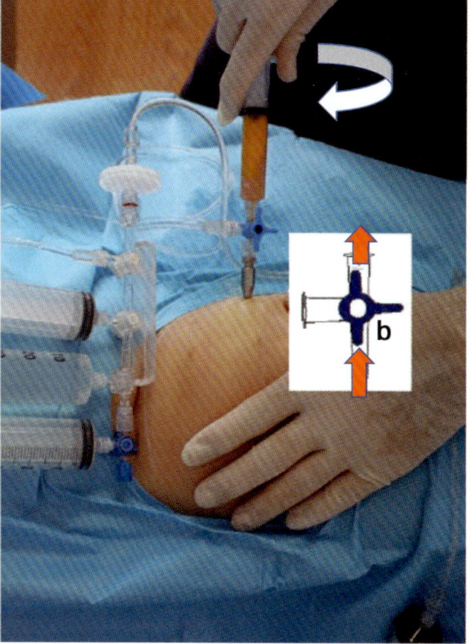

图 3.49 通过旋转手腕使吸脂针旋转运动（Published by kind permission of © Mario Goisis 2018. All Rights Reserved）

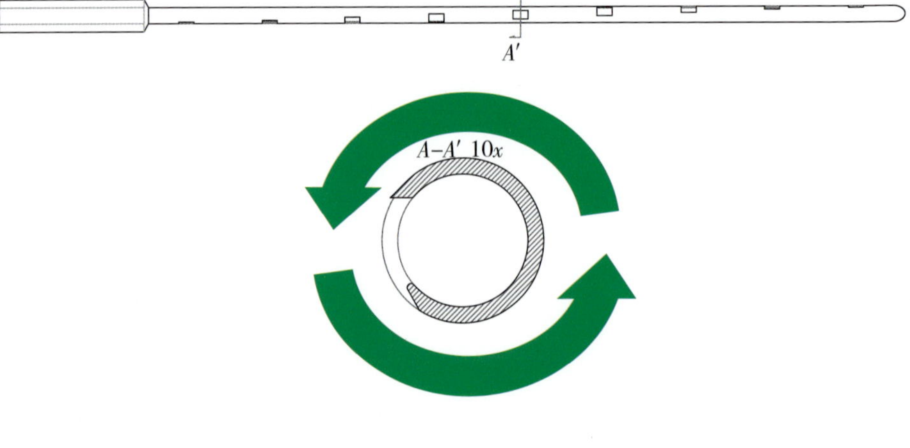

图 3.50 Goisis 吸脂针的设计。通过旋转吸脂针来增加脂肪获取的效率。特别是吸脂孔的一边缘向内翘起凸出的设计会利于术区的脂肪组织进入吸脂管，吸脂孔另一边缘向外凸起设计则利于在旋转时对脂肪进行切割（Published by kind permission of © Mario Goisis 2018. All Rights Reserved）

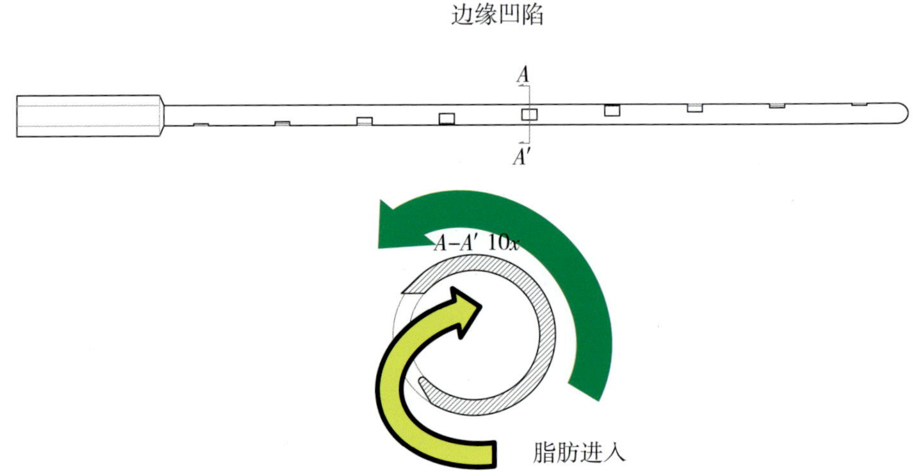

图 3.51 Goisis 吸脂针的设计。通过旋转吸脂针来提升脂肪获取的效率。特别是吸脂孔一边缘凹陷设计会利于脂肪进入吸脂管，另一边缘凸起设计则利于在旋转时对脂肪进行切割（Published by kind permission of © Mario Goisis 2018. All Rights Reserved）

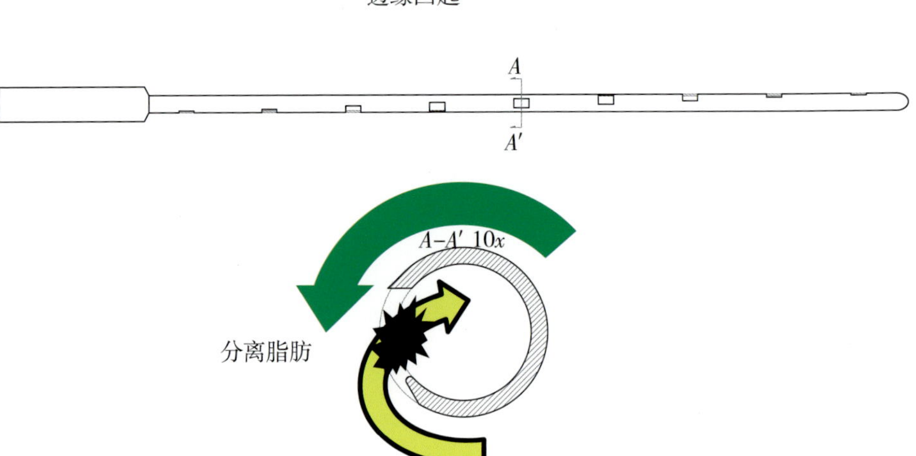

图 3.52 Goisis 吸脂针的设计。通过旋转吸脂针来提升脂肪获取的效率。特别是吸脂孔一边缘凹陷设计会利于脂肪进入吸脂管，另一边缘凸起设计则利于在旋转时对脂肪进行切割（Published by kind permission of © Mario Goisis 2018. All Rights Reserved）

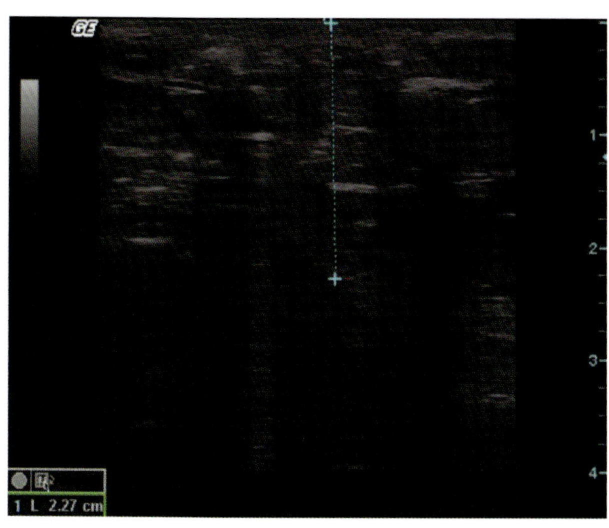

图 3.53 超声图像中的吸脂针位置。不要在靠近皮肤表面吸抽太多脂肪，否则会造成皮肤表面凹凸不平。吸脂针安全的吸脂深度是距离皮肤至少 1 cm 的深度，避免在肌肉层进行操作，减少对肌肉层的损伤（Published by kind permission of © Mario Goisis 2018. All Rights Reserved）

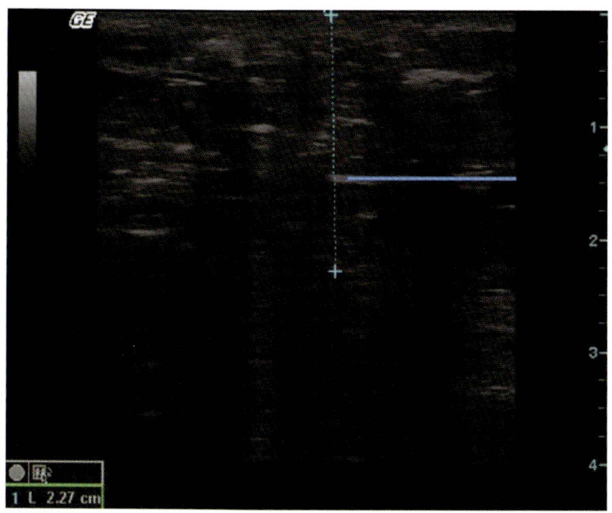

图 3.54 超声图像中的吸脂针位置。重要的是不要在靠近皮肤表面吸抽太多脂肪，否则会造成皮肤表面凹凸不平。吸脂针安全的吸脂深度是距离皮肤至少 1 cm，避免在肌肉层进行操作，减少对肌肉层的损伤（Published with kind permission of © Mario Goisis 2018. All Rights Reserved）

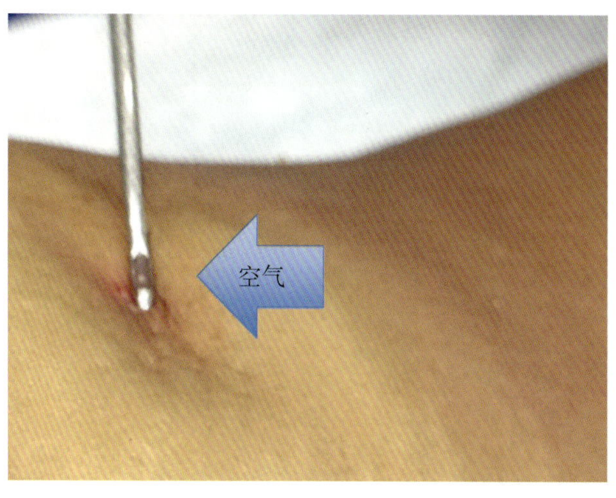

图 3.55 如果吸脂针一个侧孔暴露在空气里，则整个吸脂针的负压就会消失

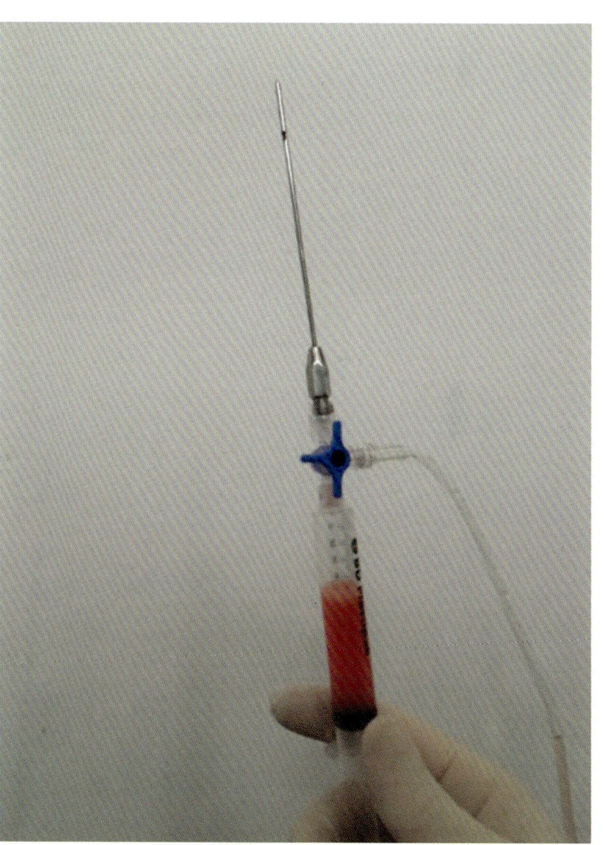

图 3.56 吸脂过程中时常需要把吸脂针抽出来，用无菌纱布包裹住吸脂针后排出多余的空气，然后再次插入吸脂针到术区进行吸脂操作（Published by kind permission of ©Mario Goisis 2018. All Rights Reserved）

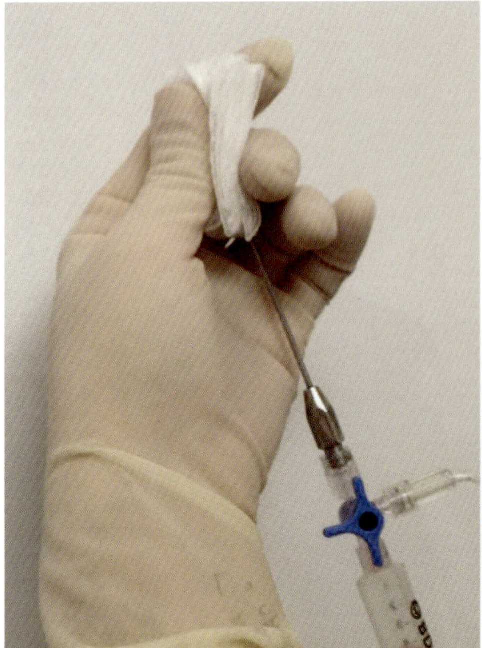

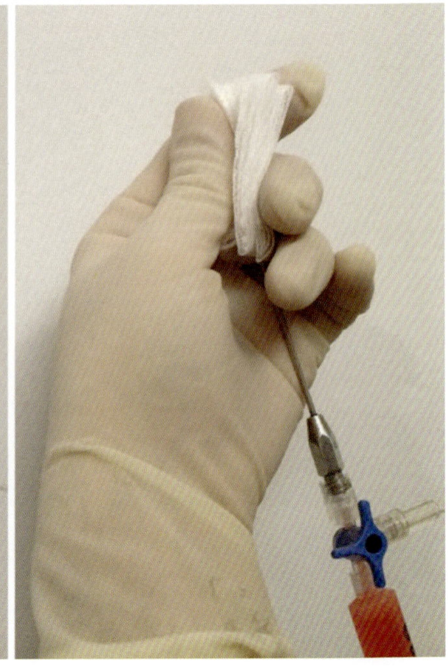

图 3.57 吸脂过程中时常需要把吸脂针抽出来，用无菌纱布包裹住吸脂针后排出多余的空气，然后再次插入吸脂针到吸脂术区进行吸脂操作（Published by kind permission of © Mario Goisis 2018. All Rights Reserved）

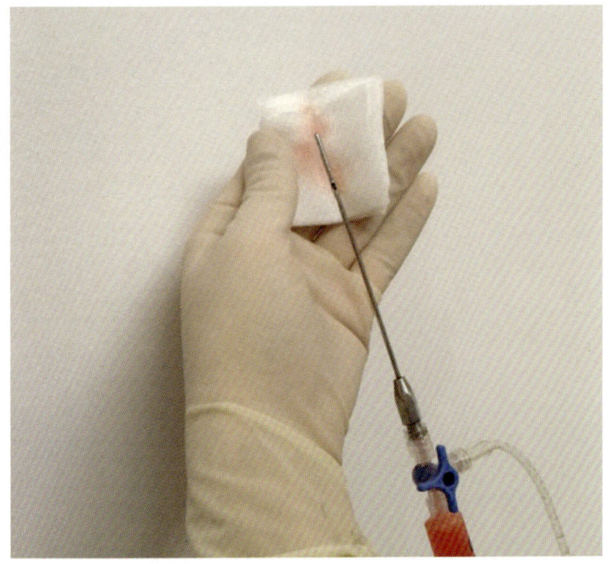

图 3.58 吸脂过程中时常需要把吸脂针抽出来，用无菌纱布包裹住吸脂针后排出多余的空气（Published by kind permission of © Mario Goisis 2018. All Rights Reserved）

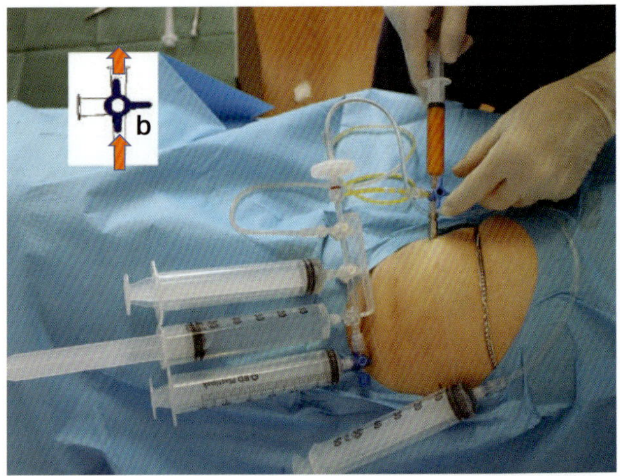

图 3.59 当注射器 E 被脂肪充满后，把活塞移至位置 A 处（Published by kind permission of © Mario Goisis 2018. All Rights Reserved）

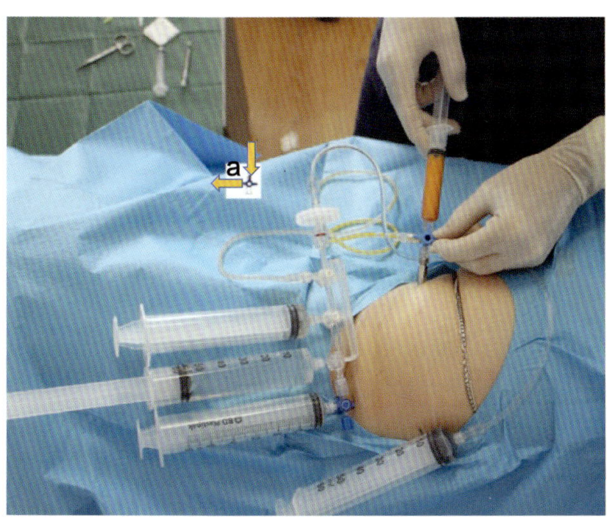

图 3.60 混有血液和肿胀液的脂肪直接从注射器 E 进入注射器 A（Published by kind permission of © Mario Goisis 2018. All Rights Reserved）

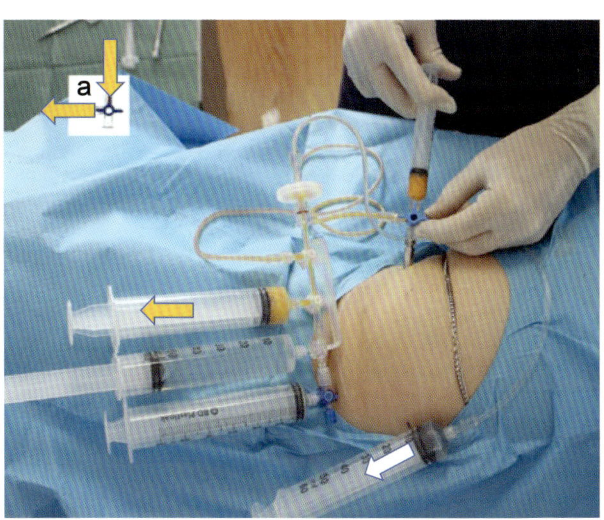

图 3.61 混有血液和肿胀液的脂肪直接从注射器 E 进入注射器 A（Published by kind permission of © Mario Goisis 2018. All Rights Reserved）

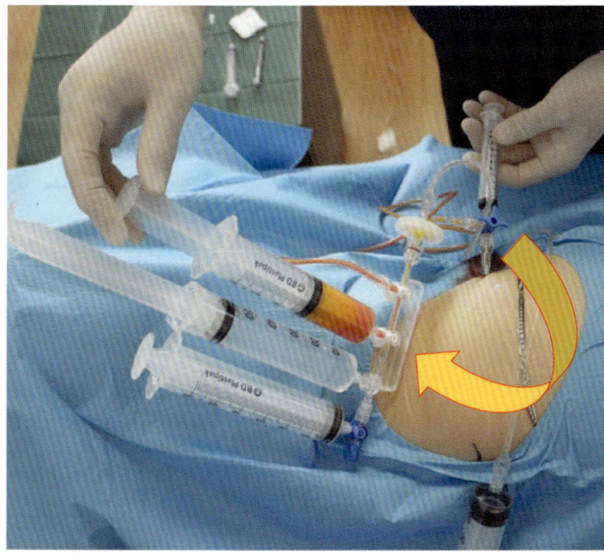

图 3.62 把注射器 E 中的脂肪推注到注射器 A 的操作重复 4～6 次，可以获得充足的脂肪组织（Published by kind permission of © Mario Goisis 2018. All Rights Reserved）

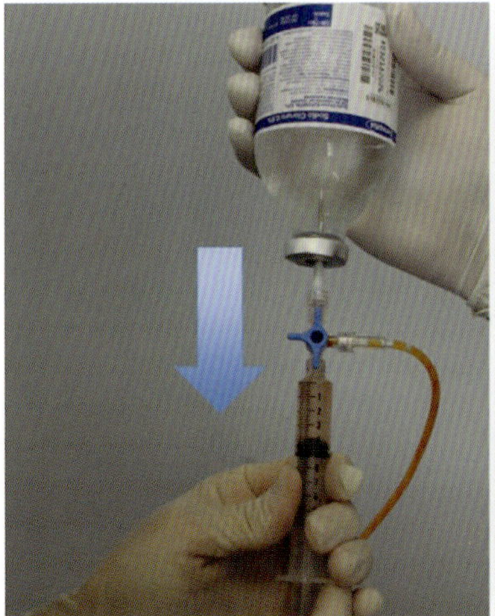

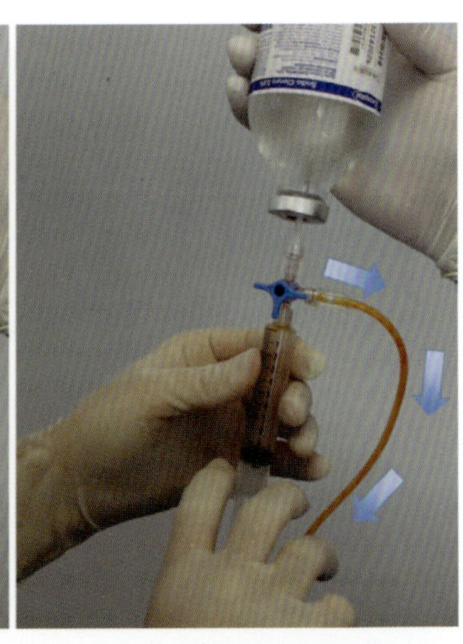

图 3.63 在吸脂完毕后，用注射器 E 抽吸 10 mL 的生理盐水（Published by kind permission of © Mario Goisis 2018. All Rights Reserved）

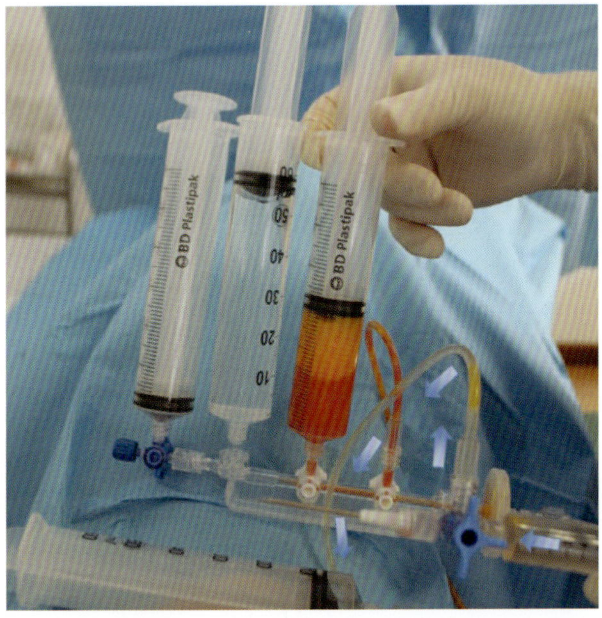

图 3.64 吸脂完毕后通过向该密闭操作装置注入生理盐水来清洗设备管壁（Published by kind permission of © Mario Goisis 2018. All Rights Reserved）

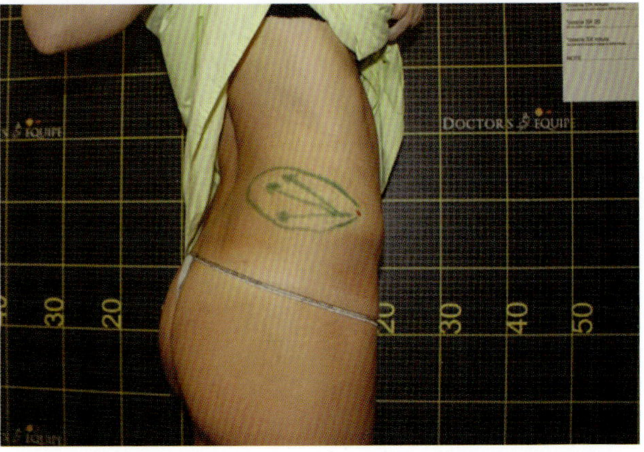

图 3.65 吸脂针拔出后术区需要消毒并进行包扎压迫（Published by kind permission of © Mario Goisis 2018. All Rights Reserved）

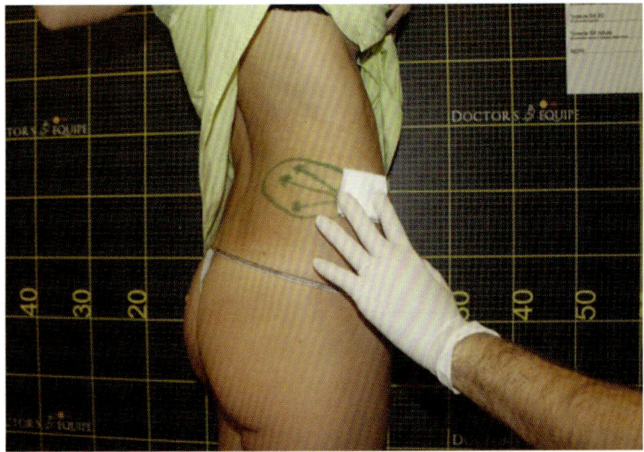

图 3.66 用 2 cm×2 cm 纱布块和绷带包扎术区（Published by kind permission of © Mario Goisis 2018. All Rights Reserved）

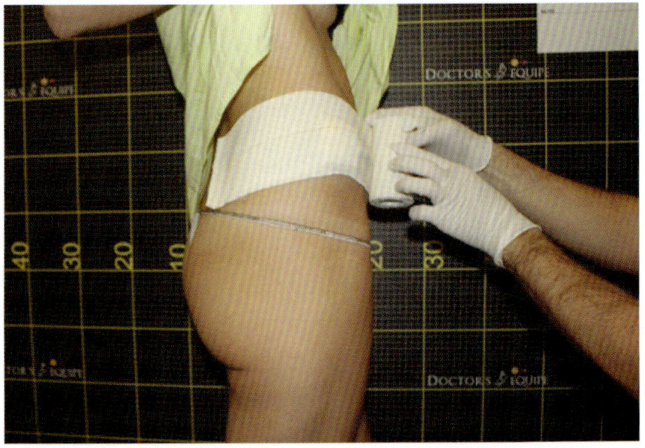

图 3.67 用 2 cm×2 cm 纱布块和绷带包扎术区（Published by kind permission of © Mario Goisis 2018. All Rights Reserved）

脂肪制备

4

Mario Goisis，Sara Izzo，Andrea Sbarbati，Giamaica Conti，Giovanni Francesco Nicoletti

4.1 脂肪制备的目的

目前存在多种脂肪制备技术，不同的技术对脂肪移植物长期成活率和成活质量两方面的效果影响差别较大，这种结果的不同主要由以下因素导致：

影响因素一是在脂肪移植物中杂质去除的纯化问题。所有制备方法的最终目的是彻底去除移植物中炎症诱发因子、无活力的脂肪细胞碎片、油滴和血细胞、局部麻醉药等对脂肪成活有毒有害的物质。脂肪采集物尽量避免和空气接触，避免可能引发对脂肪细胞不利影响的炎症反应和氧化反应的发生。另外，由于采集的是脂肪和水的混合物，脂水混合物体积不能准确反映脂肪体积，不利于对移植体积的估计。

- 脂肪制备第 1 个目的就是去除脂肪中的水分和一切其他不利于脂肪成活的因素，避免脂肪和空气接触。

影响因素二是脂肪移植中脂肪细胞的完整性。Peer 在 1955 年的文章提出的“细胞存活理论”的文献中首次提到该因素。根据该理论，移植的脂肪细胞越完整、损伤越少，活力则越高，脂肪长期成活的概率就越大。

- 脂肪制备第 2 个目的是在加工过程中尽量保持脂肪细胞的完整性。

影响因素三是在近年来被重视的脂肪干细胞（ASC）的浓度。这个因素是“宿主替代理论”中的重要内容，该理论认为脂肪组织中大部分细胞在移植过程中死亡，脂肪组织的细胞外基质成分留存下来成为组织再生的支架，ASC 转化为脂肪细胞，生成新的脂肪组织代替了原来的脂肪细胞。ASC 数量的多少直接影响到脂肪成活率的高低。

- 移植物制备第 3 个目的是保留和浓缩尽量多的 ASC。

最后，影响因素四是制备脂肪的效率，其在脂肪移植方法的选择中也起着突出的作用。是否高效通过耗费时长、成本效率和制备过程中损失的脂肪量来评估。在临床实践中较少体积的脂肪填充手术占有相当的数量，如面部手术、颈部手术、手部手术等，均属于此类手术，一般只需要 15 ~ 20 mL 的脂肪量，注射到指定部位。目前，有些方法的效率较低，需要采集 100 mL 甚至更多的脂肪才能得到 20 mL 的脂肪填充物，其他 80 mL 都将被丢弃。我们需要记住的是，也许对于有些患者获取 100 mL 脂肪很容易，但是对于瘦人来讲，则很困难，这就要求从不同的供区获取脂肪，不仅损伤增加而且手术时间大幅度延长。

M. Goisis (✉)
Maxillo-Facial and Aesthetic Surgeon, Go Easy Clinic, Milan, Italy

S. Izzo · G. F. Nicoletti
Department of Plastic Surgery, University of Campania “Luigi Vanvitelli”, Naples, Italy
e-mail: giovannif.nicoletti@unicampania.it

A. Sbarbati · G. Conti
Department of Neuroscience, Biomedicine and Movement, Human Anatomy and Histology Section, University of Verona, Verona, Italy
e-mail: andrea.sbarbati@univr.it; giamaica.conti@univr.it

M. Goisis (ed.), *Outpatient Regenerative Medicine*, https://doi.org/10.1007/978-3-319-44894-7_4

· 脂肪制备第 4 个目的是缩短手术时间和减少脂肪损失问题。

4.2 脂肪制备程序

在制备脂肪方面，很多方法都在使用。最普遍应用的方法就是单纯倾倒法、棉纱布过滤法、离心法、清洗法、清洗过滤法。

4.2.1 Telfa 纱布滚压脂肪制备法

Telfa 纱布滚压脂肪制备法，即通过注射器把脂肪注射到大张的不黏附的 Telfa 膜上（图 4.1）。用手术刀柄把脂肪反复摊平和重叠，轻柔地压捏 5 min（图 4.2），然后用无菌压舌板把脂肪装入 10 mL 的注射器里，再通过三通管把脂肪转移到 1 mL 注射器中用于注射。因为脂肪颗粒较大，可能需要用较大（管径 1.5 mm 或者更粗）的注脂针注射脂肪（图 4.3）。

4.2.2 纯化脂肪步骤

· 步骤一：准备。
在无菌环境打开脂肪加工工具盒，对其中的物品按以下方式进行连接和整理：首先把滤器 1 通过管子与局部麻醉药的瓶子连接。再把管子 2 和 20 mL VacLok 注射器连接，这时空的 60 mL 注射器 3 就会充满了生理溶液 4。空的 60 mL 注射器 5 和管子连接在 10 mL 注射器 6。分水器 7 需要和 PRP 注射器连接，分水器 8 需要和 60 mL 的空注射器连接。

· 步骤二：麻醉。
局部麻醉药直接从瓶子通过密闭的管道进入注射器，减少了污染发生的概率。当活塞位于 a 位置时，向后拉注射器杆，注射器里就充满了局部麻醉药。当活塞位于 b 位置时，局部麻醉药被快速注射出来。采用这种方式，用 5 min 可以完成局部麻醉药的灌注。

· 步骤三：采集脂肪。
在采集脂肪时，VacLok 注射器从“正常位”移动到“真空锁定位”。为了锁住注射器，注射器推杆必须完全向前移动或者完全向后移动，旋转锁定按钮使之和制动销结合。这

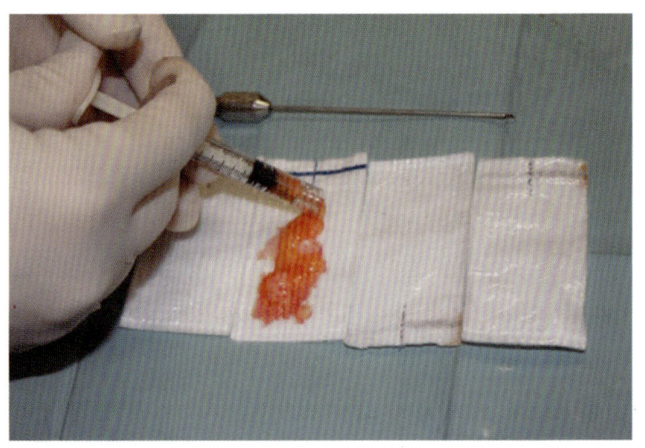

图 4.1 把脂肪抽吸物从注射器注射到 Telfa 敷料上（Published by kind permission of © Mario Goisis 2018. All Rights Reserved）

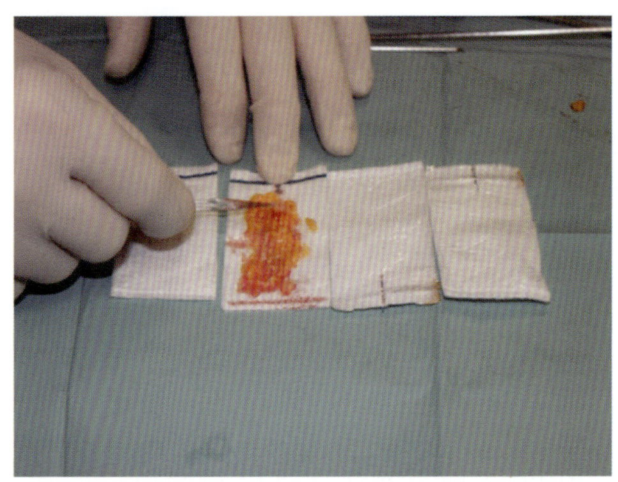

图 4.2 动作轻柔地用无菌手术刀柄把脂肪组织摊平和重叠，轻柔地压捏 5 min（Published by kind permission of © Mario Goisis 2018. All Rights Reserved）

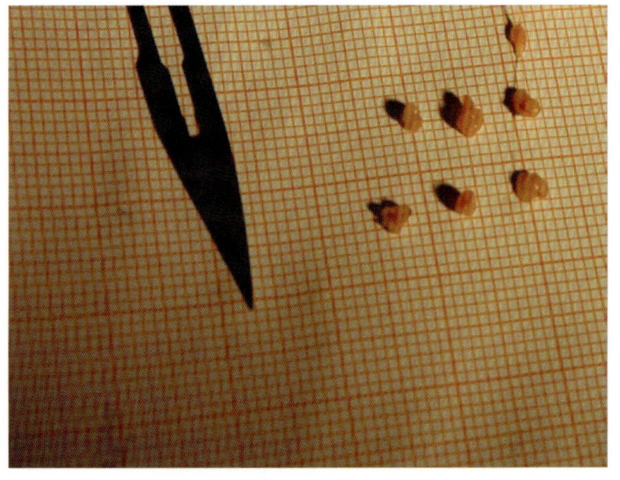

图 4.3 脂肪颗粒的最终体积（Published by kind permission of © Mario Goisis 2018. All Rights Reserved）

样，通过这种手动方式可以把注射器推杆固定在多种不同负压不同的位置。开关在 b 位置时，脂肪在负压下自动进入注射器里。（图 4.4 ~ 图 4.9）

- 步骤四：把脂肪转移到系统中。

当注射器充满脂肪后，把旋塞移到 a 位置。混合有血液和麻药的脂肪被从注射器排出进入系统中。

- 步骤五：过滤。

当旋塞位于 b 位置时，注射器 3 的手柄可以被压下去。当滤器在位置 1 时，大多数的血细胞和局部麻醉药直接进入瓶中，脂肪细胞

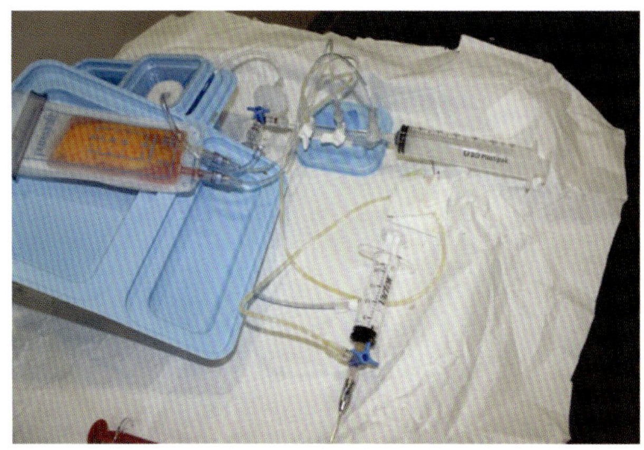

图 4.6 用乳酸林格氏液清洗脂肪两遍，脂肪和乳酸林格氏液比例为 2：1（Published by kind permission of © Mario Goisis 2018. All Rights Reserved）

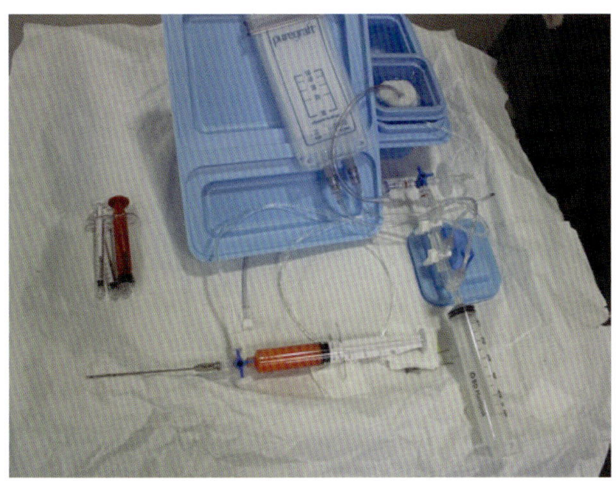

图 4.4 用连接小颗粒脂肪采集盒的 20 mL 注射器采集脂肪（Published by kind permission of © Mario Goisis 2018. All Rights Reserved）

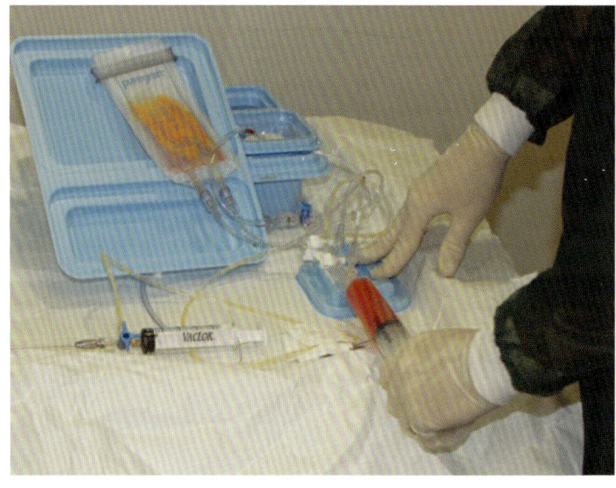

图 4.7 每次清洗后排水的时间大概 3 min（Published by kind permission of © Mario Goisis 2018. All Rights Reserved）

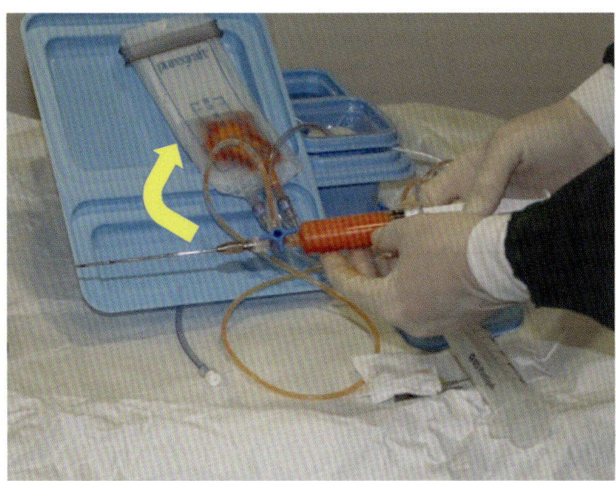

图 4.5 混有血液和局部麻醉药的脂肪组织被转移至脂肪纯化系统中（Published by kind permission of © Mario Goisis 2018. All Rights Reserved）

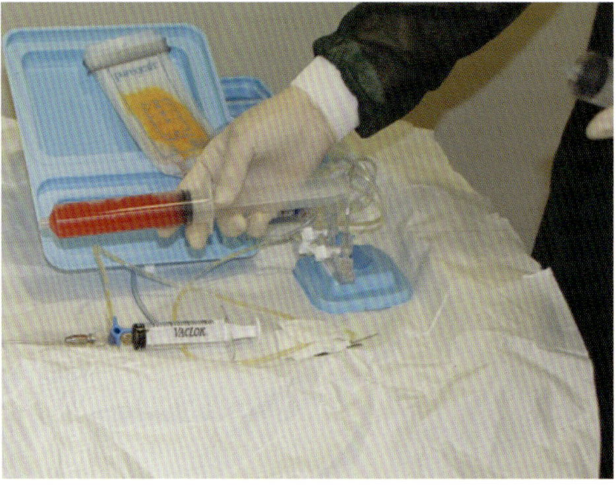

图 4.8 把血液、局部麻醉药从脂水混合物中分离出来（Published by kind permission of © Mario Goisis 2018. All Rights Reserved）

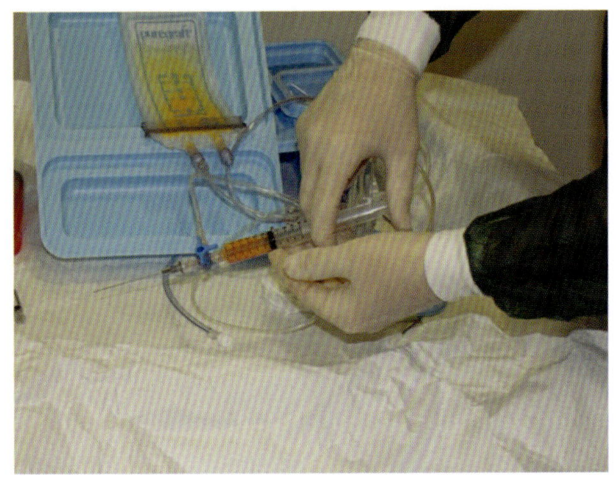

图 4.9 用密闭脂肪采集注射系统进行脂肪注射（Published by kind permission of © Mario Goisis 2018. All Rights Reserved）

被推注入注射器 5。该过程不用开关移动活塞等操作而是自动完成。

· 步骤 6：清洗。
当注射器 5 的推拉杆向后拉的时候，注射器 4 里的生理盐水会被自动抽吸出来。等待 60 s 后，向下压注射器 5 的推杆把注射器 5 里的内容物排出。因为重力因素，血液和含有局部麻醉药的液体处于注射器 5 针筒的底层。单向阀的存在保证了这些物质被推注到注射器 3 和滤器里。60 s 后，脂肪分离过程完成，再次重复该过程脂肪就会获得彻底清洗，脂肪颜色从橙色变为黄色。

· 步骤 7：第二次过滤。
该过程要求移动注射器 3。当注射器 5 的手柄被压下去时，剩余的水被挤压进入滤片 1。脂肪细胞自动进入注射器 8。

· 步骤 8：PRP 混合脂肪。
用该活塞系统进行 PRP 与脂肪的混合操作非常简单，当注射器 8 的推拉杆向后拉的时候，注射器 7 里 PRP 就会进入注射器 8 和脂肪充分混合。

· 步骤 9：混合 PRP 脂肪的注射。
为了注射已经加工好的脂肪组织，需要移动注射器 3，注射器 6 的开关从 b 位置移至 a 位置，混合有 PRP 的脂肪能自动从注射器 8 中转移到注射器 6。

· 步骤 10：废弃物的处理。
一旦盖子关闭，用无菌单包裹所有已用的器械，放置在医疗废物箱里。

4.3 对脂肪制备过程的思考

针对影响脂肪长期成活的 3 个要素，不同的学者采取不同方法来提升临床效果。Gir 等在 2012 年发表了一篇对最近 4 年内不同的脂肪加工方法的临床和实验室研究进行对比的综述，旨在寻找最优化的制备脂肪的方法。

Condé-Green 等在无胸腺动物模型上比较了单纯倾倒法、离心法、清洗法和 SVF 辅助法在加工脂肪上的区别。结果显示与离心法和清洗法相比较，单纯倾倒法处理的脂肪组织活力最差，在移植 11 周后出现了严重的脂肪囊肿问题。同时发现，Coleman 技术的离心法（1200 g，3 min）比清洗法引发了更高的钙化结节和纤维化的发生率。

Condé-Green 等在组织病理学和长期脂肪成活率的指标中发现，清洗法要优于离心法和单纯倾倒法，该实验研究得到的结果与之前该学者临床研究结果一致。

作者对 20 例临床患者同时采用倾倒法、清洗法和离心法 3 种不同方法进行脂肪处理。对该 20 例患者均采用标准的具有 3 个吸脂孔、3 mm 管径的 20 cm 长的钝头吸脂针，用 10 mL 注射器手动吸脂法进行吸脂。每例吸出的脂肪都分为 3 份，分别进行倾倒法、清洗法、离心法来加工脂肪。脂肪处理完毕后，脂水混合物分为三层：上层是油脂层；中间层是黄色的脂肪层；底层是包括水、肿胀液和血液的液体层。

结果显示：倾倒法是唯一一个保持脂肪细胞完整性的加工方法且脂肪细胞数量损失最低；离心法则破坏了脂肪细胞的完整性；清洗法则丢失了较多的细胞，但是清洗法对细胞完整性的破坏上要好于离心法。然而，清洗法和离心法在清除血细胞等杂质方面要高于倾倒法 50% 以上。

离心法获得的中间层物质含有的 ASC 数量非常少，即使培养 10 天后也未能扩增。ASC 主要位于离心注射器底部的细胞团中。Pitanguy 等认为离心标本的中间层由被破坏的不具有活力的脂肪细胞和非常少的 ASC 构成。另一方面，用清洗法得到的脂肪组织中间层中含有比倾倒法和离心法明显多的 MSC 细胞。

因此，与倾倒法相比，清洗法处理的脂肪组织包含了更多的未被破坏的脂肪细胞、血管内皮细胞和 ADC 细胞，具有更高的生物活力，清除外周血细胞更为彻底。

上述结论被 Kolle 于 2013 年发表在《柳叶刀》上的三盲、对照、随机试验所验证。对比了在脂肪组织中加 ASC 辅助脂肪移植研究，发现该实验组可以获得 80% 的脂肪成活率，而未加 ASC 组的成活率低于实验组 17%。

Hoareau 等发现，对吸脂的脂肪组织采用离心力 900 g、离心 3 min 会导致脂肪细胞死亡的比例增加。在小鼠动物模型中，在单纯倾倒组和离心组，脂肪囊肿发生率明显增加。Pfaff 等对比了离心法（1500 r/min，3 min）和 Telfa 过滤法的临床效果，发现 Telfa 过滤法加工后的脂肪中有活力的 ASC 和脂肪细胞含量更高。

Salinas 等对棉布过滤法和离心法脂肪加工进行比较。所有的样本在离心后和过滤后均给予清洗。研究者认为标准的 1200 g、3 min 的离心方式和棉布过滤的加工方式在去除水分、保留 ADC 细胞、脂肪体积长期保有率效果等方面差别并不大。

Zhu 等对比了离心法、沉淀法、清洗过滤复合法，其中清洗过滤复合法标本是采用移植物纯化系统的自动化设备完成的，采用的清洗液乳酸林格氏液体积约为脂肪体积的一半，每次清洗 3 min。

采用微观评估的方法发现那些采用清洗过滤复合法处理的脂肪组织比依靠沉淀法和离心法具有更少的红细胞、更少的油滴。这种差别尤其与离心法比较时更为明显。在标本去除多余水方面，沉淀法效果最差，离心法含水量最少，采用纯化自动化系统处理的移植物的含水量是中等水平，要明显低于对照组和沉淀组。

在清洗过滤法组的标本中游离油脂水平明显低于对照组、沉淀组和离心组。沉淀组和离心组清除了大约 50% 的红细胞、60% ~ 70% 的白细胞，清洗过滤组采用纯化系统则能清除 95% 的血细胞。

总而言之，这方面的研究结果是彼此印证的。单纯的沉淀法被证实虽然可以保留较多的完整的有核细胞，但是同时也包含了大量的红细胞、油脂和残留的局部麻醉药，而这些物质都是炎症诱发因素或者对于脂肪细胞的成活具有毒性。实验也证实，单纯沉淀法处理的脂肪组织成活率低于离心法和清洗法。也有报道称，棉布过滤法能够较彻底清除水、油等物质，同时保留较多的 ASC，但是这种技术存在劳动强度高和手术时间长的缺点。

离心是 Coleman 技术的核心步骤。传统参数是 1200 g（3000 r/min），3 min，丢弃底层的水，用 Telfa 纱布清除上层的油脂，留存中间层的脂肪用于移植。目前研究认为，与清洗法相比，离心法处理的脂肪脂肪成活率要低。

清洗法被证明保留了较多的 ASC 和脂肪细胞。Cleveland 等在最近的综述中推荐把该方法作为脂肪制备处理的技术。目前商品化的脂肪加工设备也是基于清洗技术和过滤技术研发的，具有较高的脂肪加工效率。

Goisis 最近阐述了基于清洗和过滤两种方法的密闭脂肪处理加工的装置。脂肪采集、加工和注射都可以在与空气隔离的密闭系统中完成。通过 2 ~ 4 次的清洗能够较彻底地清除非成活的细胞和细胞碎片、炎症诱发因子或细胞毒性物质，进而获取完整的脂肪细胞和具有较高活力的 ASC[11-14]。在表 4.1 中可以看出 Goisis 小颗粒脂肪密闭系统具有比 Coleman 技术更高的 ASC 的成活率。

这个脂肪加工系统把脂肪采集、脂肪加工和脂肪注射前准备的时间缩短在 15 min 左右完成，该方法只需要一位外科医生在医疗诊所就可以进行。另外，这个系统在加工过程中损失的脂肪量只占脂肪总量的 15%，低于其他脂肪加工方法，只需采集大约 24 mL 脂肪就可以满足 20 mL 脂肪移植术的需要。（图 4.10 ~ 图 4.19）

表 4.1 实验数据表明，Goisis 微脂肪系统处理后的 ASC 比 Coleman 技术离心处理后的 ASC 保存程度更好

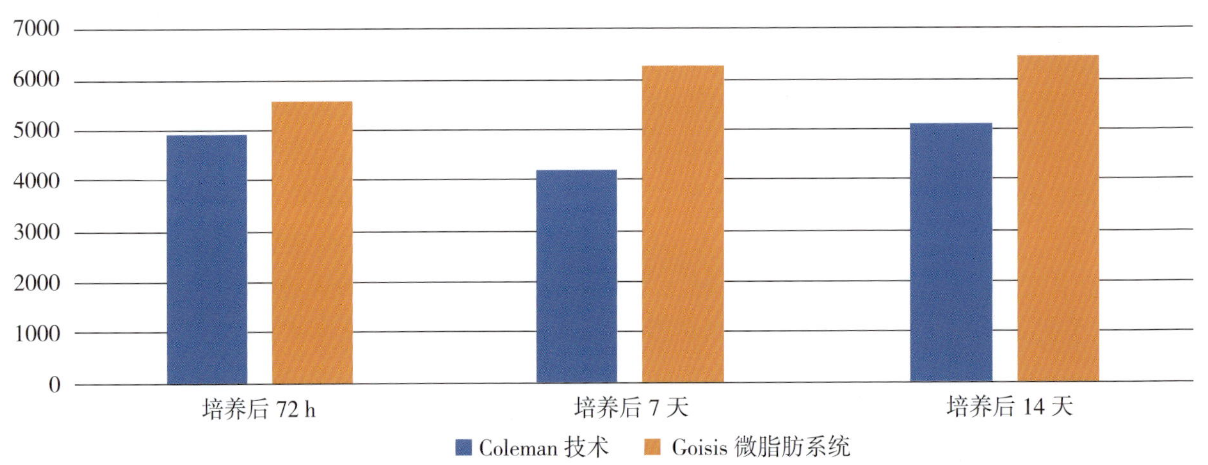

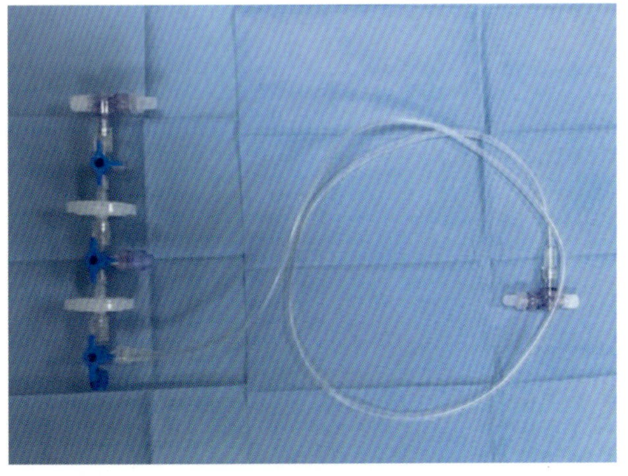

图 4.10 步骤 1：准备。在无菌区域打开脂肪加工设备盒。该脂肪加工设备盒包含以下部件：1：第 1 个过滤器，用于液体和脂肪干细胞的过滤，该过滤器和一个 1 m 长的导管相连。2：第 2 个过滤器，用于液体过滤。3：具有向内和向外开关的活塞装置的自动过滤器（Published by kind permission of © Mario Goisis 2018. All Rights Reserved）

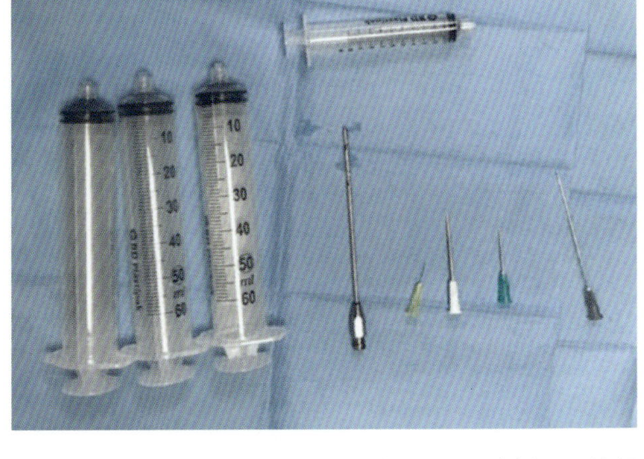

图 4.11 3 个 60 mL 注射器，3 个 10 mL 注射器，管径为 2 mm 的专用采脂针，30G、21G、16G 的锐针、用于注射的 22G 钝针（Published by kind permission of © Mario Goisis 2018. All Rights Reserved）

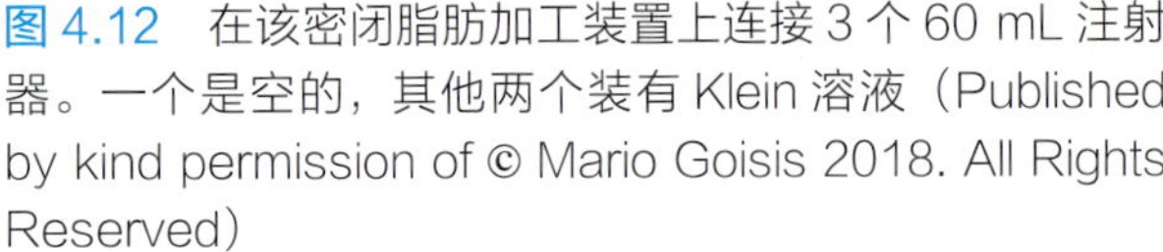

图 4.12 在该密闭脂肪加工装置上连接 3 个 60 mL 注射器。一个是空的，其他两个装有 Klein 溶液（Published by kind permission of © Mario Goisis 2018. All Rights Reserved）

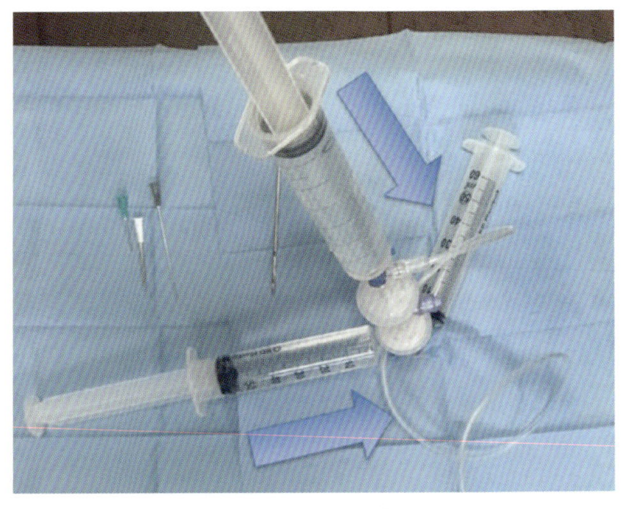

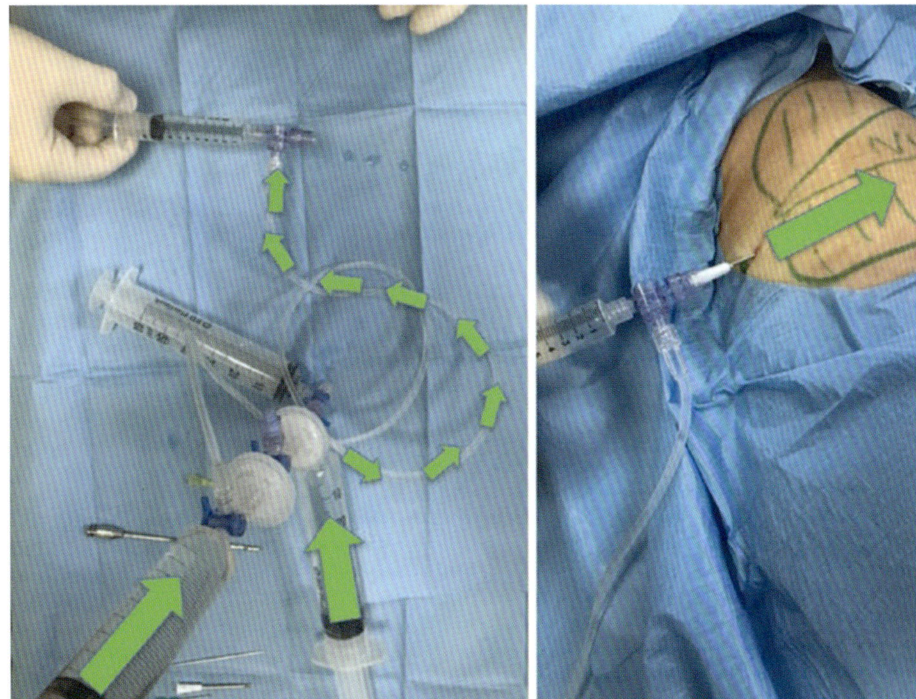

图 4.13 麻醉。局部麻醉药直接从该系统进入注射器。用该方式抽吸 120 mL 麻醉药需要 5 min（Published by kind permission of © Mario Goisis 2018. All Rights Reserved）

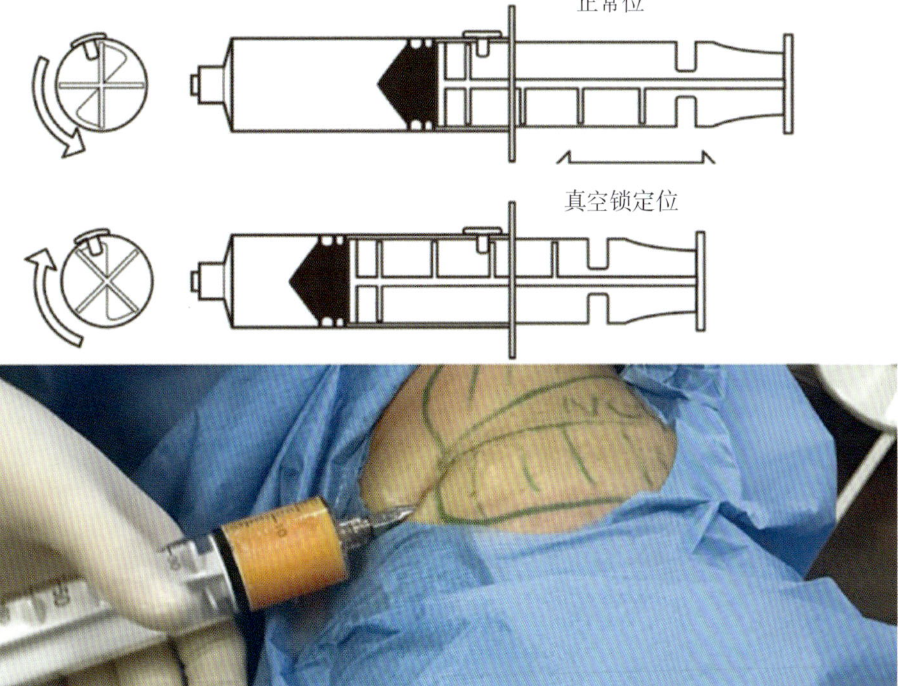

图 4.14 脂肪采集。在脂肪采集时，调节 VacLok 注射器从“正常位”到“真空锁定位”。把注射器拉杆充分向前或者向后，注射器翅状卡扣即可卡在止动销上。利用此种方式，操作者可以把推杆固定在多个位置保持不同负压。当负压保持时，脂肪就会进入注射器。图中活塞在 b 位置（Published by kind permission of © Mario Goisis 2018. All Rights Reserved）

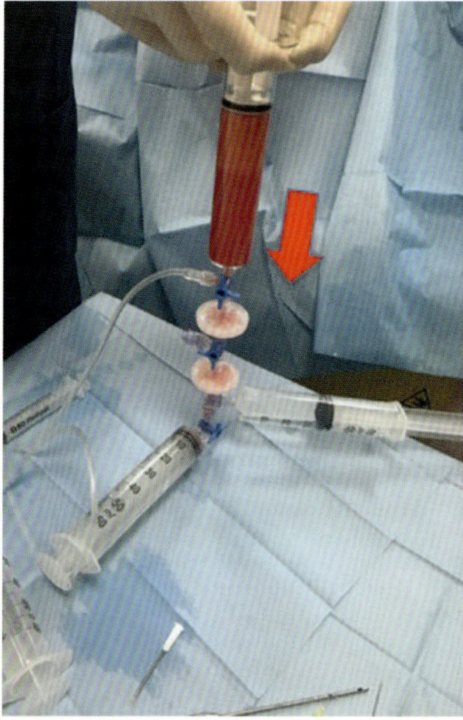
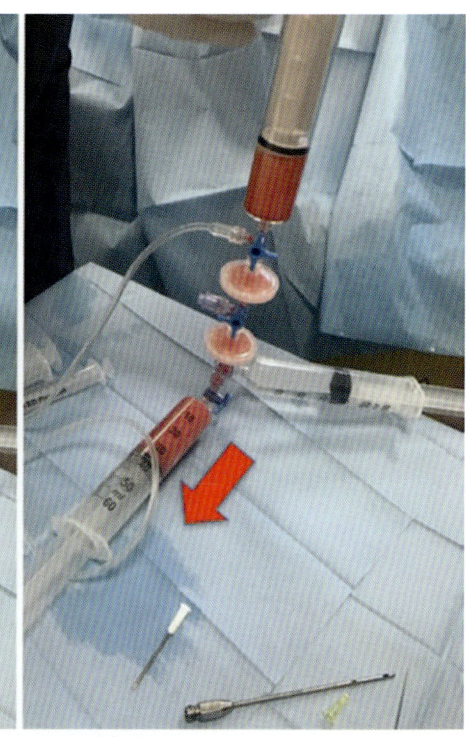

图 4.15 脂肪在密闭系统中进行过滤。在注射器和系统连通后，当混有血液和麻醉药的脂肪完全充满注射器时，注射器里底层物质（红细胞、Klein 溶液，红色箭头所示）就会沿箭头所指方向流动（Published by kind permission of © Mario Goisis 2018. All Rights Reserved）

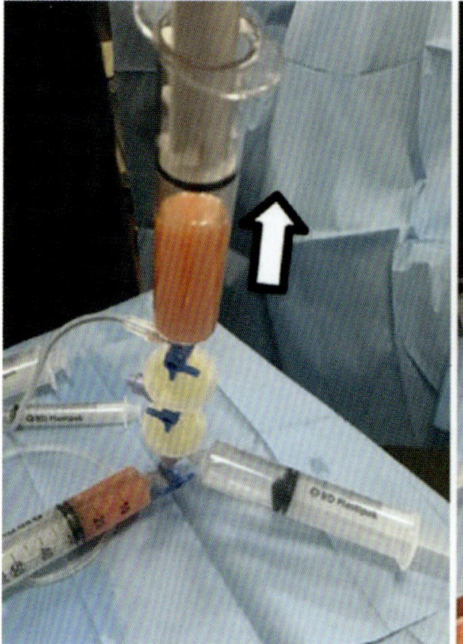
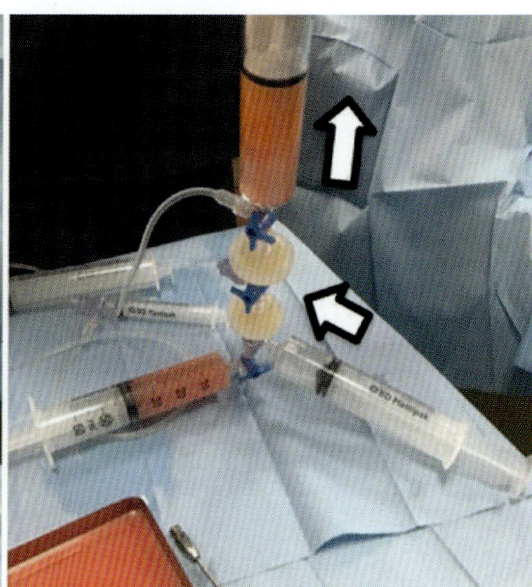

图 4.16 清洗。向后拉 VacLok 注射器杆，生理盐水溶液会自动进入注射器。大约 60 s 后，血液、水分和局部麻醉药在重力作用下沉积在注射器底部，向前推注射器杆时将会把 VacLok 注射器底部的上述物质从注射器排出，由于单向阀门的存在，这些物质会直接被推注到装废液的注射器里。大约 60 s 后，脂肪和水会再次分离，再次给予重复操作 3 次后，黄色的脂肪从橙色变成了黄色（Published by kind permission of © Mario Goisis 2018. All Rights Reserved）

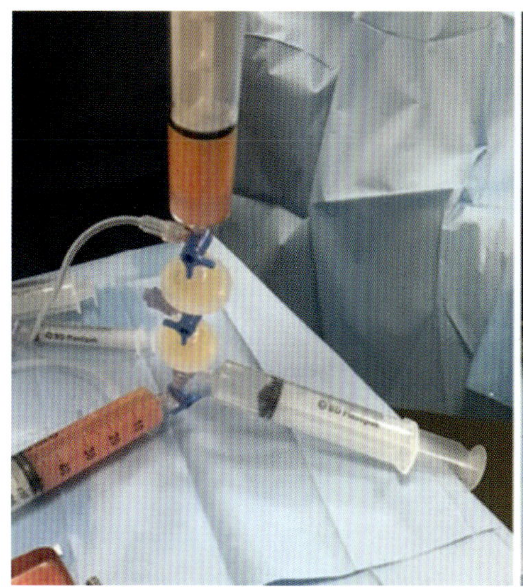

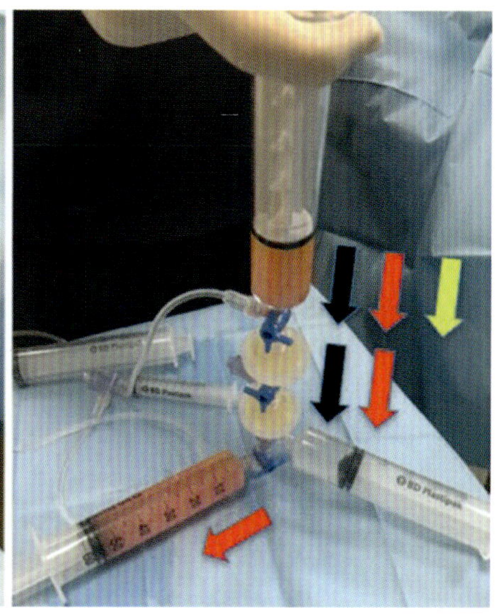

图 4.17 最后的过滤。把注射器杆向下推，小颗粒脂肪（黄色箭头）被第 1 个过滤网阻挡在第 1 个注射器里。含有 SVF 和血细胞的剩余液体通过第 1 个过滤网，其中 SVF（黑色箭头）被第 2 个过滤网阻挡。最终含有红细胞和白细胞的残余液体（红色箭头）被自动推注到装废液的注射器中。这些操作不需要手工移动活塞或阀门，能够自动完成（Published by kind permission of © Mario Goisis 2018. All Rights Reserved）

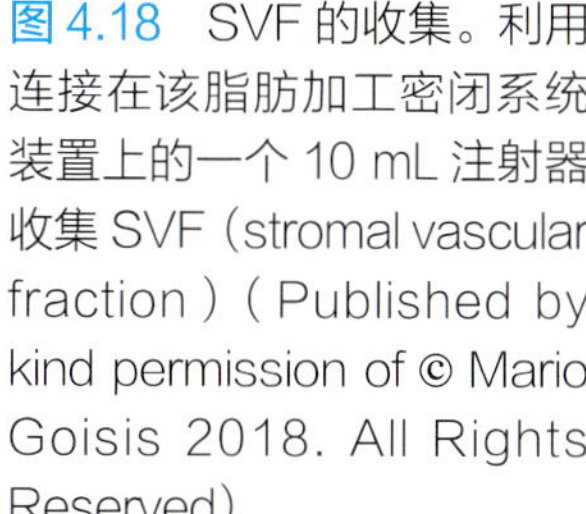

图 4.18 SVF 的收集。利用连接在该脂肪加工密闭系统装置上的一个 10 mL 注射器收集 SVF（stromal vascular fraction）（Published by kind permission of © Mario Goisis 2018. All Rights Reserved）

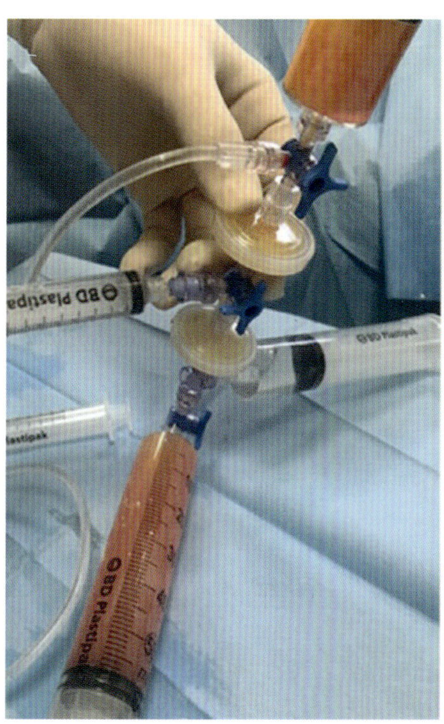

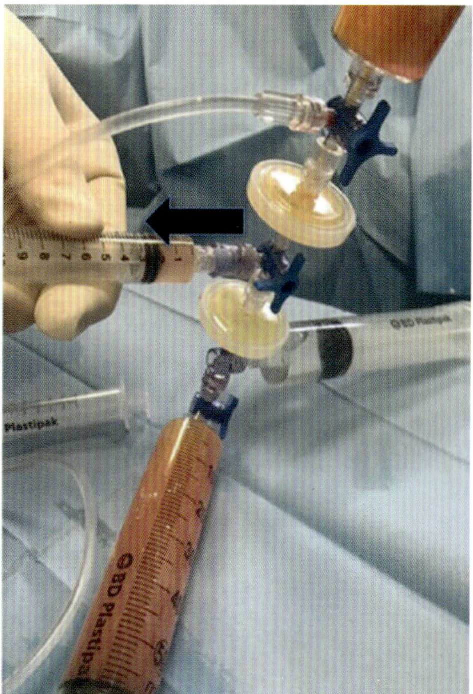

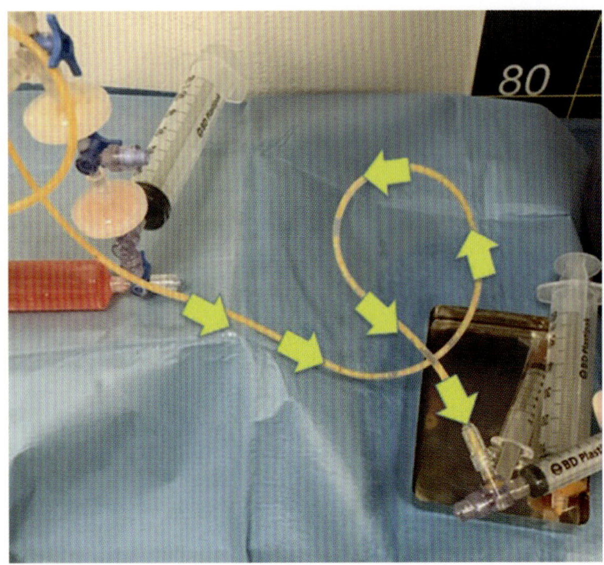

图 4.19 注射。小颗粒脂肪准备完毕，可以用于注射（Published by kind permission of © Mario Goisis 2018. All Rights Reserved）

参考文献

[1] Boschert MT, Beckert BW, Puckett CL, Concannon MJ. Analysis of lipocyte viability after liposuction. Plast Reconstr Surg. 2002;109:761–765.

[2] Peer LA. Cell survival theory versus replacement theory. Plast Reconstr Surg (1946). 1955;16:161–168.

[3] Eto H, Kato H, Suga H, Aoi N, Doi K, Kuno S, Yoshi- mura K. The fate of adipocytes after nonvascularized fat grafting: evidence of early death and replacement of adi- pocytes. Plast Reconstr Surg. 2012;129:1081–1092.

[4] Zuk PA, Zhu M, Ashjian P, et al. Human adipose tis-sue is a source of multipotent stem cells. Mol Biol Cell. 2002;13:4279–4295.

[5] Kølle SF, Fischer–Nielsen A, Mathiasen AB, et al. Enrichment of autologous fat grafts with ex–vivo expanded adipose tissue–derived stem cells for graft survival: a randomised placebo–controlled trial. Lancet. 2013;382:1113–1120.

[6] Zhu M, Cohen SR, Hicok KC, Shanahan RK, Strem BM, Yu JC, Arm DM, Fraser JK. Comparison of three different fat graft preparation methods: gravity separation, centrifugation, and simultaneous washing with filtration in a closed system. Plast Reconstr Surg. 2013;131(4):873–880.

[7] Cleveland EC, Albano NJ, Hazen A. Roll, spin, wash, or filter? Processing of lipoaspirate for autologous fat grafting: an updated, evidence–based review of the literature. Plast Reconstr Surg. 2015;136(4):706–713.

[8] Botti G, Pascali M, Botti C, Bodog F, Cervelli V. A clinical trial in facial fat grafting: filtered and washed versus centrifuged fat. Plast Reconstr Surg. 2011;127:2464–2473.

[9] 9. Gir P, Brown SA, Oni G, Kashefi N, Mojallal A, Rohrich RJ. Fat grafting: evidence–based review on autologous fat harvesting, processing, reinjection, and storage. Plast Reconstr Surg. 2012;130:249–258.

[10] Hoareau L, Bencharif K, Girard AC, et al. Effect of centrifugation and washing on adipose graft viability: a new method to improve graft efficiency. J Plast Reconstr Aesthet Surg. 2013;66:712–719.

[11] Condé–Green A, Wu I, Graham I, et al. Comparison of 3 techniques of fat grafting and cell–supplemented lipotransfer in athymic rats: a pilot study. Aesthet Surg J. 2013;33:713–721.

[12] Pu LL, Coleman SR, Cui X, Ferguson RE Jr, Vasconez HC. Autologous fat grafts harvested and refined by the Coleman technique: a comparative study. Plast Reconstr Surg. 2008;122:932–937.

[13] Conde–Green A, Gontijo de Amorim N, Pitanguy I. Influence of decantation, washing and centrifugation on adipocyte and mesenchymal stem cell content of aspirated adipose tissue: a comparative study. J Plast Reconstr Aesthet Surg. 2010;63:1375–1381.

[14] Pfaff M, Wu W, Zellner E, Steinbacher DM. Processing technique for lipofilling influences adipose–derived stem cell concentration and cell viability in lipoaspirate. Aesthet Plast Surg. 2014;38:224–229.

加工小颗粒脂肪的步骤

5

Mario Goisis，Sara Izzo，Andrea Sbarbati，Giamaica Conti，Giovanni Francesco Nicoletti

如图 5.1 ~ 图 5.29 所示，我们对采用清洗和过滤技术加工脂肪的密闭系统装置作一详述。

5.1 方法和材料

如果利用该密闭系统，在医疗诊所即可开展小颗粒脂肪移植术。

在手术中我们使用的是专门设计的小颗粒脂肪操作设备盒（www. microfat.com）（图 5.1）。

它包含以下一次性部件：1 个用于清洗和过滤的密闭管道，4 个 60 mL 注射器，2 个 10 mL 注射器，1 个 1 mL 注射器（www. microfat.com）。

小颗粒脂肪操作设备盒可以和一些高压灭菌零件连接（www. microfat.com）（图 5.2），Goisis 支架由支持密闭管道的塑料支架和 2 个用于装 Klein 溶液和生理盐水的容器组成。

无菌注射药物包括：100 mL 的冷生理盐水。

附注：脂肪加工可以由一名医师独立完成，不需要助手。

M. Goisis (✉)
Maxillo-Facial and Aesthetic Surgeon, Go Easy Clinic, Milan, Italy
S. Izzo · G. F. Nicoletti
Department of Plastic Surgery, University of Campania “Luigi Vanvitelli”, Naples, Italy
e-mail: giovannif.nicoletti@unicampania.it
A. Sbarbati · G. Conti
Department of Neuroscience, Biomedicine and Movement, Human Anatomy and Histology Section, University of Verona, Verona, Italy
e-mail: andrea.sbarbati@univr.it; giamaica.conti@univr.it

M. Goisis (ed.), *Outpatient Regenerative Medicine*, https://doi.org/10.1007/978-3-319-44894-7_5

5.2 步骤

血液、水、局部麻醉药在重力作用下都会沉降在注射器底部，把注射器推杆向下推，就会把位于注射器 C 底部的这些物质排出，控制活塞可以控制这些底部液体物质从注射器 C 进入注射器 A 和滤器里。60 s 后，脂肪和水就会分层，重复这个过程，直到注射器 C 中脂肪颜色从橙色变为黄色。(图 5.3 ~ 图 5.14)

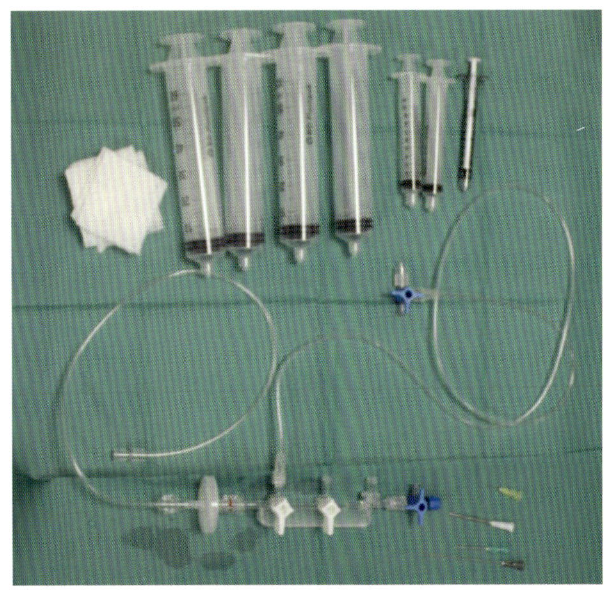

图 5.1 标准小颗粒脂肪操作设备盒的应用。该盒中包含以下一次性部件：1 个用于清洗和过滤的密闭管道，4 个 60 mL 注射器，2 个 10 mL 注射器，1 个 1 mL 注射器 (Published by kind permission of © Mario Goisis 2018. All Rights Reserved)

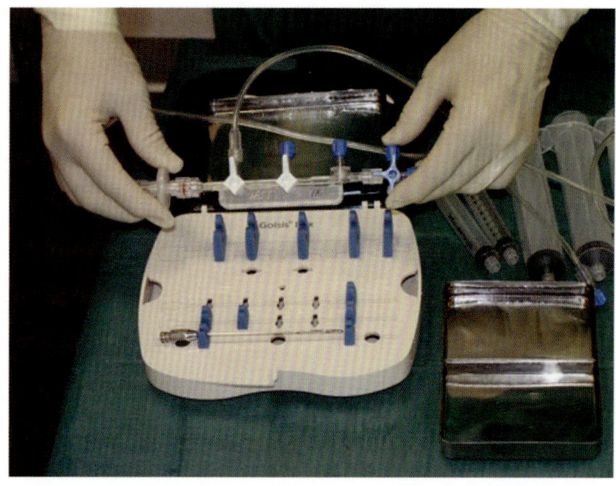

图 5.2　小颗粒脂肪加工支架在使用前要和耐高温高压灭菌的零件连接。该支架由一个支持密闭套管的塑料支架和两个装 Klein 溶液和生理盐水的托盘构成。需要的药物包括 100 mL 冷生理盐水（Published by kind permission of © Mario Goisis 2018. All Rights Reserved）

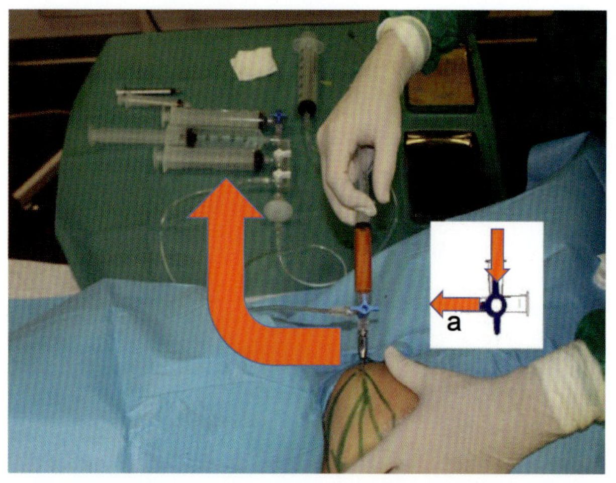

图 5.3　用注射器 E 采集脂肪。当注射器 E 里被脂肪充满后，把活塞移动至 a 位置（Published by kind permission of © Mario Goisis 2018. All Rights Reserved）

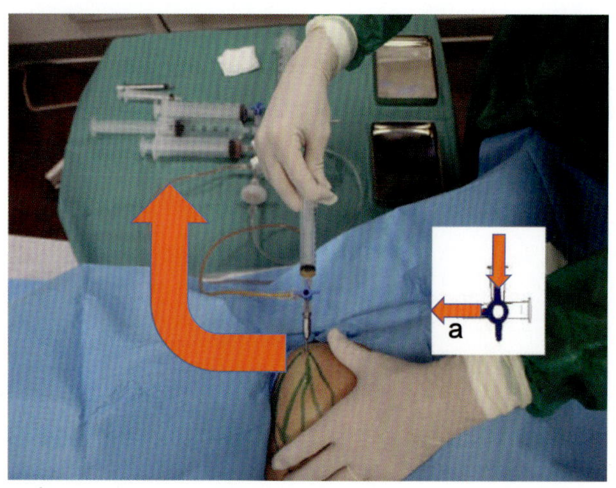

图 5.4　混有血液和局部麻醉药的脂肪通过注射器 E 推入注射器 A 里（Published by kind permission of © Mario Goisis 2018. All Rights Reserved）

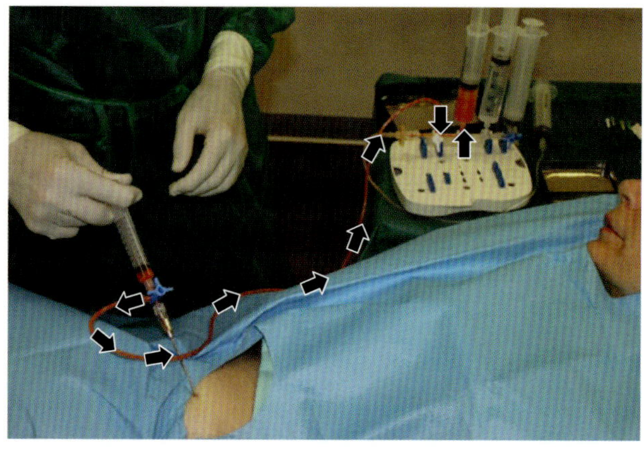

图 5.5　重复 4～6 次后获取足量的脂肪组织（Published by kind permission of © Mario Goisis 2018. All Rights Reserved）

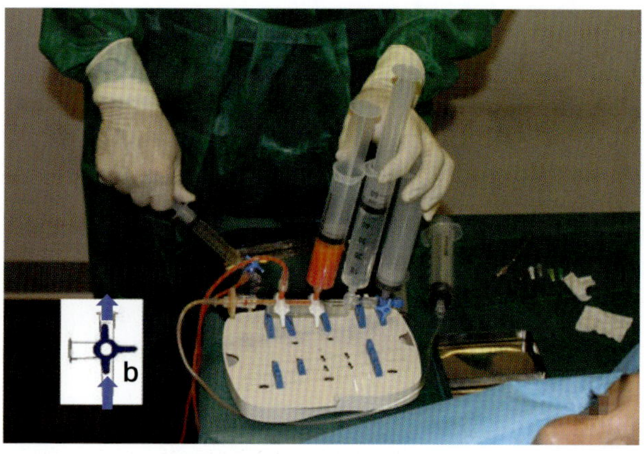

图 5.6　脂肪采集完毕后，注射器 E 里充满了生理盐水（Published by kind permission of © Mario Goisis 2018. All Rights Reserved）

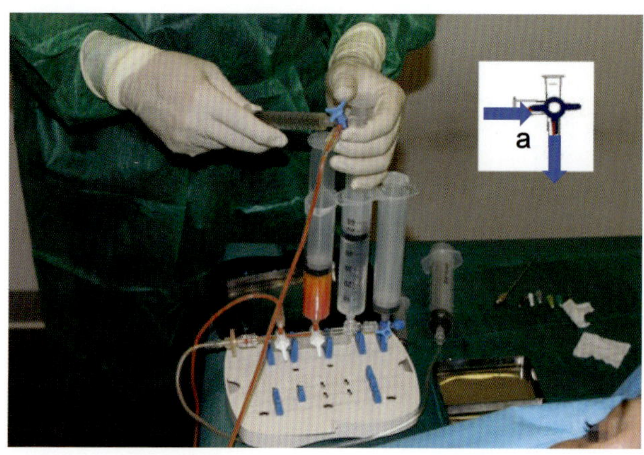

图 5.7　当把活塞旋转至 a 位置时，溶液直接进入密闭系统（Published by kind permission of © Mario Goisis 2018. All Rights Reserved）

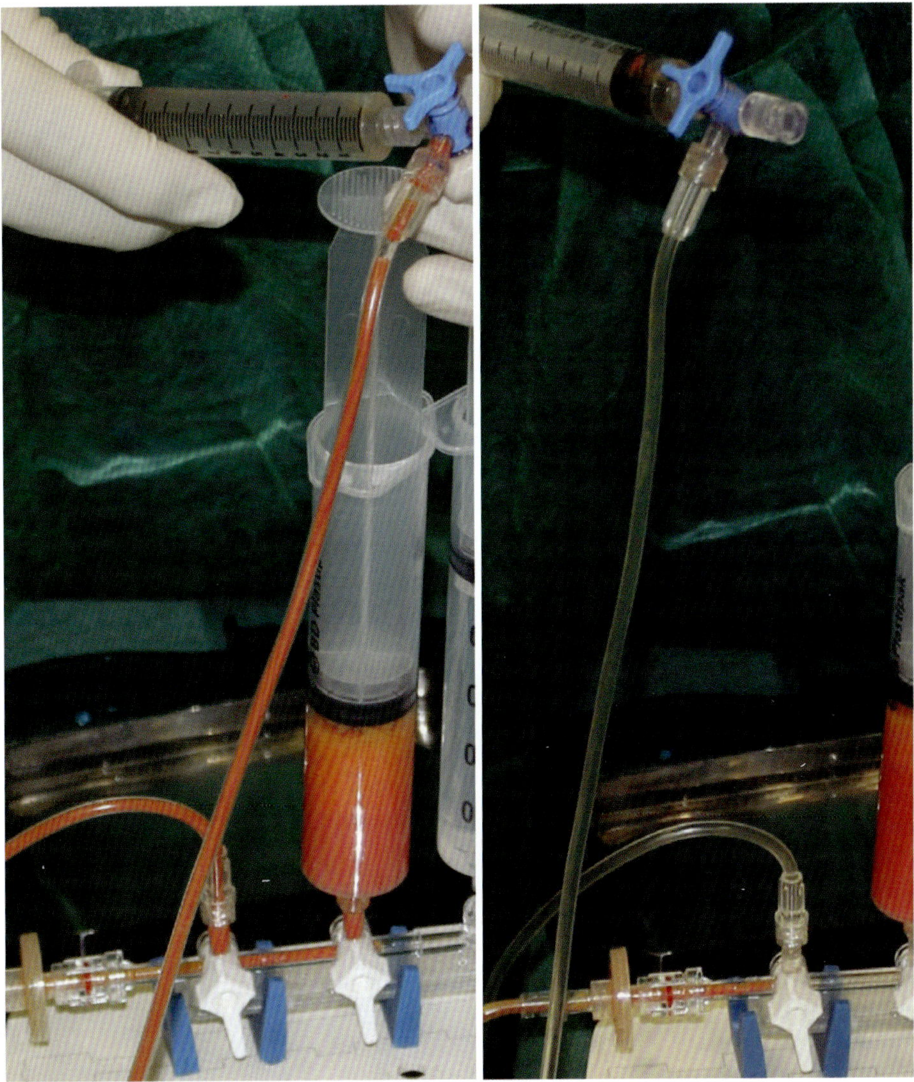

图 5.8 清洗和注射器 E 连接的管道。右图是管道里充满了混有血液的脂肪组织；左图是管道里充满了生理盐水溶液（Published by kind permission of © Mario Goisis 2018. All Rights Reserved）

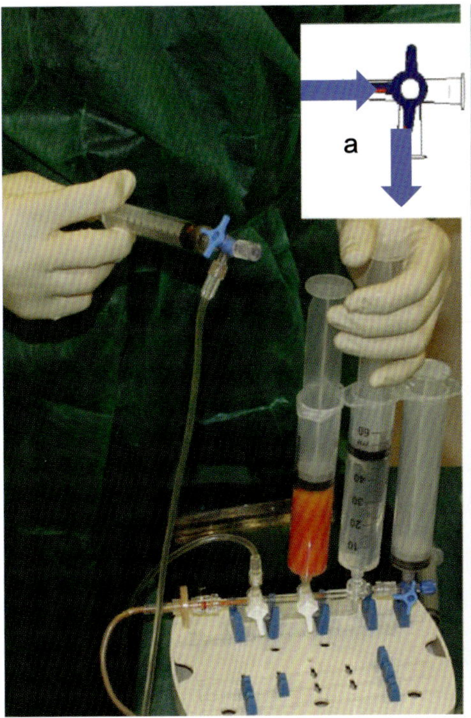

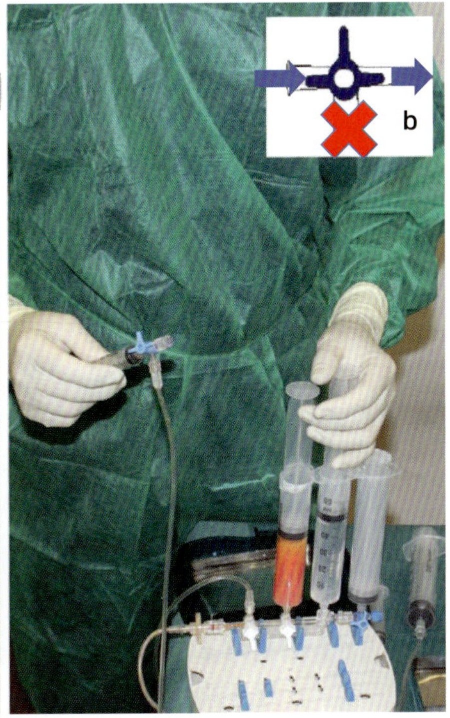

图 5.9 把活塞从位置 a 变换至位置 b（Published by kind permission of © Mario Goisis 2018. All Rights Reserved）

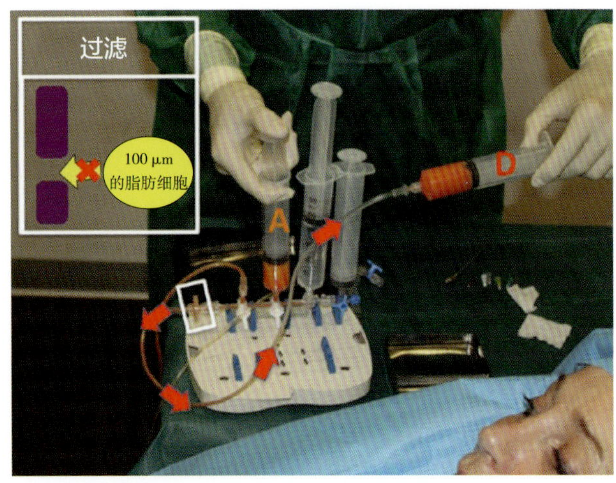

图 5.10 当把注射器 A 的活塞杆向下压时，在滤器的作用下大部分的血细胞和局部麻醉药都会自动进入注射器 D 里（红色箭头）。由于脂肪干细胞和许多 SVF 直径太大不能通过滤器，脂肪干细胞、SVF 和脂肪细胞一样被保留在密闭系统里

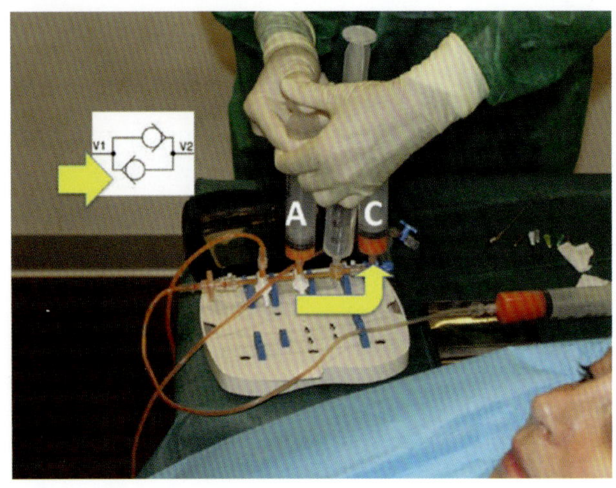

图 5.11 因为脂肪和 SVF 不能通过滤器，进入系统的压力会自动打开（黄色箭头）

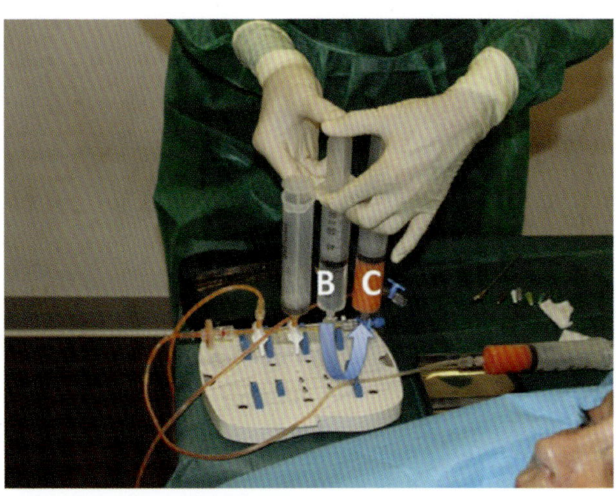

图 5.12 为了彻底清除 Klein 溶液和红细胞，脂肪必须被清洗。该系统的单向阀可保证对脂肪进行快速简单有效的清洗（Published by kind permission of © Mario Goisis 2018. All Rights Reserved）

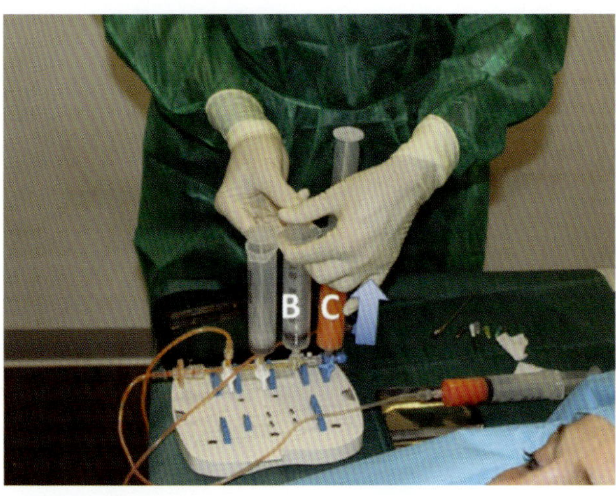

图 5.13 通过推压注射器 B 的活塞杆，注射器 B 里的生理盐水溶液会自动进入注射器 C（Published by kind permission of © Mario Goisis 2018. All Rights Reserved）

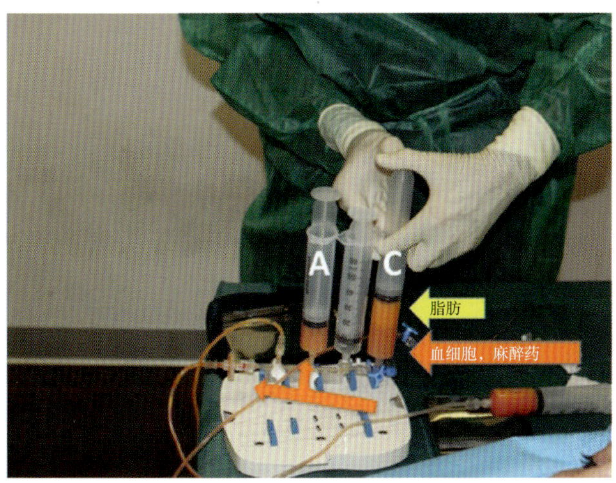

图 5.14 等待 60 s，脂肪组织逐渐聚集在注射器 C 的上层。血细胞、水和局部麻醉药在重力作用下沉淀在注射器 C 底部。向下推注射器 C 的活塞杆，注射器 C 里的血细胞、水和局部麻醉药等底层内容物在阀门的作用下定向地流向注射器 A 和过滤器。大约 60 s 后，水与脂肪彻底分离，重复这个过程几次后，注射器 C 里的脂肪颜色由橙色变成黄色（Published by kind permission of © Mario Goisis 2018. All Rights Reserved）

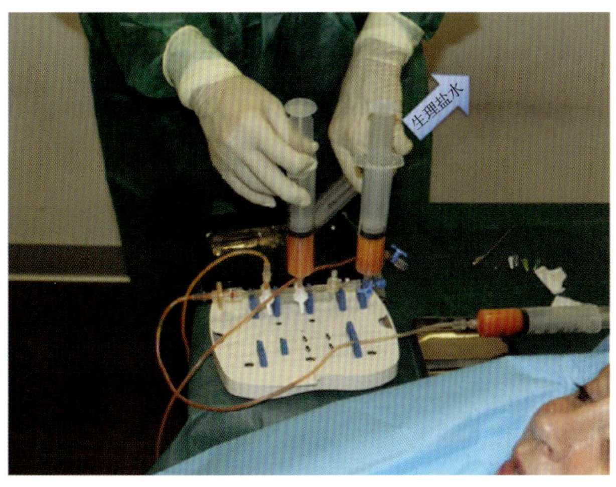

图 5.15 更换注射器 B 里的生理盐水溶液（Published by kind permission of © Mario Goisis 2018. All Rights Reserved）

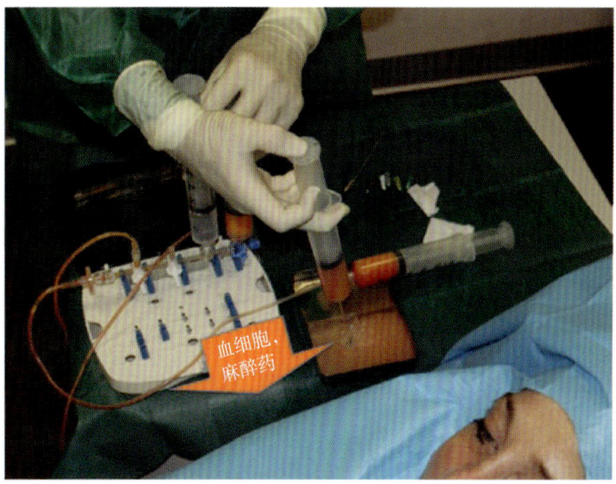

图 5.16 利用注射器 A 移除清洗液（Published by kind permission of © Mario Goisis 2018. All Rights Reserved）

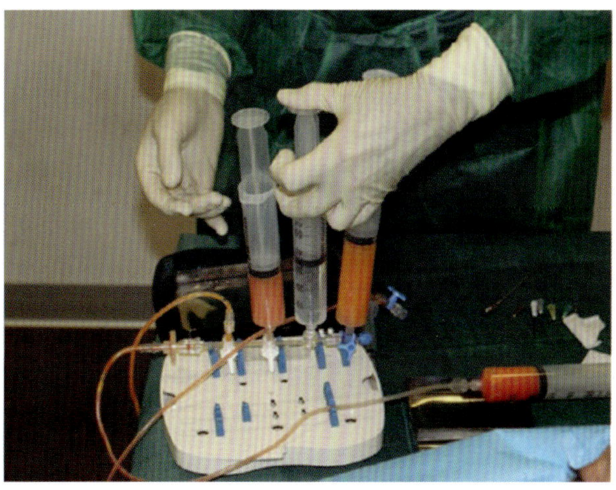

图 5.17 清洗的过程重复 1 次或多次，直到注射器 C 里的脂肪颜色由橙色变为黄色（Published by kind permission of © Mario Goisis 2018. All Rights Reserved）

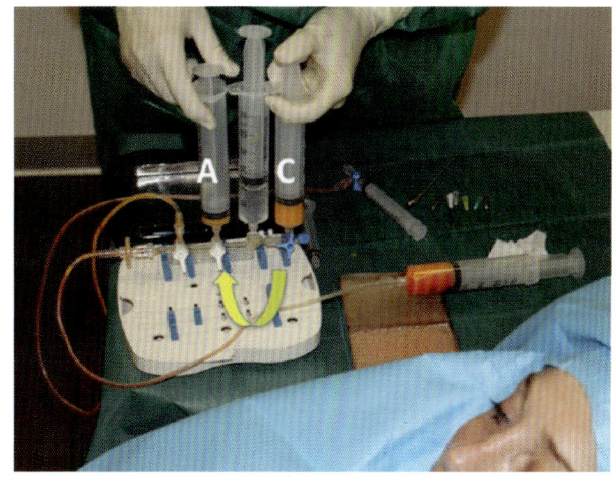

图 5.18 清洗后的脂肪从注射器 C 移到注射器 A 里。把生理盐水溶液推入管道，通过这种方式脂肪组织所有成分都被转移到注射器里（Published by kind permission of © Mario Goisis 2018. All Rights Reserved）

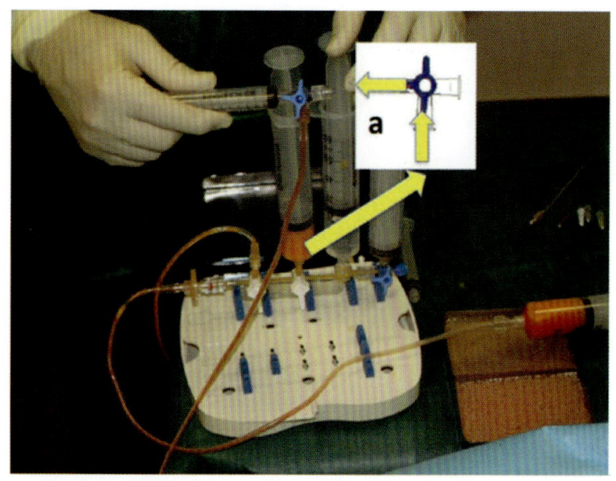

图 5.19 把活塞的位置从 b 变换到 a。此时注射器 E 就和系统的管道接通，向下压注射器 A 的活塞杆，注射器 A 里的生理盐水就会通过管道进入注射器 E 里（Published by kind permission of © Mario Goisis 2018. All Rights Reserved）

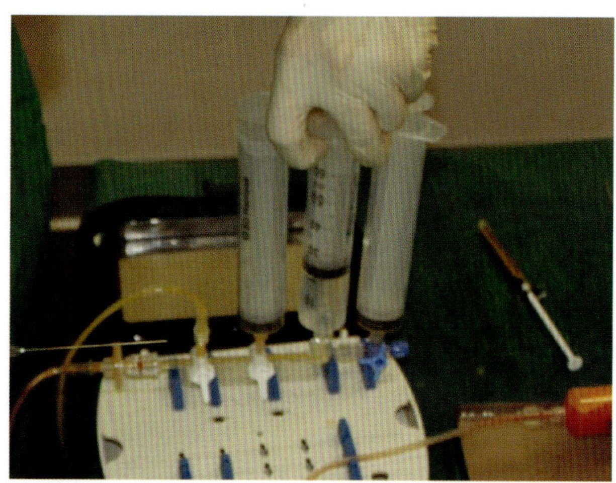

图 5.22 在管道里放置 6～8 mL 脂肪时该系统的使用效率最高（Published by kind permission of © Mario Goisis 2018. All Rights Reserved）

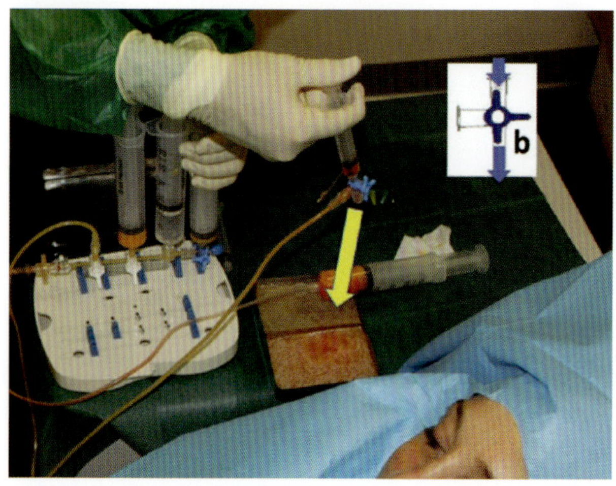

图 5.20 当开关位于 a 位置时，注射器 E 里的生理盐水被挤压出来（Published by kind permission of © Mario Goisis 2018. All Rights Reserved）

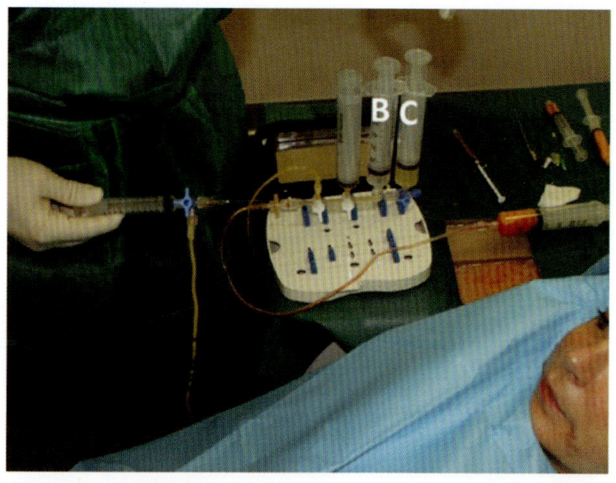

图 5.23 注射器 B 里的生理盐水被推注到注射器 C 里（Published by kind permission of © Mario Goisis 2018. All Rights Reserved）

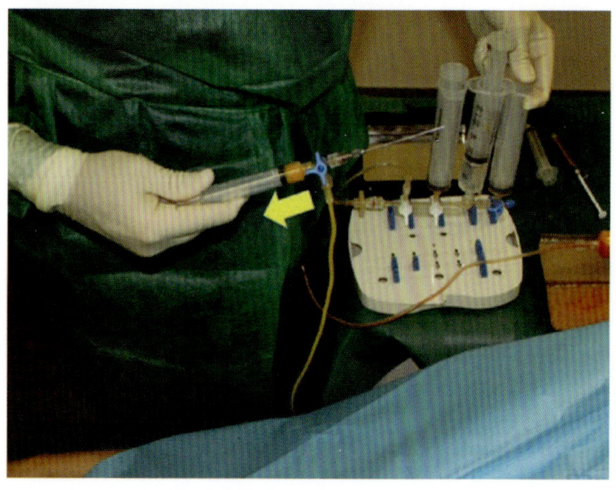

图 5.21 注射器 E 里充满了小颗粒脂肪（Published by kind permission of © Mario Goisis 2018. All Rights Reserved）

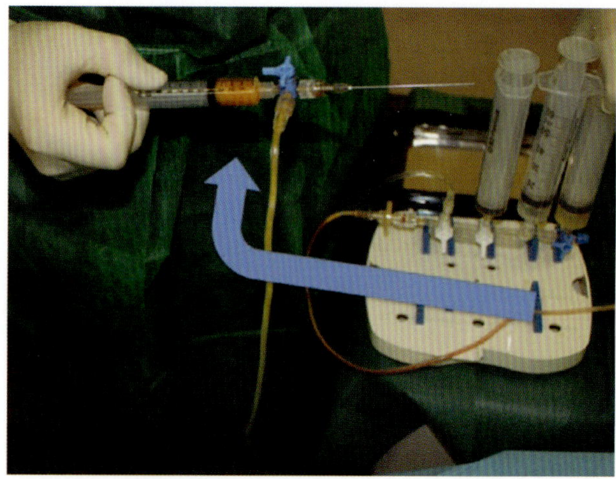

图 5.24 生理盐水被推注到管道里（Published by kind permission of © Mario Goisis 2018. All Rights Reserved）

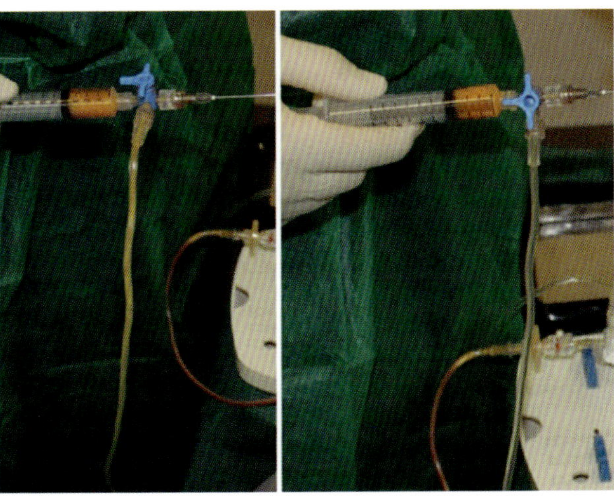

图 5.25 见右图，管道里充满了脂肪；见左图，清洗用的生理盐水充满在管道里（Published by kind permission of © Mario Goisis 2018. All Rights Reserved）

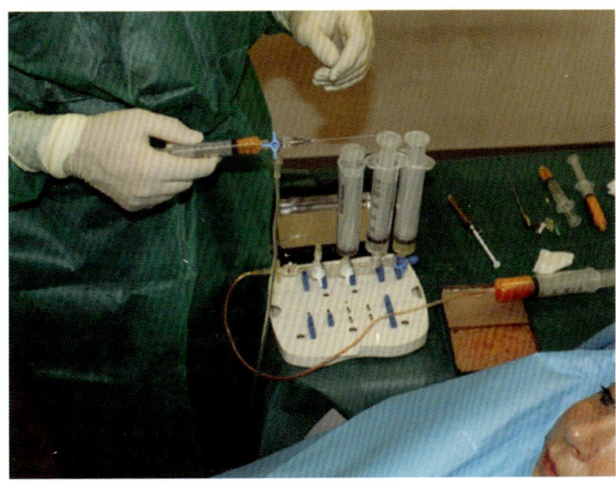

图 5.26 清洗时要注意生理盐水的水平面，当水平面接近注射器E时，活塞开关要从a位置变换到b位置（Published by kind permission of © Mario Goisis 2018. All Rights Reserved）

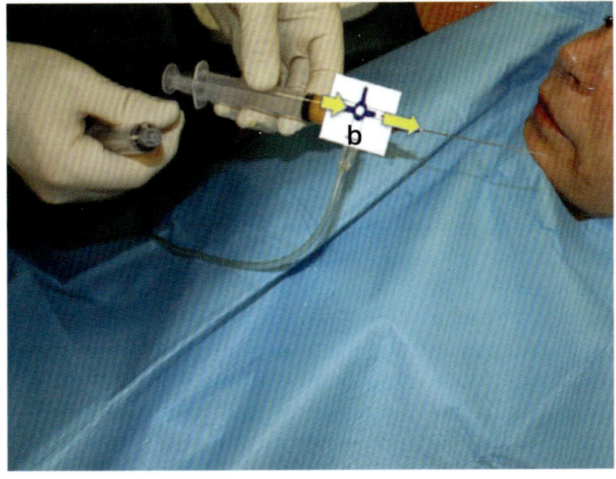

图 5.27 注射前准备完毕的注射器 E（Published by kind permission of © Mario Goisis 2018. All Rights Reserved）

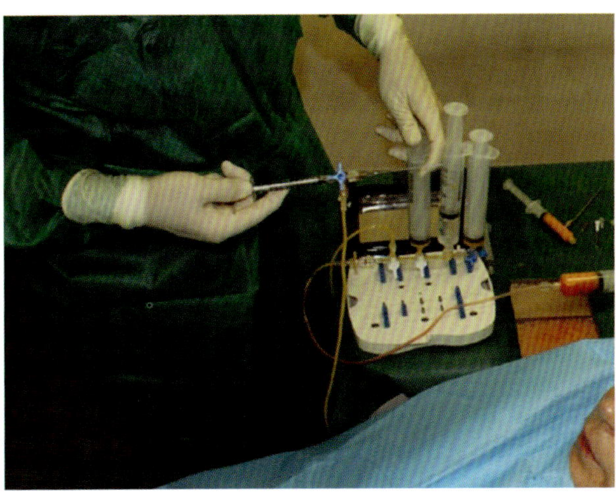

图 5.28 1 mL 注射器更利于注射（Published by kind permission of © Mario Goisis 2018. All Rights Reserved）

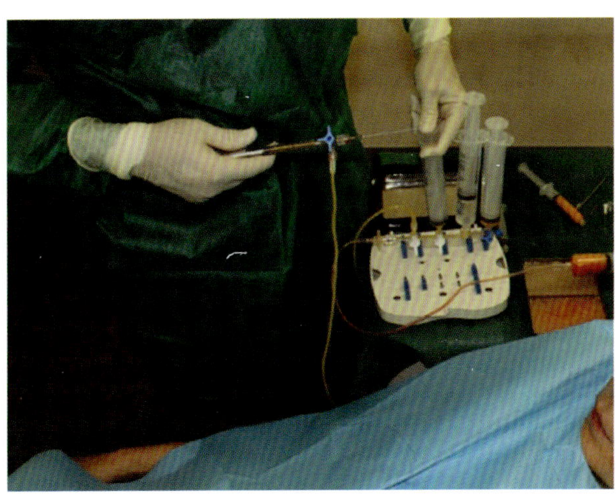

图 5.29 活塞开关间断地从位置 a 移动至位置 b，注射器就会充满多次（Published by kind permission of © Mario Goisis 2018. All Rights Reserved）

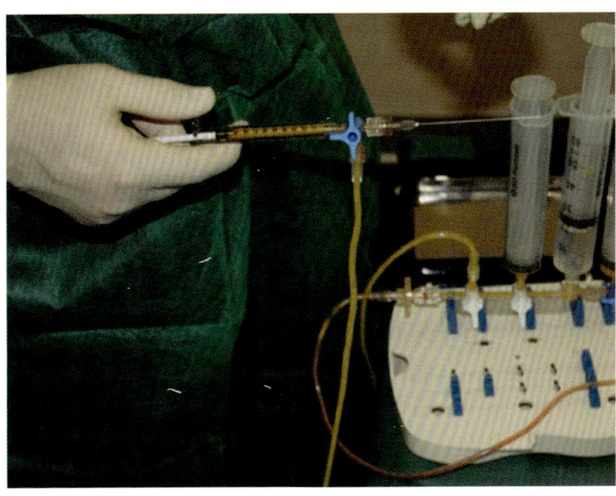

脂肪注射技术

6

Mario Goisis，Giuseppe A. Ferraro，Sara Izzo

关于脂肪采集和脂肪加工的科研文献很多，与之不同的是，与脂肪注射相关的文献却很少。

通过对脂肪组织力学包含物理生物学和流变学上特点的检测，有助于对影响脂肪成活率的每一个因素进行评估，进而设计出更科学、更利于脂肪成活的注射方法。

物理黏稠度是众多关键因素之一。黏稠度是液体抗流动性指标，它决定于流动液体内部的摩擦力。

例如，把蜂蜜注入漏斗时，蜂蜜流动得很慢，如果是水，则流动速度大大快于蜂蜜，说明蜂蜜的黏稠度大于水。(图 6.1)

事实上，如果我们在同一个漏斗里装满水，漏斗的排水速度就会快得多。

内部高摩擦力的物质分子结构是导致具有高黏稠度的液体流动缓慢的原因。同理，黏稠度低的液体是因为在流动时该液体分子结构引起摩擦力较小。

当液体通过管道或者针管时，管道中央部分的液体微粒流动速度快于在管壁附近的液体，因此如果要保持液体的流动，需要外力克服对不同颗粒层之间的摩擦力，这种外力就是要抵消液体的黏稠度带来的阻力。如果黏稠阻力增加，这个外力就需要增加。(图 6.2)

对剪切力没有阻力的液体是理想状态的非黏性液体，黏稠度为 0，该种液体只存在于非常低温下的超流体中，日常中见到的液体都是有一定黏稠度的。通常我们把黏稠度大于水的液体称作黏性液体，小于水的称为流性液体。

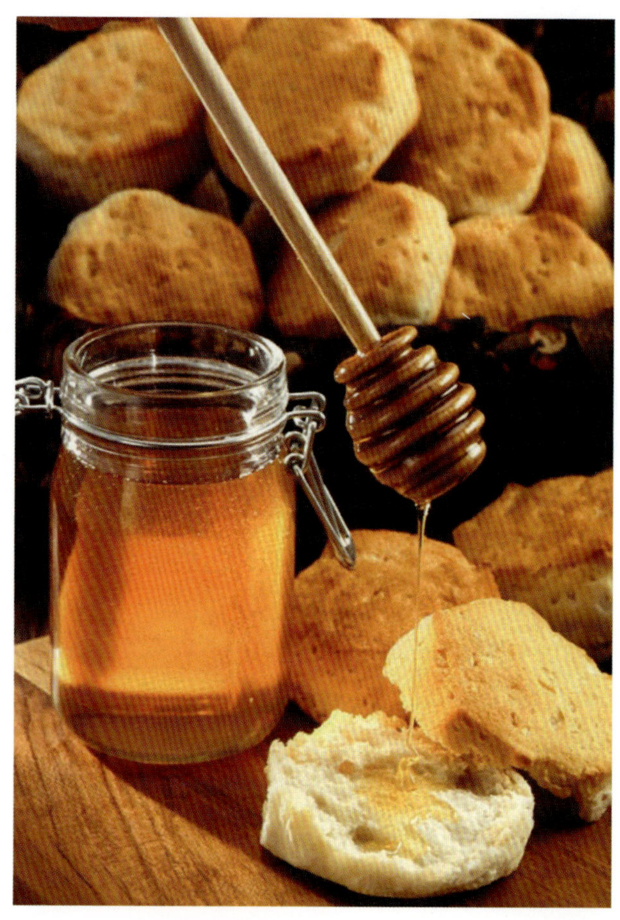

图 6.1 蜂蜜是具有高黏稠度的物质（Published by kind permission of © Mario Goisis 2018. All Rights Reserved）

流变学是研究物质流动的学科，在分析介于弹性固体和黏性液体之间的黏弹性物质时，发现了黏弹性物质优越的特性。

弹性固体是指那些有外力时形状发生改变，外力撤走后能恢复原来形状的物质。相反，黏稠液体是在外力下发生即刻且永久变形的物质。脂肪和韧带、肌腱、软骨一样，是一种黏稠性生物组织[3-4]。

M. Goisis (✉)
Maxillo-Facial and Aesthetic Surgeon, Go Easy Clinic, Milan, Italy

G. A. Ferraro · S. Izzo
Doctor's Equipe, Milan, Italy

M. Goisis (ed.), *Outpatient Regenerative Medicine*, https://doi.org/10.1007/978-3-319-44894-7_6

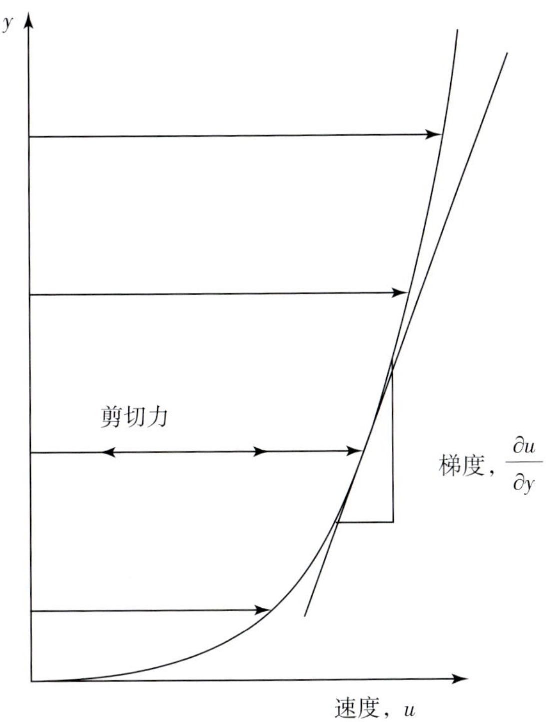

图 6.2 当液体在外力作用下通过一个管道时，剪切力是黏稠度梯度形成的重要因素（Published by kind permission of © Mario Goisis 2018. All Rights Reserved）

脂肪的流变学是和剪切力相关的。剪切力在外力水平于物质表面时发生，而外力垂直作用于表面时则不会出现。就像双手摩擦时会产生剪切力，但是鼓掌时不会产生一样。

在注射脂肪时，当脂肪在外力的推动下通过针管时，剪切力就会作用于脂肪组织。在相同的液体流动速度下，剪切力是与黏稠度正相关的，黏稠度越高剪切力越大。

因为脂肪不是弹性固体而是黏稠物质，容易在剪切力作用下发生瞬时或者永久的变化，导致脂肪的黏稠度下降。

一些物质在剪切力作用下暂时发生变化之后会进行“自我修复”，即当外力消失后，这些物质会恢复到外力作用之前的黏稠度。而脂肪不属于这种“自我修复”物质，流变学实验已经证明暴露于高剪切力的脂肪组织会导致脂肪发生不可恢复的损伤，脂肪的完整性不会恢复到受力之前的状态。

6.1 流速与脂肪活力

Atashroo 等用流变学实验验证了高剪切力会导致脂肪组织发生不可逆损伤[1]。特别是，他们用 Coleman 技术采集和加工脂肪，用管径为 2 mm 的注射针注射脂肪。第 1 组采用自动装置注射脂肪，第 2 组采用符合 Coleman 技术标准的 1 mL 注射器注射脂肪，结果显示采用自动装置脂肪的黏稠度在注射前后变化不大，明显高于采用 1 mL 注射器注射的脂肪黏稠度。

这其中的原因为自动装置的注射速度要低于注射器的注射速度。

高流速被证明会产生了更多的剪切力导致脂肪组织的破坏。例如，学者 Lee 认为最有利于脂肪成活率保护的注射流速为 0.5 ~ 1.0 mL/s[5]。

在同一篇文章里，作者 Shiffman 和 Mirrafati 在组织病理学角度证实了高流速的注射明显对脂肪组织产生破坏作用[6]。

Goisis 在一次面部整形会议上作了一次关于 Goisis 系统和 Coleman 系统两者在脂肪采集、清洗、注射过程中剪切力方面的区别的介绍。

用 Goisis 系统（采用 22G 注脂针）产生的剪切力明显低于 Lipogems 系统（采用 25G 注脂针）和 Coleman 系统（采用 22G 注脂针）[7]（图 6.3 和图 6.4）。在 Goisis 的另一个研究中显示了剪切力对于采集脂肪中的脂肪干细胞活力的影响。实验对 6 个吸脂脂肪样本的脂肪干细胞进行分离培养，在培养后 3 天、7 天、14 天检测其数量。结果显示采用 Goisis 技术（应用 22G 注脂针）的 3 个标本在采集即刻后的脂肪干细胞数值为 6443、7596、8950，脂肪加工后的数值为 5601、6300、6500，通过 22G 注脂针注射后的脂肪干细胞数值为 3976、5950、6460。而后 3 个标本采用的是 Coleman 技术，在脂肪采集完毕后即刻的脂肪干细胞数值分别为 5180、5930、7410，在离心加工后脂肪干细胞数值为 4940、4210、5140，在通过 22G 注脂针后脂肪干细胞被高剪切力破坏，没有检测出活的脂肪干细胞。

关键点

- 高流速会损伤脂肪，因为它们指示更大的剪切应力。
- 慢慢注射！

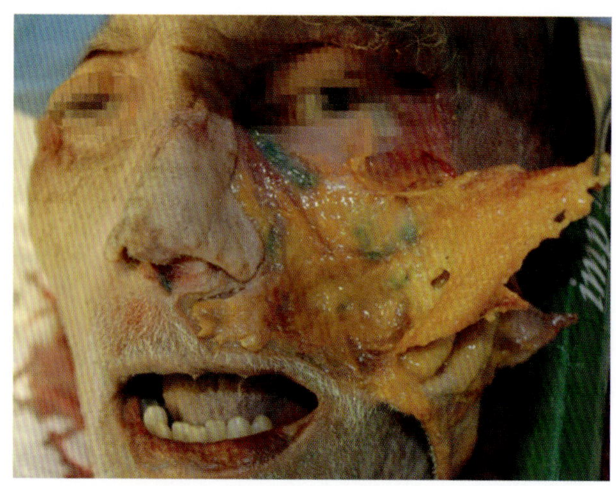

图 6.3 局部解剖显示了深部肌肉内脂肪注射的位置。该位置在注射前被标记为绿色（courtesy of the Doctor's Equipe）（Published by kind permission of © Mario Goisis 2018. All Rights Reserved）

6.2 黏稠度

吸脂管的直径直接影响采集脂肪的黏稠度。较大口径的吸脂管采集的脂肪具有较高的黏稠度[8-10]。

当这种具有高黏稠度的脂肪在通过较细的注射管时会产生较高的剪切力，这种力量导致脂肪组织发生不可恢复的损伤。

关键点：

- 在脂肪采集过程中使用更大的端口会增加注射过程中移植物受损的风险。
- 建议使用小孔径吸脂针吸脂。

6.3 注射锐针和注射钝针

Smith 等学者的研究显示因为注射锐针会产生更大的剪切力，注射脂肪时用注射锐针较钝针会产生更大的脂肪破坏力[11]。

关键点

- 用注射锐针会产生更大的损伤。
- 尽量不要用注射锐针注射脂肪。

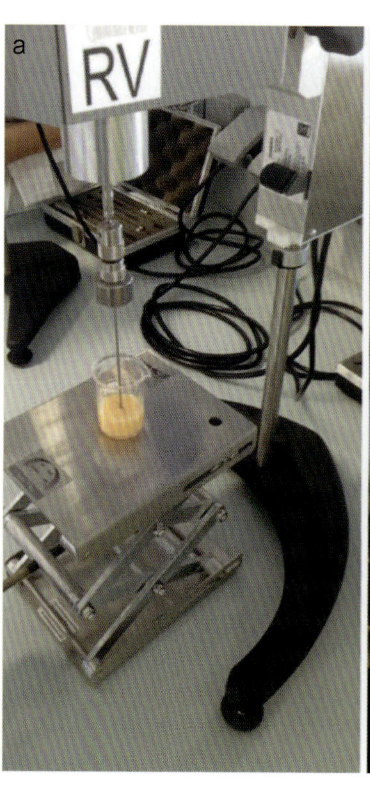

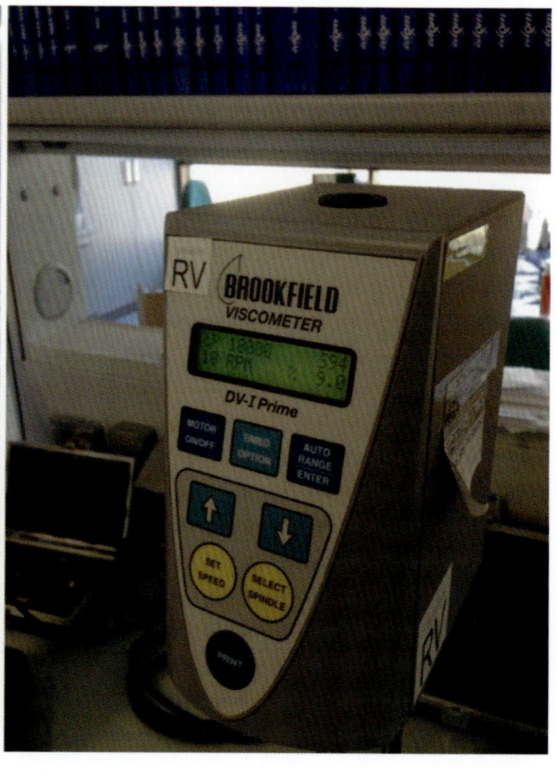

图 6.4 a～c. 黏度计和载玻片实验检测：对比采集的脂肪和加工后的脂肪两者在通过注脂针后黏稠度变化的区别（Published by kind permission of © Mario Goisis 2018. All Rights Reserved）

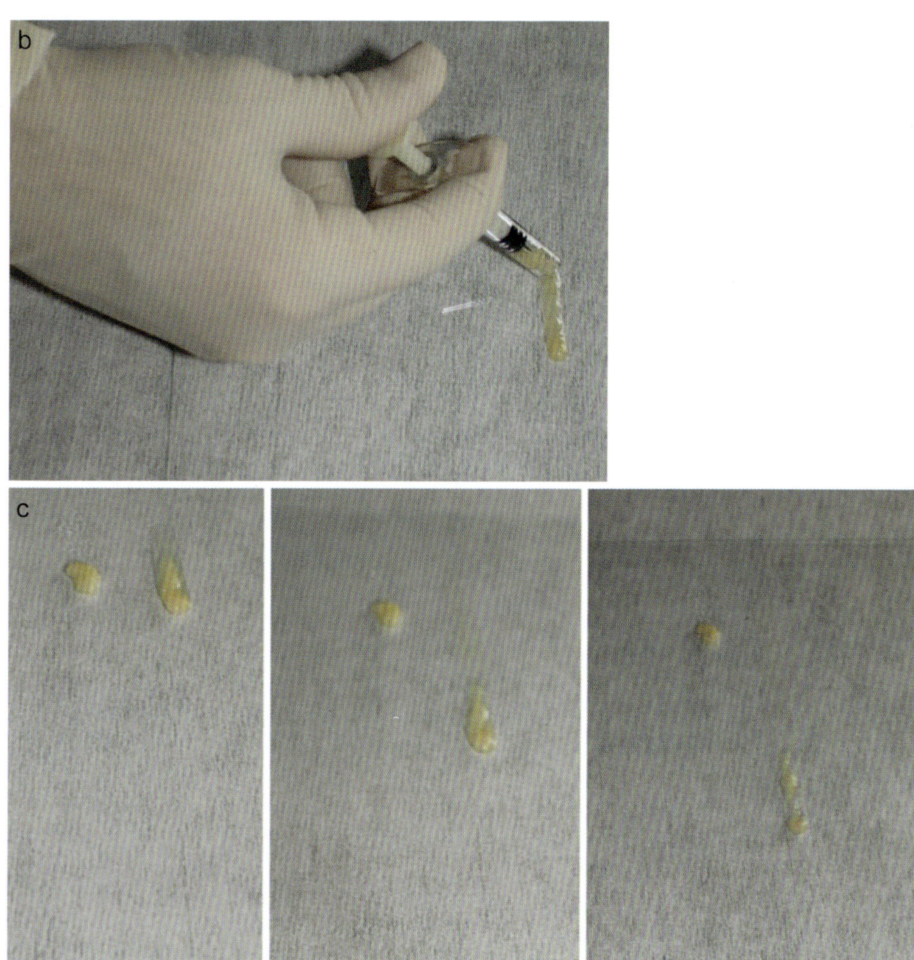

图 6.4 （续）

6.4 注射位置

Amar 等详述了面部自体肌肉注射（FAMI）技术，该技术是基于特定的面部解剖结构和软组织床进行脂肪移植重塑面形的技术 [12]。

FAMI 技术就是指面部自体肌肉注射。因为肌肉具有丰富的血运，把脂肪组织注射到面部表情肌内或附近时可以增加脂肪成活率。脂肪先被转移到一个或多个 1 mL 注射器中，注射器可以和多达 9 种不同规格的注射针连接。这些注射针和面部的骨骼肌的表面形状相匹配。一般部位的注射剂量为 1 ~ 3 mL，以退针注射的方式进行三维注射。因为眼眶下区域容易产生结节和囊肿，一般不超过 0.5 mL[13–15]。

FAMI 技术的术后建议是："越少的运动，越高的脂肪成活率"。基于这个原则，患者不仅应该避免突然的剧烈的面部运动，而且尽量减少说话频率，例如术后减少打电话和需要语言交流的社交活动。

在避免面部表情肌运动的动作里也包含了饮食方面，例如不要吃较硬的食品，但是可以多吃香蕉等较软的食物，这样可以减少咀嚼次数，进而减少咀嚼时对下颏的压力过大引起移植的脂肪移位。

Goisis 等报道了利用 22G 注射针把脂肪注射于表情肌深层的方法。此外该研究通过解剖学证实，采用具有一定可塑性的注射针利用一个注射点就可以把脂肪注射到面部浅、中、深三个层次 [16]。（图 6.3）

关键点

- 把脂肪细胞注射到肌肉血管丰富的区域利于脂肪成活。
- 深层注射是指把脂肪注射到表情肌肌肉里或

者其附近。

6.4.1 注脂针的直径

在经典的 Coleman 技术中，用 Coleman 注射针（管径 1 ~ 2 mm）把脂肪注射到术区的三维空间里。一侧脸在深、浅两层上注射 10 ~ 25 mL 脂肪。浅层注射区域包括颞区（在颞浅筋膜浅层注射有利于脂肪重建血运）、鱼尾纹区、前颊部（在后两个区域可以直接在皮下注射）。深层注射的区域包括是颧突区、眼轮匝肌后脂肪区（SOOF）、泪沟、中面部的中部、法令纹和木偶纹。

Willemsen 等研究者认为应用 Coleman 技术的患者在术后恢复 18.9 天可以进行正常的社交活动，如果联合 PRP，则恢复时间缩短到 13.2 天 [17]。

管径大的注射针会增加术区水肿和血肿的风险，因为在注射脂肪时，管径大的注射针会增加无效腔的发生概率，这种无效腔会逐渐被血清和瘢痕组织填充，降低了脂肪细胞的成活率。

Goisis 等 [16] 建议在深层注射用 22G 的注射针 [16]。

特别是应用 Goisis 的小颗粒吸脂针可以获取低黏稠度的脂肪组织，再利用小管径的注射针注射时对脂肪产生的剪切力小。他比较了脂肪注射物的黏稠度在脂肪注射前后变化幅度很小，表明脂肪完整性只是轻微受损。

小管径的注射针可以减少注射时产生的无效腔，降低术区的纤维化瘢痕形成。深层脂肪注射通常注射在富含血管的肌肉区，技术操作方便，只有 4 个进针点，通过这些进针点，很容易把脂肪注射于颧突、颊部、鼻唇沟、嘴唇、颏部和泪沟。

关键点

- 使用管径大的注射针，增加无效腔的面积，降低细胞成活率。
- 使用管径大的注射针，增加水肿和血肿的感染概率。
- 推荐使用管径小的注射针注射脂肪组织。

6.4.2 受区的血管化

当受区血运良好时，脂肪移植的成功率增加 [18]。

人们普遍认为脂肪组织是血运差的组织，类似于经过射线照射后的组织 [19-20]。

Garza 等把脂肪组织移植到被射线照射过的裸鼠皮下，发现真皮厚度减小，血管密度增加和胶原含量降低。CT 显示了在照射组的脂肪成活率明显低于非照射组 [21]。

这个结果与 Eto 的研究结果类似。该研究把移植的脂肪分布分为 3 个区，中间的是坏死区，周边的是存活区，两者之间的是再生区。其中再生区脂肪细胞是依靠移植脂肪重新建立的血管得以成活。因为经过射线照射的组织血管密度明显减少，把脂肪移植到这样血运差的区域后，脂肪血运重建效果差导致了脂肪成活率低。

关键点

- 在射线辐射的皮下组织里进行的脂肪移植物成活率低。
- 脂肪移植后，皮肤质量的改善与脂肪干细胞有关。
- 如果要把脂肪移植到射线照射的区域，必须告之患者脂肪高吸收率的风险，以及可能需要重复多次地进行补充移植。

6.4.3 注射的剂量

Kato 最近的研究中强调脂肪颗粒体积大小对于脂肪移植成活率具有重要影响 [22]。在自然生理状态下的脂肪组织，并不存在脂肪颗粒这一存在形式，该形式是在脂肪采集和加工过程中才形成的。

根据组织学表现，可以把脂肪颗粒分为 3 个区域：最接近颗粒表面的脂肪细胞全部成活；脂肪颗粒中央部分的脂肪细胞发生坏死，此处逐渐被油滴、囊肿和纤维化替代；两区域之间是中间带，此区脂肪细胞坏死，脂肪干细胞存活并会分化为新的脂肪细胞取代原来的脂肪细胞。最外周的存活带是位于脂肪颗粒表面的 100 ~ 300 μm 以内的区域，中间带是距离表面 600 ~ 1200 μm 以内的区域。在脂肪移植后早期，新的血供未建立之前，脂肪细胞成活主要依靠弥散的组织液来存活。因为组织液扩散能力有限，随着脂肪颗粒变大，得不到组织液营养的脂肪细胞也会增多，即中心坏死区的范围也将增加。一个颗粒脂肪如果过分接近另一个颗粒就会形成较大的脂肪团块，就会增加脂肪团块中中央坏死区域体积。为了获取足够小的脂肪颗粒，仅仅依靠脂肪采集和脂肪加工步骤的操作是远远不够的。脂肪注射是整个脂肪移植系列操作的最后步骤，也是让脂肪组织呈现利于成活的小颗粒状最后的影响因素。

因此，据注射脂肪团块的体积大小就可以在一定程度上评估脂肪移植后的成活率。

关键点

- 为了增加脂肪成活率，必须避免脂肪颗粒与其他颗粒注射的距离过近。
- 建议使用小孔径的注射管注射少量脂肪，通过在受体床上移动导管，避免脂肪颗粒与其他颗粒的距离注射得过近。

参考文献

[1] Atashroo D, Raphel J, Chung MT, Paik KJ, Parisi-Amon A, McArdle A, Senarath-Yapa K, Zielins ER, Tevlin R, Duldulao C, Walmsley GG, Hu MS, Momeni A, Domecus B, Rimsa JR, Greenberg L, Gurtner GC, Longaker MT, Wan DC. Studies in fat grafting: part II. Effects of injection mechanics on material properties of fat. Plast Reconstr Surg. 2014;134(1):39–46.

[2] Chung MT, Paik KJ, Atashroo DA, Hyun JS, McArdle A, SenarathYapa K, Zielins ER, Tevlin R, Duldulao C, Hu MS, Walmsley GG, Parisi-Amon A, Momeni A, Rimsa JR, Commons GW, Gurtner GC, Wan DC, Longaker MT. Studies in fat grafting: part I. Effects of injection technique on in vitro fat viability and in vivo volume retention. Plast Reconstr Surg. 2014;134(1):29–38.

[3] Pearson B, Espino DM. Effect of hydration on the frequencydependent viscoelastic properties of articular cartilage. Proc Inst Mech Eng H. 2013;227:1246.

[4] Davis FM, De Vita R. A nonlinear constitutive model for stress relaxation in ligaments and tendons. Ann Biomed Eng. 2012;40:2541–2550.

[5] Lee JH, Kirkham JC, McCormack MC, Nicholls AM, Randolph MA, Austen WG Jr. The effect of pressure and shear on autologous fat grafting. Plast Reconstr Surg. 2013;131:1125–1136.

[6] Shiffman MA, Mirrafati S. Fat transfer techniques: the effect of harvest and transfer methods on adipocyte viability and review of the literature. Dermatol Surg. 2001;27:819–826.

[7] Goisis M. Comparison between different techniques. Face congress, London; 2016.

[8] Farr ST, Trivisonno A. Differential fat harvesting. Plast Aesthet Res. 2014;1:103–107.

[9] Kirkham JC, Lee JH, Medina MA 3rd, McCormack MC, Randolph MA, Austen WG Jr. The impact of liposuction cannula size on adipocyte viability. Ann Plast Surg. 2012;69:479–481.

[10] Erdim M, Tezel E, Numanoglu A, Sav A. The effects of the size of liposuction cannula on adipocyte survival and the optimum temperature for fat graft storage: an experimental study. J Plast Reconstr Aesthet Surg. 2009;62:1210–1214.

[11] Smith P, Adams WP Jr, Lipschitz AH, et al. Autologous human fat grafting: effect of harvesting and preparation techniques on adipocyte graft survival. Plast Reconstr Surg. 2006;117:1836–1844.

[12] Amar RE, Fox DM. The facial autologous muscular injection (FAMI) procedure: an anatomically targeted deep multiplane autologous fat-grafting technique using principles of facial fat injection. Aesthet Plast Surg. 2011;35(4):502–510.

[13] Amar RE, Fox DM, Balin A. Cannulation and injection of the muscles of facial expression: a cadaver study. Dermatol Surg. 2010;36(3):331–338. https://doi.org/10.1111/j.1524-4725.2009.01438.x. Epub 2010 Jan 19.

[14] Butterwick KJ. Fat autograft muscle injection (FAMI): new technique for facial volume restoration. Dermatol Surg. 2005;31(11 Pt 2):1487–1495.

[15] Butterwick KJ. Enhancement of the results of neck liposuction with the FAMI technique. J Drugs Dermatol. 2003;2(5):487–493.

[16] Goisis M. Anatomy of fat injection, a cadaveric dissection demonstration. 5CC congress, Barcellona; 2016.

[17] Willemsen JP, van der Lei B, Stevens HP. The effects of plateletrich plasma on recovery time and aesthetic outcome in facial rejuvenation: preliminary retrospective observations. Aesthet Plast Surg. 2014;38:1057–1063.

[18] Coleman SR. Facial recontouring with lipostructure. Clin Plast Surg. 1997;24:347–367.

[19] Panettiere P, Accorsi D, Marchetti L, Sgro F, Sbarbati A. Largebreast reconstruction using fat graft only after prosthetic reconstruction failure. Aesthet Plast Surg. 2011;35:703–708.

[20] Rigotti G, Marchi A, Galie M, et al. Clinical treatment of radiotherapy tissue damage by lipoaspirate transplant: a healing process mediated by adipose-derived adult stem cells. Plast Reconstr Surg. 2007;119:1409–1422.

[21] Garza RM, Paik KJ, Chung MT, Duscher D, Gurtner GC, Longaker MT, Wan DC. Studies in fat grafting: part III. Fat grafting irradiated tissue—improved skin quality and decreased fat graft retention. Plast Reconstr Surg. 2014;134(2):249–257.

[22] Eto H, Kato H, Suga H, et al. The fate of adipocytes after nonvascularized fat grafting: evidence of early death and replacement of adipocytes. Plast Reconstr Surg. 2012;129:1081–1092.

脂肪注射的流程

7

Mario Goisis，Sara Izzo

用微粒脂肪进行全面部脂肪注射。

7.1 材料

· 两侧面部各注射 6 ~ 12 mL 微粒脂肪。

– 21G 锐针针头。

– 22G、4 cm 长钝针针头。

使用标准系统收集和处理微粒脂肪：

– 一套微粒脂肪套装，由带有封闭式冲洗和过滤的系统组成。

– 4 个 60 mL 注射器。

– 2 个 10 mL 注射器。

– 1个 1 mL 注射器。

– 30G 锐针针头。

– 16G 锐针针头。

– 直径为 2 mm、长为 10 cm 的 Goisis 吸脂针，用于脂肪获取。

– 氯己定酒精溶液（2% 葡萄糖酸氯己定和 70% 异丙醇），无菌手术铺巾。

– 冰袋。

– 2 cm×2 cm 无菌方形纱布。

无菌注射药物包括：

– 100 mL 低温生理盐水。

– 120 mL 低温 Klein 溶液。

1 L Klein 溶液由 800 mg 利多卡因、1 mg 肾上腺素、40 mEq 碳酸氢钠和 1000 mL 生理盐水制成。

地点：微粒脂肪可在小型手术室 / 医疗手术室中获取。应当配备氧气，脉搏血氧测定仪和急救车 / 急救箱。

助手：有助手的话，可以在手术进程的第一部分将材料无菌地转移到操作台。一名医生也可以独立完成操作过程。

7.2 并发症

即刻并发症（注射后 72 h 内）包括短暂性红斑、水肿、硬结、瘙痒和瘀斑。

早期并发症（注射后几天至几周）包括填充过度、局部感染、皮肤坏死、疱疹复发、脱色和持续局部症状（红斑、水肿、硬结、瘙痒和色素沉着）。

晚期或延迟的并发症包括高比例的脂肪吸收和囊肿。

7.3 操作步骤

操作步骤如图 7.1 ~ 图 7.14 所示。

M. Goisis (✉)
Maxillo-Facial and Aesthetic Surgeon, Go Easy Clinic, Milan, Italy

S. Izzo
Department of Plastic Surgery, University of Campania "Luigi Vanvitelli", Naples, Italy

M. Goisis (ed.), *Outpatient Regenerative Medicine*, https://doi.org/10.1007/978-3-319-44894-7_7

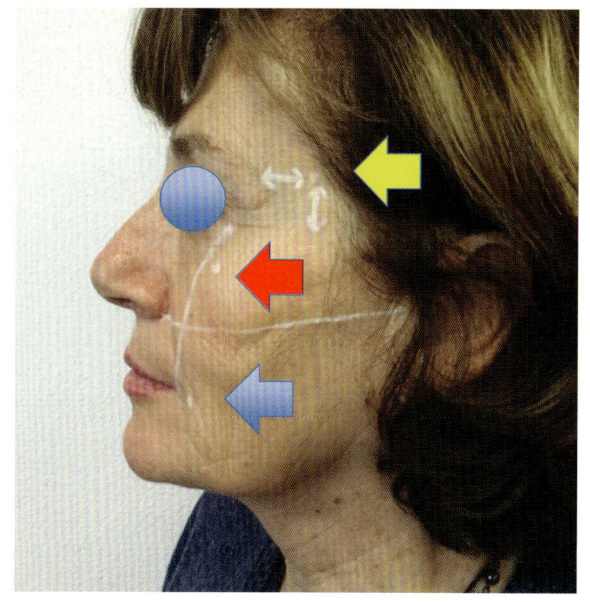

图 7.1 在患者皮肤上标出标准的 3 个安全注射点。蓝色箭头指示口角轴。红色箭头指示下眶区的安全注射点，它位于 Hinderer 线（一条连接外眦到同侧口角的连线，以及一条连接鼻翼和耳屏的线）的上外侧象限中。黄色箭头指示颞区的安全注射点，位于眶外侧缘外 2 cm、颧弓上缘上方 2 cm 处（Published by kind permission of © Mario Goisis 2018. All Rights Reserved）

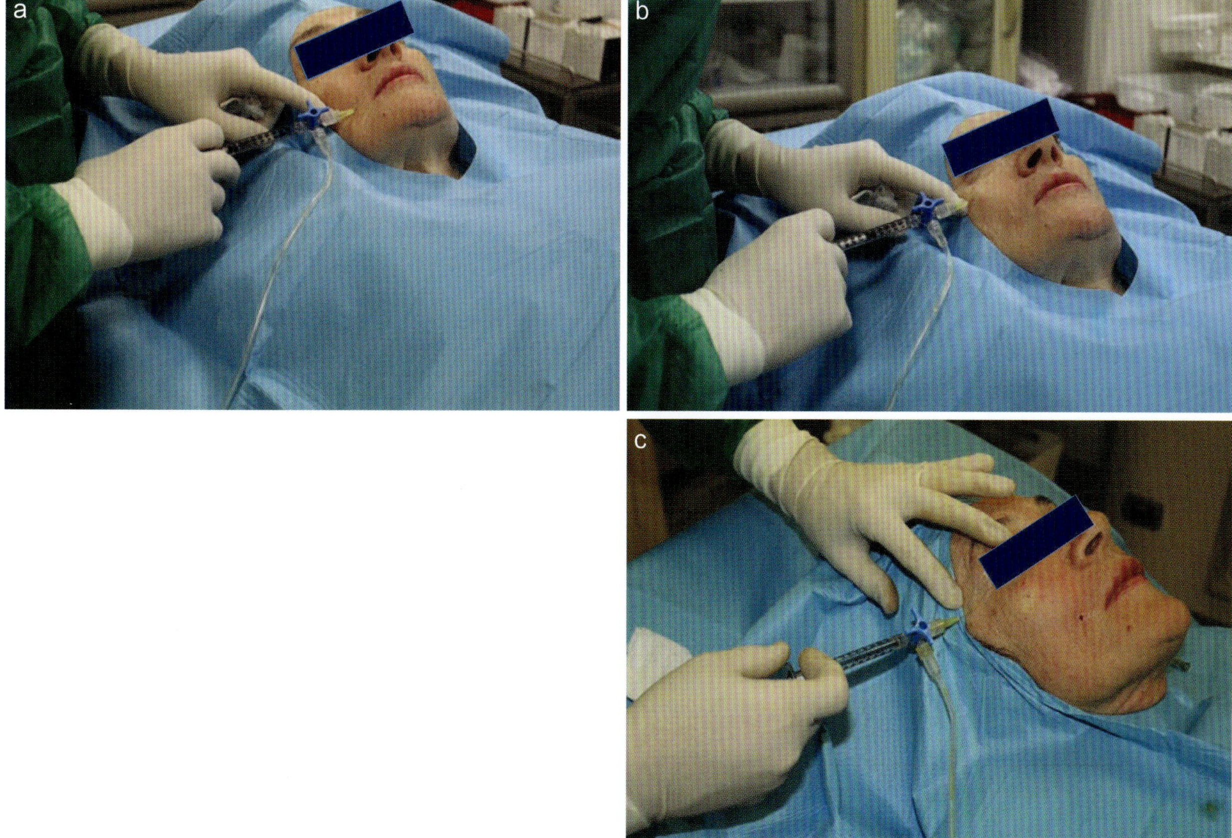

图 7.2 a ~ c. 将 0.2 mL 麻醉药（Klein 溶液）注入每个注射点（Published by kind permission of © Mario Goisis 2018. All Rights Reserved）

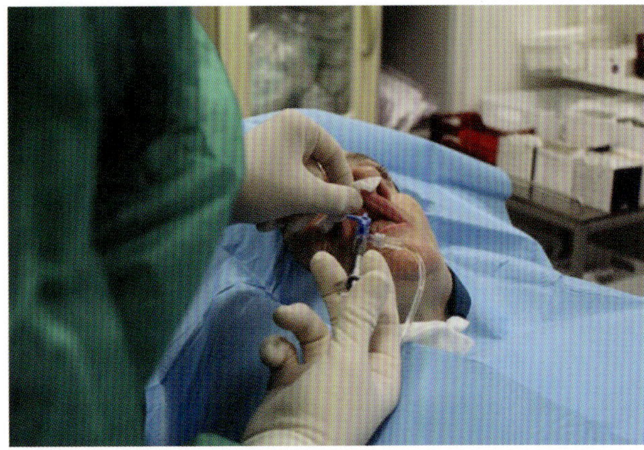

图 7.3 在上唇和下唇分别注射麻醉药物（Published by kind permission of © Mario Goisis 2018. All Rights Reserved）

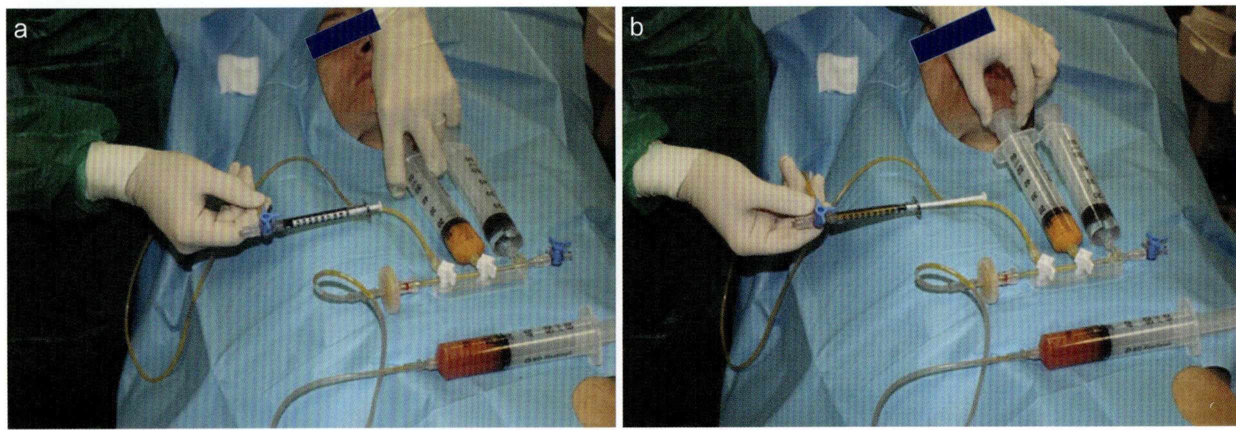

图 7.4 a、b. 将脂肪直接从 Goisis 微粒脂肪套装中转移到 1 mL 注射器中（Published by kind permission of © Mario Goisis 2018. All Rights Reserved）

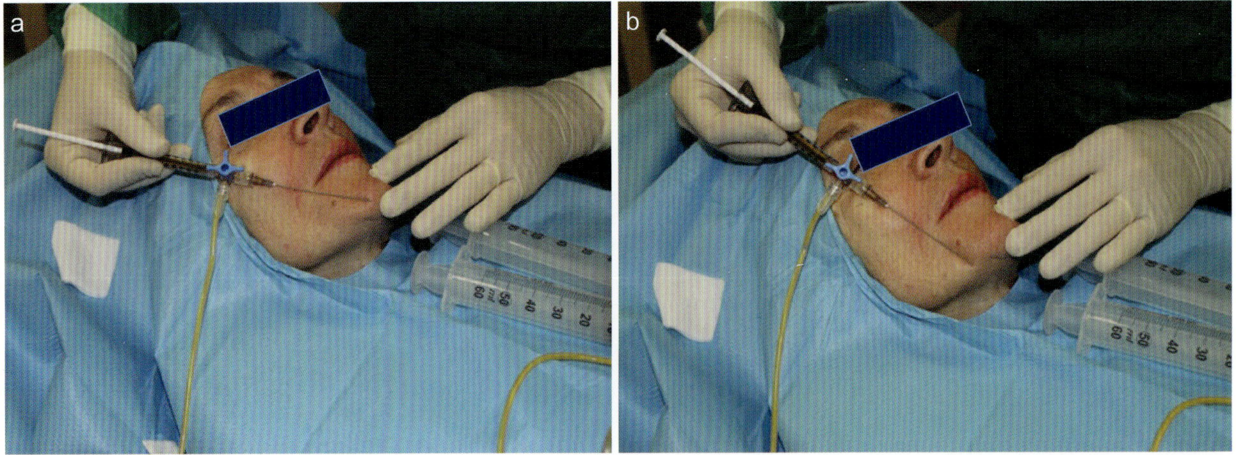

图 7.5 a ~ j. 此处展示从口角轴开始的注射路径（Published by kind permission of © Mario Goisis 2018. All Rights Reserved）

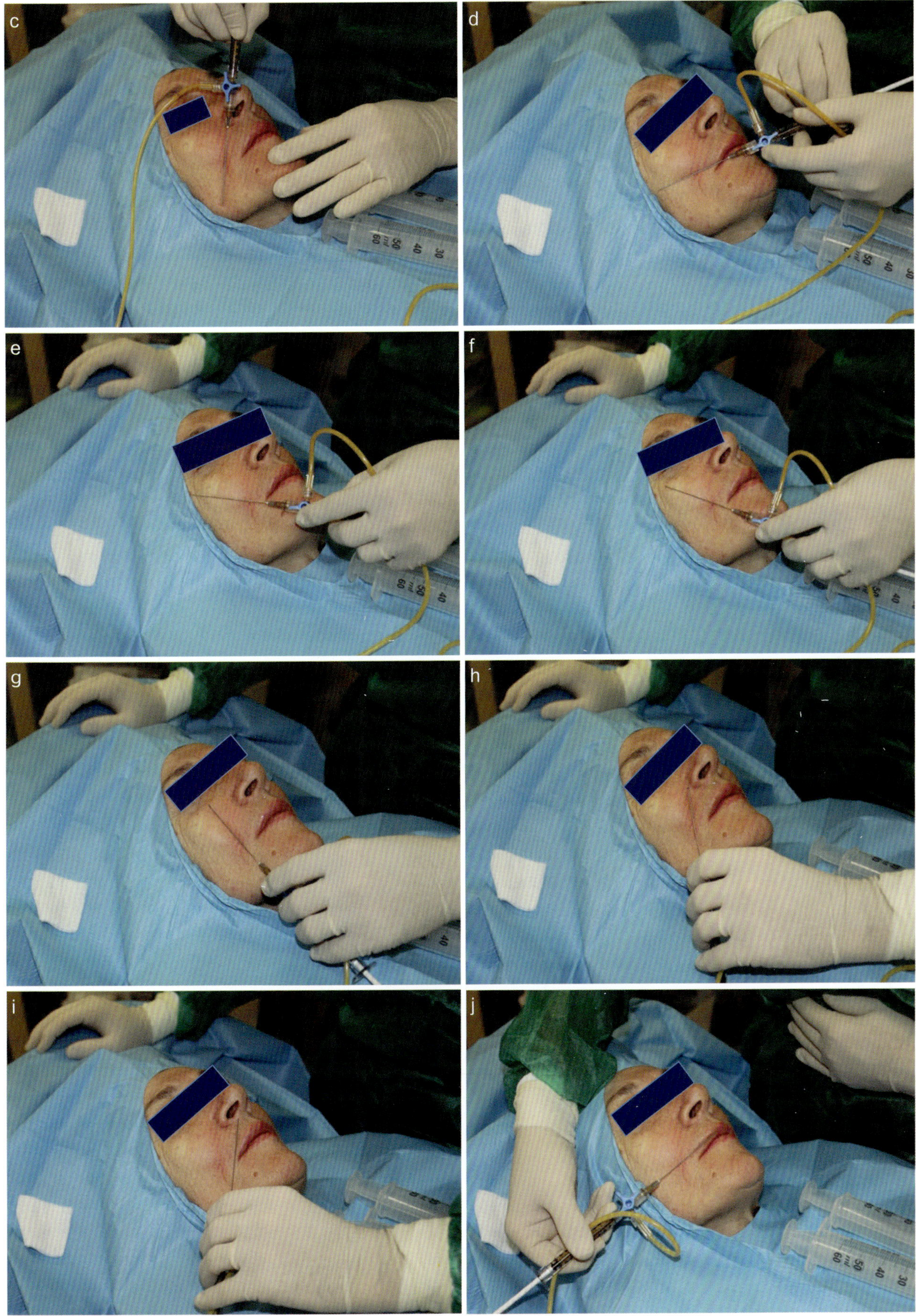

图 7.5 （续）

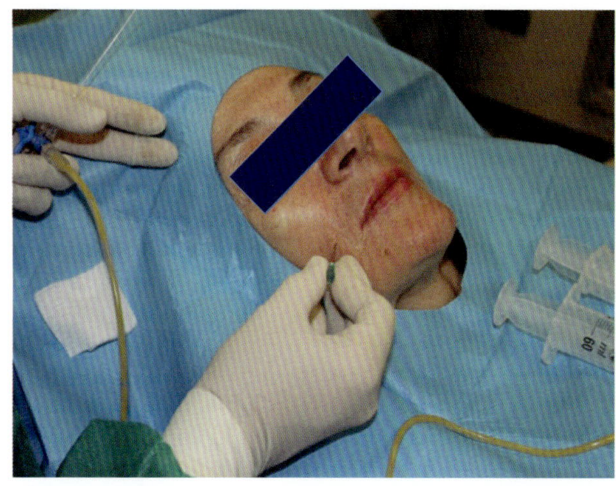

图 7.6　使用 21G 锐针穿刺形成一个注射进针口（Published by kind permission of © Mario Goisis 2018. All Rights Reserved）

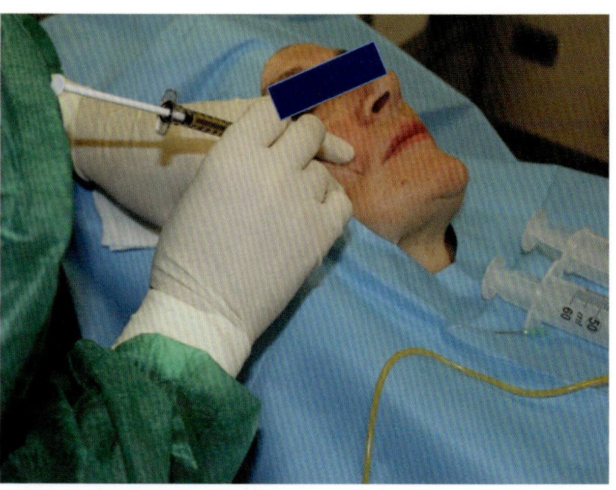

图 7.7　钝针垂直插入皮肤（Published by kind permission of © Mario Goisis 2018. All Rights Reserved）

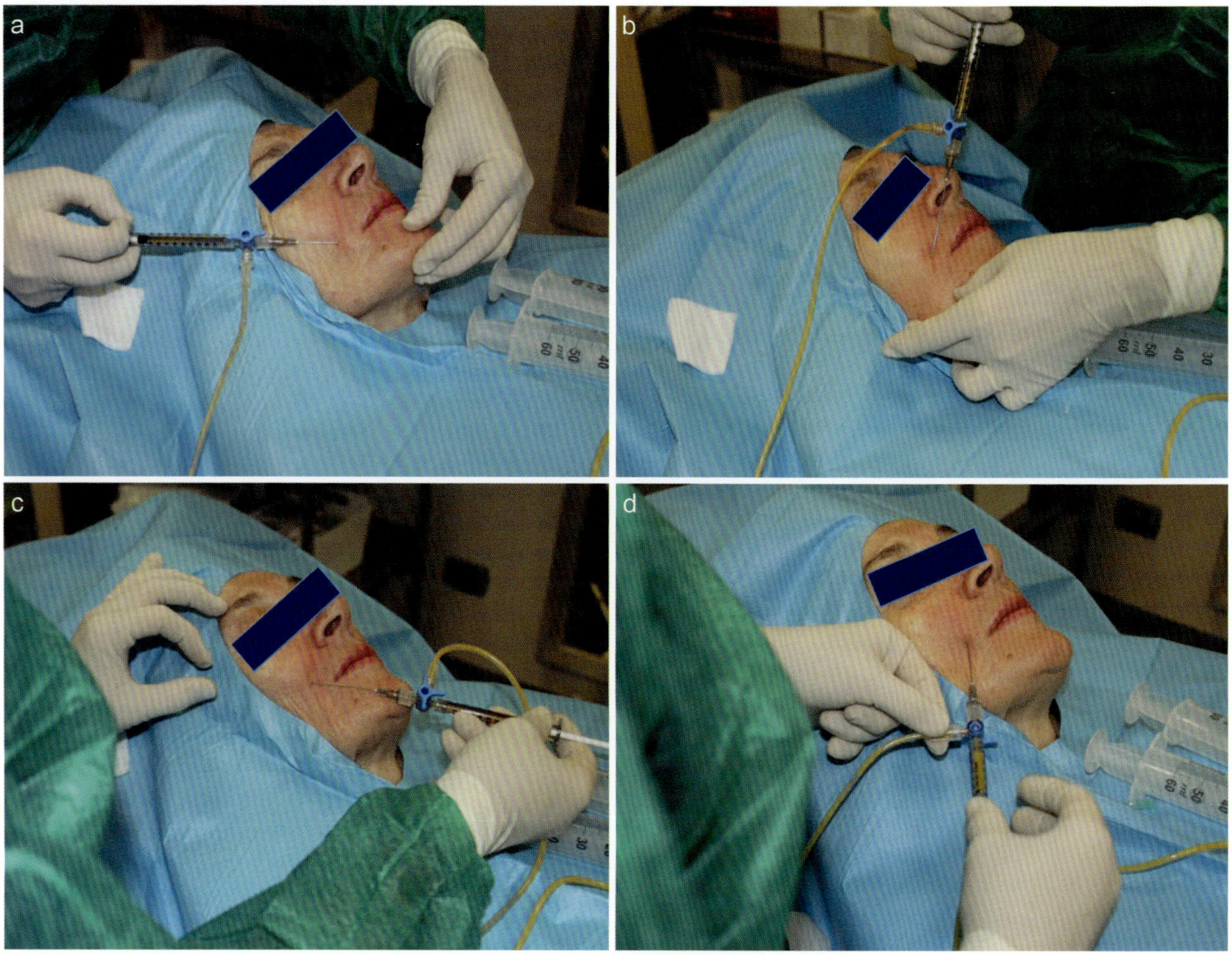

图 7.8　a ~ e. 将脂肪注射到中下面部（Published by kind permission of © Mario Goisis 2018. All Rights Reserved）

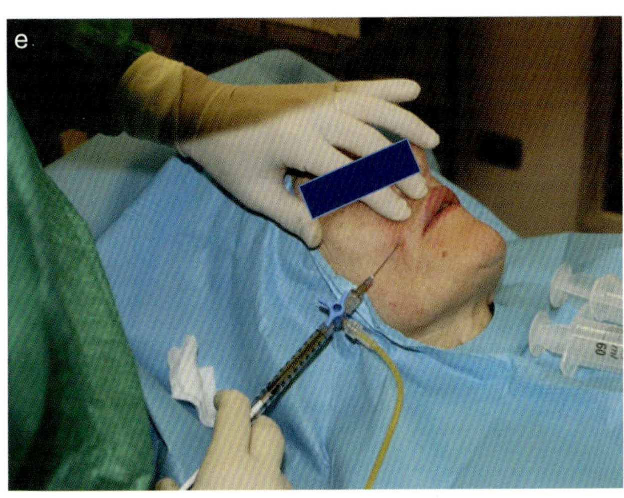

图 7.8 （续）

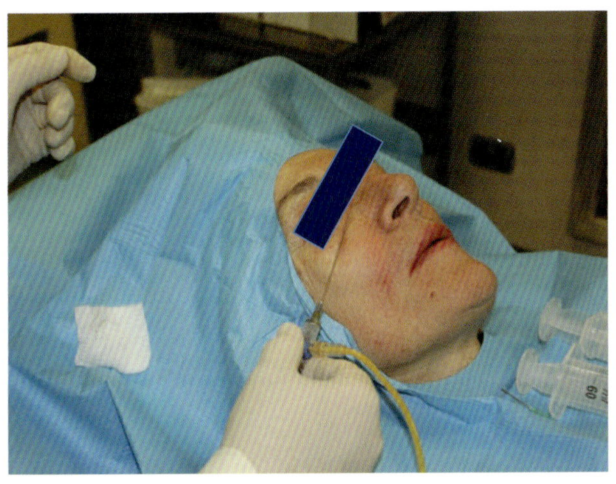

图 7.9 展示下眶区钝针的注射路径（Published by kind permission of © Mario Goisis 2018. All Rights Reserved）

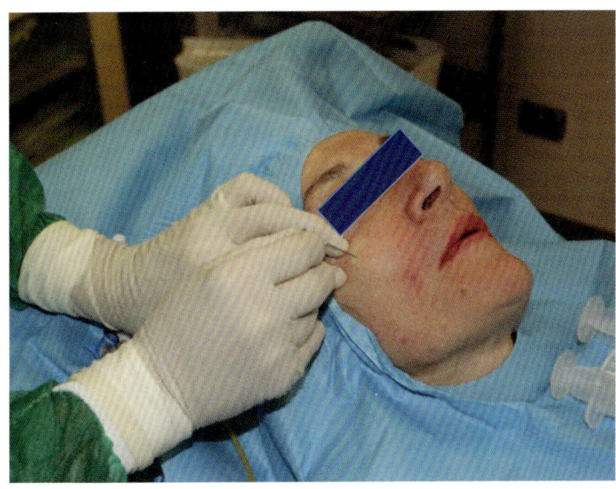

图 7.10 使用 21G 锐针穿刺形成注射进针口（Published by kind permission of © Mario Goisis 2018. All Rights Reserved）

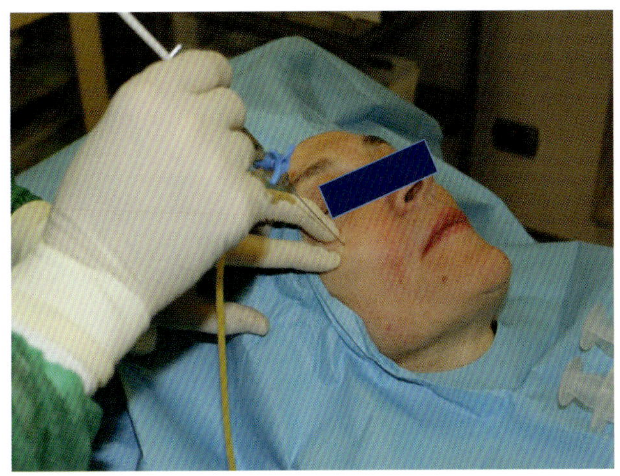

图 7.11 钝针垂直进入皮肤（Published by kind permission of © Mario Goisis 2018. All Rights Reserved）

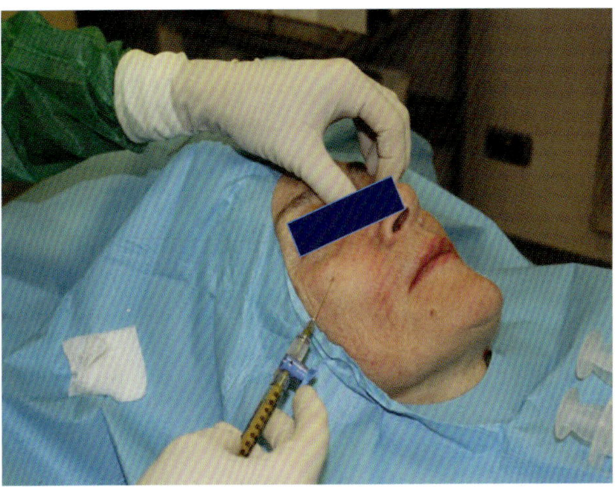

图 7.12 将微粒脂肪注射到眶下区（Published kind permission of © Mario Goisis 2018. All Rights Reserved）

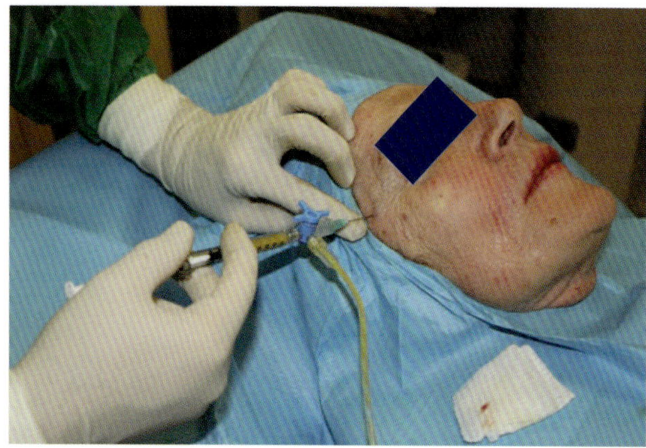

图 7.13 将脂肪注射到颞区（Published by kind permission of © Mario Goisis 2018. All Rights Reserved）

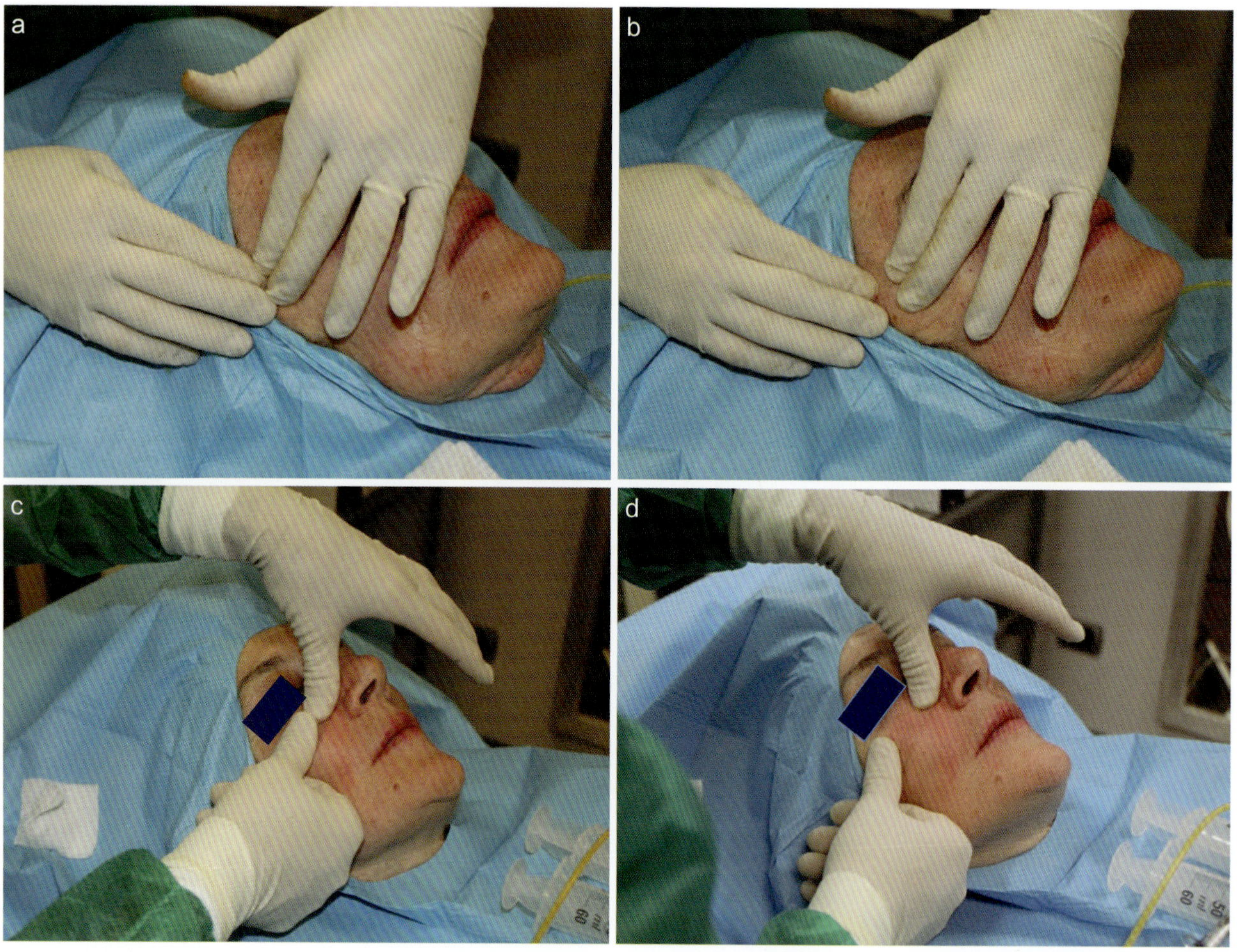

图 7.14 a ~ j. 对所治疗的区域进行一定力度的按摩（Published by kind permission of © Mario Goisis 2018. All Rights Reserved）

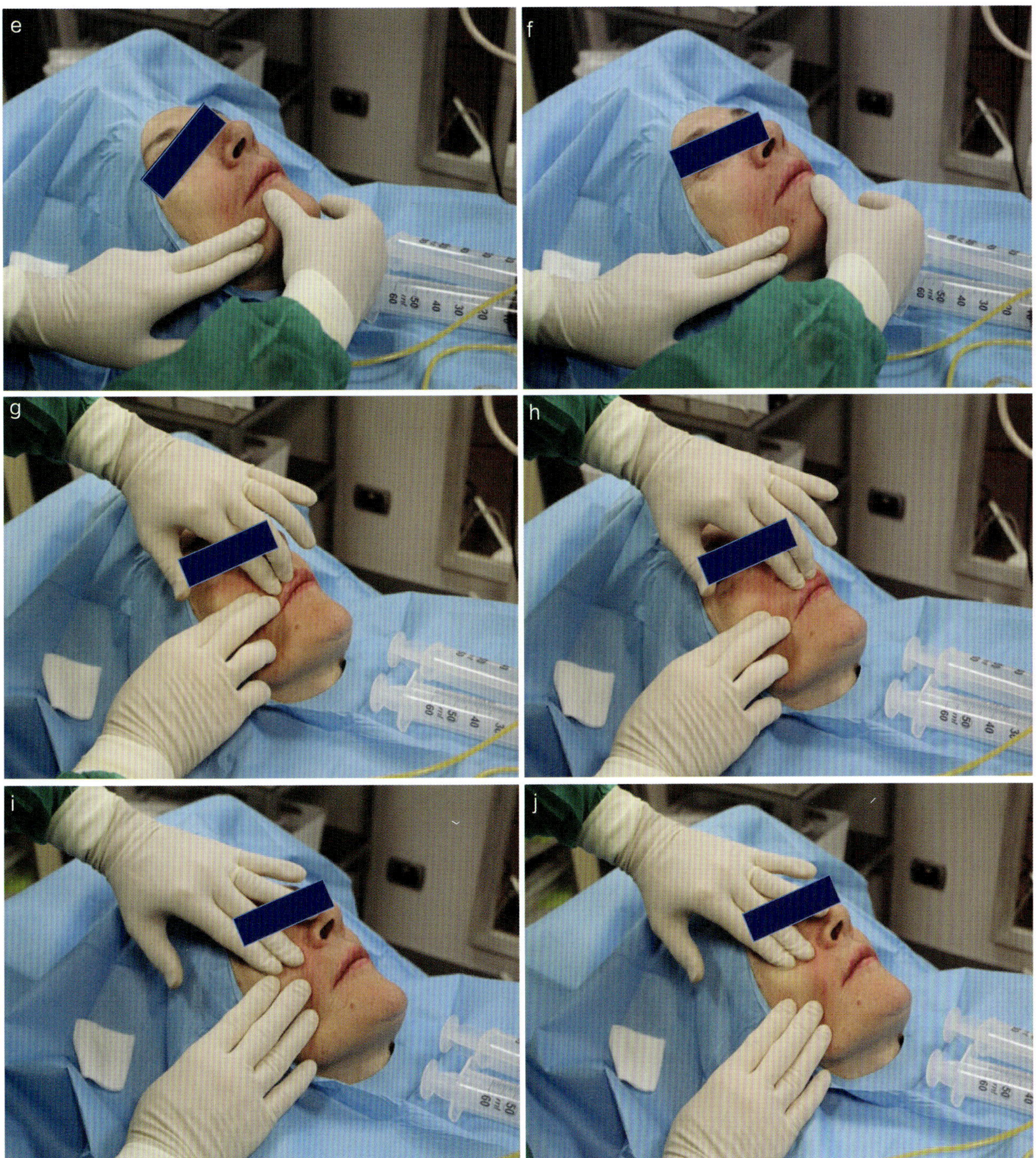

图 7.14 （续）

微粒脂肪制备流程与影响脂肪成活率的因素

8

Mario Goisis，Sara Izzo，Giovanni Francesco Nicoletti

微粒脂肪制备流程包括许多步骤。首先获取脂肪，然后对其进行处理，之后将其与 PRP 混合，最后将其注射到受区。可以将这 4 个步骤视为一条链上的 4 个不同环节。

由于一条链的强度仅取决于其最弱的一环，因此必须保证每一环节操作的稳定性。如果一条链的某个环节出现瑕疵，那么整个过程将受到影响。

8.1 脂肪颗粒的大小

脂肪颗粒是由间质组织网络连接在一起的完整的球状脂肪组织。应该注意，脂肪颗粒并非天然存在于组织中，而是在获取过程中产生的。

Kato 等最近发表了一项具有里程碑意义的研究，强调了脂肪颗粒大小在移植中的重要性。据报道，在一个颗粒中，最可能成活的脂肪细胞位于脂肪颗粒表层（图 8.1）。

在血供重建之前，脂肪颗粒的成活率很大程度上取决于营养物质的简单扩散。理论上，随着脂肪颗粒直径的增大，坏死的中心区域将随之扩大（图 8.2、图 8.3）。

因此，可以得出结论，脂肪颗粒的大小可能最终影响移植物的成活率[1]。

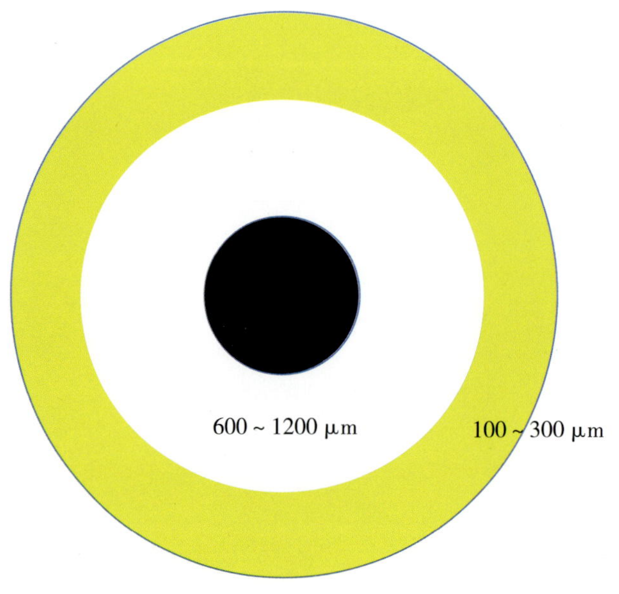

图 8.1 脂肪颗粒直径与脂肪成活率之间的关系（Published by kind permission of © Mario Goisis 2018. All Rights Reserved）

重点

- 为了增加脂肪的成活率，必须获得较小颗粒的脂肪。

解决方案

- 使用侧孔尺寸小的吸脂针。

8.2 负压

Shiffman 和 Mirrafati 证明超过 700 mmHg 的真空负压可引起细胞损伤[2]。

Cheriyan 等研究了负压吸脂对脂肪成活率和成活细胞活力的影响[3]。

在高负压（–760 mmHg）和低负压（–250 mmHg）下进行脂肪抽吸，检测脂肪细胞成活率和细胞活

M. Goisis (✉)
Maxillo-Facial and Aesthetic Surgeon, Go Easy Clinic, Milan, Italy

S. Izzo · G. F. Nicoletti
Department of Plastic Surgery, University of Campania "Luigi Vanvitelli", Naples, Italy
e-mail: giovannif.nicoletti@unicampania.it

M. Goisis (ed.), *Outpatient Regenerative Medicine*, https://doi.org/10.1007/978-3-319-44894-7_8

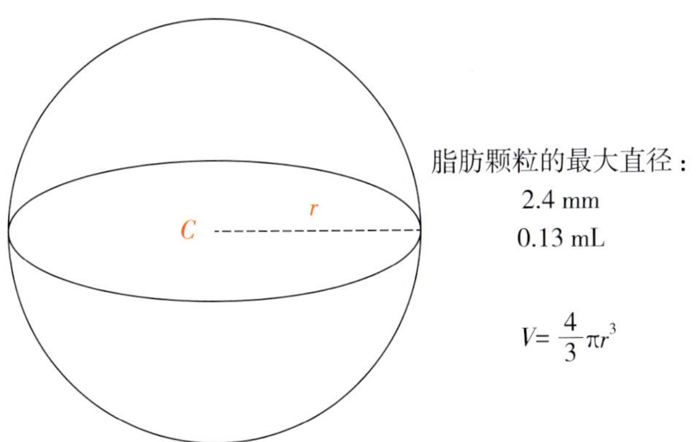

图 8.2 脂肪颗粒直径与脂肪成活率之间的关系。注射时使用大口径侧孔的吸脂针获取的脂肪（Published by kind permission of © Mario Goisis 2018. All Rights Reserved）

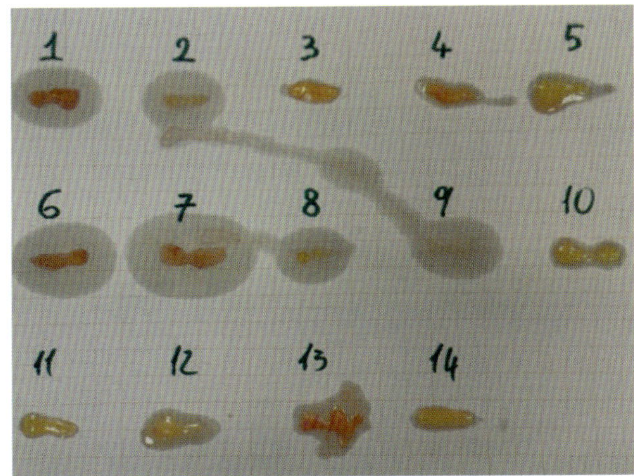

图 8.3 不同体积的脂肪颗粒（Published by kind permission of © Mario Goisis 2018. All Rights Reserved）

性。在低负压下抽吸时收获的脂肪细胞成活率高于高负压下抽吸时。此外，使用低负压抽吸时，第 7 天的细胞活力明显更高。

Nguyen 等的研究证实了这一发现。结果表明，-760 mmHg 负压吸脂，只有 10% 的脂肪颗粒能够成活[4]。

Mojallal 等评估了与抽吸相关的压力对基质血管成分（SVF）细胞数量的影响。对 6 种不同的吸脂条件进行研究：使用 10 mL 注射器进行手动抽吸，壁式负压吸引，-350 mmHg 泵负压吸脂，-700 mmHg 泵负压吸脂，以及 -350 mmHg 动力辅助吸脂和 -700 mmHg 动力辅助吸脂。在 -350 mmHg 的负压下，无论是否有动力辅助，细胞产量均高于 -700 mmHg 时，并且显著优于注射器抽吸（$P < 0.05$）。结论是 -350 mmHg 增加了收获 SVF 细胞的数量[5]。

Lee 等研究了不同压力在裸鼠模型上的影响。在 6 个大气压的正压下吸脂，持续 3 min，随后注射到小鼠的腹侧。在 4 周时，是否施加正压没有在移植物的重量或组织学上产生显著差异。

重点

- 真空压力过高会破坏脂肪细胞和脂肪组织来源干细胞。

解决方案

- 在抽吸过程中使用低负压，特别是要使用小型或专用注射器（VacLok 注射器）。

8.3 油脂

细胞外游离脂质是从破裂的脂肪细胞中释放出来的。该物质被组织吞噬细胞清除，引起炎症反应。炎性细胞诱导的异物反应导致油囊的出现。为避免这些问题，应通过离心法从移植物中去除游离脂质[6]。

Zhu 等研究结果表明，细胞外脂质约占离心制备的移植物中移植物总体积的 12%，约占沉淀法制备的移植物总体积的 8%，显微镜下观察显示，脂质明显保留在移植物中。相反，通过洗涤和过滤制备的移植物中的油脂减少到不足 1%[7]。

重点

- 脂质引起炎症和异物反应。

解决方案

- 去除脂质最有效的方法是洗涤和过滤。

8.4 外渗的血细胞

移植后，渗出的血细胞通过炎症过程被清除，这可能对移植物造成损伤，使其保留体积减少（图 8.4）。Zhu 等的研究结果表明，离心和沉降去除了 50% ~ 60% 的红细胞和白细胞[7]。Rohrich 等和 Kurita 等报道了相似的数据[8-9]。

相比之下，洗涤并过滤可以去除 95% 以上的两种血细胞。

重点

- 渗出的血细胞通过炎症反应被清除，该过程可能导致附带损伤和移植物体积减少。

解决方案

- 为了去除渗出的血细胞，最有效的方法在于离心以及洗涤和过滤。

8.5 游离血红蛋白

游离血红蛋白可促进炎症反应，并参与介导一氧化氮消耗和活性氧化物生成。Villaboa 等证明用等渗盐溶液洗涤后，脂肪组织恢复到适合再植入的最佳生理条件 [10]（图 8.5）。

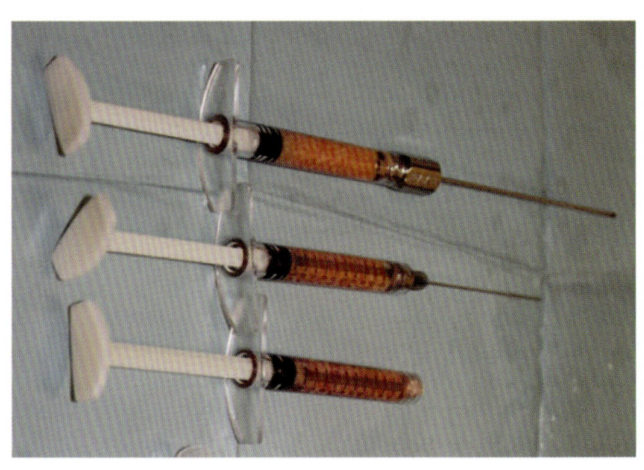

图 8.5 不同体积的脂肪颗粒

重点

- 游离血红蛋白可促进一氧化氮消耗以及活性氧化物生成。

解决方案

为了去除游离的血红蛋白，洗涤并过滤是一种非常有效的方法。

8.6 细菌

感染是脂肪移植的并发症之一。封闭的处理方法可避免脂肪暴露，降低与细菌接触的风险 [11]。

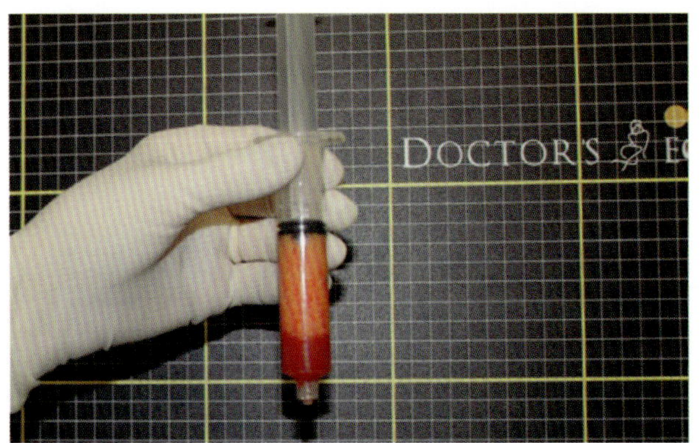

图 8.4 吸脂收获的脂肪：注射器下部可见渗出的血细胞成分（Published by kind permission of © Mario Goisis 2018. All Rights Reserved）

重点

- 细菌会造成感染。

解决方案

- 为了减少暴露，请使用封闭系统获取、处置和注射脂肪。

8.7 局部麻醉

Girard 等评估了利多卡因的作用。具体是，在同一患者中使用两种不同的肿胀液进行浸润：一侧腹部用含 1 mg 腺嘌呤的乳酸林格氏液（RL），不含利多卡因。另一侧用 0.8 mg/mL 的利多卡因溶液（每 1 L RL 含 40 mL 的 2% 利多卡因和 1 mg/L 的肾上腺素）浸润。然后，通过静置、洗涤和离心处理脂肪组织 [12]。

将两种脂肪组织分别注射到免疫缺陷小鼠体内。1 个月后收集移植物，并使用详细的评分方法进行组织学分析。使用利多卡因后，静置产生了具有高吸收率和形成油囊的移植物。另一方面，证明了通过简单地洗涤一次脂肪组织，并且使用不进行离心的静置法，可以获得与单独离心相同的移植效率。这项研究证实了局部麻醉药在体内的有害作用（先前在体外已被证实）。

重点

- 脂肪与局部麻醉药接触数小时后，会导致脂肪移植物质量变差，吸收率高，并形成油囊。

解决方案

- 不在吸脂区使用局部麻醉药。
- 从移植物中去除局部麻醉药，最有效的方法是洗涤并进行过滤。
- 仅将少量的局部麻醉药注射到供区部位。

8.8 水的不规则分布

脂肪移植物中存在的水性液体的量会影响移植物的保留，因为移植后，水会迅速被人体吸收。外科医生通常通过过度填充来弥补这种现象，但这会在植入部位的容量受限的情况下产生问题。尽管如此，必须使用能够标准化水性液百分比的系统。实际上，很明显，在一侧使用水含量低的移植物而另一侧使用水含量高的移植物会导致不对称。

Zhu 等研究者的研究结果表明，使用 Puregraft 系统进行离心和洗涤处理，是减少移植物中含水量最有效的方法。这与 Kurita 等研究者的数据是一致的，Kurita 的研究表明，离心会使组织浓缩，从而降低含水量[7-8]。

重点

- 由于水被快速吸收，脂肪移植物中液体的量会影响移植物的保留。水的不规则分布会导致受区不对称。

解决方案

- 使用确保从脂肪移植物中均匀去除液体部分的系统。洗涤加过滤是一种非常有效的去除方法。

8.9 剪切应力

对于脂肪填充，当脂肪被推动通过某种管道（例如移植针）时，剪切应力就会作用在脂肪组织上。剪切速度与脂肪的黏度呈正比。当黏度高时，会产生较高的剪切应力。将脂肪暴露于高剪切速率下，将导致不可逆转的损伤，并且脂肪的机械完整性无法从该损伤中完全恢复。

重点

- 将脂肪暴露于高剪切速率下会导致不可逆的损伤。

解决方案

- 使用确保低黏度和低剪切应力的系统。

8.10 注射时高流速

高流速对脂肪组织有害，因为它会产生更大的剪切应力。因此，Lee 等特别建议以 0.5 ~ 1 mL/s 的速度推注，以优化脂肪活力[13]。

在同一篇文章中，作者验证了 Shiffman 和 Mirrafati 的工作，通过组织学评估，证明高流速会严重损伤脂肪[2]。

在 FACE 会议上，Goisis 等展示了使用 Goisis 系统对脂肪进行清洗、过滤和注射期间的剪切应力的研究，并将其与 Coleman 技术和 Lipogems 技术进行了比较。

与使用 Lipogems（使用 25G 注射）技术和 Coleman（使用 22G 针头注射）技术获得的脂肪黏度相比，使用 Goisis 系统的脂肪黏度（使用 22G 针头注射）明显更低[14]。

重点

- 高流速会引起更大的剪切应力，从而损伤脂肪。

解决方案

- 缓慢注射！

8.11 吸脂管端口尺寸

吸脂管孔的大小直接影响移植脂肪细胞的黏度。特别是在使用较大的孔径时，会增加移植物的黏度[15-17]。

在高黏度的情况下，通过小套管推动的脂肪会产生较高的剪切应力。这种剪切应力将导致不可逆转的损伤，脂肪组织的机械完整性无法从该损伤中完全恢复。

重点

· 在脂肪收获期间使用具有较大侧孔的吸脂管会增加注射期间破坏移植物的风险。

解决方案

· 使用侧孔尺寸较小的吸脂管。

8.12 使用锐针注射脂肪

Smith 等的著作指出，使用锐针注射比使用钝针可能对脂肪更有损害，因为会引起更大的剪切应力[18]。

重点

· 使用锐针会增加对脂肪的伤害。

解决方案

· 减少使用锐针注射脂肪。

8.13 将脂肪注射到浅层

Amar 等描述了一种针对特定解剖结构和组织床的脂肪移植技术[19]。他们称其为面部自体肌肉注射（FAMI）技术。他们认为，可以通过将脂肪细胞注射到面部表情肌附近或注射到面部表情肌肉内，来最大限度地提高其成活率。将脂肪转移到 1 mL 注射器中，并使用 9 个不同的形状符合肌肉骨骼轮廓的注射针进行注射。以逆行方式每次注射 1 ~ 3 mL 的脂肪。每个注射器在 1 ~ 3 次往复中清空。唯一的例外是眶下区，由于存在结节和囊肿的风险，在该区域下的移植量不得超过 0.5 mL。FAMI 技术的基本原理是，当脂肪移植到丰富的肌肉血管丛中时，其成活率最高。

术后建议基于以下原则："运动越少，移植物将保留得越多。" 因此，患者不仅应避免大笑或粗暴的面部动作，而且应避免任何形式的交谈。患者应避免至需要声音互动的公开场合露面，甚至包括电话交谈。

面部肌肉活动的这种限制也延伸到患者的饮食中，饮食中应排除苹果等坚硬的食物。取而代之的是，患者应该吃些较软的食物，例如香蕉，并要避免对颌骨施加过大压力的食物[20]。

Goisis 等描述了用 22G 钝针将脂肪注射到肌肉深层平面。通过使用灵活的钝针和一个注射点，可以将脂肪注射到中下面部的深层平面中。解剖研究证实了该注射技术的可行性[21]。

重点

· 将脂肪注射到肌肉丰富的血管丛中，可以增加细胞的成活率。

解决方案

· 将脂肪注射到深平面，紧邻肌肉表面或向肌肉内注射。

8.14 用大直径的钝针注射脂肪

在经典的 Coleman 技术中，使用 Coleman 钝针（直径 1 ~ 1.5 mm）进行脂肪注射，通过该注射针将脂肪注入三维空间。将 10 ~ 25 mL 的脂肪注射到面部两侧的浅层和深层平面中。通常，浅层注射区是在颞区（为避开血管，在颞部颞筋膜浅面）、鱼尾纹区和脸颊的前部（直接支撑皮肤）。深层注射区是在颧骨隆起、眼眶下脂肪（SOOF）、泪沟、中面部、鼻唇沟和木偶纹。

大直径的钝针结合多平面注射技术，通常造成水肿和血肿。Willemsen 等报道，使用 Coleman 技术进行脂肪填充的患者需要 18.9 天的时间才能恢复社交活动，而脂肪与 PRP 结合使用可以将其减少到 13.2 天。

尽管如此，当使用大直径钝针时，恢复阶段会增加无效腔。这个空间将由血清填充形成瘢痕并减少细胞整合[22]。

Goisis 等[21]建议用 22G 针头进行薄层深平面注射。特别是使用 Goisis 吸脂针收集的脂肪的黏度较低。因此，可以用较小的钝针进行注射，从而产生较低的切剪应力。Goisis 等证明注射前和注射后的黏度变化很小。黏度的保持证明了脂肪完整性的保持。

小钝针的使用可产生较小的无效腔，减少瘢痕组织干扰细胞整合。深层注射应在丰富的肌肉血管丛附近。该技术非常简单，并且基于4个关键的注射点。这些点可以位于颧骨区、脸颊、鼻唇沟、嘴唇、颏部和泪沟。

关键点

- 在获取脂肪时使用大直径的吸脂针，意味着必须使用钝针进行注射。
- 大直径钝针的使用增加了出现无效腔的概率，并降低了细胞的成活率。
- 大直径钝针的使用会增加水肿和血肿的风险。

解决方案

- 使用小直径侧孔的吸脂针，获取小体积的脂肪颗粒。

8.15 在血管减少的区域注射脂肪

脂肪移植的成功率随着移植部位血管化程度的增加而增加[23]。

尽管如此，许多作者报道，在有瘢痕的手术区域和明显缺血的受辐照组织中进行了脂肪移植[24]。

在这些情况下，许多报道表明脂肪移植后皮肤质地得到改善[25]。

Garza等研究了脂肪移植对裸鼠辐照皮肤的影响。脂肪移植导致血管密度增加，真皮厚度减少和胶原蛋白含量减少。移植物的组织学评估表明，辐照组和未辐照组之间的质量方面没有差异。CT分析显示，与未辐照组相比，辐照组的移植物保留率显著降低[26]。

重点

- 辐照后会降低脂肪的成活率。
- 注射脂肪后，可以观察到与脂肪干细胞相关的皮肤改善情况。
- 可以将脂肪注入辐照区，但是必须告知患者高吸收率的风险，以及可能需要进行多次补充注射。

8.16 注射大块脂肪

Kato等最近发表了一项具有里程碑意义的研究，强调了脂肪颗粒大小在移植中的重要性。如前所述，脂肪的颗粒结构并不存在于天然组织中，而是在收获和加工过程中产生的[1]。

同时，必须注意注射是流程中的第3个环节，仅仅通过收获和加工获得小颗粒的脂肪是不够的。实际上，小颗粒的注射如果相互非常接近，则可能聚集成一个大团块。最可能存活的脂肪细胞位于靠近大团块表面的位置。根据组织学发现，可分为3个部分：脂肪细胞存活的最外层，脂肪细胞死亡但被增殖的干细胞代替的中间层，以及以坏死油囊和纤维化为主的中央核心区。在距表面100~300 μm和600~1200 μm处分别出现了成活外带和再生中间带。在血液供应重建之前，脂肪颗粒很大程度上取决于营养物质的简单扩散。随着脂肪颗粒的直径变大，中央坏死区域将扩大。

因此，可以看到注射量的大小可能最终影响移植物成活多少。

重点

- 为了增加脂肪的成活率，应尽可能进行分散注射。

解决方案

- 通过钝针进行注射，并使用管径大的钝针来注射少量脂肪，并避免汇集。

参考文献

[1] Eto H, Kato H, Suga H, Aoi N, Doi K, Kuno S, Yoshi- mura K. The fate of adipocytes after nonvascularized fat grafting: evidence of early death and replacement of adipocytes. Plast Reconstr Surg. 2012;129:1081–1092.

[2] Shiffman MA, Mirrafati S. Fat transfer techniques: the effect of harvest and transfer methods on adipocyte viability and review of the literature. Dermatol Surg. 2001;27:819–826.

[3] Cheriyan T, Kao HK, Qiao X, Guo L. The effect of harvest pressure on adipose survival. Plast Reconstr Surg. 2014;133(6):1365–1368.

[4] Nguyen P, Desouches C, Gay A, Hautier A, Magalon G. Development of micro-injection as an innovative

autologous fat graft technique: the use of adipose tissue as dermal filler. J Plast Reconstr Aesthet Surg. 2012;65:1692–1699.

[5] Mojallal A, Auxenfans C, Lequeux C, Braye F, Damour O. Influence of negative pressure when harvesting adipose tissue on cell yield of the stromal–vascular fraction. Biomed Mater Eng. 2008;18(4–5):193–197.

[6] Pu LL, Coleman SR, Cui X, Ferguson RE Jr, Vasconez HC. Autologous fat grafts harvested and refined by the Coleman technique: a comparative study. Plast Reconstr Surg. 2008;122:932–937.

[7] Zhu M, Cohen SR, Hicok KC, Shanahan RK, Strem BM, Yu JC, Arm DM, Fraser JK. Comparison of three different fat graft preparation methods: gravity separation, centrifugation, and simultaneous washing with filtration in a closed system. Plast Reconstr Surg. 2013 Apr;131(4):873–880.

[8] Kurita M, Matsumoto D, Shigeura T, et al. Influences of centrifugation on cells and tissues in liposuction aspirates: optimized centrifugation for lipotransfer and cell isolation. Plast Reconstr Surg. 2008;121:1033–1041.

[9] Rohrich RJ, Sorokin ES, Brown SA. In search of improved fat transfer viability: a quantitative analysis of the role of centrifugation and harvest site. Plast Reconstr Surg. 2004;113:391–395.

[10] Dos–Anjos Vilaboa S, Llull R, Mendel TA. Returning fat grafts to physiologic conditions using washing. Plast Reconstr Surg. 2013 Aug;132(2):323e–326e.

[11] Yoshimura K, Coleman SR. Complications of fat grafting: how they occur and how to find, avoid, and treat them. Clin Plast Surg. 2015;42(3):383–388.

[12] Girard AC, Mirbeau S, Gence L. Effect of washes and centrifugation on the efficacy of lipofilling with or without local anesthetic. Plast Reconstr Surg Glob Open. 2015;3(8):e496.

[13] Lee JH, Kirkham JC, McCormack MC, Nicholls AM, Randolph MA, Austen WG Jr. The effect of pressure and shear on autologous fat grafting. Plast Reconstr Surg. 2013;131:1125–1136.

[14] Goisis M. Comparison between different techniques. Face congress, London; 2016.

[15] Farr ST, Trivisonno A. Differential fat harvesting. Plast Aesthet Res. 2014;1:103–107.

[16] Kirkham JC, et al. The impact of liposuction cannula size on adipocyte viability. Ann Plast Surg. 2012;69:479–481.

[17] Erdim M, Tezel E, Numanoglu A, Sav A. The effects of the size of liposuction cannula on adipocyte survival and the optimum temperature for fat graft storage: an experimental study. J Plast Reconstr Aesthet Surg. 2009;62:1210–1214.

[18] Smith P, Adams WP Jr, Lipschitz AH, et al. Autologous human fat grafting: effect of harvesting and preparation techniques on adipocyte graft survival. Plastic Reconstr Surg. 2006;117:1836–1844.

[19] Amar RE, Fox DM. The facial autologous muscular injection (FAMI) procedure: an anatomically targeted deep multiplane autologous fat–grafting technique using principles of facial fat injection. Aesthet Plast Surg. 2011;35(4):502–510.

[20] Amar RE, Fox DM, Balin A. Cannulation and injection of the muscles of facial expression: a cadaver study. Dermatol Surg. 2010;36(3):331–338. https://doi.org/10.1111/j.1524-4725.2009.

[21] Goisis M. Anatomy of fat injection, a cadaveric dissection demonstration. 5cc congress, Barcellona, 2016.

[22] Willemsen J, van der Lei B, Vermeulen K, Stevens H. The effects of platelet–rich plasma on recovery time and aesthetic outcome in facial rejuvenation: preliminary retrospective observations. Aesthetic Plast Surg. 2014;38:1057–1063.

[23] Del Vecchio D, Rohrich RJ. A classification of clinical fat grafting: different problems, different solutions. Plast Reconstr Surg. 2012;130:511–522.

[24] Salgarello M, Visconti G, Farallo E. Autologous fat graft in radiated tissue prior to alloplastic reconstruction of the breast: report of two cases. Aesthet Plast Surg. 2010;34:5–10.

[25] Phulpin B, Gangloff P, Tran N, Bravetti P, Merlin JL, Dolivet G. Rehabilitation of irradiated head and neck tissues by autologous fat transplantation. Plast Reconstr Surg. 2009;123:1187–1197.

[26] Garza RM, Paik KJ, Chung MT, Duscher D, Gurtner GC, Longaker MT, Wan DC. Studies in fat grafting: part III. Fat grafting irradiated tissue—improved skin quality and decreased fat graft retention. Plast Reconstr Surg. 2014;134(2):249–257.

不同脂肪移植技术的比较

9

Mario Goisis，Sara Izzo，Andrea Sbarbati，Giamaica Conti，Giovanni Francesco Nicoletti

链条的坚固程度取决于它薄弱的一环。

著名的油画作品 *Pala di Brera*（也称为《蒙特祭坛屏》或《布雷拉祭坛屏》），由意大利文艺复兴时期的大师 Piero della Francesca 于 1472 年至 1474 年间绘制（图 9.1、9.2）。

在画作的中心有一个鸡蛋，象征着永生和重生的希望，用链子悬挂在后殿的贝壳状天花板上。我们认为，脂肪移植就像是此画作中描绘的链条一样。实际上，在脂肪移植过程中，有 4 个不同的步骤：脂肪获取、脂肪加工、脂肪与 PRP 和 / 或干细胞的混合，以及脂肪注射到受区。可以将这 4 个步骤与链条的 4 个不同环节进行比较。

因此，必须强调从头到尾设计一个最佳过程，因为链条的坚固程度取决于它最薄弱的一环。

如果链条的一个环节较弱，则整条链都将受到损伤。用 Piero 链比喻，即为鸡蛋将掉落，在进行脂肪移植手术中，脂肪细胞将无法成活，也不会在受体部位再生。

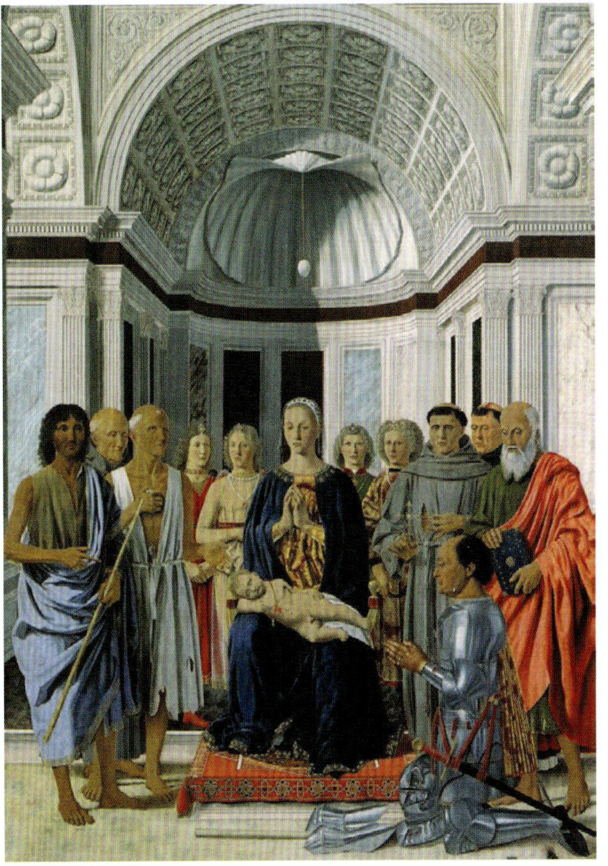

图 9.1　著名的 *Pala di Brera*（Published by kind permission of © Mario Goisis 2018. All Rights Reserved）

9.1　脂肪细胞的完整性

完整脂肪细胞数量最多的移植物具有最大的长期成活的可能性。

移植程序的质量可以从多个角度进行评估。

第一点是要保证保留被转移的脂肪细胞的完整性和活力。Peer 在其 1955 年的标志性文章中首次强调了这一要素，他的理论被称为“细胞存活理论”。根据此理论，脂肪细胞数量最多的移植物最

M. Goisis (✉)
Maxillo-Facial and Aesthetic Surgeon, Go Easy Clinic, Milan, Italy

S. Izzo · G. F. Nicoletti
Department of Plastic Surgery, University of Campania “Luigi Vanvitelli”, Naples, Italy
e-mail: giovannif.nicoletti@unicampania.it

A. Sbarbati · G. Conti
Department of Neuroscience, Biomedicine and Movement, Human Anatomy and Histology Section, University of Verona, Verona, Italy
e-mail: andrea.sbarbati@univr.it; giamaica.conti@univr.it

M. Goisis (ed.), *Outpatient Regenerative Medicine*, https://doi.org/10.1007/978-3-319-44894-7_9

有可能成活时间最长[1]。

在脂肪获取、加工和注射过程中进行的很多步骤都可能破坏脂肪细胞。

必须避免负压过大。关于负压对脂肪移植的影响，有很多研究表明，当真空压力超过 -700 mmHg 时，会导致大量细胞损伤[2-4]。

因此为了保护脂肪细胞，应用低剪切应力是很重要的。

当一个力平行于一个表面时，如果额外有垂直的力作用在表面上，剪切应力就会发生。例如，搓手会产生剪切应力，而将手掌相互按压则不会。

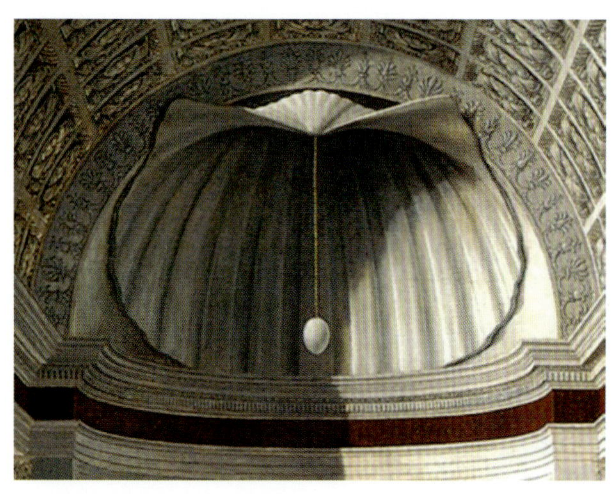

图 9.2 著名的 *Pala di Brera* 的细节（Published by kind permission of © Mario Goisis 2018. All Rights Reserved）

对于脂肪填充，当脂肪通过管子（例如用于收获或注射的套管）被推动时，会向其施加剪切应力。脂肪作为黏弹性材料，会进行剪切稀化。这意味着随着剪切应力的增加，材料的黏度会降低。

一些剪切稀化材料可以“自我修复”，表明它们在受到剪切应力或负压力后，可以完全恢复其原始黏度。

脂肪并非如此。实际上，将脂肪暴露于高剪切或负压速率下将导致不可逆转的损伤，并且脂肪的机械完整性无法从该损伤中完全恢复。

为了评估通过不同方法施加的剪切应力，我们测量了组织在获取后、加工后和注射后的黏度。

目的是在脂肪移植的所有步骤中尽可能少地降低黏度。

9.1.1 方法

根据 AeQ 指南，在获得知情同意后，从 10 位健康供体中使用不同的技术获取脂肪抽吸样品。

测量使用不同技术获取的脂肪的黏度。

然后使用不同的技术处理脂肪抽吸物。处理后，测量通过不同技术收获和加工的脂肪的黏度。

最后，将经过处理的脂肪抽吸物通过套管进行

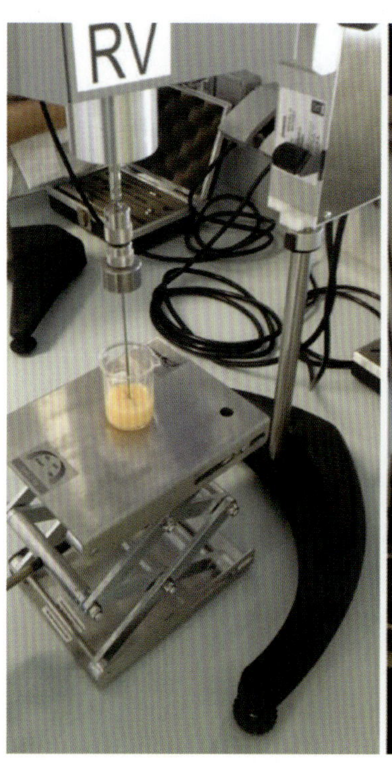

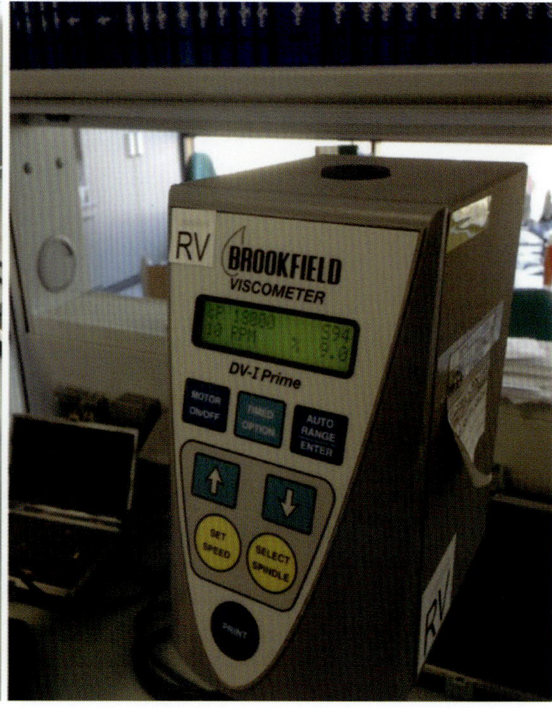

图 9.3 黏度计是用于测量流体黏度的仪器。旋转黏度计的原理是，使流体中的物体旋转所需的扭矩是该流体的黏度的函数（courtesely by Istituto Ganassini, Milano）（Published by kind permission of © Mario Goisis 2018. All Rights Reserved）

注射。穿过该套管后，测量了使用不同技术获取、加工和注射的脂肪黏度。

使用黏度计测量组织开始失去其固体性质的储能模量和剪切速率（图 9.3）。同时也测量了黏度，并通过载玻片试验定性评估了治疗组的总体性质。

将每个样品的等份试样放在玻璃平板上，然后将玻璃板快速旋转 60°，并使用佳能数码相机获得不同样品的标准照片（图 9.4、图 9.5）。

9.1.2 结果

9.1.2.1 获取

注射钝针孔径大小直接影响移植脂肪细胞的黏度。使用较大的尺寸会增加移植物的黏度。

高负压会破坏脂肪细胞：最好使用 10 mL 或 VacLok 注射器，避免负压过高。

与 3 mm 的圆头抽脂针并在远端一侧（端口直径：3 mm × 9 mm）具有单个椭圆形的抽吸口相比，Goisis 插管有利于脂肪的更好保存（图 9.6、9.7）。

9.1.2.2 处理

倾析后（图 9.8 ~ 图 9.10），倾析样品的下层是低黏度液体组织，由于富含红细胞表现为红橙色（图 9.11 ~ 图 9.16）。

离心后，离心样品的中间层是高黏度的致密组织，但组织中富含的是已被破坏、无活力的脂肪细胞（图 9.17）。

洗涤和过滤后，脂肪的黏度极低，颜色为黄色（图 9.18）。

后续处理见图 9.19 ~ 图 9.26。

9.1.2.3 注射

使用细钝针（22G）注入高黏度或中等黏度的脂肪会由于剪切应力高而降低黏度。

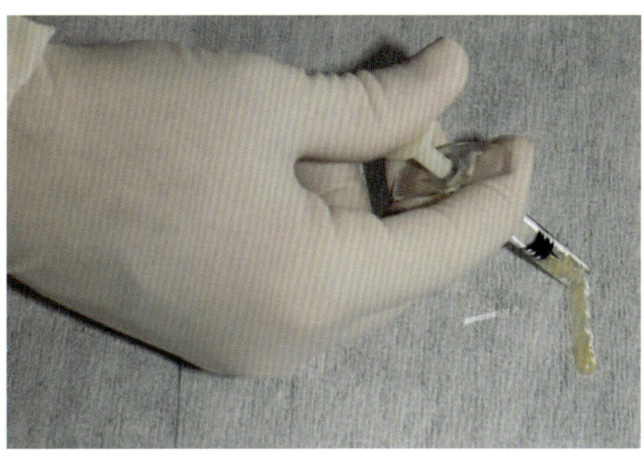

图 9.4 载玻片测试（Published by kind permission of © Mario Goisis 2018. All Rights Reserved）

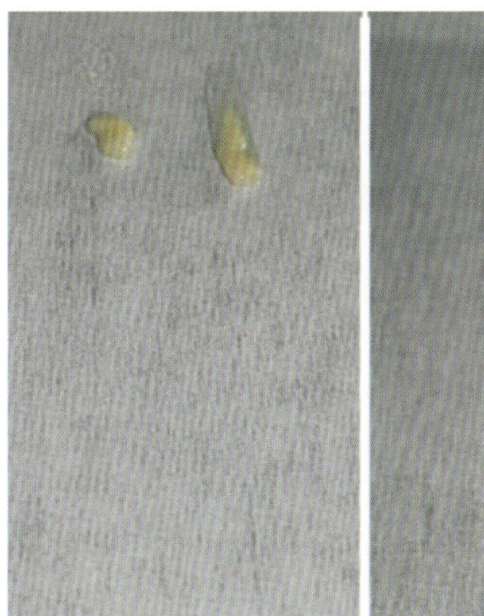
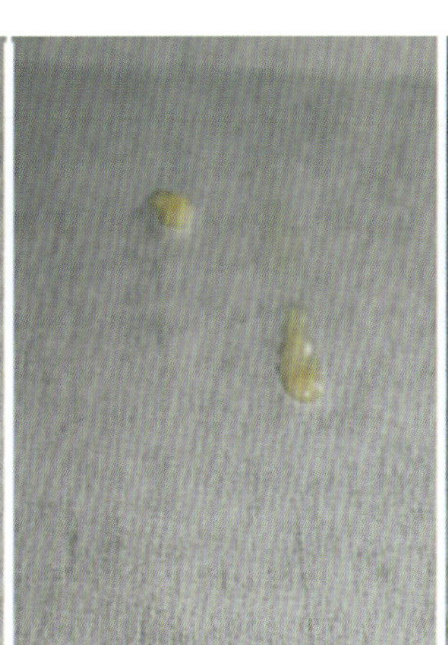
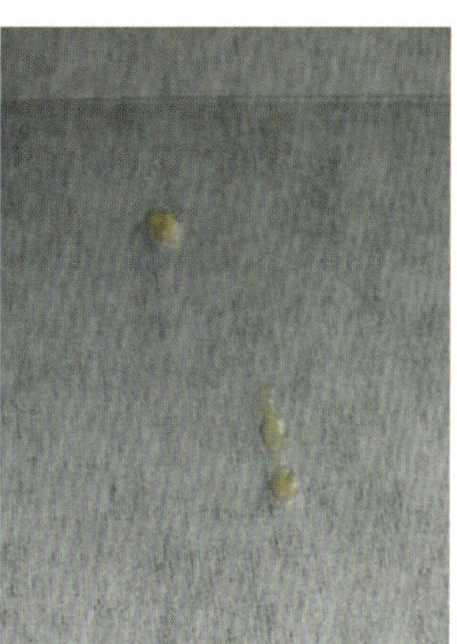

图 9.5 载玻片测试（Published by kind permission of © Mario Goisis 2018. All Rights Reserved）

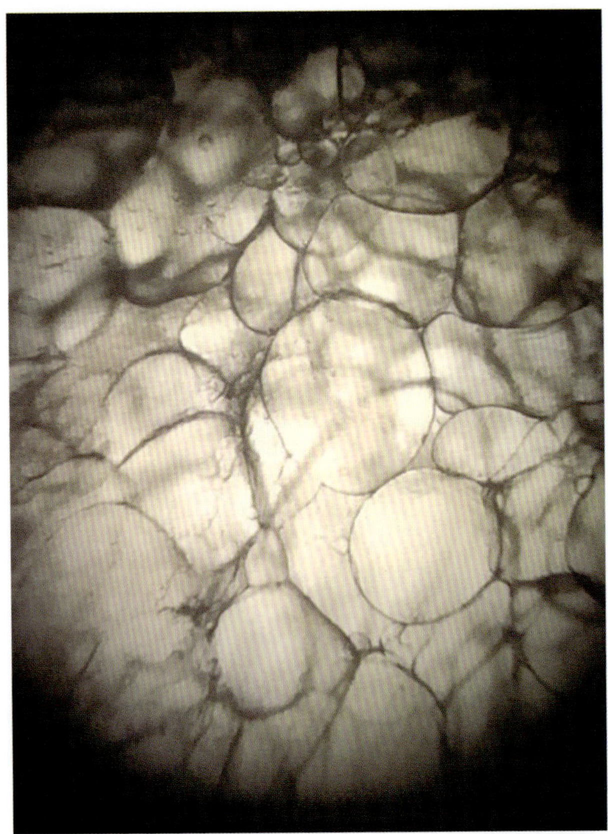

图 9.6 获取后（和处理前）的脂肪样品，用 3 mm 的圆头抽脂针，在靠近远端的一侧（端口直径：3 mm × 9 mm）带有一个椭圆形的抽吸口。此图表证明了细胞的巨大损伤（Published by kind permission of © Mario Goisis 2018. All Rights Reserved）

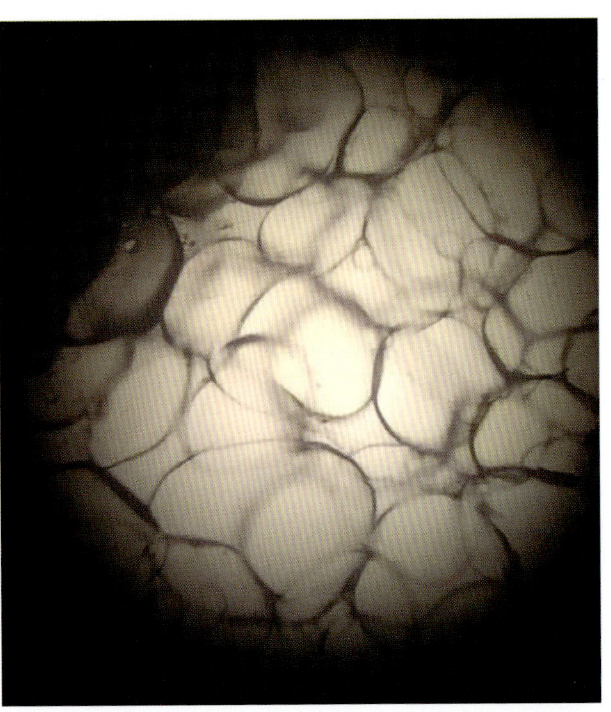

图 9.7 用 Goisis 插管获取后和加工前的脂肪。脂肪细胞具有良好的完整性（Published by kind permission of © Mario Goisis 2018. All Rights Reserved）

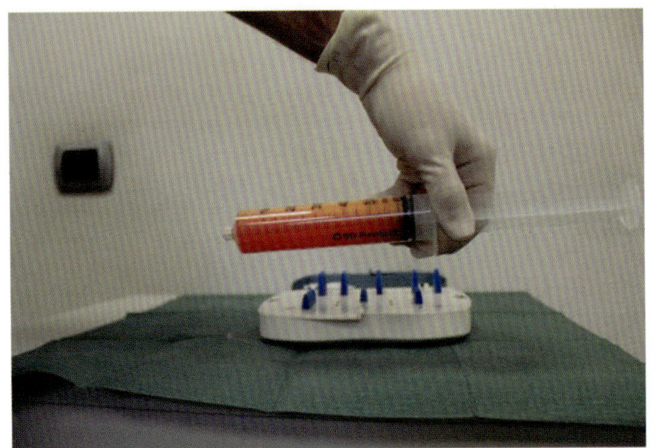

图 9.8 60 mL 注射器充满了混合有局部麻醉剂和血细胞的脂肪（Published by kind permission of © Mario Goisis 2018. All Rights Reserved）

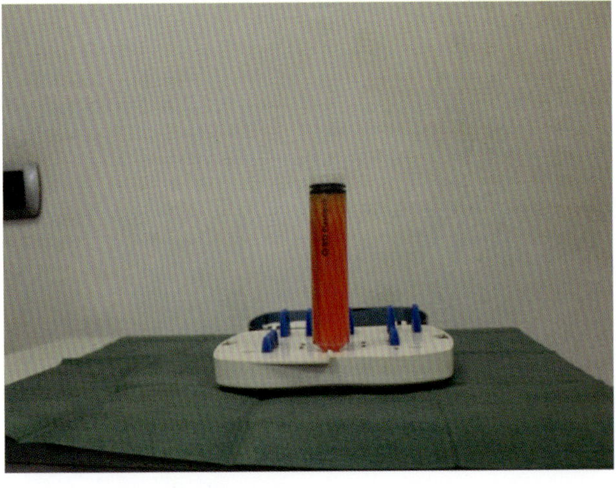

图 9.9 注射器垂直放置在 Microfat 托盘中（Published with by kind permission of © Mario Goisis 2018.All Rights Reserved）

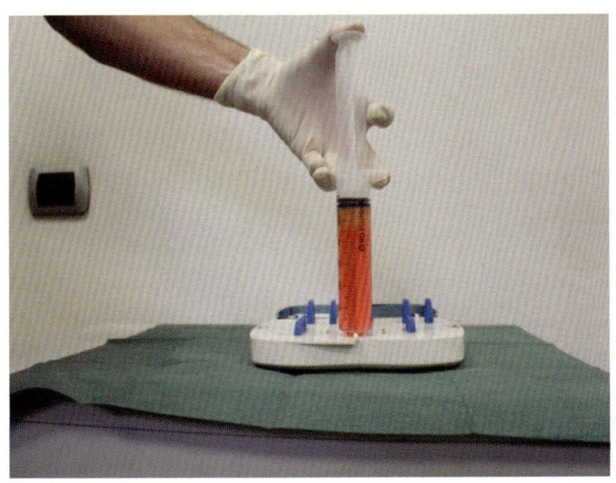

图9.10 10 min后，将注射器内下层部分推出（Published by kind permission of © Mario Goisis 2018. All Rights Reserve）

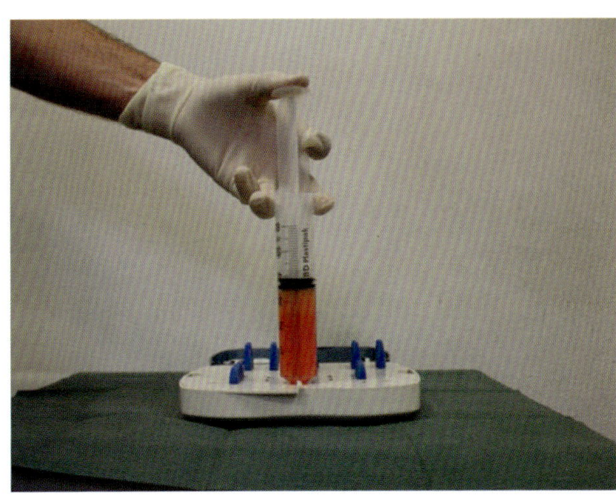

图9.11 推注出注射器内的下层液体（Published by kind permission of © Mario Goisis 2018. All Rights Reserved）

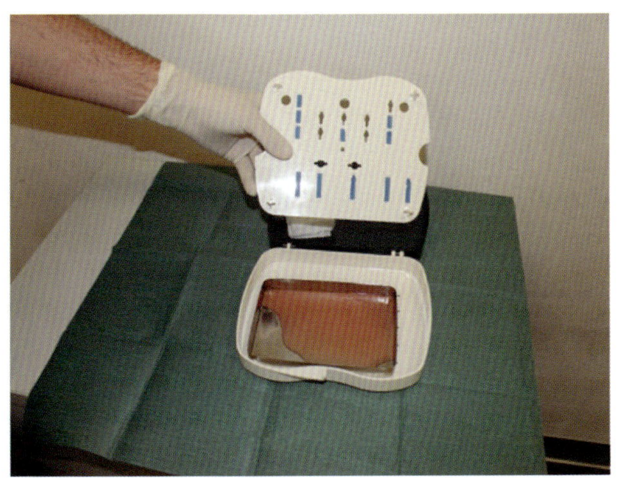

图9.12 放入Microfat托盘的铁容器中存放着注射器的下层物质（Published by kind permission of © Mario Goisis 2018. All Rights Reserved）

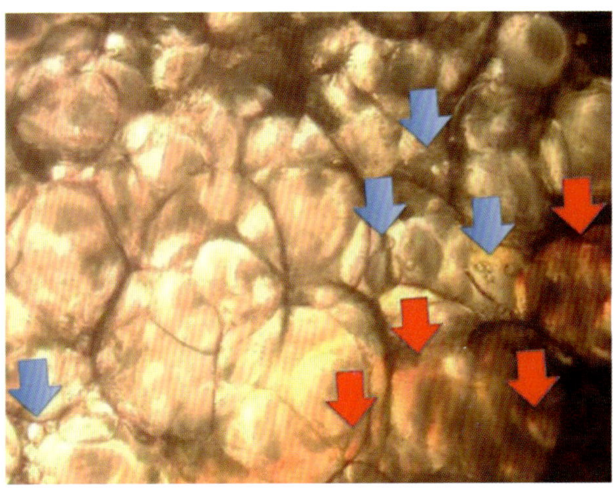

图9.13 用静置处理的脂肪移植组织的显微观察。红色箭头标示红细胞的集中区域，蓝色箭头标示游离脂质滴（Published by kind permission of © Mario Goisis 2018. All Rights Reserved）

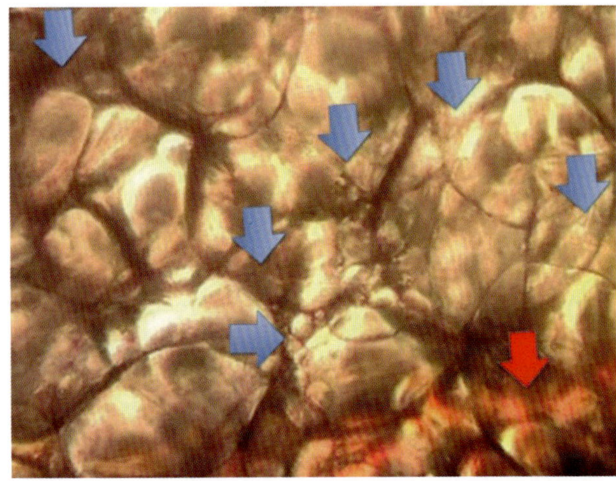

图 9.14 用单位重力沉降处理的脂肪移植组织的显微评估。红色箭头标示红细胞的集中区域，蓝色箭头标示游离脂质的液滴（Published by kind permission of © Mario Goisis 2018. All Rights Reserved）

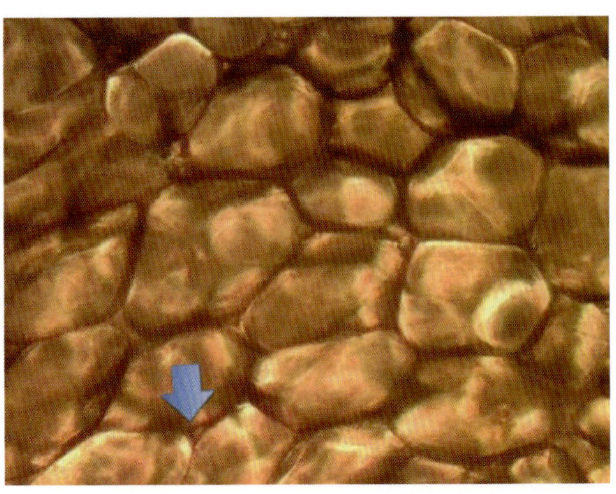

图 9.15 显微评估表明，与通过重力离心或沉淀法制备的移植物相比，用 Goisis 系统过滤洗涤制备的移植物显示出较低的红细胞含量及较少的游离脂质（Published by kind permission of © Mario Goisis 2018. All Rights Reserved）

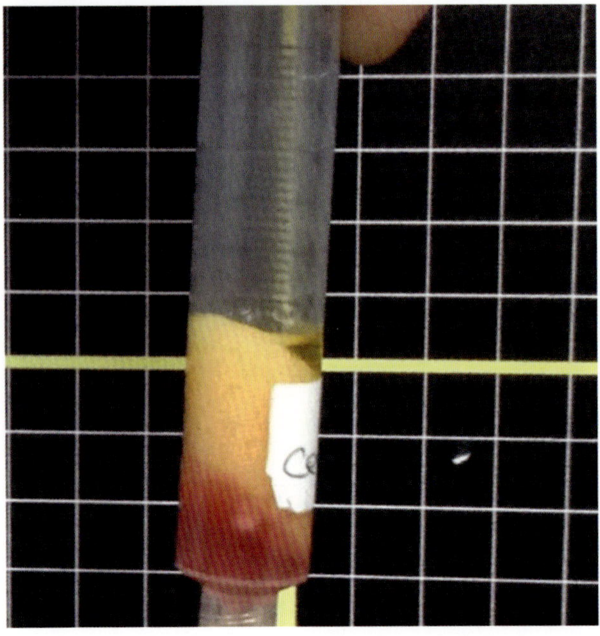

图 9.16 清洗后的样品（Published by kind permission of © Mario Goisis 2018. All Rights Reserved）

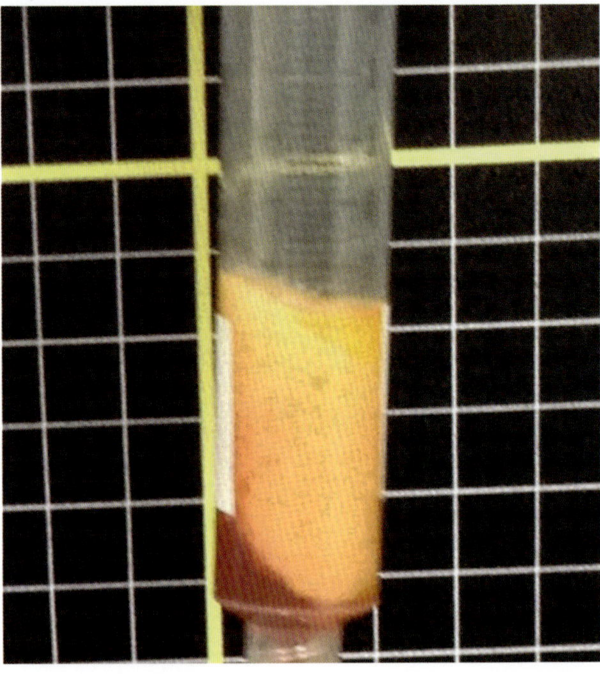

图 9.17 离心后的样品（Published kind permission of © Mario Goisis 2018. All Rights Reserved）

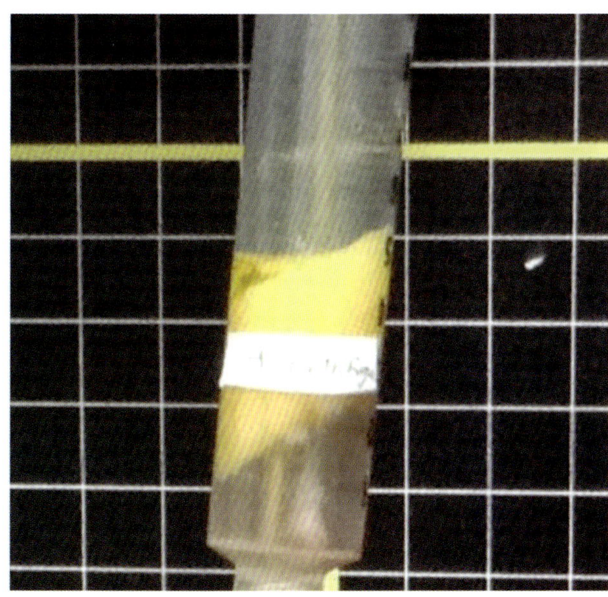

图 9.18 过滤、洗涤后的样品（Published by kind permission of © Mario Goisis 2018. All Rights Reserved）

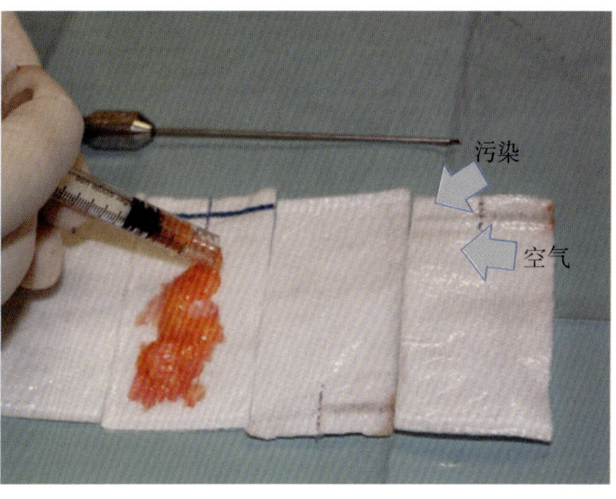

图 9.19 从注射器中将抽吸液倒入大块（3 in×8 in，1 in=2.54 cm）Telfa 非黏附敷料中（Covidien, Mans eld, Mass.），所有过程都暴露在空气和潜在的污染中（Published by kind permission of © Mario Goisis 2018. All Rights Reserved）

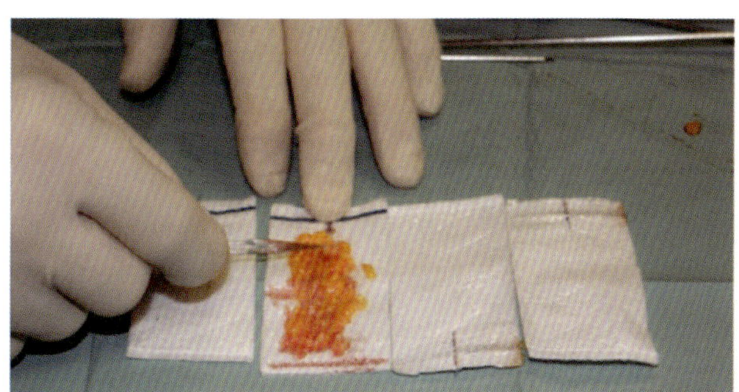

图 9.20 使用无菌手术刀将脂肪沿着纱布轻轻滚动并揉捏，该过程非常耗时（Published by kind permission of © Mario Goisis 2018. All Rights Reserved）

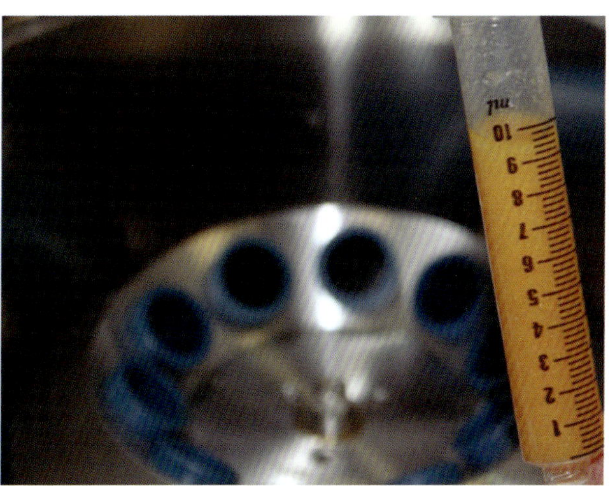

图 9.21 离心：离心力会破坏脂肪细胞。通过离心，ASC 大部分集中在注射器的底部，并在移植物组织处理过程中被去除（Published by kind permission of © Mario Goisis 2018. All Rights Reserved）

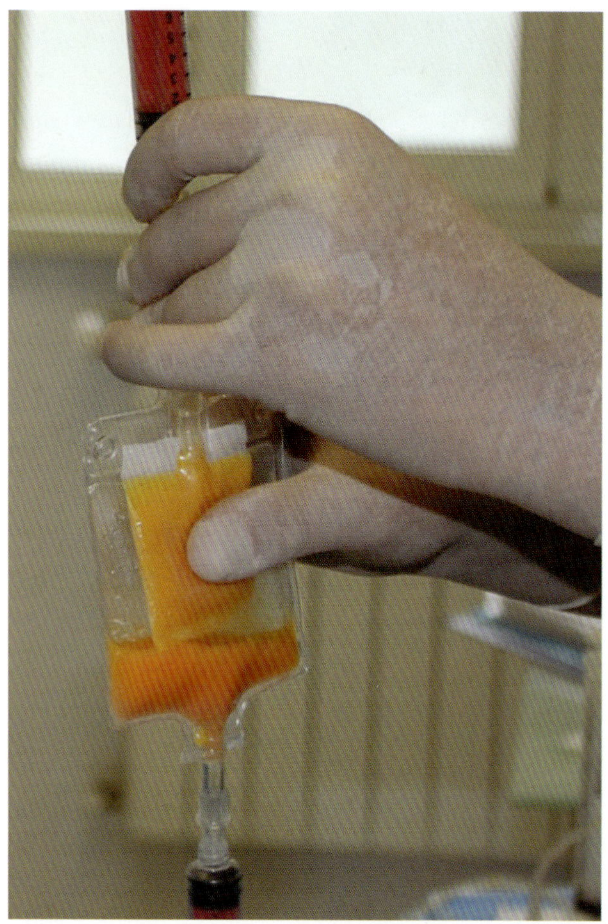

图 9.22 用 fastkit/PRL® 进行过滤：由于压力（取决于操作者）、血细胞过滤不足和局部麻醉药物而造成的损伤（Published by kind permission of © Mario Goisis 2018. All Rights Reserved）

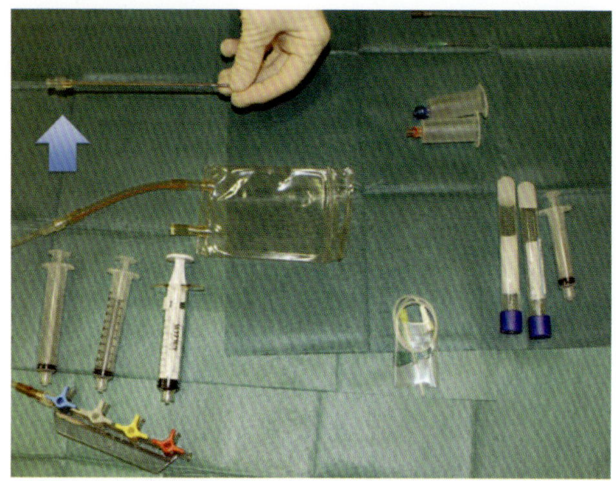

图 9.24 Regenlab 系统。蓝色箭头标示套管的附件（Published by kind permission of © Mario Goisis 2018. All Rights Reserved）

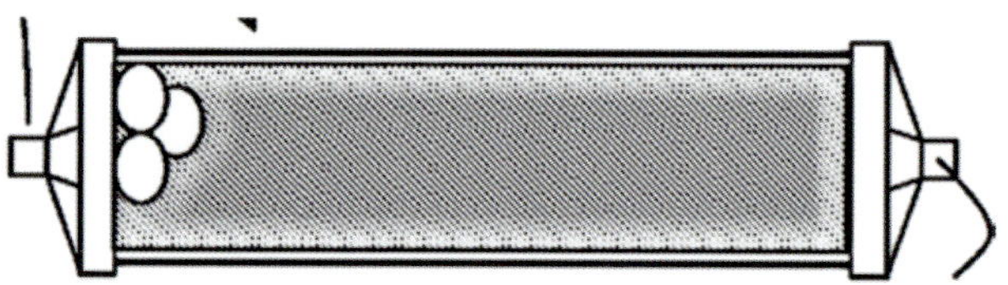

图 9.23 Lipogems 系统：机械破坏对脂肪细胞的损伤（Published by kind permission of © Mario Goisis 2018. All Rights Reserved）

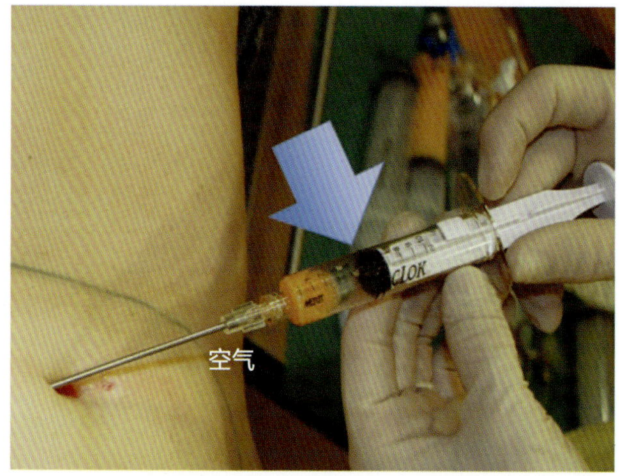

图 9.25 在获取脂肪期间，由于套管的黏附，真空度很差。污染风险很高，获取时间长（效率低）（Published by kind permission of © Mario Goisis 2018. All Rights Reserved）

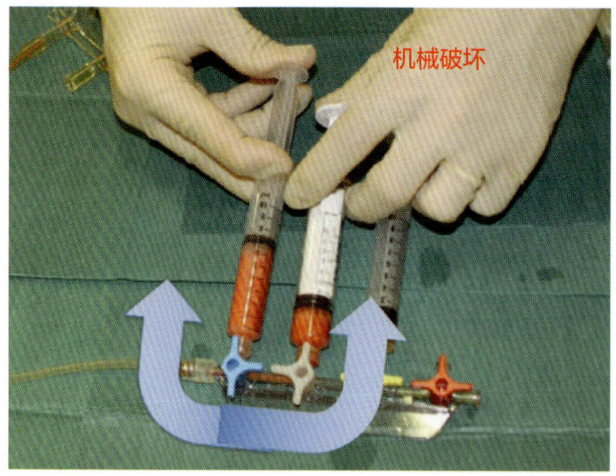

图 9.26 根据厂商提供的说明，将脂肪在两个注射器之间移动 20 次，以使其与生理盐水混合。这样，脂肪细胞会被破坏（Published by kind permission of © Mario Goisis 2018. All Rights Reserved）

9.2 去除污染物和水

为了评估移植过程的质量，去除污染物和水分很重要。

实际上，所有脂肪加工程序的目的都是从脂肪抽吸物中去除不易存活的、促炎的和有毒的成分，包括血细胞、用于渗透的局部麻醉药、破裂的脂肪细胞残留物（包括油滴和细胞碎片）。这些成分会妨碍脂肪细胞成活。

此外，重要的是从脂肪中去除水分。实际上，与脂肪混合的水，会产生在移植后立即消失的假性体积。

为了评估不同方法中污染物和水分的去除程度，我们测量了离心后各组分的不同密度。

9.2.1 方法

根据 AeQ 指南，在获得知情同意后，从 10 位健康供体中获得吸脂样品。使用标准技术（Coleman 套管，10 mL 注射器）获取所有脂肪抽吸物样品。然后使用不同的技术处理脂肪抽吸物。

处理后，将每种移植处理方法的样品在室温下以 400 g 离心 6 min。离心后，测量具有不同密度的组分。从下到上：由干细胞和基质血管部分、微血管系统和细胞外基质碎片组成的沉淀层，由残留麻醉剂或洗涤液组成的水性液体层、脂肪组织、油和游离脂质层。记录不同层的体积测量值，并记录于其总离心前体积的相对比例。

9.2.2 结果

用重力沉降法制备的移植物含水量相对最高，而通过离心制备的移植物具有最低含水量。使用 Puregraft 和 Goisis 系统制备的移植物具有中等的含水量，并显著低于对照组和重力沉降组的含水量。

通过洗涤和过滤制备的移植物中的游离脂质和油，在统计学上显著低于对照组、重力沉降组和离心组。对细胞的分析表明，重力沉降和离心技术去除了原始吸出物中存在的大约 50% 的红细胞和 60%～70% 的白细胞。

相比之下，使用 Goisis 和 Puregraft 系统过滤并洗涤，去除了 95% 以上的两种血细胞。Telfa 法可去除水、油和污染物。但该技术相当费时费力。

结果如图 9.16～9.18 所示。

评估结果列于表 9.1。

9.3 避免脂肪与空气直接接触，减少污染风险

空气对脂肪细胞具有负面影响，因为它具有促炎成分和激活的氧化损伤。避免接触空气十分重要[5]。

感染可能是脂肪移植的并发症。封闭的加工方法避免了脂肪的暴露，减小接触细菌的风险（表 9.2）。

9.4 保存最多数量的活脂肪干细胞（ASC）

对于保存和浓缩最大数量的活脂肪干细胞

表 9.1 不同成分的百分比分为高百分比、中百分比和低百分比

技术	油	局部麻醉	洗涤液	血细胞
Telfa 滚压	低	低	无	低
Coleman	低	低	无	介质
沉降法	高	高	无	高
Lipogems	低	低	高	低
Puregraft	低	低	介质	低
PRL®	高	高	无	高
微脂套装	低	低	介质	低
微脂套盒	低	低	介质	低

表 9.2 不同系统暴露于空气和感染的情况

技术	该系统未暴露在空气中	封闭方法
Telfa 滚压	否	否
Coleman	否	否
沉降法	是	否
Lipogems	是	否
Puregraft	是	否
PRL®	是	否
微移植套装	是	是
微移植套盒	是	是

(ASC)，评估脂肪移植物的质量是非常重要的。预防措施来自“宿主替换理论”。

该理论认为，大多数移植的脂肪细胞在注射后死亡，剩余的细胞外基质充当供体和受体替代细胞的支架，从而使组织再生。

在这种再生模式中，ASC 起着关键作用。因此，证明最高浓度的 ASC 的保存可以提高脂肪的成活率，其中脂肪来源的间充质干细胞的生长潜力被认为是主要的促进因素[6–7]。

根据 Trevisonno 等的结果，减小抽脂管的尺寸可能有利于减少组织良好的脂肪（主要由成熟的脂肪细胞组成）的获取，并增加含有高比例的 ASC 的浅层脂肪组织的获取[8]。

特别是，他们观察到 2 mm 微导管（口径为 1 mm）获取的脂肪中干细胞的回收率与使用 3 mm 直径插管（口径为 3 mm×9 mm）相比，提高了 2 倍以上。Goisis 等在 2019 年第 21 届英卡思国际医学美容抗衰老医学世界大会（Goisis 等，比较方案，IMCAS 2019）上讨论了在保存最大数量的活脂肪干细胞（ASC）中每个步骤（收获、加工和注射）的重要性。在收集后 72 h、7 天和 14 天测量 6 个不同样品的干细胞数量。3 个样本使用 Goisis 技术，在用 Goisis 套管（6443、7596、8950）获取后，在用 Goisis 系统（5601、6300、6500）处理后，并通过 22G 钝针（3976、5950、6460）注射之后，即刻具有高质量的干细胞。最后 3 个样本与 Coleman 技术相关，但有非常明显的变化。Coleman 脂肪通过 22G 钝针注射。用 Coleman 套管收获后的干细胞值分别为 5180、5930 和 7410。Coleman 处理（离心）后的值分别为 4940、4210 和 5140。但是，穿过 22G 套管后，干细胞被较高的剪切应力破坏，干细胞值约为 0（表 9.3）。

9.5 获得良好的效率

各个方法的效率可以根据时间消耗、成本消耗以及制备过程中的脂肪损失等进行评估。

就时间消耗而言，抽脂管的选择非常重要。通常，使用带有小孔的小套管会降低收获的脂肪的黏度，但会增加手术时间。Goisis 套管是一个例外。实际上，使用 Goisis 套管抽吸脂肪是通过旋转运动进行的。孔的凹陷边缘促进脂肪进入孔中。凸起的边缘有利于脂肪颗粒的分离。这样，多个端口在每次旋转都会产生大量的抽吸组织。因此，Goisis 套管的使用效率是 Coleman 套管的几倍（大约是 Coleman 3 mm 套管的 2 倍）。

在面部、颈部和手部的微创治疗中，脂肪损失量非常重要。在这些情况下，通常仅获取少量脂肪，以期注入 15～20 mL 的脂肪。一些低效方法需要收获 100 mL 或更多的脂肪才能获得 20 mL 的加工后脂肪，而在处理过程中损失了另外 80 mL。在某些患者中，获取 100 mL 非常简单，但在一些患者中却比较困难，并且可能需要很长时间从许多不同的供区才能获取。

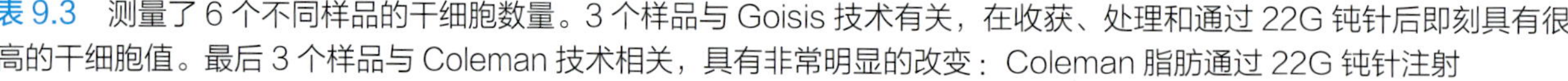

表 9.3 测量了 6 个不同样品的干细胞数量。3 个样品与 Goisis 技术有关，在收获、处理和通过 22G 钝针后即刻具有很高的干细胞值。最后 3 个样品与 Coleman 技术相关，具有非常明显的改变：Coleman 脂肪通过 22G 钝针注射

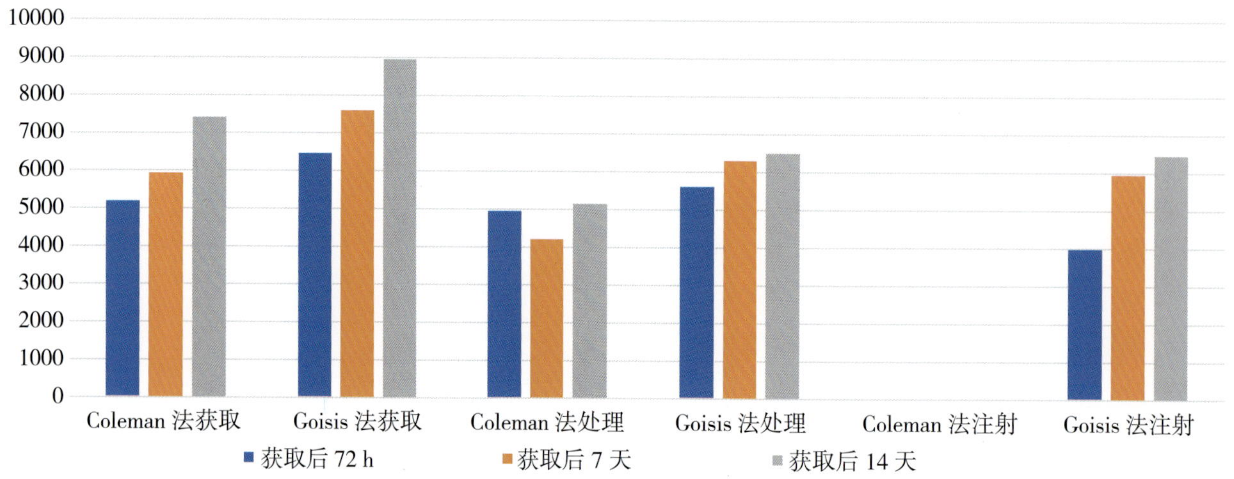

9.5.1 获取脂肪

技术	获取	获取使用的套管尺寸	脂肪颗粒的尺寸	基质血管成分的数量	负压控制	获取期间保存完整的脂肪细胞
Telfa 滚压	Coleman 套管，10 mL 注射器	5	4	4	1	1
		a	f	m	q	
Coleman	Coleman 套管，10 mL 注射器	5	4	4	1	1
		a	f	m	q	
Lipogems	13G 特殊套管，VacLok 注射器	3	3	3	1	1
		b	g	n		
Coleman	Coleman 套管，10 mL 注射器，22G 套管	5	4	4		1
		a	f	m	q	
Puregraft	Coleman 获取针头，用于获取的 10 mL 注射器	5	4	4	1	1
Regenlab	Regenlab 套管	a	f	m	q	
		5	1	1	5	1
		aaa	lll	ppp	s	
低负压抽吸及沉降	1 个 3 mm 的圆头套管，在远端的一侧（端口直径：3 mm × 9 mm）具有 1 个椭圆形的抽吸口	4	4	4	1	3
	用 10 mL 注射器抽吸	c		m		
			h		q	
高负压抽吸及沉降	1 个 3 mm 的圆头套管，在远端的一侧（端口直径：3 mm × 9 mm）具有 1 个椭圆形的抽吸口	4	4	5	5	5
	用高负压（-760 mmHg）脂肪抽吸			m, o	r	r
		c	h			
PRL®	3.5 mm 套管，大孔，VacLok 注射器	5	4	4	1	3
		d	i	m	s	
Goisis 真皮移植物	带 VacLok 注射器的 2.1 mm Goisis 套管	1	1	1	1	1
		e	l	p	s	
Goisis 微脂	带 10 mL 注射器的 2.1 mm Goisis 套管	1	1	1	1	1
		e	l	p	q	

方法的评估依据：（1. 最佳，2. 非常好，3. 好，4. 足够，5. 不足）

获取的套管尺寸

大尺寸的抽脂针会造成抽脂孔的较大瘢痕，并且通常会造成供区的疼痛和水肿

笔记

a：Coleman 套管的直径较大，这会在抽脂孔产生更多的瘢痕，套管的尖端会增加血管损伤的风险

b：Lipogems 的 13G 套管是一个很大的套管，带有多个端口

c：1 个 3 mm 的圆头套管，在其远端的一侧（端口直径：3 mm × 9 mm）带有 1 个椭圆形的抽吸口，相当一个大的套管。脂肪收集所必需的高负压会对脂肪细胞造成许多损害

d：用于该系统的 3.5 mm 套管是相当大的套管

e：Goisis 微型套管减少了患者受区的创伤、不适、皮肤凹凸的发生率，并将血管损伤的风险降至最低。由于插入所需的力较小且更精确，因此微套管可提供出色的手动控制

aaa：在收获期间，由于套管的附着，真空程度差。污染风险高，时间长

脂肪颗粒的尺寸

脂肪颗粒定义为由间质组织相互连接的完整脂肪细胞球

随着脂肪颗粒直径的增大，坏死的中心区域将由于营养的扩散限制而扩大

f：Coleman 套管的口径较大，因此，脂肪颗粒的尺寸很大

g：Lipogems 套管具有中等尺寸的吸入口，因此，脂肪颗粒的尺寸介于中间

h：3 mm 的圆头套管，在靠近远端的一侧（端口直径：3 mm × 9 mm）有一个较大的椭圆形的抽吸口，因此，脂肪颗粒的尺寸很大

i：Gentile 套管具有中等尺寸的抽吸口，因此，脂肪颗粒的尺寸处于中等水平

l：Goisis 套管的抽吸很小，因此，脂肪颗粒的尺寸很小

lll：Regenlab 套管的抽吸小，因此，脂肪颗粒的尺寸很小

基质血管成分的数量

套管的小尺寸有利于减少组织良好的脂肪（主要由成熟的脂肪细胞组成）的获取，并增加了含较高百分比 ASC 的浅层脂肪组织的收集

m：套管的大尺寸增加了组织良好的脂肪（主要由成熟的脂肪细胞组成）的获取，并减少了含较高百分比 ASC 的浅层脂肪组织的收集

n：套管的中等大小可增加组织良好的脂肪（主要由成熟的脂肪细胞组成）的获取，并减少了含较高百分比 ASC 的更多的浅层脂肪组织的收集

o：高负压会破坏干细胞

p：Goisis 套管尺寸减小，减少了组织良好的脂肪（主要由成熟的脂肪细胞组成）的获取，并改善了含较高百分比 ASC 的浅层脂肪组织的收集

负压控制

高负压破坏脂肪细胞

q：使用 10 mL 注射器避免负压过大

r：高负压会破坏脂肪细胞

s：使用 VackLok 注射器可以很好地控制负压

脂肪获取过程中脂肪细胞的保存

套管和抽吸装置的选择可以保护脂肪细胞

r：高水平的负压会破坏脂肪细胞

t：使用单个椭圆形的 3 mm 圆头套管收集脂肪需要施加很大的力以破坏脂肪细胞

u：由于通过旋转运动插入套管所需的力较小，因此改善了脂肪细胞的保存

9.5.2 处理过程

技术	处理过程	污染物的存在：血细胞	污染物的存在：油	麻醉状态	洗涤液的存在	感染风险	空气暴露	ASC 浓度	加工过程中完整脂肪细胞的保存
Telfa 滚压	Telfa 滚压	1	1	1	1	5	5	2	1
		a1	f1	o1	u1	x1	x1	A2	f2
Coleman	离心	2	3	1	0	5	5	4	4
		b1	g1	p1	u1	k1	k1	b2	g2
Lipogems	微球乳化脂肪组织	1	1	1	4	2	2	1	5
			n1	q1	v1	w1		c2	h2
Coleman	离心	2	2	2	0	5	5	4	4
		b1	f1	p1	u1	k1	k1	b2	g2
Puregraft	洗涤和过滤	2	1	1	3	2	2	1	2
Regenlab	洗涤	d1	h1	q1	z1	w1	w1	c2	I2
		3	5	1	2	5	5	1	5

续表

技术	处理过程	污染物的存在：血细胞	污染物的存在：油	麻醉状态	洗涤液的存在	感染风险	空气暴露	ASC浓度	加工过程中完整脂肪细胞的保存
低负压及倾析	沉降	4	5	4	0	3	2	2	1
		c1		r1					L2
			L1		u1	w1	w1	e2	
高负压及倾析	沉降	4	5	4	0	3	2	2	1
				r1	u1	w1	w1	e2	L2
		c1	L1						
PRL®	过滤	5	5	5	0	2	2	1	2
			M1	t1	u1	w1	w1	d2	I2
Goisis 真皮移植物	洗涤和过滤	1	1	1	3	1	1	1	1
		d1	h1	q1	z1	y1	y1	c2	M2
Goisis 微脂	洗涤和过滤	1	1	1	3	1	1	1	1
		d1	h1	q1	z1	y1	y1	c2	

方法的评估依据：(1. 最佳，2. 非常好，3. 好，4. 足够，5. 不足)

污染物的存在：血细胞

移植后，外溢的血细胞会通过炎症过程清除，这可能导致附带损伤和移植物体积的丢失

a1：Telfa 滚压去除 80%～90% 的红细胞和白细胞

b1：离心去除 60%～80% 的红细胞和白细胞

c1：重力沉降去除 50%～60% 的红细胞和白细胞

d1：过滤、洗涤去除超过 95% 的红细胞和白细胞

e1：不清除血细胞

污染物的存在：油

细胞外游离脂质从破裂的脂肪细胞中释放出来。该物质被组织吞噬细胞清除，可以诱导炎症反应。脂质囊肿可由异物反应中的炎症细胞诱导

f1：Telfa 滚压可完全清除油

g1：离心加 Telfa 滚压去除大约 90% 的油

h1：通过过滤、洗涤制备的移植物中的油保留率降低 1% 以下

L1：重力沉降不能去除油

M1：PRL® 技术不能去除油

n1：Lipogems 可完全除油

局部麻醉的存在

o1：Telfa 滚压技术对于去除脂肪抽吸物中的液体非常有效

p1：离心浓缩组织，从而减少含水量，有效去除局部麻醉药

q1：清洗程序完全去除了局部麻醉，被清洗液替代

r1：与离心相比，通过重力沉降制备的移植物的麻醉剂含量更高

t1：将麻醉剂完全留在溶液中

洗涤液的存在

水与脂肪混合会产生假体积，移植后立即消失

u1：在处理过程中不执行清洗，因此不存在洗涤液

v1：洗涤液的百分比高

z1：洗涤液的百分比中等

细菌，感染风险的存在

x1：完全开放的系统

k1：部分开放的系统：在离心过程中注射器打开

w1：在处理过程中系统封闭

y1：完全封闭的系统。脂肪的获取、加工和注射均在系统中进行，从而降低了感染风险

与空气接触

与空气直接接触会对脂肪细胞产生负面影响，因为促炎成分的激活和氧化损伤

x1：完全开放的系统

k1：部分开放的系统：在离心过程中注射器打开

w1：在处理过程中系统封闭

y1：完全封闭的系统。脂肪的获取、加工和注射均在系统中进行，从而降低了感染风险

脂肪干细胞（ASC）的浓度

保留最高浓度的脂肪干细胞（ASC）可改善脂肪成活率

A2：Telfa 滚压可保持 ASC 的完整性和数量

b2：通过离心力将最大数量的 ASC 集中在注射器底部，并被消除

c2：通过过滤、洗涤保存干细胞

d2：通过过滤保存和浓缩干细胞

e2：倾析过程中一定百分比的 ASC 随液体成分流失

加工后脂肪细胞的完整性和活力

完整脂肪细胞数量最多的移植物具有最大保留机会

f2：Telfa 滚压可保持脂肪细胞的完整性和数量

g2：离心作用会破坏大量完整的有核细胞

h2：Lipogems 系统主动导致大量完整的有核细胞破坏

I2：气囊上的压力会破坏脂肪细胞

L2：倾析可维持脂肪细胞的完整性和数量

M2：安全止回阀可保护脂肪细胞免受过度的正压性 Goisis [2]

9.5.3 注射

注射	注射	注射过程中脂肪细胞的保存	注射舒适
Telfa 滚压	22G 针头	5	2
		n2	q2
Coleman	Coleman 渗透性 17G 针头	1	5
		o2	q2
Lipogems	25G 针头	1	1
		p2	r2
Coleman	22G 针头	5	2
		n2	s2
Puregraft	22G 针头	5	2
Regenlab		n2	s2
		2	1
低负压及倾析	Coleman 渗透性 17G 针头	1	5
		o2	q2
高负压及倾析	Coleman 渗透性 17G 针头	1	5
		o2	q2
PRL®	17G Coleman 针头	1	5
		o2	q2
Goisis 真皮移植物	22G 针头	1	2
		p2	s2
Goisis 微脂	22G 针头	1	2
		p2	s2

注射过程中脂肪细胞的保存

n2：加工后的脂肪颗粒尺寸大，注射用小针头

o2：加工后的脂肪颗粒尺寸大，注射用大针头

p2：加工后的脂肪颗粒尺寸小，注射用小针头

注射舒适

q2：使用大针头注射会降低舒适度

r2：使用非常小的针头可提高注射的舒适度和精确度

s2：使用小针头可增加注射的舒适度和精确度

9.5.4 效率

技术	费时	准备过程中脂肪的流失	手术室和人员成本
Telfa 滚压	5	5	2
	t2	a3	f3
Coleman	4	4	5
	u2	b3	g3
Lipogems	4	4	5
	v2	c3	g3
Puregraft	3	4	2
Regenlab	z2	c3	f3
	5	5	2
	zzz2	ccc3	f3
低负压及倾析	2	1	2
	w2	d3	f3
高负压及倾析	2	1	2
	w2	d3	f3
PRL®	3	4	2
	x2	c3	f3
Goisis 真皮移植物	1	2	1
	k2	e3	h3
Goisis 微脂	1	2	1
			h3

费时

t2：Telfa 滚压程序非常费时费力

u2：Coleman 程序需要很多步骤，需要时间进行转移和离心

v2：Lipogems 程序需要很长的时间来设置系统和多次清洗脂肪

z2：Puregraft 尽管相对简单，但仍需要不同的步骤

zzz2：过程非常复杂，一旦出错，必须重复执行

w2：倾析是处理速度更快的系统之一

x2：PRL® 程序涉及不同的步骤和不同的包装袋，多次注射器之间的转移

k2：Goisis 系统是更快的系统，因为它是一个完全封闭的过程。从麻醉注射到脂肪注射的时间为 25 min

准备过程中脂肪的流失

a3：70%

b3：40%

c3：30%～40%
ccc3：80%～90%
d3：10%
e3：15%
手术室和人员成本
f3：小型手术室，2 人
g3：大型手术室，3 人
h3：小型手术室，1 人

参考文献

[1] Peer LA. Cell survival theory versus replacement theory. Plast Reconstr Surg. 1955;16:161–168.

[2] Shiffman MA, Mirrafati S. Fat transfer techniques: the effect of harvest and transfer methods on adipocyte via- bility and review of the literature. Dermatol Surg. 2001;27:819–826.

[3] Cheriyan T, Kao HK, Qiao X, Guo L. The effect of harvest pressure on adipose survival. Plast Reconstr Surg. 2014;133(6):1365–1368.

[4] Nguyen P, Desouches C, Gay A, Hautier A, Magalon G. Development of micro–injection as an innovative autolo- gous fat graft technique: the use of adipose tissue as dermal filler. J Plast Reconstr Aesthet Surg. 2012;65:1692–1699.

[5] Boschert MT, Beckert BW, Puckett CL, Concannon MJ. Analysis of lipocyte viability after liposuction. Plast Reconstr Surg. 2002;109:761–765. discussion 766.

[6] Eto H, Kato H, Suga H, Aoi N, Doi K, Kuno S, Yoshimura K. The fate of adipocytes after nonvascularized fat grafting: evidence of early death and replacement of adipocytes. Plast Reconstr Surg. 2012;129:1081–1092.

[7] Kølle SF, Fischer–Nielsen A, Mathiasen AB, et al. Enrichment of autologous fat grafts with ex–vivo expanded adipose tissue- derived stem cells for graft survival: a randomised placebo–controlled trial. Lancet. 2013;382:1113–1120.

[8] Farr ST, Trivisonno A. Differential fat harvesting. Plast Aesthet Res. 2014;1:103–107.

[9] Kirkham JC, Lee JH, Medina MA 3rd, McCormack MC, Randolph MA, Austen WG Jr. The impact of liposuction cannula size on adipocyte viability. Ann Plast Surg. 2012;69:479–481.

脂肪和干细胞

10

Mario Goisis，Ribó Planas，Muñozdel Olmo，Sara Izzo，Andrea Sbarbati，Giamaica Conti

10.1 干细胞的作用

人间充质干细胞（hMSC）具有多能分化特性。这些细胞可从不同部位获取，包括骨髓（hBMSC）、牙髓、脐带血、滑膜、胎盘、皮肤、脐带、骨骼肌、半月板、母乳、软骨、韧带和脂肪组织（ASC）。文献中已经描述了 hMSC 的大量应用。

例如，hMSC 被用于大鼠梗死的心肌的修复[1-2]，在糖尿病大鼠中与胰岛共移植改善移植血管重建[3]，以及用于治疗与肠道炎症相关的肠神经病变[4]。

已知 hMSC 具有使关节软骨再生的潜力，并被推荐用于治疗骨关节炎（OA），这是一种以关节软骨破坏为特征的慢性退行性关节疾病。实际上，hMSC 可以通过免疫抑制和抗炎旁分泌的作用来调节免疫应答。关节腔内注射异种 hMSC 后，兔 OA 模型中的关节软骨得以再生[5-7]。

Jo 等评估了关节内注射自体脂肪组织来源的 MSC（AD-MSC）用于治疗膝关节骨关节炎的安全性和有效性。他们证明，向骨关节炎膝关节内注射 AD-MSC，通过透明样关节软骨的再生，可以改善膝关节功能，减轻疼痛并修复软骨损伤，而不会引起不良事件[8]。

ASC 在美容和再生医学中的作用。

富含 ASC 的脂肪移植物显著提高了移植物的成活率。

Kolle 等 2013 年发表在《柳叶刀》上的重要科学文章上证明了 ASC 降低脂肪移植物再吸收率的作用[9]。

作者报道了一项三盲安慰剂对照试验的结果，该试验比较了非富集脂肪移植物与自体脂肪干细胞（ASC）富集脂肪移植物的成活率。

13 名健康患者接受了两次相距 14 天的脂肪采集：一次用于 ASC 分离和细胞操作的体外扩增；另一次用于制备脂肪移植物。每个参与者从第二次吸脂中取出两个纯化脂肪移植物（每个 30 mL）。一个移植物中富含在实验室中扩增的 ASC［20×10^6（细胞）/mL（脂肪）］，而另一移植物中则没有 ASC 富集，后者用作对照。脂肪移植物进行随机皮下注射。

MRI 测试测量了注射后即刻和 121 天后脂肪移植物的体积。

与对照组相比，富含 ASC 的脂肪移植显示出更大的脂肪组织和新生结缔组织体积。新生结缔组织可能是 ASC 的产物，因为这种组织类型通常不在皮下脂肪组织中发现。这些结论与 ASC 的分化能力相符，特别是成纤维细胞样形式的分化能力[10]。

富含 ASC 的脂肪移植物在移植后 4 个月保留了其初始移植量的 80% 以上，而未富含脂肪则保留了 16%[9]。

M. Goisis (✉)
Maxillo-Facial and Aesthetic Surgeon, Go Easy Clinic, Milan, Italy

R. Planas · M. del Olmo
Cl í nica Planas, Barcelona, Spain

S. Izzo
Department of Plastic Surgery, University of Campania “Luigi Vanvitelli”, Naples, Piazza Miraglia, Naples, Italy

A. Sbarbati · G. Conti
Department of Neuroscience, Biomedicine and Movement, Human Anatomy and Histology Section, University of Verona, Strada Le Grazie 8, Verona, Italy
e-mail: andrea.sbarbati@univr.it; giamaica.conti@univr.it

M. Goisis (ed.)，*Outpatient Regenerative Medicine*，https://doi.org/10.1007/978-3-319-44894-7_10

10.1.1 脂肪干细胞的美白作用

在动物模型上的体内和体外实验证明了脂肪干细胞（ASC）在减少黑色素合成中的作用[11-12]。

实际上，ASC 通过旁分泌机制具有美白作用。ASC 抑制了黑色素的合成中起关键作用的酪氨酸酶的表达。为了阐明 ASC 美白作用的机制，评估了黑色素生成蛋白的表达水平。特别是，酪氨酸酶和 TRP1 的表达下调[13]。

ASC 是自由基清除剂，并具有强大的抗氧化活性，这可能使黑色素的合成受到抑制[12]。

ASC 不仅具有抗氧化剂作用，其分泌的特定细胞因子也可能有助于发挥美白作用。TGF-β 干扰酪氨酸酶的活性在色素形成中起抑制作用。

在 ASC 中检测到高水平的生长因子，这可能是 ASC 的条件培养基（ASC-CM）抑制黑色素合成的原因[12]。

尽管还需要进一步的临床研究，但 ASC 及其分泌因子在色素沉着过度的皮肤疾病中的应用具有广阔前景（图 10.1、10.2）。

10.1.2 ASC 对头发生长的促进作用

一些研究已经证明，PDGF、HGF、VEGF 和纤连蛋白等生长因子可在动物和临床模型中刺激毛发生长[12, 14]。

为了确定 ASC 的这些旁分泌作用是否可以促进头发的生长，Won 等研究了 ASC 对体外培养的人真皮乳头细胞（hDPC）的影响。ASC 48 h 的处理可显著促进 hDPC 的增殖，最高可达 130%。对裸鼠进行的动物研究证实了这些结果[14]。在组织学上，ASC-CM 处理的小鼠的背部皮肤显示出毛囊数量的增加。这项研究表明，ASC 通过增加 DPC 的增殖和激活毛发周期的生长期来促进毛发生长（图 10.3）。

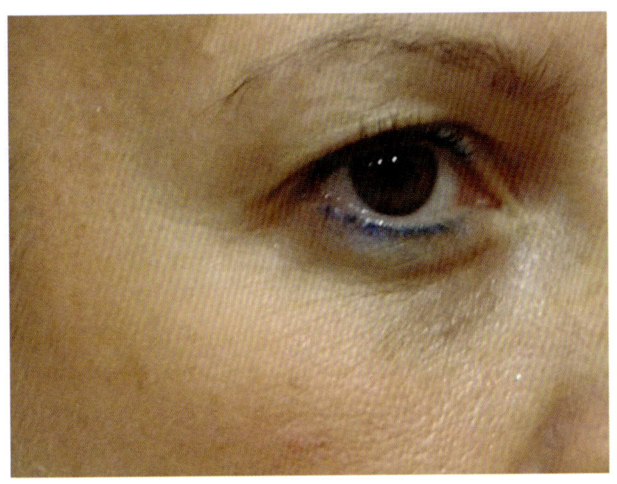

图 10.1 用 Nanofat 处理的黑眼圈图片（Courtesy of www.microfat.com）(Published by kind permission of © Mario Goisis 2018. All Rights Reserved)

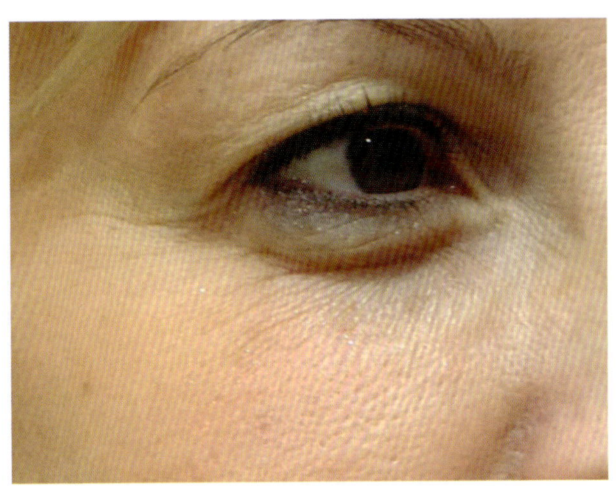

图 10.2 同一位患者在注射纳米脂肪 6 个月后（www.microfat.com）(Published by kind permission of © Mario Goisis 2018. All Rights Reserved)

最近报道，用 ASC-CM 治疗女性脱发（FPHL）是有效的。对 27 例 FPHL 患者应用 ASC-CM 治疗进行回顾性观察研究，作者使用微针使 ASC-CM 可以穿透皮肤，为了评估治疗效果，分析了患者的病历和毛发照片。ASC-CM 在治疗 12 周后，表现出改善 FPHL 的作用功效（Shin 等，2015），如毛发的厚度和密度显著增加，没有患者报告不良反应[15]。

Fukuoka 和 Suga 还报道了一种含有脂肪来源的干细胞条件培养基蛋白溶液的商业产品，在毛发修复中的作用。22 位脱发患者经皮内注射治疗[16]。这些患者每 3 ~ 5 周接受一次治疗，共进行 6 次，男女患者的头发均明显增多。

10.2 干细胞的来源

临床上，人间充质干细胞（hMSC）的两种最常用的来源是骨髓（hBMSC）和脂肪（hASC）。

De Ugarte 等研究表明，hBMSC 和 hASC 之间

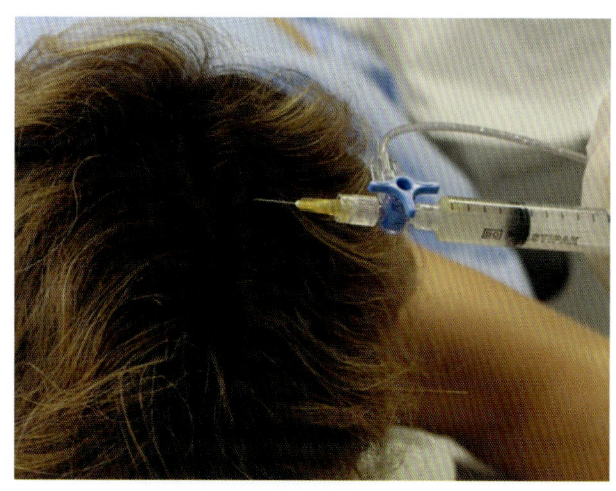

图 10.3 注入通过振动分离后的 ASC（Published by kind permission of © Mario Goisis 2018. All Rights Reserved）

的贴壁基质细胞产量、生长动力学、细胞衰老、多谱系分化能力和基因转导效率之间无显著差异。

骨髓提取是一种相对痛苦和有创的治疗方法。随着年龄的增长，通过骨髓穿刺获得的 hMSC 的数量和活力下降。

相反，hMSC 在脂肪中含量很高。hASC 即使是在老年患者中也保持了良好的活力和分化潜能，具有较低的衰老率和较高的增殖能力[17-18]。

10.2.1 干细胞与局部麻醉

据报道，利多卡因可能对 ASC 有负面影响。实际上，浓度为 0.03% 或以上的利多卡因对干细胞可能有毒性作用[19]。

Goldman 等在全身麻醉下在一个部位使用含利多卡因的标准肿胀液进行吸脂[20]。在对侧使用不含利多卡因的肿胀液进行吸脂。使用 5 mL 的脂肪抽吸物分离 SVF。培养 24 h 后计数贴壁的 ASC。

从肿胀液中去除利多卡因可显著减少脂肪抽吸物中的 SVF 和 ASC 凋亡[20]。因此，去除脂肪获取期间注射的利多卡因或其他麻醉剂非常重要。洗涤是一种有效的方法。同时，在注射干细胞时，应仅在所需的治疗区域外使用麻醉剂和 / 或使用局部神经阻滞，以避免干细胞与局部麻醉剂接触[19-21]。

10.2.1.1 干细胞和药物

最近，Bowen 对可能对 ASC 的治疗产生不利影响的药物和补剂进行了综述。特别是，非甾体抗炎药应在手术前至少 5 天停止使用，因为它们对愈合有负面影响。

由于皮质类固醇对再生有负面影响，因此应在注射类固醇后至少 8 周再进行手术。如有可能，在手术前应停止使用吸入类固醇。

3- 羟基 -3- 甲基 - 戊二酰辅酶 A（HMG-CoA）还原酶抑制剂（如阿托伐他汀 [Lipitor]）和质子泵抑制剂（如奥美拉唑）对体外干细胞生长可产生影响，特别是，HMG-CoA 还原酶抑制剂减少血管生成。对于正在服用或已经服用 HMG-CoA 还原酶抑制剂者，应考虑补充辅酶 Q-10[22]。

10.3 分离脂肪干细胞（ASC）的不同方案

10.3.1 酶消法

脂肪干细胞分离的大多数程序都使用胶原酶进行消化，然后在动物源性培养基中生长（表 10.1）。在这些方案中，对干细胞进行了大量操作（图 10.4）。根据现行良好操作规范（cGMP）指南[23]要求，符合“细胞生产”的要求，但很难进行广泛的操作，并且很难进行离体扩增。

表 10.1 标准分离方案

标准分离
吸出生理盐水和油
将 250 mL 脂肪在磷酸盐缓冲生理盐水（PBS）中洗涤 3 ~ 5 次，每次 5 min，丢弃下层液体相直至澄清
加入含 0.075 % 胶原酶的 PBS 中，并在 37 ℃的振荡器上消化 1 h
添加含有 10% 胎牛血清（FBS）的 Dulbecco 的改良 Eagle 培养基（DMEM）中和胶原酶
消后化的脂肪在 50 mL 管中以 1200 g 离心 10 min
在 160 mM 红细胞裂解液（氯化铵 -NH4 Cl）中重悬并孵育 10 min
以 1200 g 离心 10 min
用 PBS 洗涤细胞 2 次
重悬沉淀细胞，并用 100 μm 尼龙网过滤
耗时：3 ~ 27 h。材料：离心机、加热振荡器、NH4Cl、DMEM、FBS、PBS、100 μm 尼龙网

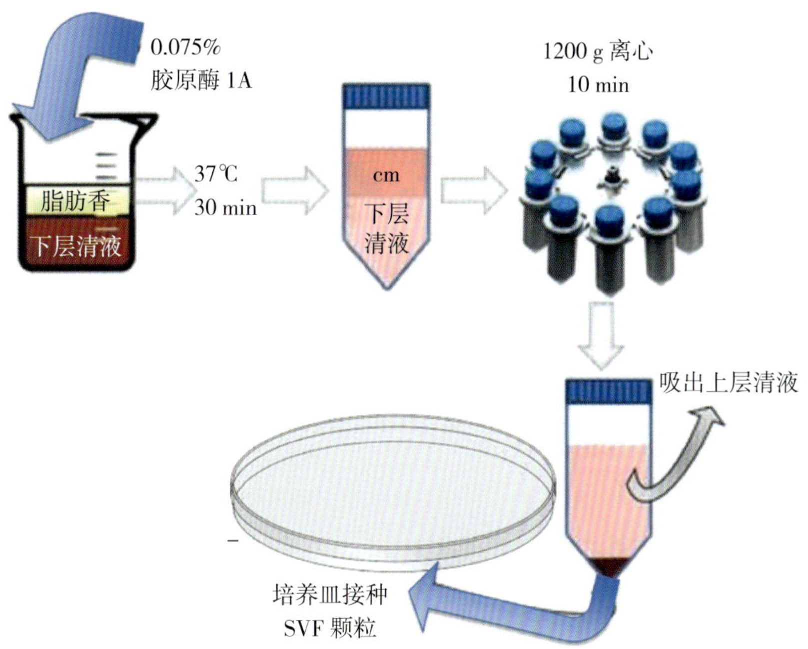

图 10.4 标准分离方案（Published by kind permission of © Mario Goisis 2018. All Rights Reserved）

此外，酶消化需要 3～27 h，并且仍需要动物源性试剂（胶原酶）。残留的胶原酶有潜在毒性，与严重的副反应（如过敏反应）风险有关，还可能造成皮肤溃疡、神经损伤以及肌腱或韧带损伤[23]。

此外，酶消化非常昂贵。每消化 100 g 脂肪组织所需胶原酶的价格约为 20 美元或 18 欧元，而其他相关材料（胎牛血清、DMEM 和 PBS）每次手术的成本约为 15 美元或 13 欧元。

10.3.2 使用振动筛进行机械分离

Raposio 等提出了一种从常规脂肪获取物中分离脂肪干细胞的新型有效策略[23]。整个过程大约需要 15 min，不使用胶原酶、血清或动物源性试剂。手术室配备的振动筛和离心机，均放置在层流式工作台上。分离过程在层流柜下逐步执行，从而将污染风险降到最低。

在 Raposio 等的工作中，使用连接 10 mL Luer-Lok 注射器的普通钝头套管，通过标准的吸脂术收集脂肪组织。每个注射器的内容物（约 10 mL）在层流柜下转移到 10 mL 塑料试管中。然后将试管以 6000 次振动 /min 的速度放置在振动振荡器中 6 min，立即以 1600 r/min 离心 6 min。在同一层流柜下，通过自动移液系统收集每根试管底部的颗粒，并将其倒入 10 mL Luer-Lok 注射器中。

Raposio 等的研究结果表明，与使用标准酶消法分离出的干细胞相比，该方法可使干细胞数量增加 12%。它不需要干细胞扩增或处理，因此不受 cGMP 指南施加的监管限制。

10.3.3 Microfat SVF 套盒：封闭系统中的机械分离

2016 年（伦敦 FACE 大会），Goisis 等提出了一种从脂肪中分离出脂肪来源的干细胞新型套装原型。

不使用胶原酶、血清或动物源性试剂。由于 Microfat SVF 套盒不需要干细胞扩增或处理，因此不受 cGMP 指南的监管限制。

用于获取脂肪的套管称为 Goisis 套管。在使用小套管获得的类似结果的基础上，使用 Goisis 套管获取的脂肪具有较高百分比的基质血管成分（使分离的 ASC 产量提高）。

特别是对 247 个样品进行的组织学检查表明，与使用单口套管采集的脂肪相比，使用 Goisis 套管采集的脂肪细胞与较高百分比的基质血管成分有关[24]。

手术室配有振动筛和离心机，两者均靠近患者放置。分离过程完全在封闭系统中操作，从而将污染风险降到最低（图 10.5～图 10.24）。在研究中由 Goisis 等提出 IMCAS 2019（Goisis 等比较方案，IMCAS 2019）Microfat SVF 套盒的作用并讨论了干细胞的活性。在收集后 72 h、7 天和 14 天测量 2 个不同样品的干细胞数量。第 1 个样品是用 Goisis 套管获取的微脂肪，并用 Goisis 系统处理，具有高水平的干细胞值（5600、6300、6500）。第 2 个样品是超滤，具有相当高水平的干细胞值（2478、3500、3900）。图 10.23 中展示了一些干细胞图像。用 Goisis 处理脂肪抽吸剂后培养的 ASC 的光学显微镜图像。间充质干细胞的特征是丰富的细胞质和中心核。培养 7 天后，细胞在培养瓶中完全融合。图 10.23b 显示培养 7 天的间充质干细胞扫描电子显微镜检查结果，其中图 A 较低的放大倍数表明了细胞的融合状态，其中图 B 显示放大的细胞和从细胞突出的非常长的胞质分支。图 10.23c 为同时标记 SEEA3 和 CD105 的间充质干细胞共聚焦显

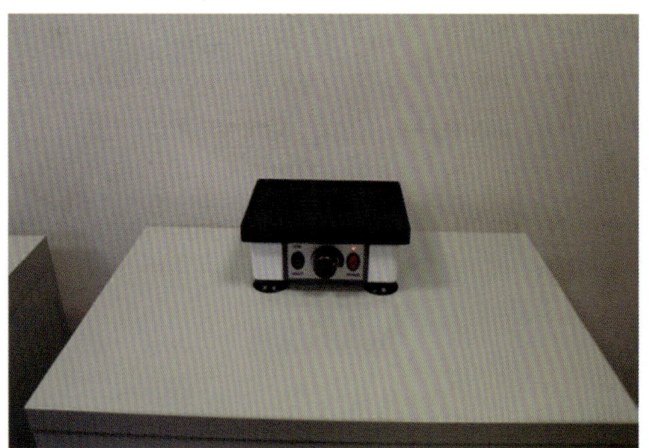

图 10.5 将振动筛放在手术台上（Published by kind permission of © Mario Goisis 2018. All Rights Reserved）

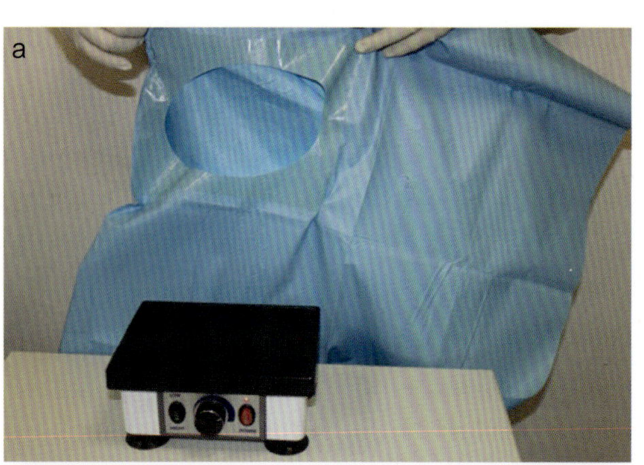

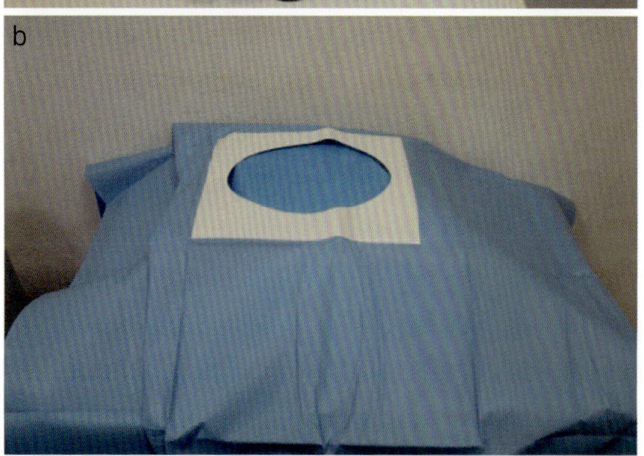

图 10.6 a、b. 振动器上覆盖有双胶布（Deltamed, Italy www.microfat.com）。悬垂物的一侧附接到振动平面（Published by kind permission of © Mario Goisis 2018. All Rights Reserved）

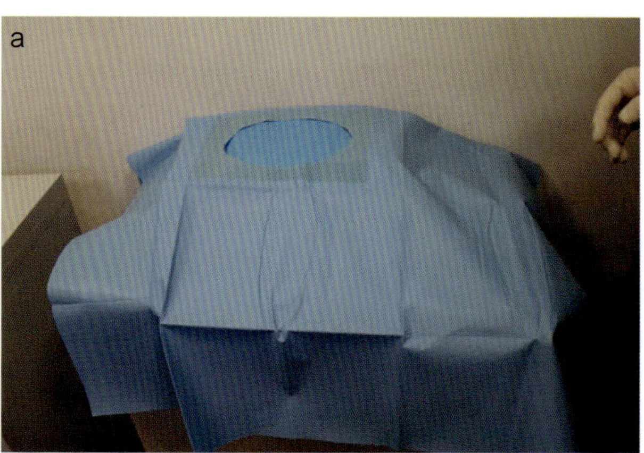

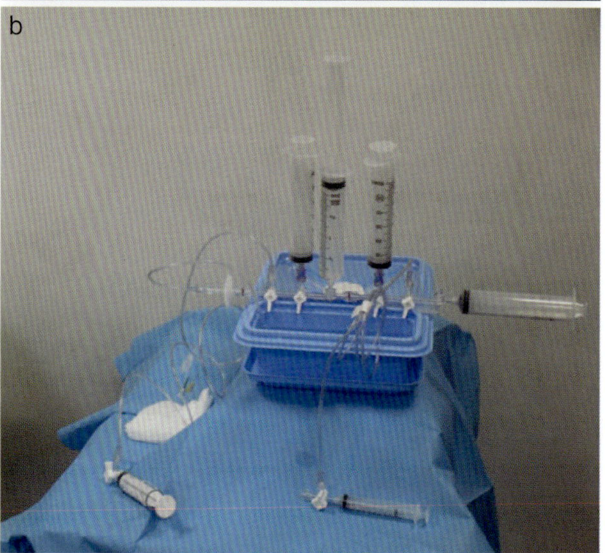

图 10.7 a、b. 盖布的上侧连接到微脂套盒（www.microfat.com）（Published by kind permission of © Mario Goisis 2018. All Rights Reserved）

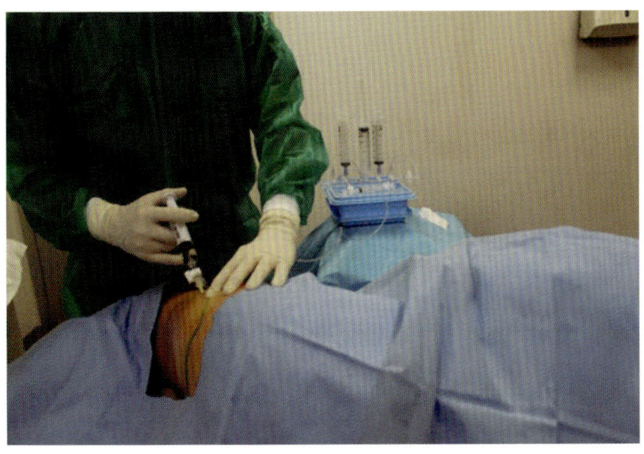

图 10.8 使用 Microfat SVF 套盒进行局部渗透麻醉（Published by kind permission of © Mario Goisis 2018. All Rights Reserved）

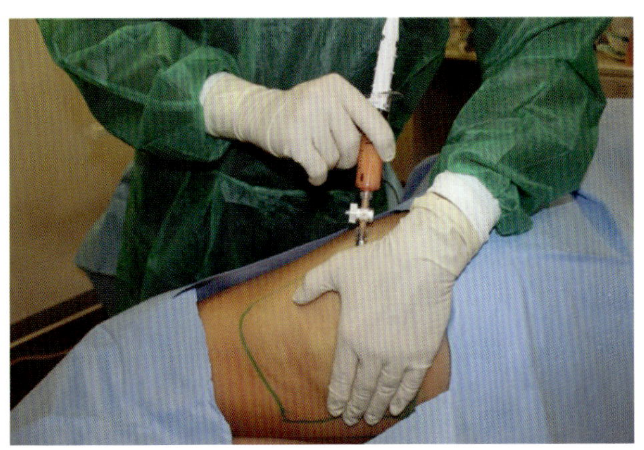

图 10.9 使用 Goisis 套管获取 20 mL 的脂肪（Published by kind permission of © Mario Goisis 2018. All Rights Reserved）

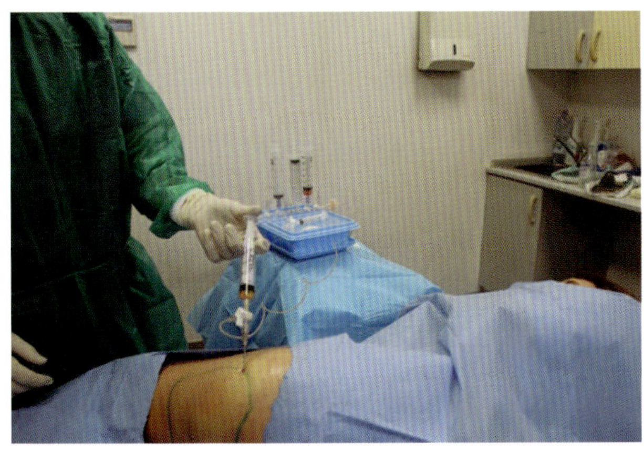

图 10.10 将脂肪以密封的方式转移到套盒中（Published by kind permission of © Mario Goisis 2018. All Rights Reserved）

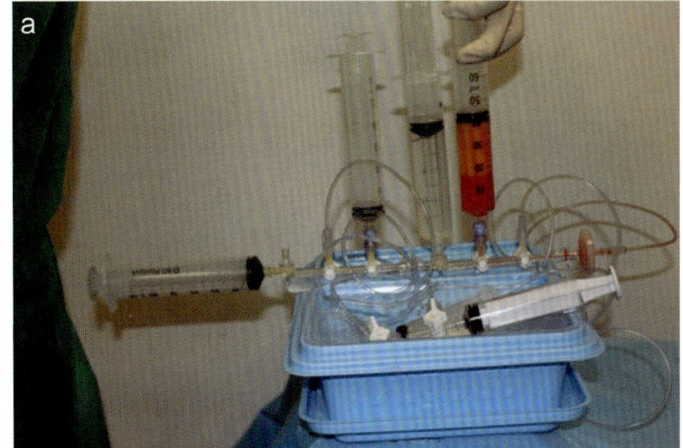

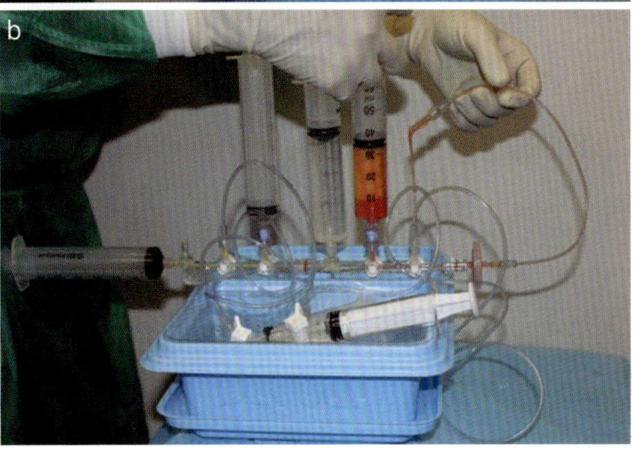

图 10.11 a、b. 通过过滤从注射器中去除血细胞和 Klein 溶液（Published by kind permission of © Mario Goisis 2018. All Rights Reserved）

微镜观察结果。这两种标志物的表达可以用来鉴定出特征性间充质干细胞亚群。细胞多能性能够在不同的成体细胞中分化。图 10.23c 中的图 A 显示了 35 岁患者的亚群，而图 B 显示了 28 岁患者的亚群。在较年轻的患者中，两种标志物的表达较高，因此细胞多能性高于老年患者。图 10.23d 显示了多能间充质干细胞的成脂诱导。这些细胞能够分化成不同类型的成熟成体细胞，与其他多能干细胞相比，它们具有在更短时间内分化为成熟脂肪细胞的能力。

10.3.4 PRL® 富血小板脂肪移植

PRL®（富血小板细胞辅助脂肪移植术）方法是在不同手术中使用富含富血小板血浆（PRP）和基质血管成分（SVF）的脂肪组织。

PRL® 系统包括 3 个设备：

- Fastkit SVF 分离系统，用于隔离 SVF。
- 制备 PRP 的 C.Punt 系统。

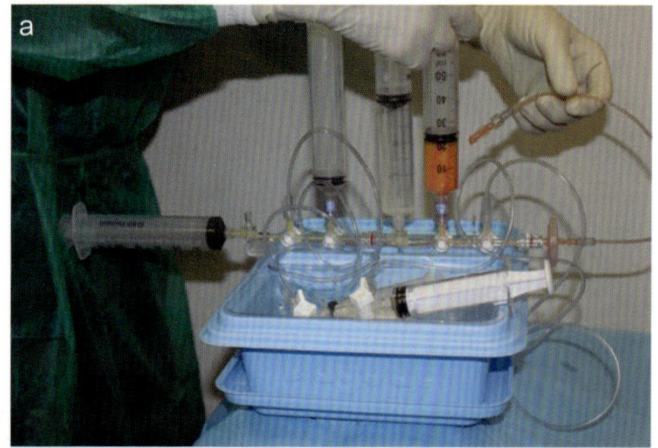

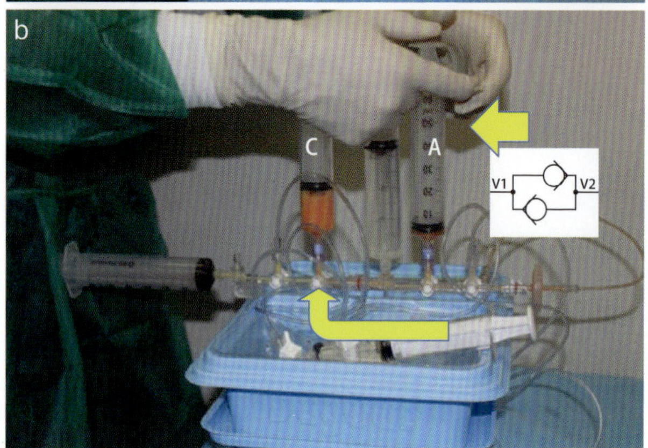

图 10.12 a、b. 因为脂肪和 SVF 无法通过过滤器，所以注射器 A 中的压力增加。在水压达到 1.5 m 水柱时，系统中包含的止回阀会自动开启。这样，在不打开旋塞的情况下，注射器 A 的内容物会自动转移到注射器 C 中（黄色箭头）(Published by kind permission of © Mario Goisis 2018. All Rights Reserved)

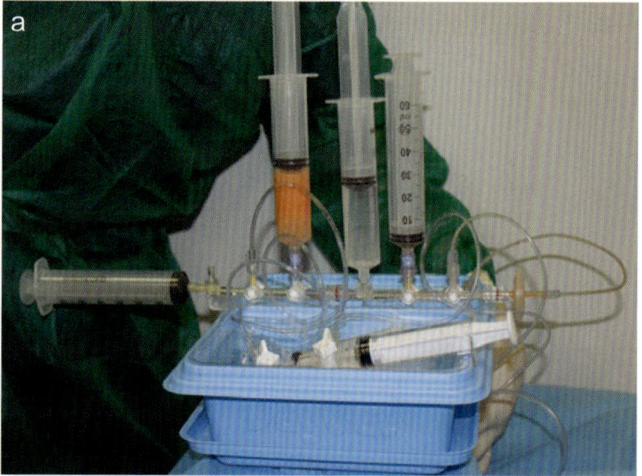

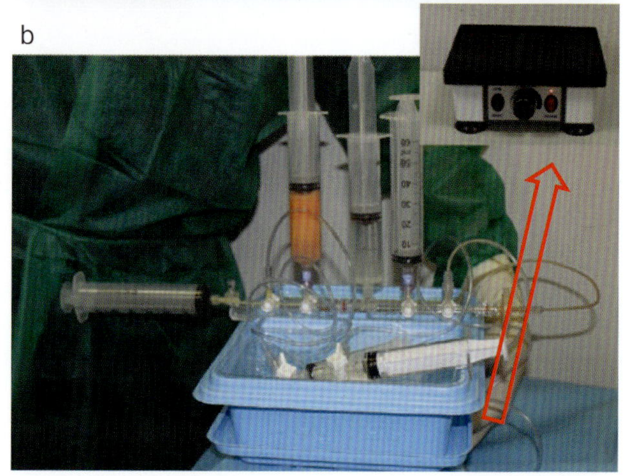

图 10.13 a、b. 然后在 6000 次 /min 的振动频率下振动 6 min (Published by kind permission of © Mario Goisis 2018. All Rights Reserved)

· 混合系统。

Fastkit 系统是一种基于 SVF 选择性过滤和离心分离的装置（图 10.25 ~ 图 10.30）

10.3.5 Lipogems 系统

Lipogems 系统（Lipogems International SRL, Milan, Italy）是一种非酶装置，用于获得高度富含周细胞样元素的脂肪组织衍生物。它是一次性设备，可逐渐减小脂肪组织簇的大小（从直径为 1 ~ 3.5 mm 的簇到 0.2 ~ 0.8 mm 的簇），同时消除了油和红细胞。标准的 225 mL Lipogems 系统可处理 100 ~ 130 mL 的脂肪抽吸物，从而获得 60 ~ 100 mL 的最终组织产品。该产品是一种脂肪组织衍生物，具有可注射的最小操作系统。它不需要干细胞扩增或处理，因此不受 cGMP 指南的监管限制。脂肪衍生产品的组织学表现为微碎片化和受损的脂肪组织（图 10.31）。

Tremolada 等研究表明与未加工的脂肪抽吸物相比，Lipogems 系统中成熟的周细胞和 hMSC 的百分比显著增加，而造血成分的含量更低。

尽管如此，Lipogems 系统需要归类为用于获取、加工和再注入人类脂肪的系统。实际上，Lipogems 系统不能分离干细胞。最终产品（Lipogem 系统）包含与干细胞混合的成熟脂肪细胞 [1]（图 10.32）。

10.3.6 纳米脂肪：Tonnard 技术

在 2013 年，Tonnard 等发表了一项创新技术。将获取的脂肪机械乳化并过滤，直到获得液体悬浮液。Tonnard 称其为“Nanofat（纳米脂肪）”[25]。

具体通过在两个 10 mL 注射器之间推动脂肪，通过 Luer-Lok 连接器进行耦合，实现脂肪的乳化。

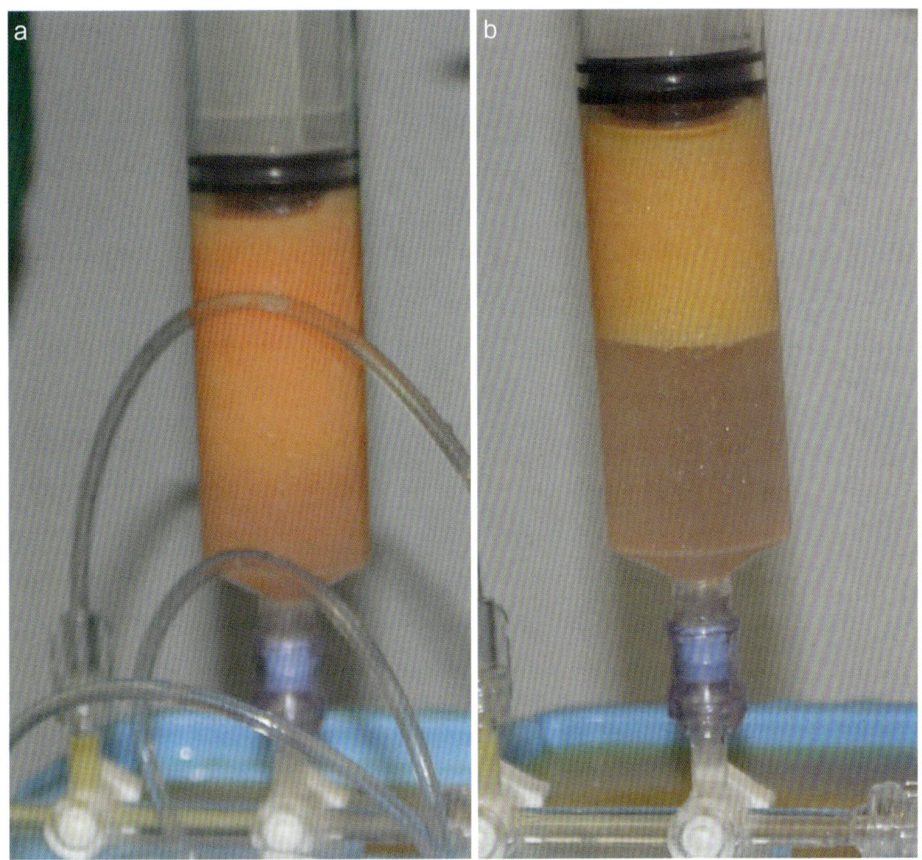

图 10.14 a、b. 脂肪和液体振动分离前和振动分离后（Published by kind permission of © Mario Goisis 2018. All Rights Reserved）

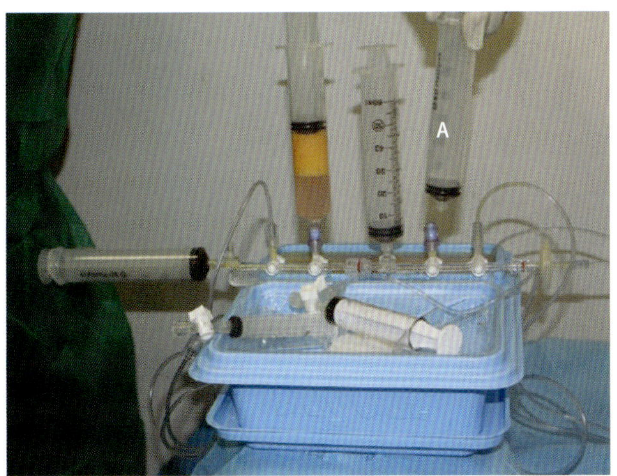

图 10.15 取出空的注射器 A（Published by kind permission of © Mario Goisis 2018. All Rights Reserved）

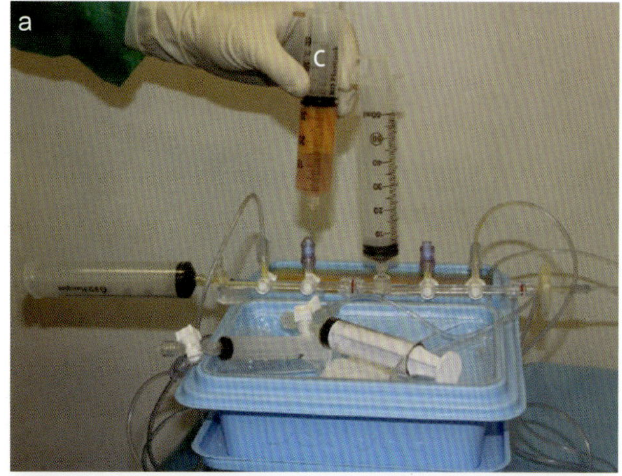

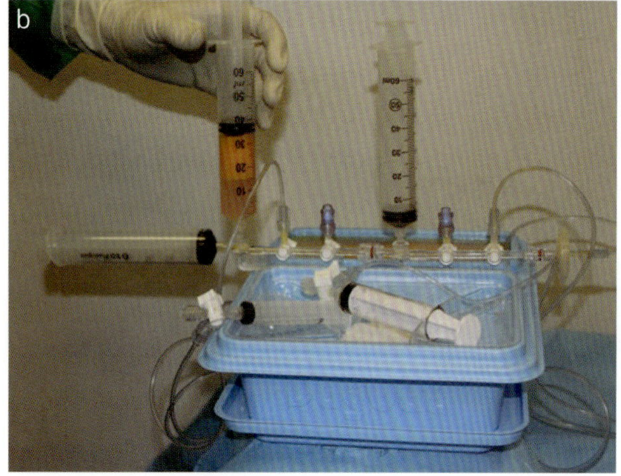

图 10.16　a、b. 改变注射器 C 的位置（Published by kind permission of © Mario Goisis 2018. All Rights Reserved）

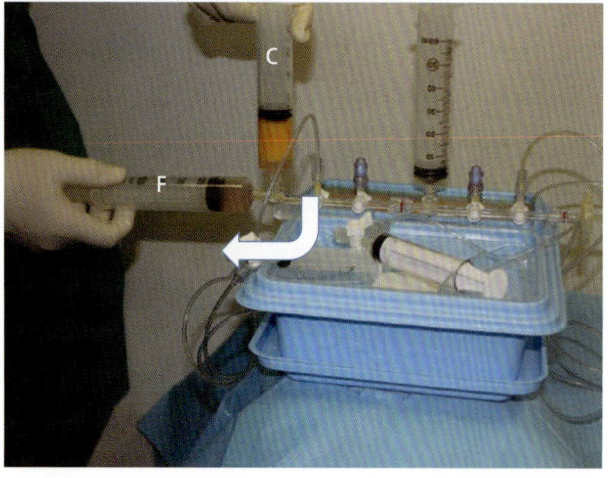

图 10.17　通过单向阀，将注射器 C 下方内容物转移到注射器 F 中。注射器 F 中包含 SVF、干细胞和生理盐水（Published by kind permission of © Mario Goisis 2018. All Rights Reserved）

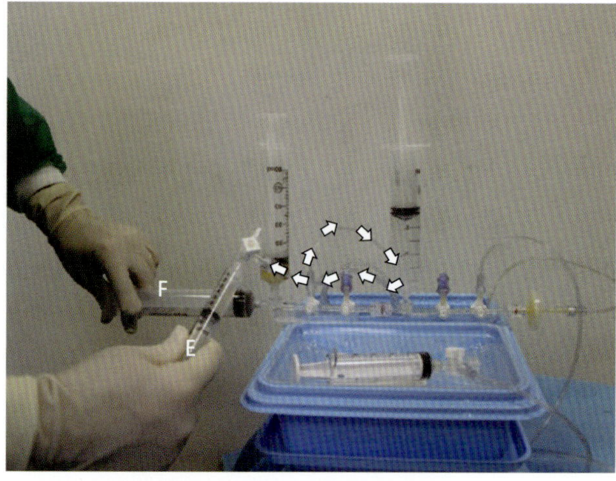

图 10.18　注射器 E 的活塞打开。这样，注射器 E 连接到系统中。通过单向阀，注射器 F 的内含物仅转移到注射器 E 中（Published by kind permission of © Mario Goisis 2018. All Rights Reserved）

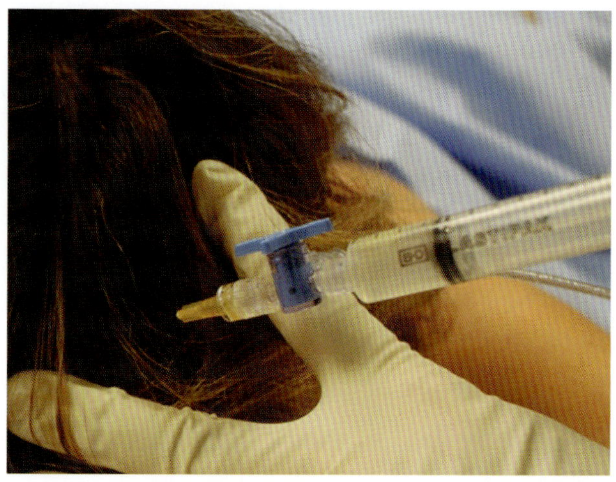

图 10.19　将 SVF 和干细胞注射到受区（Published by kind permission of © Mario Goisis 2018. All Rights Reserved）

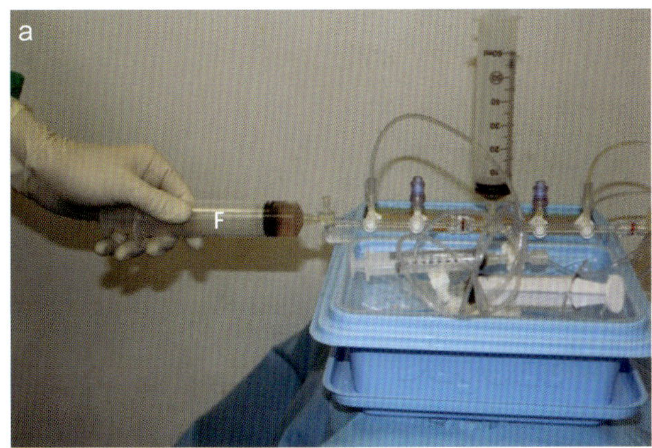

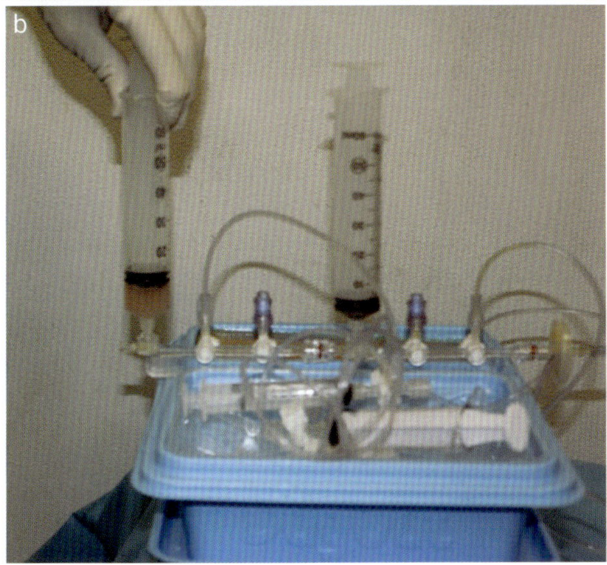

图 10.20 a、b. 另一方式是使用 SVF 和干细胞来使脂肪富集。在这种情况下，改变注射器 F 的位置（Published by kind permission of © Mario Goisis 2018. All Rights Reserved）

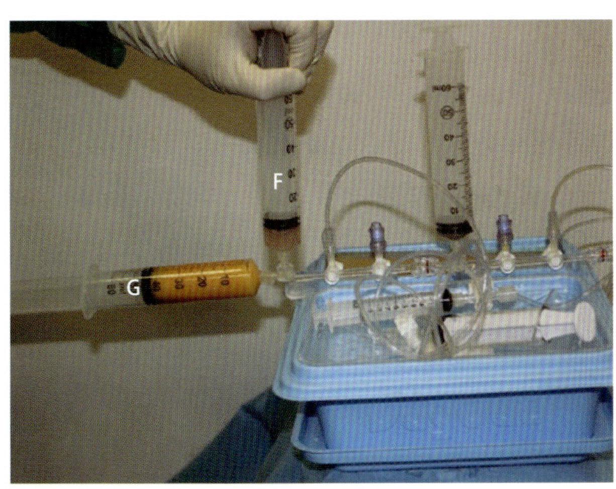

图 10.21 装有微脂（G 针）的注射器连接到系统。借助单向阀，注射器 F 的内含物仅转移到注射器 G 中。注射器 F 包含 SVF、干细胞和生理盐水（Published by kind permission of © Mario Goisis 2018. All Rights Reserved）

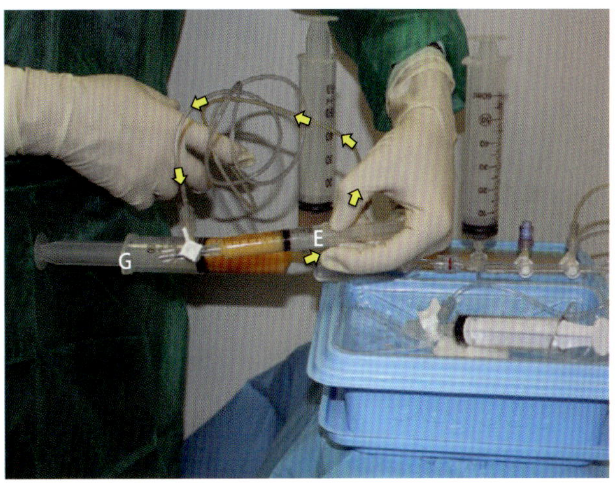

图 10.22 注射器 E 的活塞打开，以这种方式，注射器 E 连接到系统。借助单向阀，富含干细胞的脂肪被转移到注射器 E 中（Published by kind permission of © Mario Goisis 2018. All Rights Reserved）

推动 30 次后，脂肪变成液体并呈现发白的外观（图 10.33）。实际上，脂肪被分解成乳液。乳化后，将脂肪液通过孔径为 0.5 mm 的无菌尼龙布过滤（图 10.34）。过滤是为了清除结缔组织的残留物，这些残留物会在注射过程中阻塞细针头（图 10.35、10.36）。

组织学和活力评估表明，纳米脂肪已经失去了脂肪组织的正常结构。脂肪细胞被破坏并且被油性乳剂代替。但是，分离和培养表明纳米脂肪样品中仍然存在大量优质的间充质干细胞。

Tonnard 认为纳米脂肪是体内组织工程技术。实际上，纳米脂肪的主要作用源于其干细胞活性。

在纳米脂肪中，基质血管成分未纯化，但与油和死亡的脂肪细胞部分混合。根据 Tonnard 的观点，在注射前从纳米脂肪中分离基质血管成分将是复杂、耗时和昂贵的。此外，已知凋亡细胞吸引巨噬细胞分泌炎性因子，并在受损组织的再生中起重要作用。因此，注射碎裂的脂肪细胞可能在干细胞分化和组织再生中起作用（图 10.37）。

10.3.7 纳米脂肪：Planas 技术

Planas 纳米脂肪技术的主要目的是避免在空气中暴露。

因此，根据经验，Planas 没有采取 Tonnard 等最初描述的通过尼龙布过滤脂肪的方法，试图将整个过程保持在闭环系统中，以减少组织的感染和

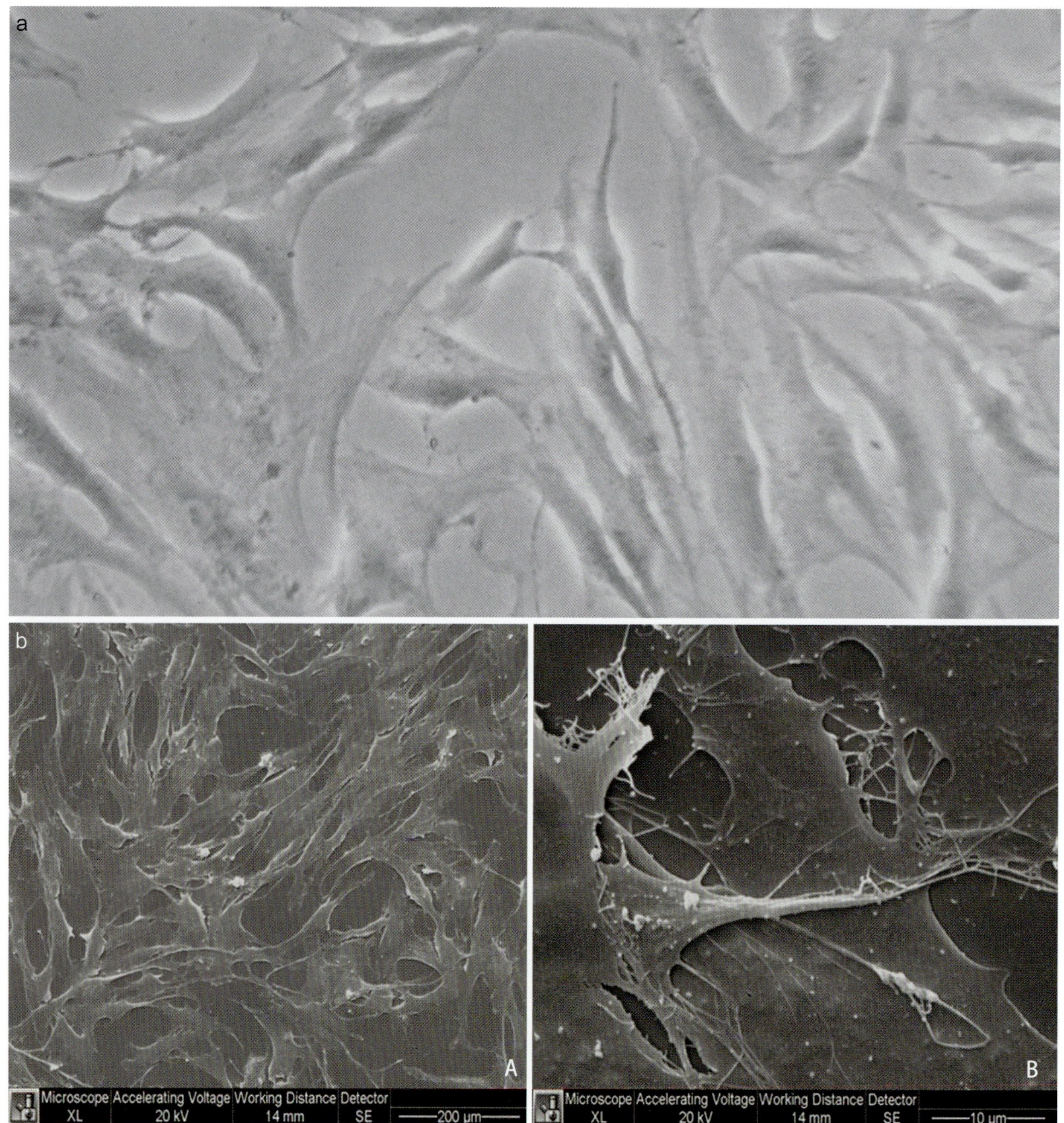

图 10.23 a. Goisis 处理脂肪抽吸剂后培养的 ASC 的光学显微镜图像。间充质干细胞的特征是丰富的细胞质和中心核。培养 7 天后，细胞在培养瓶中完全融合。b. 培养 7 天的间充质干细胞的扫描电子显微镜观察图像。图 A 中较低的放大倍数证明了细胞的融合状态。图 B 显示细胞放大和从细胞突出的非常长的细胞质分支。c. 同时表达 SEEA3 和 CD105 标记的间充质干细胞的共聚焦显微镜检查。这两种标志物的表达可以鉴定以多能性为特征并能够在不同成体细胞中分化的间充质干细胞亚群。图 A 显示了 35 岁患者的亚群，而图 B 显示了 28 岁患者的亚群。在较年轻的患者中，两种标志物的表达较高，因此细胞多能性高于老年患者。d. 多能间充质干细胞的成脂诱导。这些细胞能够分化成不同类型的成熟和成体细胞，与其他多能干细胞相比，它们具有在较短时间内分化成成熟脂肪细胞的能力

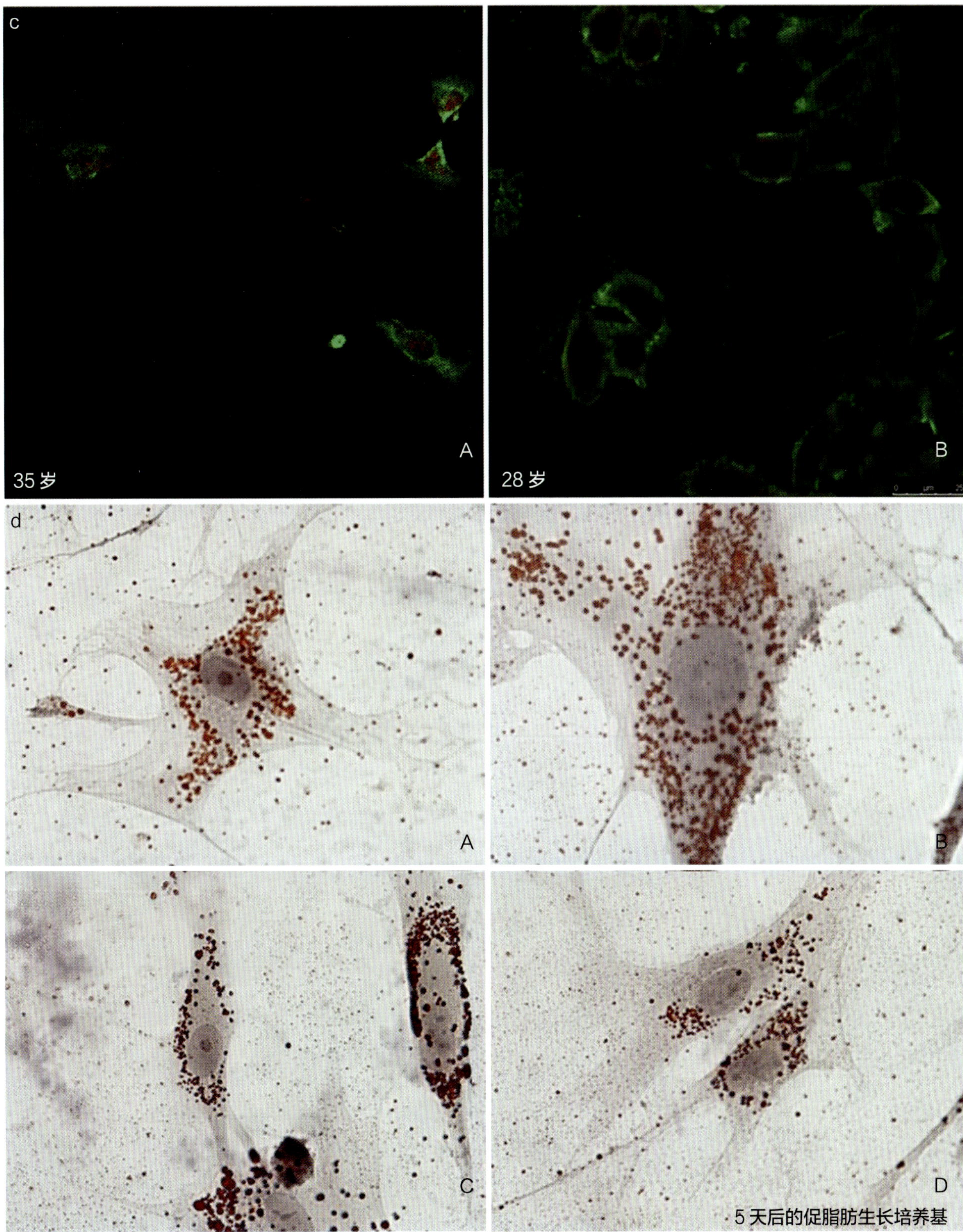

图 10.23 （续）

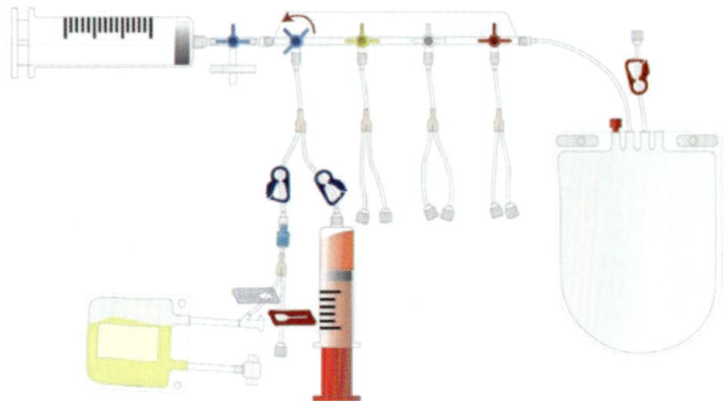

图 10.24　PRL® 系统（Published by kind permission of © Mario Goisis 2018. All Rights Reserved）

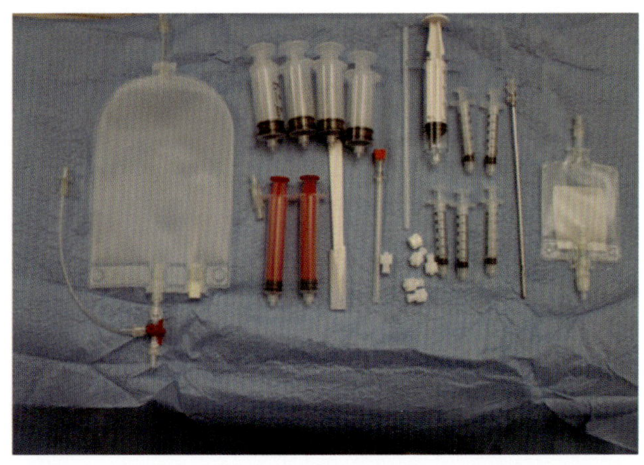

图 10.25　Fastkit 系统（Published by kind permission of © Mario Goisis 2018. All Rights Reserved）

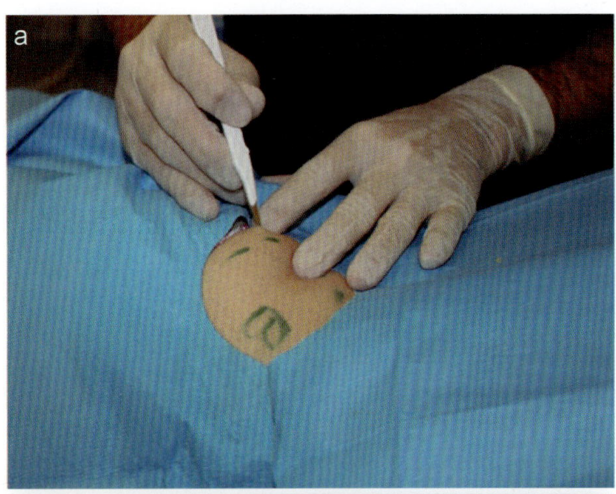

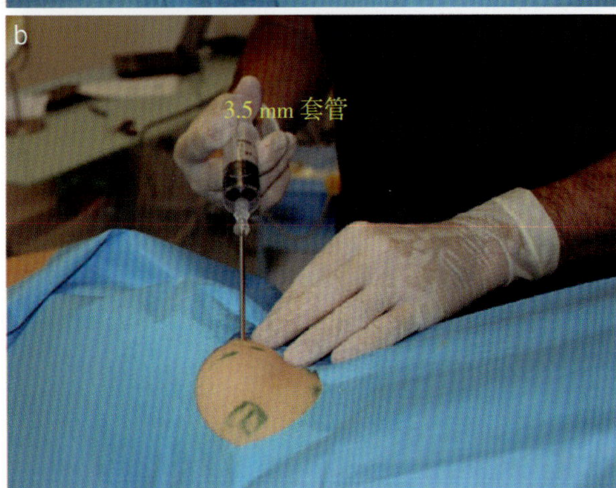

图 10.26　a、b. 使用 3.5 mm 套管进行吸脂（Published by kind permission of © Mario Goisis 2018. All Rights Reserved）

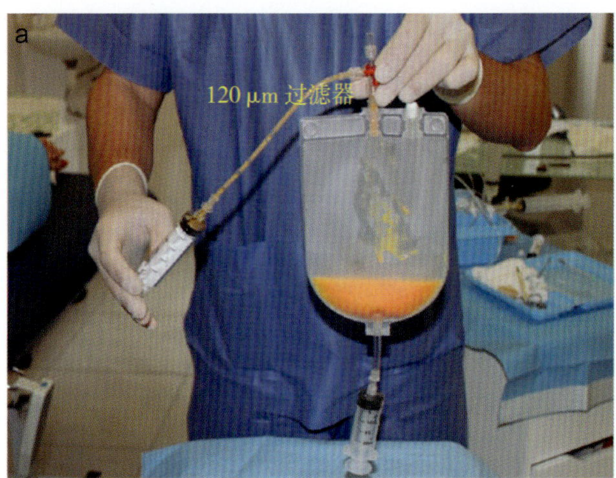

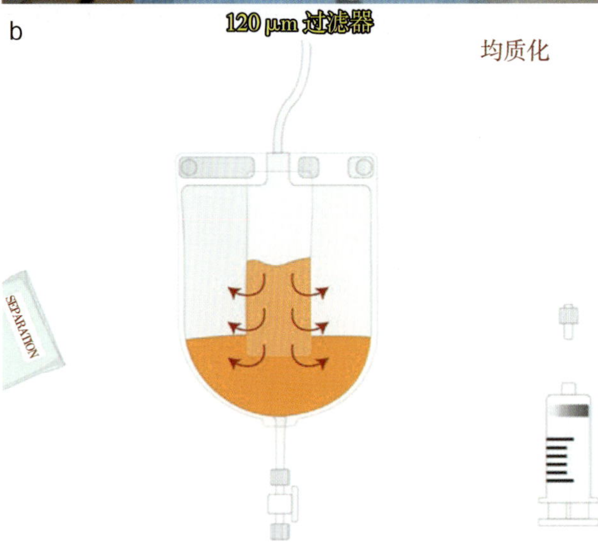

图 10.27　a、b. 使用 120 μm 过滤器进行第 1 次过滤（Published by kind permission of © Mario Goisis 2018. All Rights Reserved）

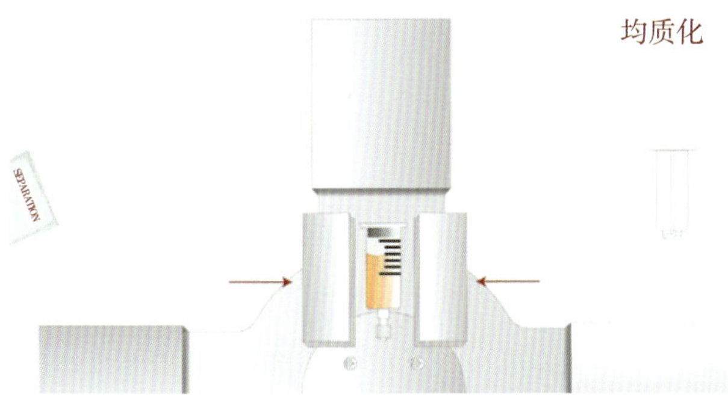

图 10.28 离心 10 min（Published by kind permission of © Mario Goisis 2018. All Rights Reserved）

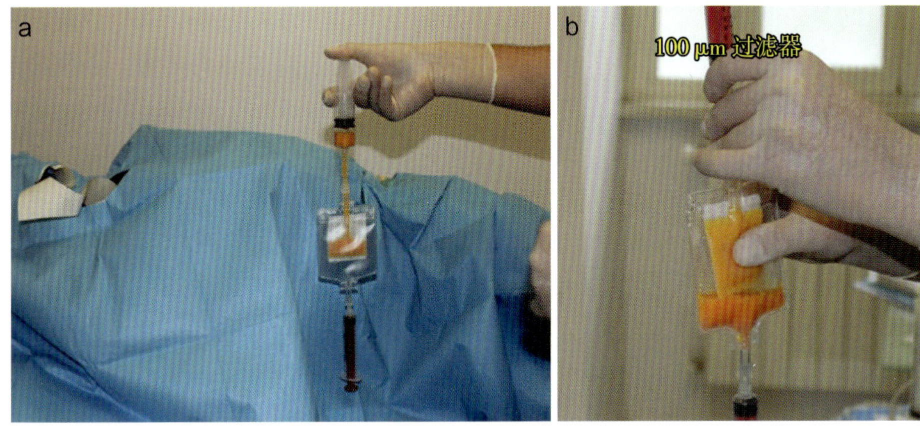

图 10.29 a、b. 通过机械分离 SVF 进行第 2 次过滤（Published by kind permission of © Mario Goisis 2018. All Rights Reserved）

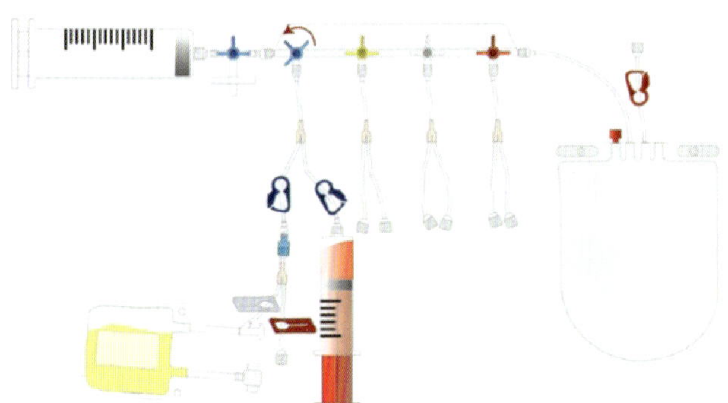

图 10.30 SVF、脂肪和 PRP 在密闭系统中混合（Published by kind permission of © Mario Goisis 2018. All Rights Reserved）

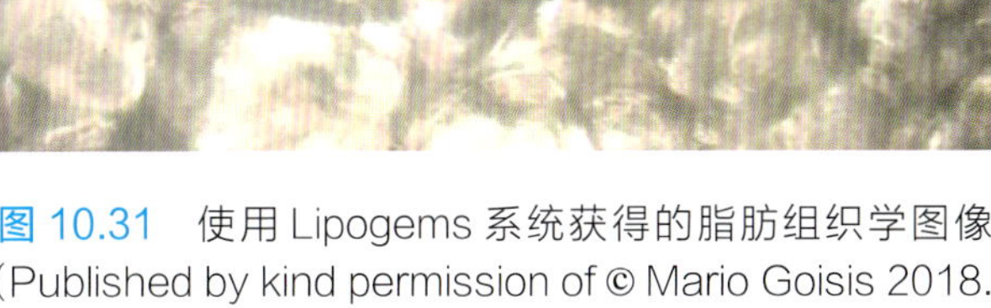

图 10.31 使用 Lipogems 系统获得的脂肪组织学图像（Published by kind permission of © Mario Goisis 2018. All Rights Reserved）

氧化。

由于未使用尼龙布，因此首先使用 25-GA 锐针针头进行注射，该针头比 Tonnard 等使用的针头稍粗。25-GA 针用作那些未乳化颗粒的机械过滤器，特别是在结缔组织中的颗粒。有时在手术过程中由于被结缔组织阻塞而需要多次更换针头。

当然，使用更大直径的针头会增加治疗后瘀斑。

一项创新是引入了 Nanofat 套盒（Nanofat Planas 套盒），允许人们通过完全封闭的系统进行脂肪乳化和过滤。

该设备包括两个分别连接到三通设备的 10 mL 注射器，一个内含 120 μm 的过滤器的 10 mL 收集袋和另一个用于纳米脂肪的 10 mL 收集注射器（图 10.38）。

为了防止产品结块或堵塞，并保持干细胞的完

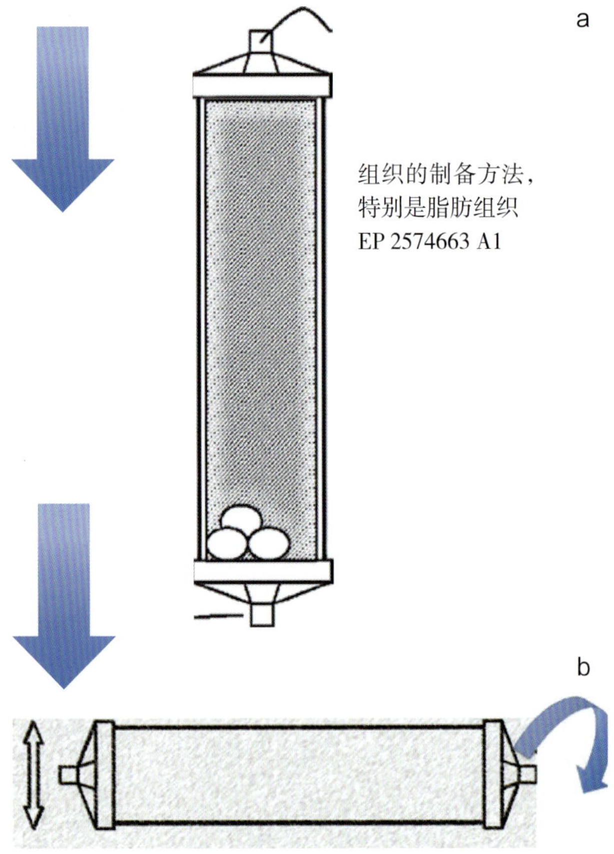

图 10.32 a、b. Lipogems 系统的图示（Published by kind permission of © Mario Goisis 2018. All Rights Reserved）

整性，由于小孔会损坏待收集的细胞产品，因此最佳选择是网孔为 120 μm 的尼龙网过滤器。

使用该装置，通过两个注射器之间的三通接头将脂肪移动 30 次，即可进行脂肪乳化。完成此操作后，将连接器旋转并将注射器中的内容物送入收集袋，在收集袋中过滤残留的颗粒，随后将直接通过 10 mL 收集注射器吸出（图 10.38 ~ 图 10.41）。

通过 Luer-Lok 母对母连接器，将纳米脂肪转移到 1 mL 的 Luer-Lok 注射器中，然后使用 27-30-GA 针进行注射（图 10.42、图 10.43）。

10.3.8 纳米脂肪干细胞分析

乳化的脂肪样品被送往位于西班牙巴塞罗那的 Vall d'Hebron 研究所的干细胞和癌症实验室进行组织分析。使用流式细胞仪检测 CD34 + 细胞的活性。另外，使用相差显微镜检查来显示破坏的脂肪组织和凋亡细胞（图 10.44、10.45）。

使用荧光显微镜，Tonnard 等证明了乳化脂肪样品中可以检测到非活性的脂肪细胞和非正常的脂肪组织结构[25]。但是，当这种乳液通过磁性细胞分选仪进行 CD34 + 细胞选择时，获得的产品中每 100 mL 脂肪抽吸液中含有高达 100 000 个 CD34 + 细胞。磁性细胞分选能够以优异的生产率和纯度快速分离所需细胞，并保留细胞功能。然而，仅靠分选细胞的纯度并不足以发挥性能，而且在最初的脂肪产品中所含的几乎所有干细胞的回收率都是非常理想的。

为了克服与磁性细胞分离后干细胞计数的产量和 / 或回收率相关的限制，我们使用声波聚焦流式细胞仪对 CD34 + 绝对细胞数进行了直接免疫荧光测定。在我们的研究中，来自乳化脂肪的细胞同时用 PE-CD34 和 FITC-CD45 抗体以及 Vybrant®DyeCycle ™紫罗兰（DCV）进行染色，该染料可以穿透细胞核而无须细胞固定，并且与许多活细胞应用兼容。简而言之，将乳化的脂肪通过 52 μm 尼龙网过滤，并收集流出物以进行流式细胞仪分析。将纳米脂肪等份试样（100 μL）用 PE-CD34、FITC-CD45 和 DCV 在室温下避光染色 20 min。

10.3.9 流式细胞仪测量

所有细胞测量均使用 Attune® 声波聚焦细胞仪（Life Technologies，Carlsbad，CA）进行测量。纳米脂肪样品同时用 PE-CD34、PE-CD133、FITC-CD45 和 DCV 染色。

所使用的过滤器由 555 DLP、BP 530/30（FITC）、620 DLP、574/26（PE）组成。当至少收集了 10 000 个实时 DCV + 细胞时，停止采集。FITC、PE 和 DCV 荧光按对数比例采集。

10.4 结果

10.4.1 干细胞分析

在乳化脂肪中检测到 CD34 + 细胞（占总 DCV 细胞的 50% 以上；图 10.46a），并且将近一半的 CD34 + 细胞共表达 CD45（43.22%；图 10.46b），表明它们是造血细胞。纳米脂肪样本中 CD34 + 细胞富集，表明脂肪组织可能构成 CD34 + 造血干细

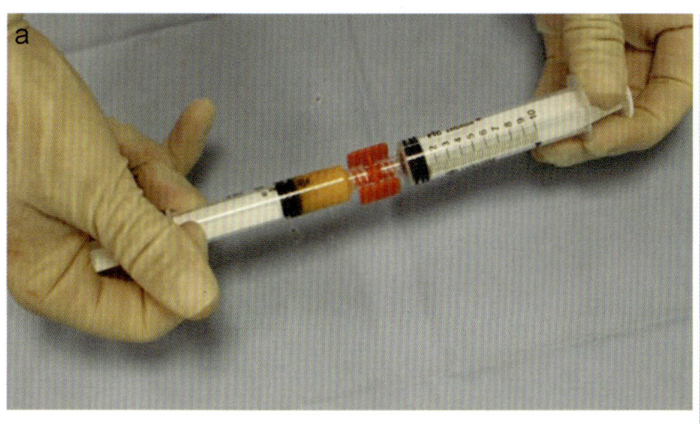

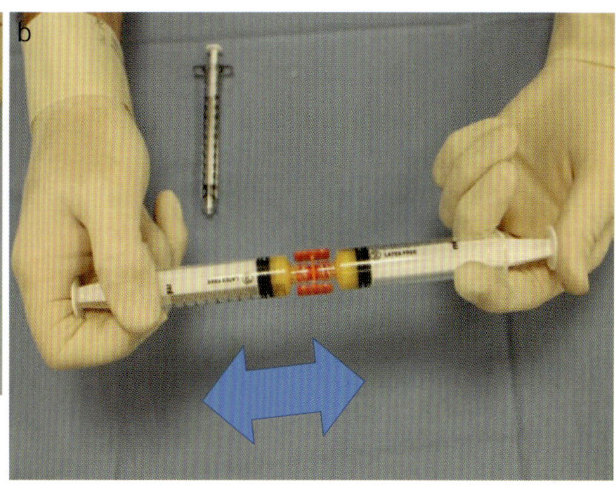

图 10.33 a、b. 通过在两个 10 mL 注射器之间推动脂肪来实现脂肪的乳化（Published by kind permission of © Mario Goisis 2018. All Rights Reserved）

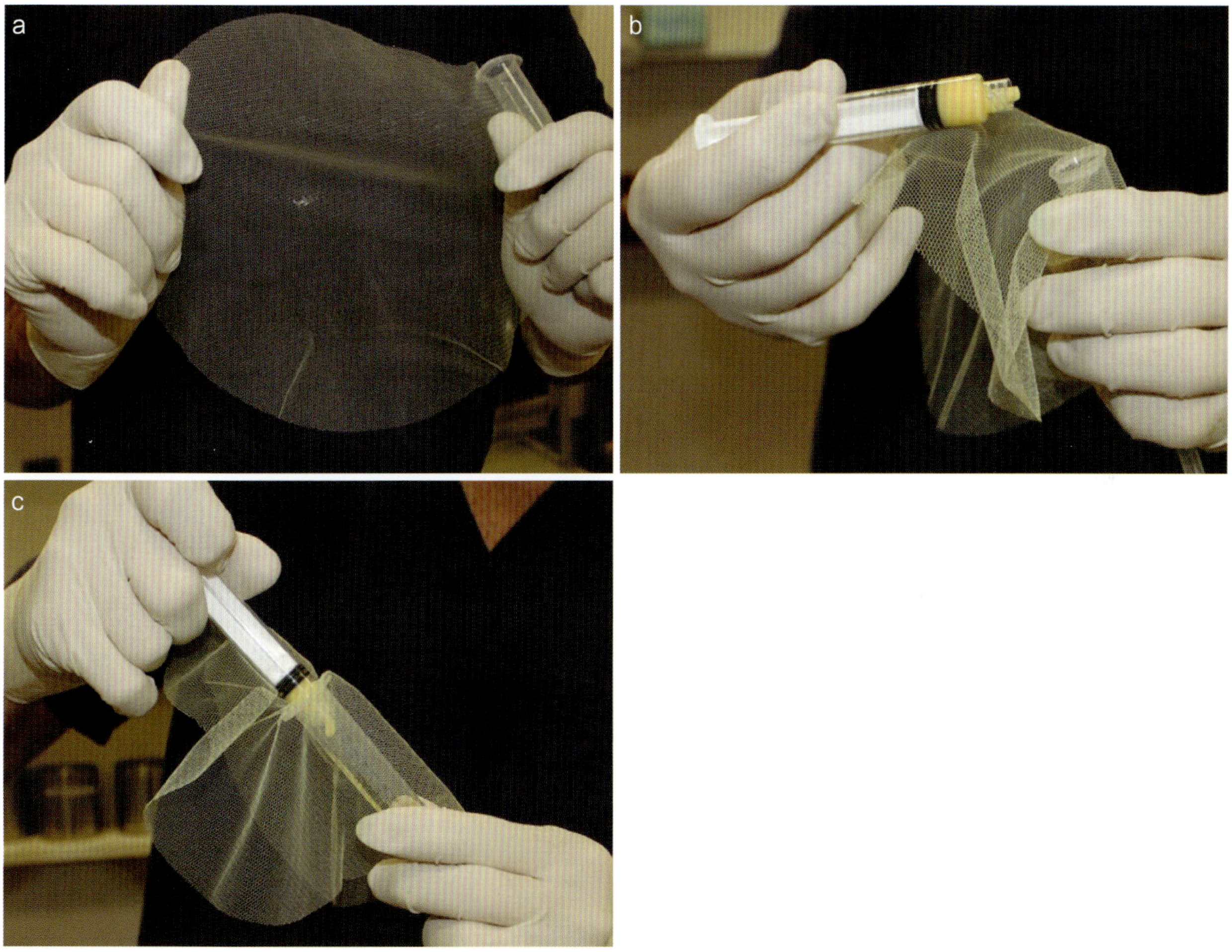

图 10.34 a ~ c. 乳化后，脂肪液通过孔径为 0.5 mm 的无菌尼龙布过滤（Published by kind permission of © Mario Goisis 2018. All Rights Reserved）

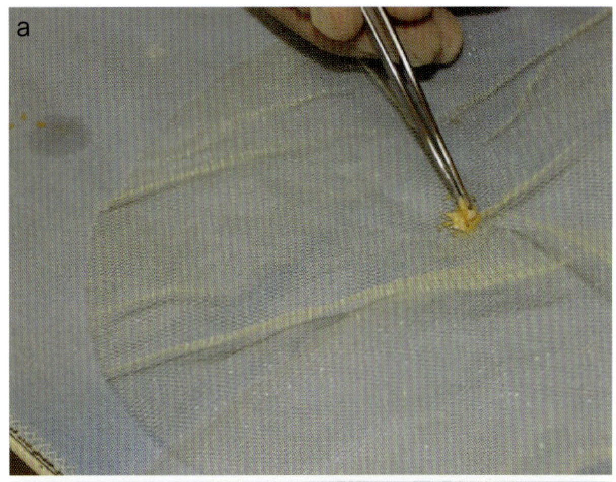

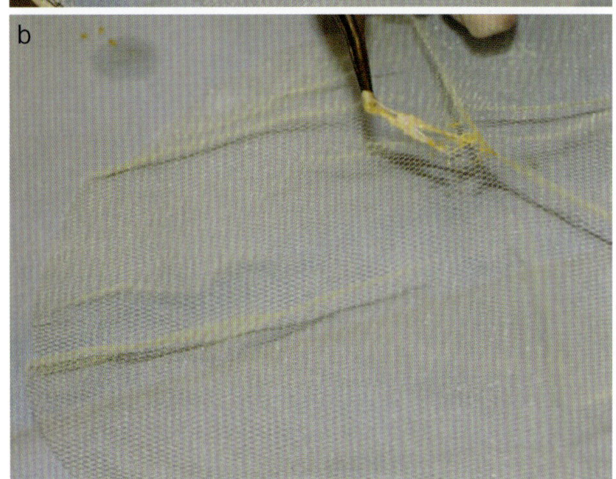

图 10.35 a、b. 过滤去除结缔组织残留物，这些残留物会在注射过程中阻塞细针，残留物如图所示（Published by kind permission of © Mario Goisis 2018. All Rights Reserved）

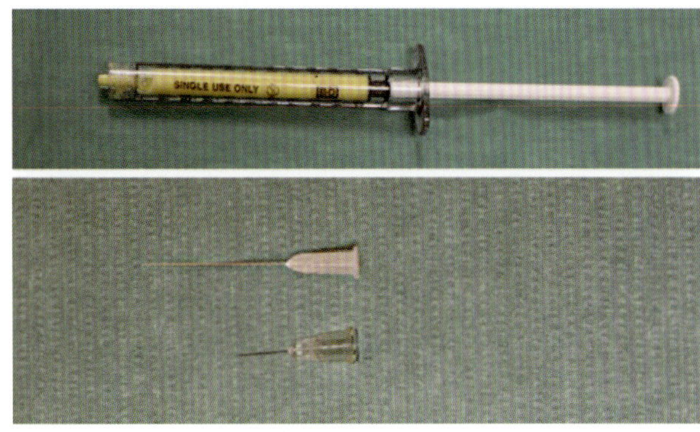

图 10.36 使用 27G 针头注射 Nanofat（Published by kind permission of © Mario Goisis 2018. All Rights Reserved）

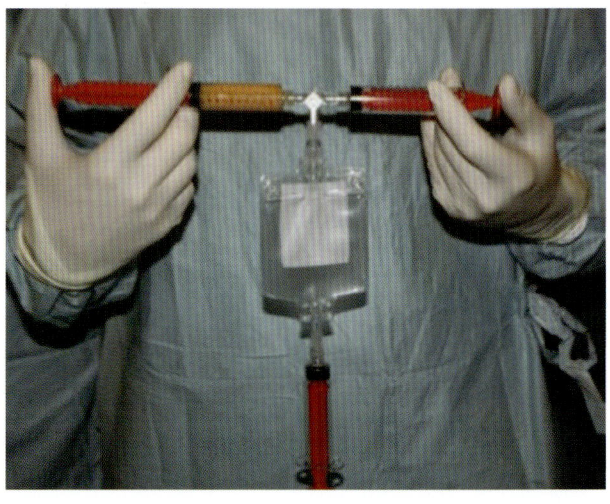

图 10.37 使用此设备，我们可以实现脂肪乳化过程，将脂肪从一个注射器推注至另一个注射器 30 次

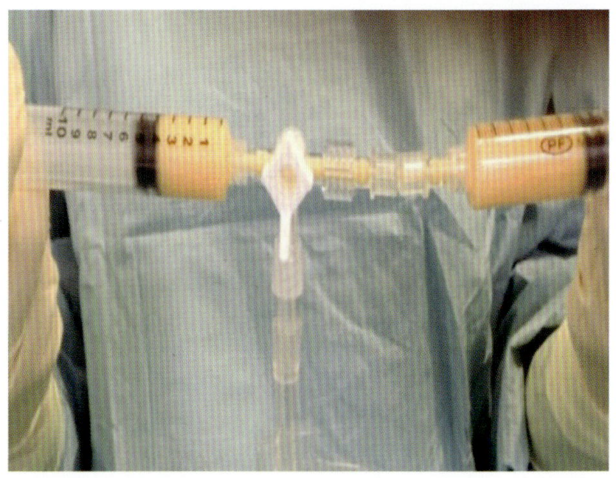

图 10.38 使用此设备，我们可以进行脂肪乳化，将脂肪从一个注射器转移到另一个注射器 30 次

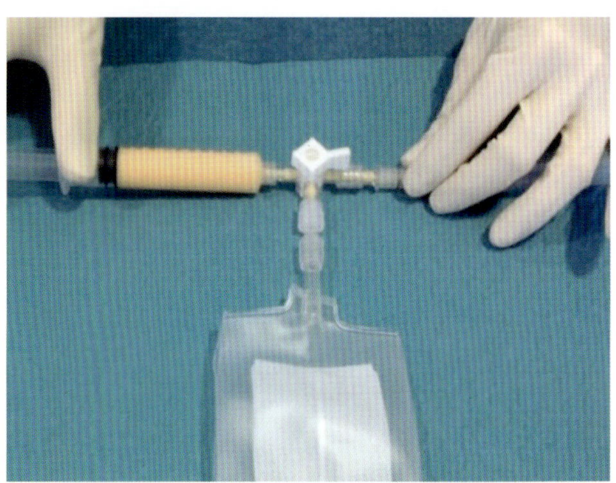

图 10.39 打开连接器，将注射器中的物品送入收集袋，在收集袋中过滤掉残留的颗粒

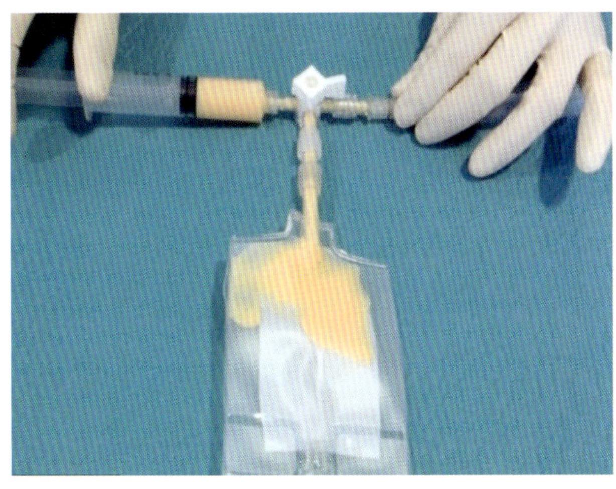

图 10.40 打开连接器，将注射器中的内容物送入收集袋，在收集袋中过滤掉残留的颗粒

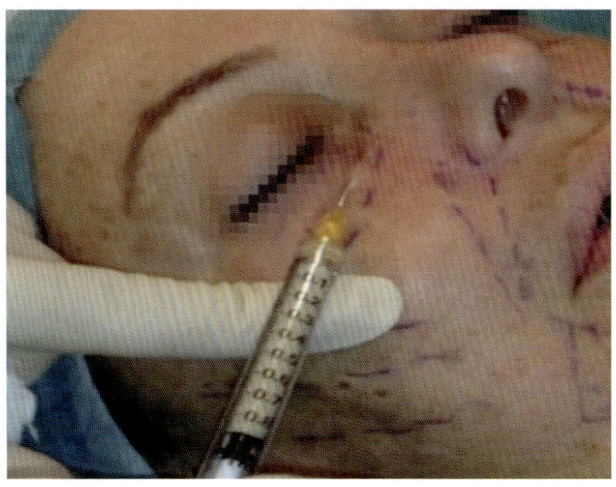

图 10.43 纳米脂肪的皮内注射，在真皮水平观察到淡黄色小皮丘

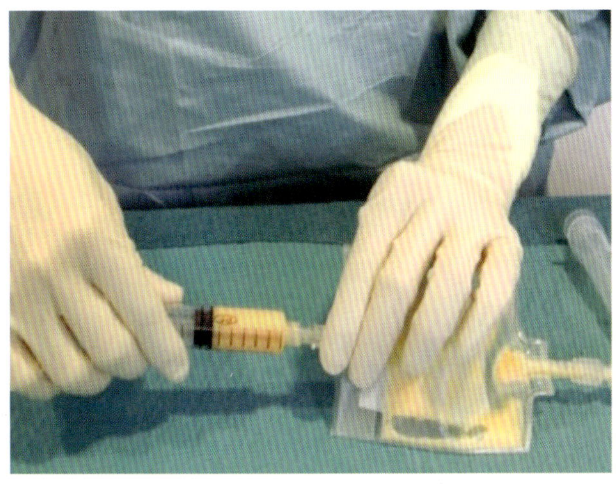

图 10.41 将内容物直接通过 10 mL 收集注射器吸出

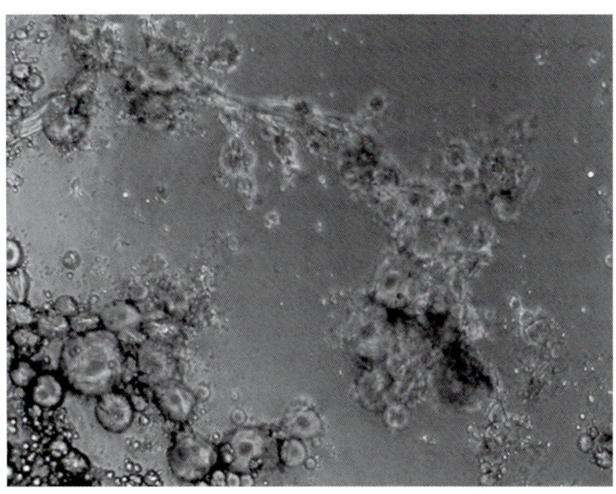

图 10.44 相差显微镜数字图像显示了组织乳化后受损的脂肪组织和亮细胞的存在。利用显微生物材料中的光相位振幅差异，用相差显微镜观察未染色的样品

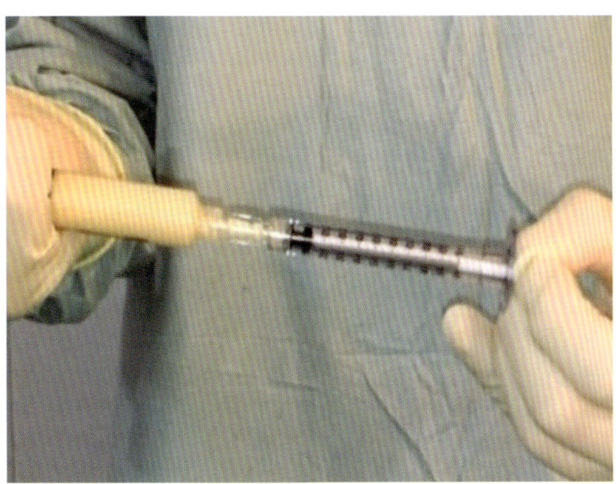

图 10.42 通过 Luer-Lok 母对母连接器，将纳米脂肪转移到 1 mL 的 Luer-Lok 注射器中，然后连接 27-30-GA 针头

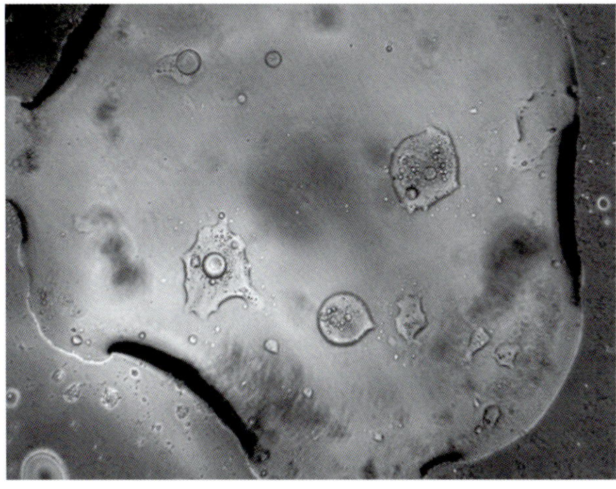

图 10.45 使用相差显微镜检测细胞凋亡，显示含有纳米脂肪的细胞具有破碎的核形态以及程序性细胞死亡的特征 (Published by kind permission of © Mario Goisis 2018. All Rights Reserved)

胞的低氧贮库。

CD34 细胞的富集可以解释，因为脂肪组织可能构成一个龛，以隔离外周血循环的 CD34 + 细胞。脂肪组织是低氧的（40 ~ 50 mmHg），因为越来越多的证据表明低氧微环境为存在各种类型的干细胞提供了支持，这可能是 CD34 + 干细胞出现的另一个解释。

10.4.2 Nanofat：Goisis 套件

Goisis 套件（www.microfat.com）是一个用于洗涤脂肪和生产纳米脂肪的系统。所有过程均使用封闭系统进行，这样可以降低感染的风险，而且脂肪和空气之间没有接触。特别是，使用微脂套盒收集脂肪。然后，将装有微脂的注射器与 DE Nanofat 套盒连接。纳米脂肪的生产基于封闭系统，不暴露于空气。该过程非常快速有效。特别是 DE Nanofat 套盒中只损失了 1.5 mL 的脂肪（图 10.47 ~ 图 10.53）。

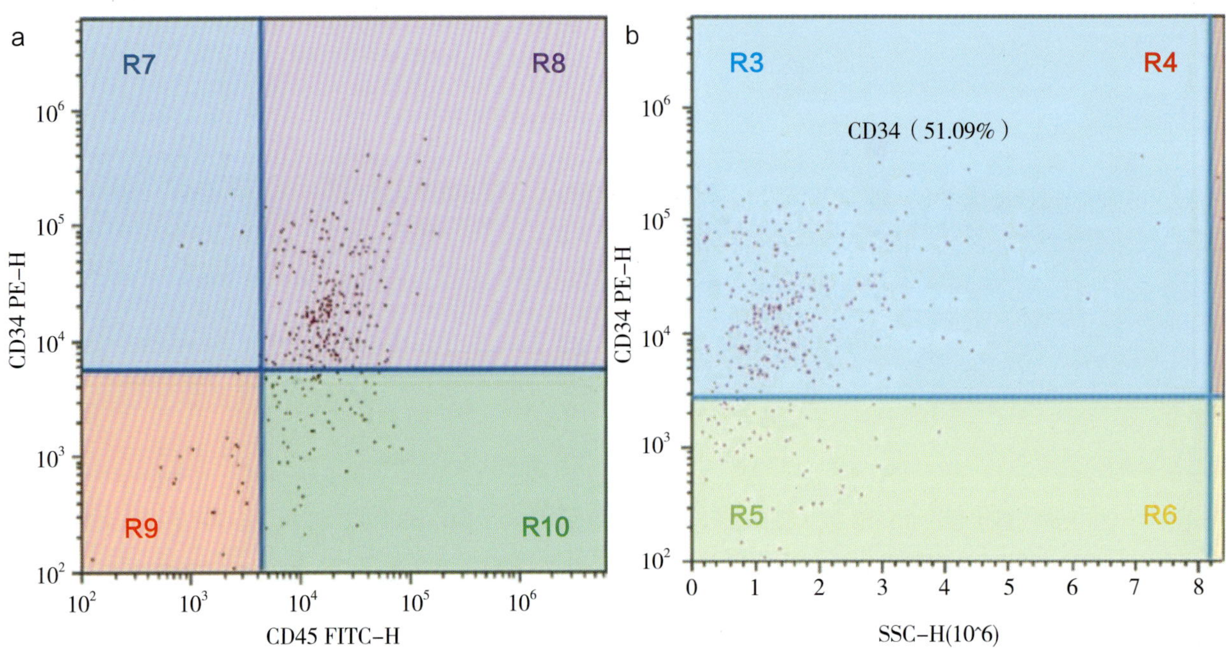

图 10.46 a. 纳米脂肪中代表性的 CD34 + / CD45 + 测量。流式细胞仪散点图，在配备有在 405nm 处发射的 50 mW 紫激光的 Attune 声波聚焦细胞仪（Life Technologies）上显示 CD34 + / CD45 + 细胞（Published by kind permission of © Mario Goisis 2018. All Rights Reserved）。b. 纳米脂肪中代表性的 CD34 + 测量。流式细胞仪点阵图，在配备有 50 mW 紫激光的 405 nm 发射的 Attune 声波聚焦细胞仪（Life Technologies）上显示了侧面散射与 CD34 + 细胞的关系（Published by kind permission of © Mario Goisis 2018. All Rights Reserved）

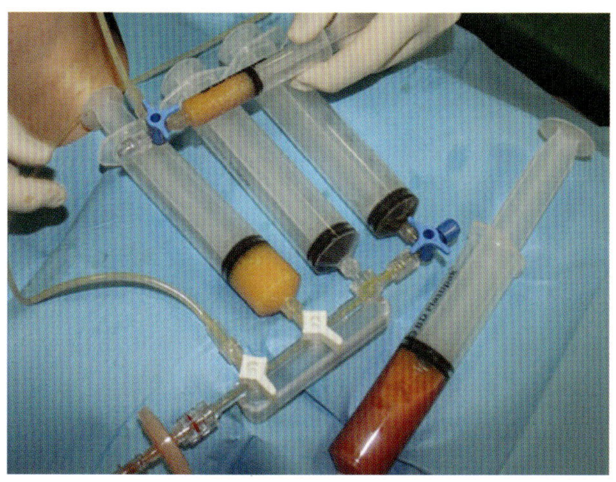

图 10.47 使用微脂盒制备 5 mL 的微脂（www.microfat.com）(Published by kind permission of © Mario Goisis 2018. All Rights Reserved)

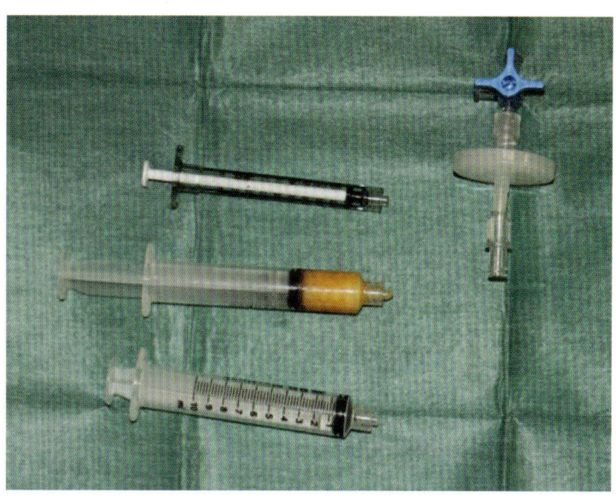

图 10.48 Goisis Nanofat 套件（Published by kind permission of © Mario Goisis 2018. All Rights Reserved)

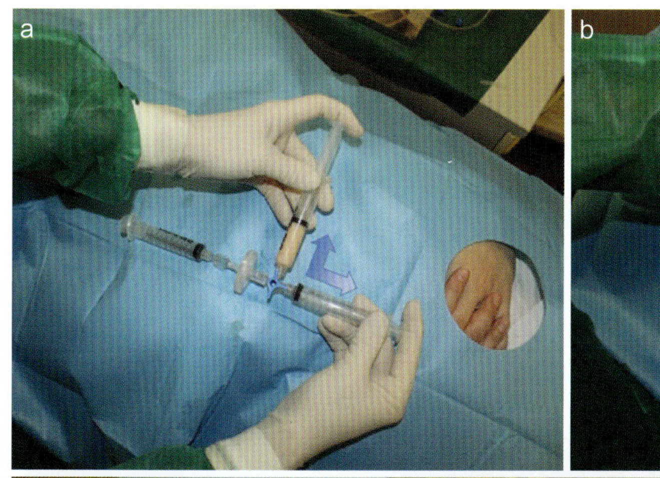

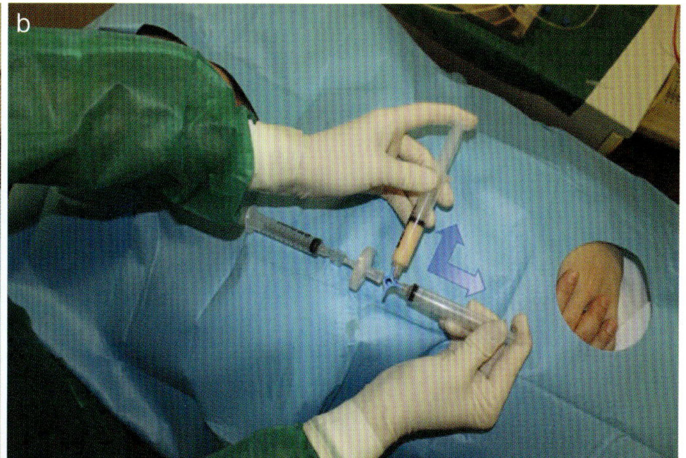

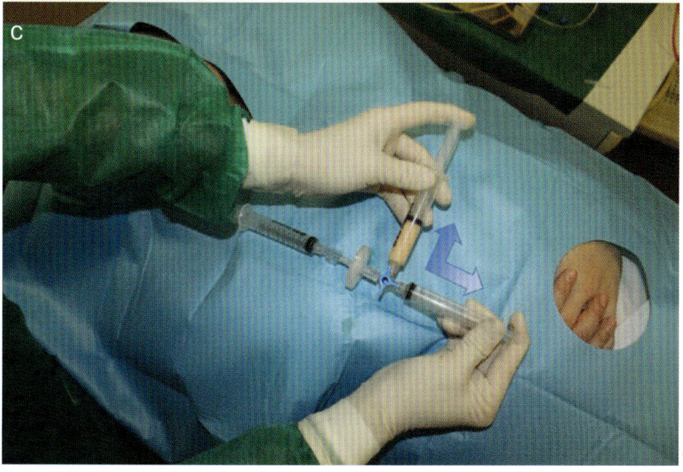

图 10.49 a. 3 个 10 mL 注射器与套件连接。脂肪在 2 个注射器之间推注 30 次（Published by kind permission of © Mario Goisis 2018. All Rights Reserved)。b. 将 3 个 10 mL 注射器与套件连接。脂肪在 2 个注射器之间快速推注 30 次（Published by kind permission of © Mario Goisis 2018. All Rights Reserved)。c. 3 个 10 mL 注射器与套件连接。脂肪在 2 个注射器之间快速推注 30 次（Published by kind permission of © Mario Goisis 2018. All Rights Reserved)

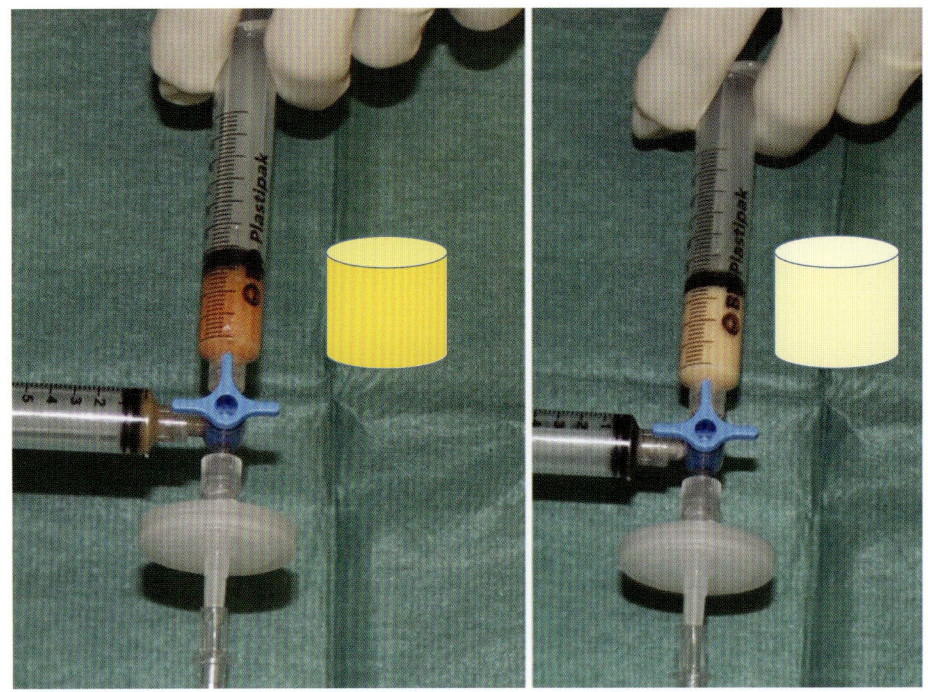

图 10.50 微脂为黄色。经过 30 次推注后，转变为发白的 Nanofat（Published by kind permission of © Mario Goisis 2018. All Rights Reserved）

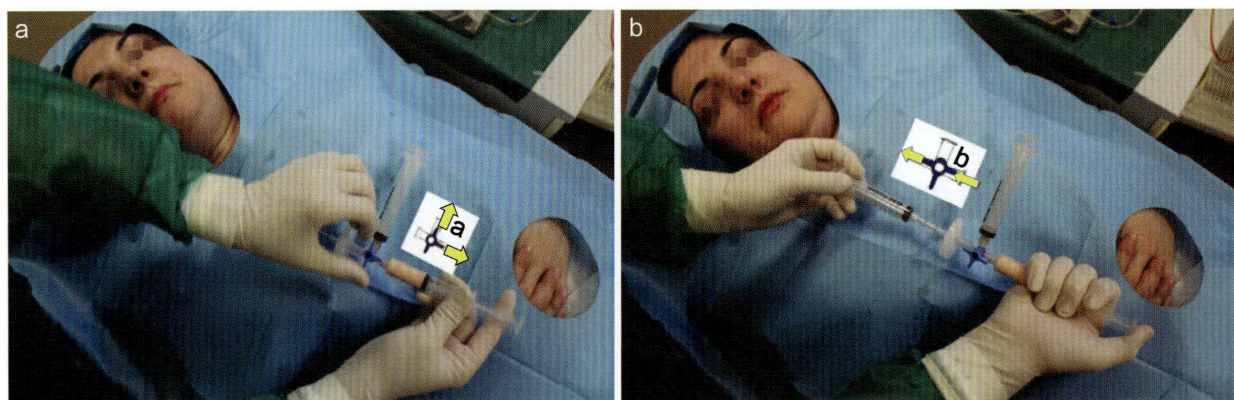

图 10.51 a、b. 旋塞阀从 a 位置移动至 b 位置（Published by kind permission of © Mario Goisis 2018. All Rights Reserved）

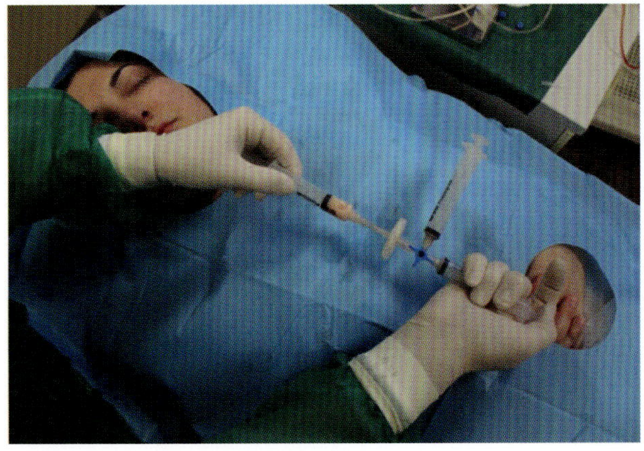

图 10.52 脂肪被过滤并直接转移到第 3 个注射器中（Published by kind permission of © Mario Goisis 2018. All Rights Reserved

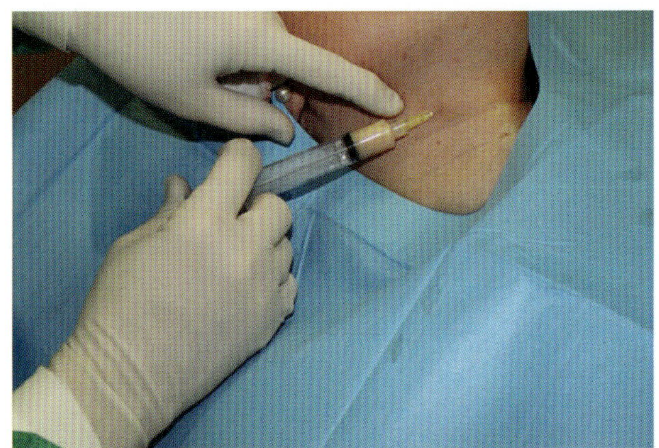

图 10.53 由于经过过滤，可以使用 30-GA 针头将脂肪直接注射（Published by kind permission of © Mario Goisis 2018. All Rights Reserved）

参考文献

[1] Bianchi F, Maioli M, Leonardi E, Olivi E, Pasquinelli G, Valente S, Mendez AJ, Ricordi C, Raffaini M, Tremolada C, Ventura C. A new nonenzymatic method and device to obtain a fat tissue derivative highly enriched in pericyte-like elements by mild mechanical forces from human lipoaspirates. Cell Transplant. 2013;22(11):2063–2077.

[2] Ventura C, Cantoni S, Bianchi F, Lionetti V, Cavallini C, Scarlata I, Foroni L, Maioli M, Bonsi L, Alviano F, Fossati V, Bagnara GP, Pasquinelli G, Recchia FA, Perbellini A. Hyaluronan mixed esters of butyric and retinoic acid drive cardiac and endothelial fate in term placenta human mesenchymal stem cells and enhance cardiac repair in infarcted rat hearts. J Biol Chem. 2007;282(19):14243–14252.

[3] Cavallari G, Olivi E, Bianchi F, Neri F, Foroni L, Valente S, Manna GL, Nardo B, Stefoni S, Ventura C. Mesenchymal stem cells and islet cotransplantation in diabetic rats: improved islet graft revascularization and function by preconditioned with natural molecules. Cell Transplant. 2012;21(12):2771–2781.

[4] Stavely R, Robinson AM, Miller S, Boyd R, Sakkal S, Nurgali K. Human adult stem cells derived from adipose tissue and bone marrow attenuate enteric neuropathy in the guinea-pig model of acute colitis. Stem Cell Res Ther. 2015;6(1):244.

[5] Wang W, He N, Feng C, Liu V, et al. Human adipose-derived mesenchymal progenitor cells engraft into rabbit articular cartilage. Int J Mol Sci. 2015;16:12076–12091.

[6] Chang YH, Liu HW, Wu KC, Ding DC. Mesenchymal stem cells and their clinical applications in osteoarthritis. Cell Transplant. 2016;25:937.

[7] Sato M, Uchida K, Nakajima H, Miyazaki T, Guerrero AR, Watanabe S, Roberts S, Baba H. Direct transplantation of mesenchymal stem cells into the knee joints of Hartley strain guinea pigs with spontaneous osteoarthritis. Arthritis Res Ther. 2012;14(1):R31.

[8] Jo CH, Lee YG, Shin WH, Kim H, Chai JW, Jeong EC, Kim JE, Shim H, Shin JS, Shin IS, Ra JC, Oh S, Yoon KS. Intra-articular injection of mesenchymal stem cells for the treatment of osteoarthritis of the knee: a proof-of-concept clinical trial. Stem Cells. 2014;32(5):1254–1266.

[9] 9. Kølle SF, Fischer-Nielsen A, Mathiasen AB, Elberg JJ, Oliveri RS, Glovinski PV, Kastrup J, Kirchhoff M, Rasmussen BS, Talman ML, Thomsen C, Dickmeiss E, Drzewiecki KT. Enrichment of autologous fat grafts with ex-vivo expanded adipose tissue-derived stem cells for graft survival: a randomised placebo-controlled trial. Lancet. 2013;382(9898):1113–1120.

[10] Trojahn Kolle SF, Oliveri RS, Glovinski PV, et al. Pooled human platelet lysate versus fetal bovine serum—investigating the proliferation rate, chromosome stability and angiogenic potential of human adipose tissue-derived stem cells intended for clinical use. Cytotherapy. 2013;15:1086.

[11] Chang H, Park JH, Min KH, Lee RS, Kim EK. Whitening effects of adipose-derived stem cells: a preliminary in vivo study. Aesthet Plast Surg. 2014;38(1):230–233.

[12] Kim WS, Park SH, Ahn SJ, Kim HK, Park JS, Lee GY, Kim KJ, Whang KK, Kang SH, Park BS, Sung JH. Whitening effect of adipose-derived stem cells: a critical role of TGF-beta 1. Biol Pharm Bull. 2008;31(4):606–610.

[13] Solano F, Briganti S, Picardo M, Ghanem G. Pigment Cell Res. 2006;19:550–571.

[14] Won C. Hair growth promoting effects of adipose tissue-derived stem cells. J Dermatol Sci. 2010;57:132–146.

[15] Shin H, Ryu HH, Kwon O, Park BS, Jo SJ. Clinical use of conditioned media of adipose tissue-derived stem cells in female pattern hair loss: a retrospective case series study. Int J Dermatol. 2015;54(6):730–735.

[16] Fukuoka H, Suga H. Hair regeneration treatment using adiposederived stem cell conditioned medium: follow-up with trichograms. Eplasty. 2015;15:e10.

[17] Strioga M, Viswanathan S, Darinskas A, Slaby O, Michalek J. Same or not the same? Comparison of adipose tissue-derived versus bone marrow-derived mesenchymal stem and stromal cells. Stem Cells Dev. 2012;21:2724–2752.

[18] Tremolada C, Palmieri G, Ricordi C. Adipocyte transplantation and stem cells: plastic surgery meets regenerative medicine. Cell Transplant. 2010;19(10):1217–1223.

[19] Wang W, Fang XH, Williams SJ, et al. Lidocaine-induced ASC apoptosis (tumescent v. local anesthesia). Aesthet Plast Surg. 2014;38:1017–1023.

[20] Goldman JJ, Wang WZ, Fang XH, Williams SJ, Baynosa RC. Tumescent liposuction without lidocaine. Plast Reconstr Surg Glob Open. 2016;4(8):e829.

[21] Bowen JE. Technical issues in harvesting and concentrating stem cells (bone marrow and adipose). PM R. 2015;7:S8–S18.

[22] Vincent L, Chen W, Hong L. Inhibition of endothelial cell migration by cerivastatin, an HMG-CoA reductase inhibitor: contribution to its anti-angiogenic effect. FEBS Lett. 2001;495:159–166.

[23] Raposio E, Caruana G, Bonomini S, Libondi G. A novel and effective strategy for the isolation of adipose-derived stem cells: minimally manipulated adipose-derived stem cells for more rapid and safe stem cell therapy. Plast Reconstr Surg. 2014;133(6):1406–1409.

[24] Trivisonno A, Di Rocco G, Cannistra C, Finocchi V, Torres Farr S, Monti M, Toietta G. Harvest of superficial layers of fat with a microcannula and isolation of adipose tissue-derived stromal and vascular cells. Aesthet Surg J. 2014;34(4):601–613.

[25] Tonnard P, Verpaele A, Peeters G, Hamdi M, Cornelissen M, Declercq H. Nanofat grafting: basic research and clinical applications. Plast Reconstr Surg. 2013;132(4):1017–1026. https://doi.org/10.1097/PRS.0b013e31829fe1b0.

[26] Danilenko DM, Ring BD, Pierce GF. Growth factors and cytokines in hair follicle development and cycling: recent insights from animal models and the potentials for clinical therapy. Mol Med Today. 1996;2:460–467.

[27] De Ugarte DA, Alfonso Z, Zuk PA, Elbarbary A, Zhu M, Ashjian P, Benhaim P, Hedrick MH, Fraser JK. Differential expression of stem cell mobilization-associated molecules on multilineage cells from adipose tissue and bone marrow.

Immunol Lett. 2003;89(2–3):267–270.

[28] De Ugarte DA, Morizono K, Elbarbary A, Alfonso Z, Zuk PA, Zhu M, Dragoo JL, Ashjian P, Thomas B, Benhaim P, Chen I, Fraser J, Hedrick MH. Comparison of multilineage cells from human adipose tissue and bone marrow. Cells Tissues Organs. 2003;174(3):101–109.

[29] Lipworth BJ. Systemic adverse effects of inhaled corticosteroid therapy: a systematic review and meta-analysis. Arch Intern Med. 1999;159:941–955.

[30] Zuk PA, Zhu M, Mizuno H, et al. Multilineage cells from human adipose tissue: implications for cell-based therapies. Tissue Eng. 2001;7:211–228.

[31] Goisis M. A novel closed system for isolating stem cells. Face congress, London, 2017.

[32] Mahdavian Delavary B, van der Veer WM, van Egmond M, Niessen FB, Beelen RH. Macrophages in skin injury and repair. Immunobiology. 2011;216:753–762.

第 2 部分

循序渐进的医学美容

颞部

Mario Goisis，Sara Izzo，Rand S. Al Yahya

11

随着年龄的增长，颞部凹陷有明显的趋势。一方面是由于脂肪萎缩，另一方面是由于颞肌萎缩。一些存在颞部凹陷的患者在年幼时表现就已经非常明显。这一区域形态凹陷往往与头骨有关。颞区的塌方被认为是上面部评估中最糟糕的反美学老化迹象之一。

11.1 解剖

颞窝位于颅骨两侧的凹陷处，上界以颞肌的起点为界，下界止于颧弓水平处。前界由颧骨额骨突后表面和额骨颧骨突后表面构成。从额骨的颧突到颞骨的乳突上嵴所形成的一条横跨头骨的弓形线将颅窝划分为上、下两界。下界外侧为颧弓，内侧为蝶骨大翼颞下嵴（图 11.1）。在治疗颞窝过程中需要注意的如下：

- 颞浅动脉是头部的主要动脉。它起源于颈外动脉，分叉成为颞浅动脉和上颌动脉。起源于腮腺，在下颌骨颈部的后面，表面上穿过颞骨颧突的后根，在此突起上方约 5 cm 处，分为额叶和顶叶两个分支。在颧弓上方，耳屏前上方约 1 cm 处可触到其脉搏（图 11.2，蓝色箭头）。

- 第七颅神经的最上支也被称为面神经的额支，穿过颧弓到颞区，支配耳郭上部和前部的肌肉。最靠近前部的分支支配额肌、眼轮匝肌和皱眉肌。该分支在耳屏前方 3～4 cm 穿过颧弓，自耳门筋膜下方进入颞窝。颞支的意外损伤会导致面部不对称，其原因是单侧的额肌和皱眉肌功能不全（图 11.3）。

11.2 风险规避

在正确的注射点（安全点）进行注射，应避开颞动脉、神经等重要结构。安全区域位于眶腔外缘侧边 2 cm 处（图 11.4），颧弓上缘的上方 2 cm 区域（图 11.4b）。在耳屏前面的颞区可以找到颞

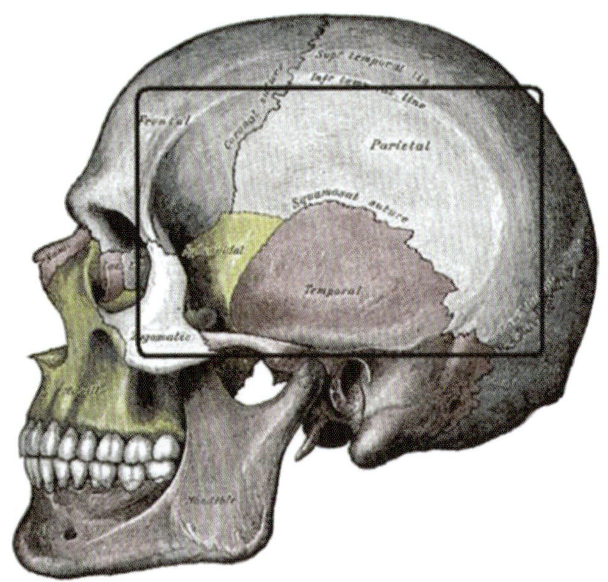

图 11.1 颞窝骨解剖（Henry Gray, Anatomy: Descriptive and Surgical）（Published by kindpermission of © Mario Goisis 2018.All Rights Reserved）

M. Goisis (✉)
Maxillo-Facial and Aesthetic Surgeon, Go Easy Clinic, Milan, Italy

S. Izzo
Department of Plastic Surgery, University of Campania "Luigi Vanvitelli", Naples, Italy

R. S. Al Yahya
Prince Sattam Bin Abdulaziz University, Al Kharj, Saudi Arabia

M. Goisis (ed.), *Outpatient Regenerative Medicine*, https://doi.org/10.1007/978-3-319-44894-7_11

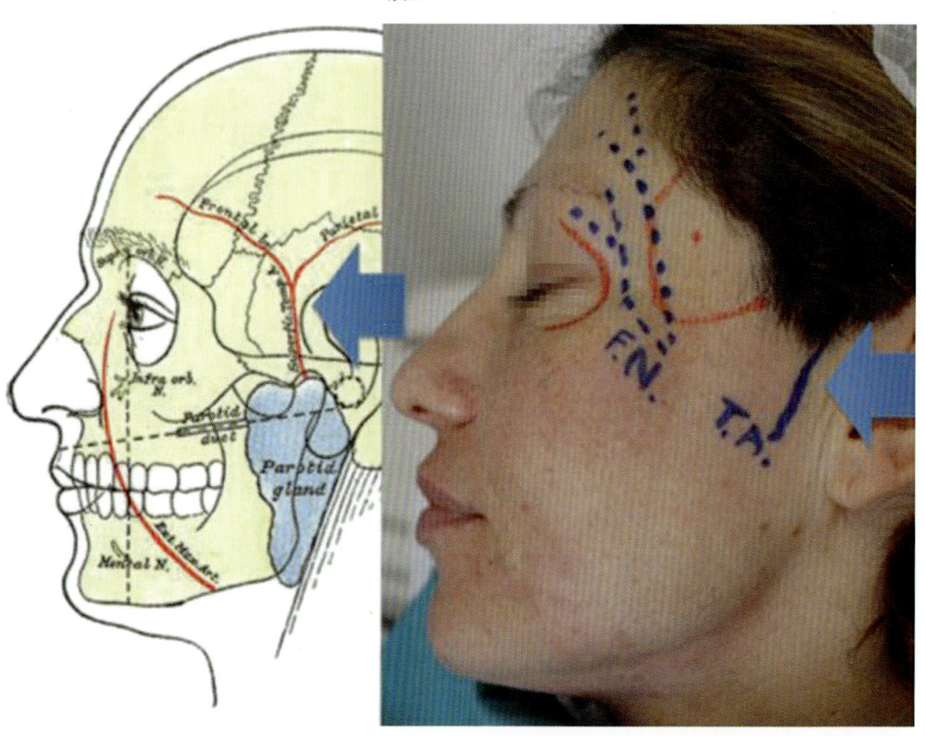

图 11.2 颞浅动脉起源于颈外动脉。它起源于腮腺，在下颌骨颈部后面。其脉搏在颧骨弓上方，在耳屏（蓝色箭头）前方约 1 cm 处可触到（Published by kind permission of © Mario Goisis 2018. All Rights Reserved）

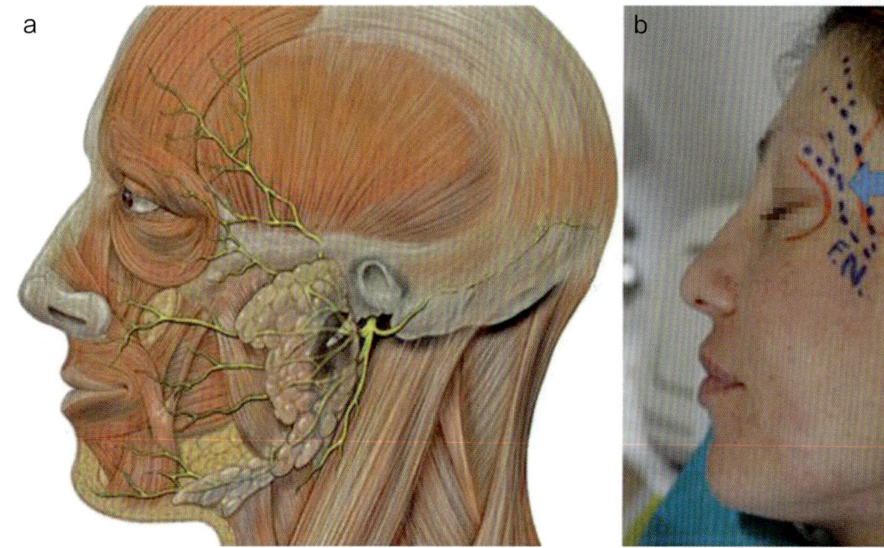

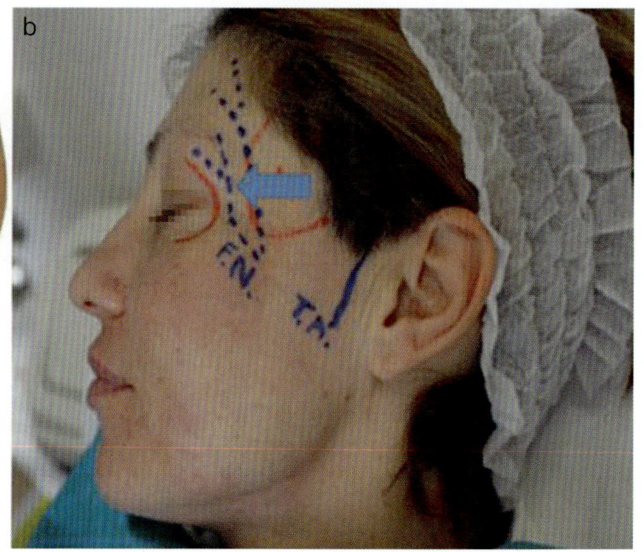

图 11.3 a、b. 面神经额支穿过颧弓直至颞区，支配耳郭上肌和耳郭前肌。大部分前支（蓝色箭头）穿过耳屏前 3~4 cm 的颧弓，进入颞窝，在耳颞筋膜下方展开（Published by kind permission of © Mario Goisis 2018. All Rights Reserved）

动脉的搏动，手指即可触及。安全区域通常位于血管前方至少 2 cm 处（图 11.4）。面神经通常位于安全点下方至少 2 cm 处（图 11.4）。

11.3 颞窝填充术

矫正颞区凹陷的可以对面部外观起到实质性改善，使患者看起来更加年轻。颞区填充术是一种简单的手术方法，可在局部麻醉下进行操作。只要保护好其中的重要解剖结构，就可以简单地完成。

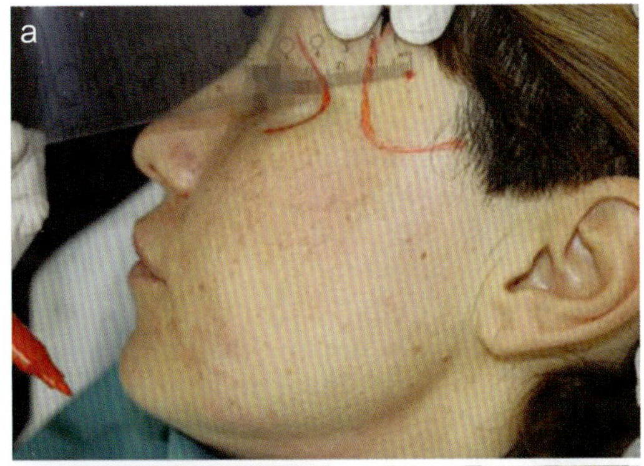

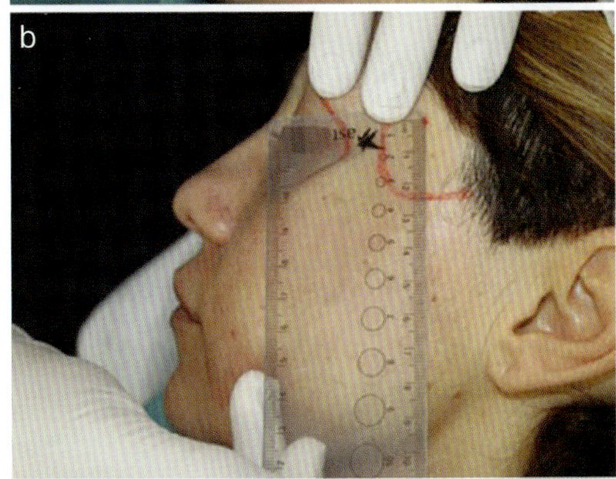

安全注射点

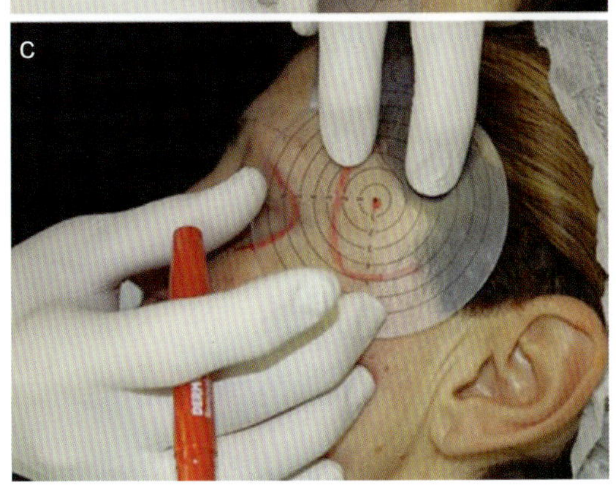

图 11.4 a ~ c. 在安全点用 0.2 mL Klein 溶液麻醉。安全注射点位于眶腔外侧缘 2 cm 处，颧弓上缘 2 cm 区域 (Published by kind permission of © Mario Goisis 2018. All Rights Reserved)

11.4 微小颗粒脂肪填充颞窝：更深层的技术

11.4.1 适应证

标记颞区凹陷的部位。

11.4.2 禁忌证

· 由于以前的创伤或外科干预（神经外科）造成的解剖改变。瘢痕常导致重要结构的移位，并可导致颞动脉或神经部分的穿孔。它也可以引起瘢痕挛缩，导致填充部位不对称和不平整。

· 脂肪不应注射在血供不足或受感染、炎症影响的区域。

· 如果头部之前填充过液体硅胶或其他永久性填充物，则不应进行注射，因为再次注射可能导致移植物发炎或感染。

11.4.3 手术操作时间

制备脂肪后，整个过程通常会持续 10 ~ 15 min。

11.4.4 材料

· 每侧注射 2 ~ 4 mL 微小颗粒脂肪。

– 21G 针头。

– 22G 4 cm 钝针。

微小颗粒脂肪制备加工：

标准系统包括：

– 微小颗粒盒，由一整套用于清洗和过滤的封闭系统组成。

– 4 个 60 mL 注射器。

– 2 个 10 mL 注射器。

– 1 个 1 mL 注射器。

– 30G 针头。

– 16G 针头。

– 1 个用于获取脂肪的 2 mm 直径、10 cm 长的钝针。

– 氯己定酒精溶液（2% 葡萄糖酸氯己定和 70% 异丙醇），无菌手术铺巾。

– 冰袋。

– 2 cm × 2 cm 无菌方形纱布。

– 无菌敷料包。

无菌注射药物包括：

– 100 mL 低温生理盐水。

– 120 mL 低温 Klein 溶液。

1 L Klein 溶液由 800 mg 利多卡因、1 mg 肾上腺素，40 mEq 碳酸氢钠、1000 mL 生理盐水制成。

地点：微小颗粒脂肪制备可以在一个小型手

术室 / 医疗手术室中进行。要准备好氧气、脉搏血氧仪、急救车 / 急救箱。

助手：助手用于在程序的第一部分以无菌的方式将物品转移到操作区。一个医生也可以独自完成整个手术。

注射平面：肌肉深层。

11.4.5 操作步骤

操作步骤如图 11.5 ~ 图 11.8a 所示。该手术的超声图像见图 11.8b、c。图 11.9 ~ 图 11.11 所示的为颞区深部注射技术的尸体解剖（courtesy of the Doctor's Equipe）。

11.4.6 并发症及处理

即刻并发症（注射后 72 h 内）主要为短暂性红斑、水肿、硬结、瘙痒和瘀斑。可能是颞浅动脉穿孔导致急性出血。如果发生穿孔，应立即停止治疗，并通过手指最大力量按压约 5 min 控制出血。如果出血仍没有停止，在靠近动脉壁处注射大量稀释的肾上腺素是有效的。

早期并发症（注射后几天至几周）包括矫正过度、局部感染、皮肤坏死、激活疱疹病毒、色素和持续的局部症状（红斑、水肿、硬化、瘙痒和色素沉着）。

晚期或迟发并发症包括高比例的脂肪吸收和囊肿。

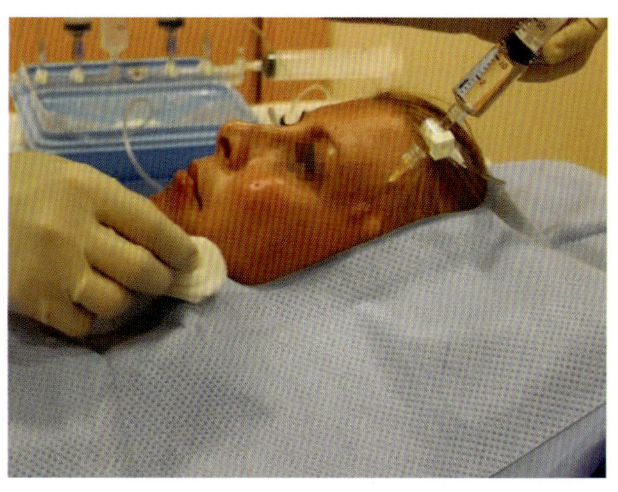

图 11.5 将 21G 针头以 90° 角插入安全点。当触至骨膜时，针回缩 1 mm，逆行注射 1 mL 脂肪（Published by kind permission of © Mario Goisis 2018. All Rights Reserved）

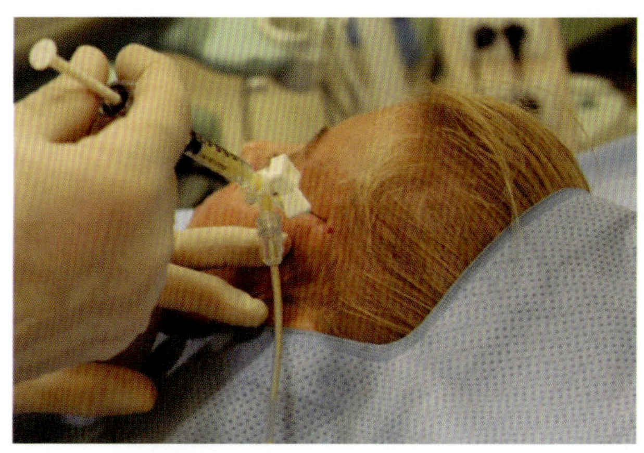

图 11.6 一根 21G 穿刺针以 90° 角插入安全点。触至骨膜后，将针缩回 1 mm，逆行注射 1 mL 脂肪（Published by kind permission of © Mario Goisis 2018. All Rights Reserved）

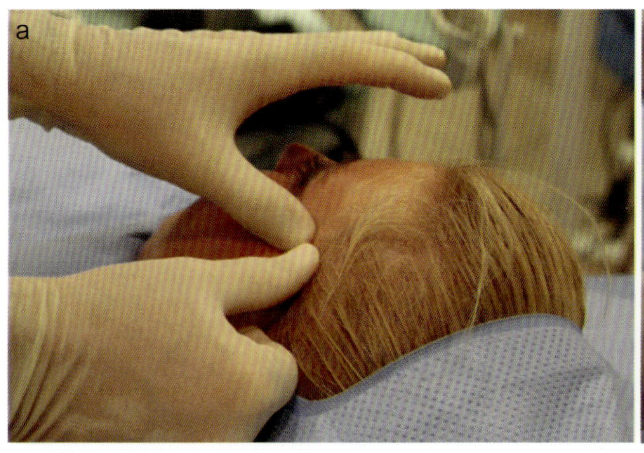

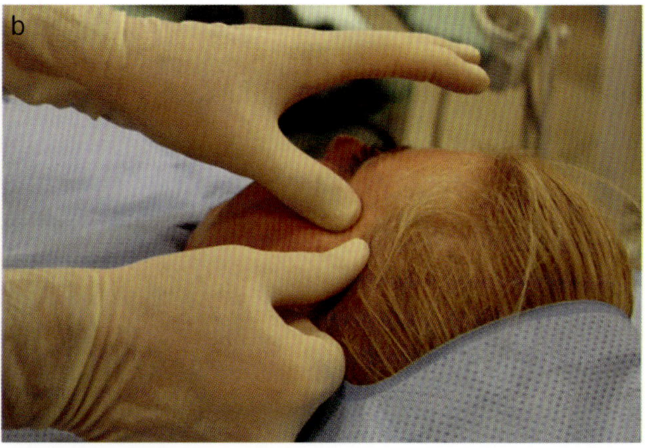

图 11.7 a、b. 对注射部位进行有力的按摩（Published by kind permission of © Mario Goisis 2018. All Rights Reserved）

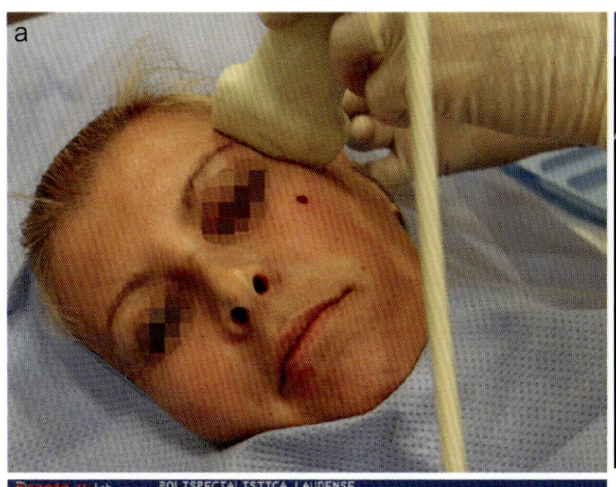

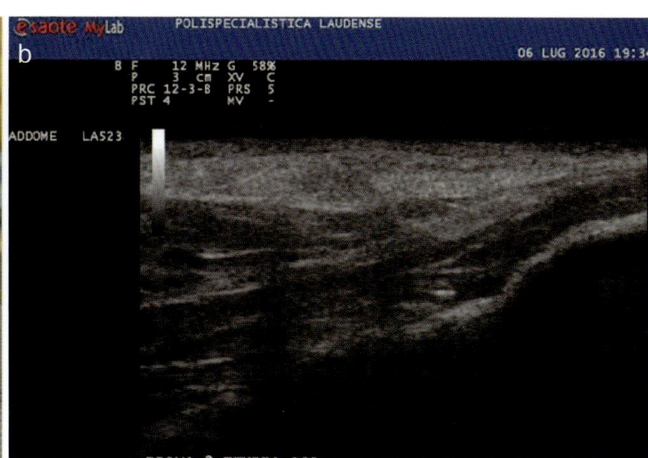

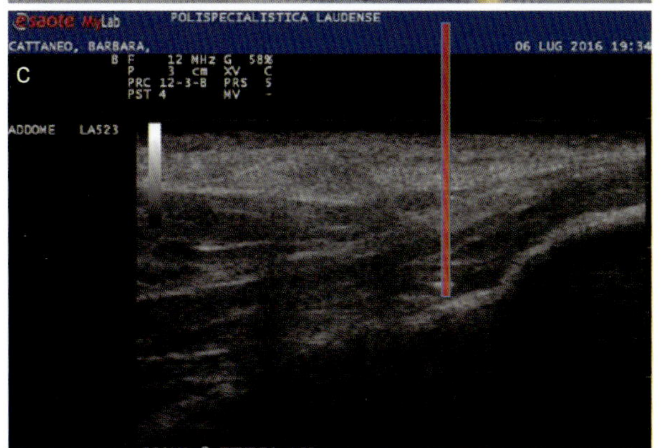

图 11.8 a. 手术中。b、c. 手术过程的超声图像，可清晰显示锐针的位置（Published by kind permission of © Mario Goisis 2018. All Rights Reserved）

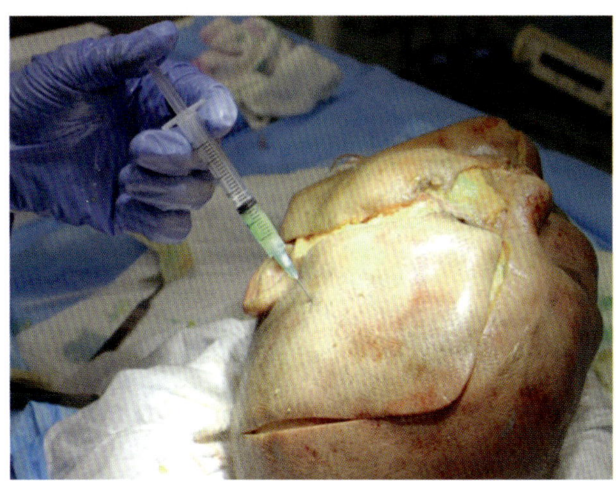

图 11.9 单一进针点对颞区进行填充（Published kind permission of © Mario Goisis 2018. All Rights Reserved）

11.5 微小颗粒脂肪填充颞窝：表浅填充技术

11.5.1 适应证

颞区不平。

11.5.2 禁忌证

由于以前的创伤或手术干预（神经外科）造成的解剖结构改变。瘢痕常引起重要组织结构的移位，并可导致颞动脉穿孔或神经切断。它也可以引起瘢痕挛缩，从而导致填充治疗区域不对称和不平整。

- 脂肪不应注射在血供不足或受感染、炎症影响的区域。

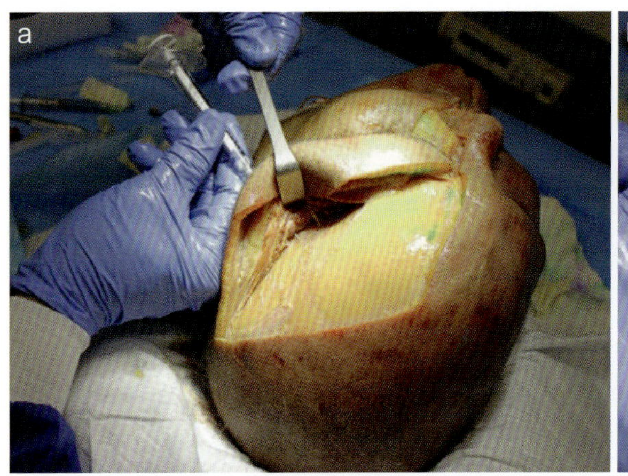

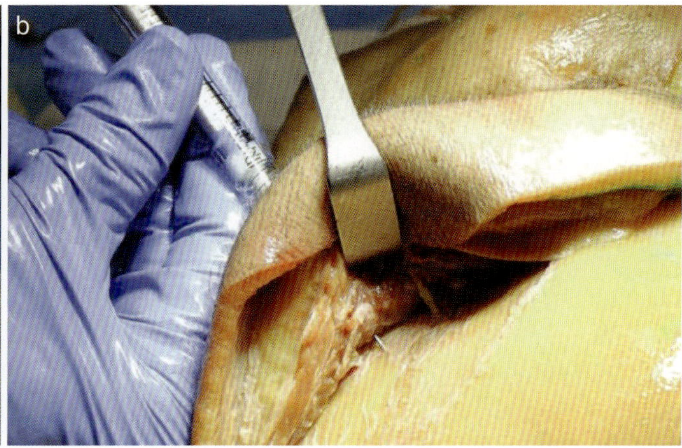

图 11.10 a、b. 演示锐针尖端的位置（Published by kind permission of © Mario Goisis 2018. All Rights Reserved）

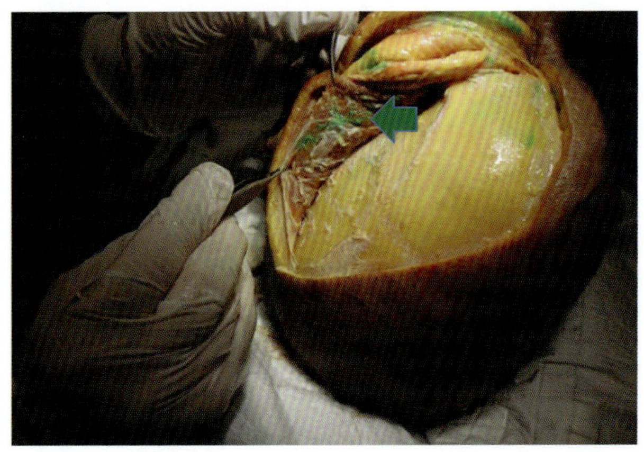

图 11.11 注射脂肪后，进行解剖。骨骼和肌肉层次暴露在外。颞肌层次可见脂肪（绿色箭头）（Published by kind permission of © Mario Goisis 2018. All Rights Reserved）

· 如果头部之前填充过液体硅胶或其他永久性填充物，则不应进行注射，因为再次注射可能导致移植物发炎或感染。

11.5.3 手术操作时间

制备脂肪后，整个过程通常会持续 10 ~ 15 min。

11.5.4 材料

· 每侧注射微小颗粒脂肪 1 ~ 2 mL。
- 21G 针头。
- 22G 4 cm 钝针。

微小颗粒脂肪制备加工：
标准系统包括：

- 微小颗粒盒，由一整套用于清洗和过滤的封闭系统组成。
- 4 个 60 mL 注射器。
- 2 个 10 mL 注射器。
- 1 个 1 mL 注射器。
- 30G 针头。
- 16G 针头。
- 1 个用于获取脂肪的 2 mm 直径、10 cm 长的钝针。
- 氯己定酒精溶液（2% 葡萄糖酸氯己定和 70% 异丙醇），无菌手术铺巾。
- 冰袋。
- 2 cm × 2 cm 无菌方形纱布。
- 无菌敷料包。

无菌注射药物包括：
- 100 mL 低温生理盐水。
- 120 mL 低温 Klein 溶液。

1 L Klein 溶液由 800 mg 利多卡因、1 mg 肾上腺素、40 mEq 碳酸氢钠、1000 mL 生理盐水制成。

地点：微小颗粒脂肪制备可以在一个小型手术室 / 医疗手术室进行。要准备好氧气、脉搏血氧仪、急救车 / 急救箱。

助手：助手用于在程序的第一部分以无菌的方式将物品转移到操作区。一名医生也可以独自完成整个手术。

注射平面：表皮层，皮下层。

11.5.5 操作步骤

- 操作步骤如图 11.12 ~ 图 11.18a 所示。
- 该手术的超声图像见图 11.18b、c。
- 显示颞区深注射技术的尸体解剖如图 11.19 ~ 11.23 所示。

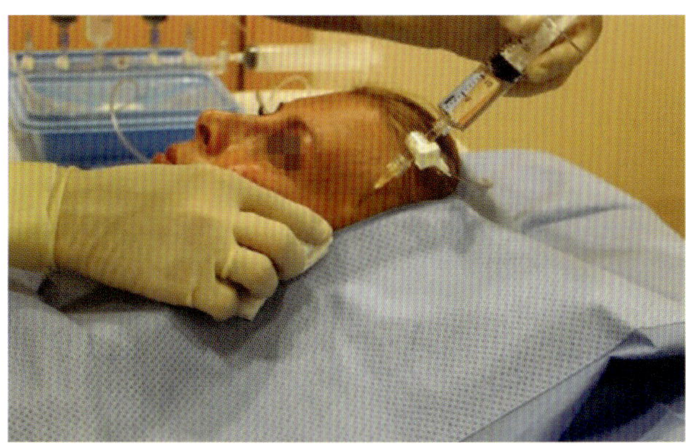

图 11.12 在安全点使用 0.2 mL Klein 溶液进行麻醉。安全注射点位于眶腔侧缘 2 cm 处，颧弓上缘 2 cm 处（Published by kind permission of © Mario Goisis 2018. All Rights Reserved）

11.6 纳米脂肪颞区调整塑形

11.6.1 适应证

改善颞区痤疮瘢痕。使用小钝头针管针可以非创伤性剥离组织，并将纳米脂肪注射到皮下层，可显著减轻疼痛和瘀斑。

11.6.2 禁忌证

- 纳米脂肪不应注射到血液供应不足或有感染或炎症的区域。
- 如果头部之前使用过液体硅胶或其他永久性填充物，则不应进行注射填充，因为再次注射填充可能导致纳米脂肪炎症或感染。

11.6.3 手术时间

纳米脂肪制备的手术过程通常需要 10 ~ 15 min，注射层次：皮下层、脂肪浅层。

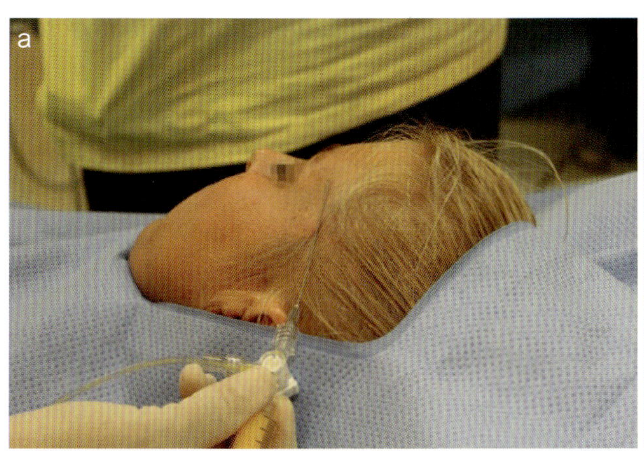

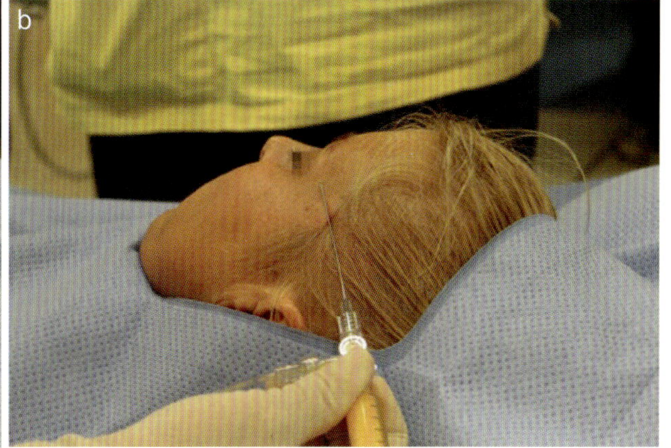

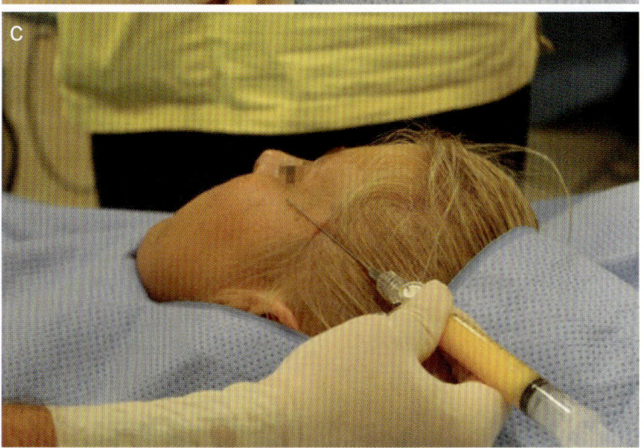

图 11.13 a ~ c. 钝针的注射路径（Published by kind permission of © Mario Goisis 2018. All Rights Reserved)）

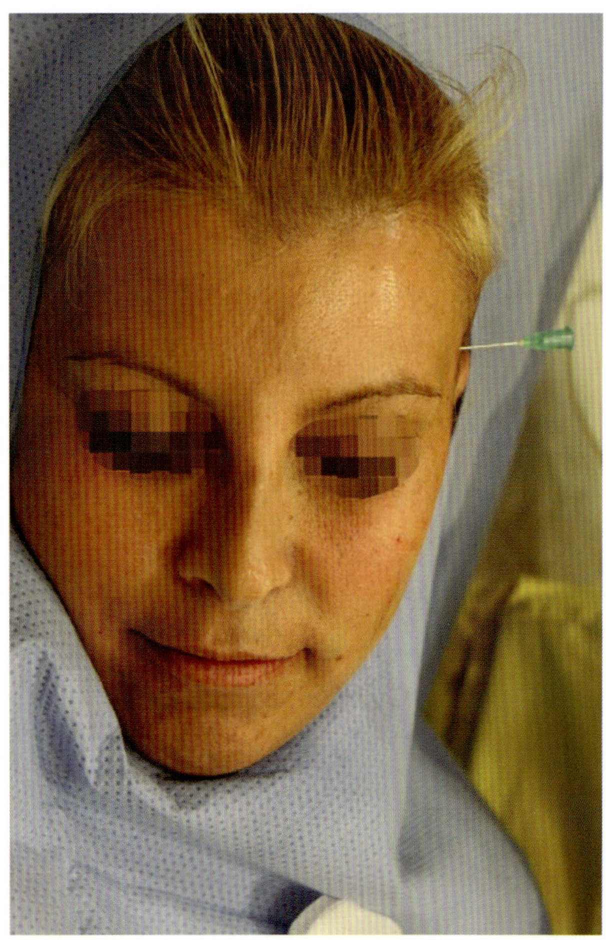

图 11.14 用 21G 锐针在安全点处开口（Published by kind permission of © Mario Goisis 2018. All Rights Reserved）

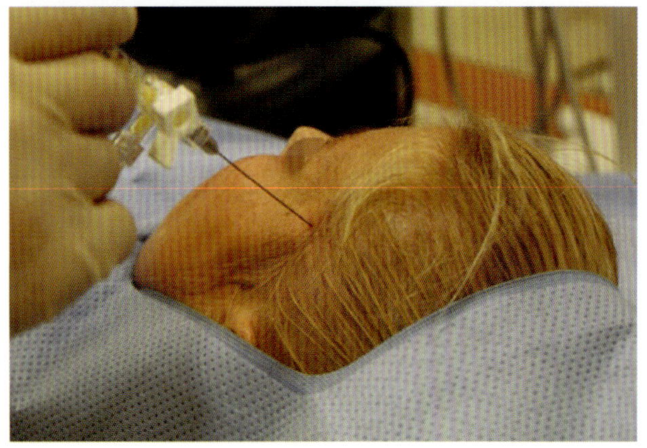

图 11.15 将 22G 钝针垂直插入皮肤表面，然后将针管旋转至与皮肤平面平行（Published by kind permission of © Mario Goisis 2018. All Rights Reserved）

11.6.4 材料

· 每侧注射纳米脂肪 1 ~ 2 mL。

– 26G 针头。

– 27G 3.7 cm 钝针。

一套标准的纳米脂肪的制备系统，包括：

– 纳米脂肪系统，由 1 个连接器和 1 个封闭的乳糜化微小颗粒脂肪和过滤系统组成。

– 2 个 10 mL 注射器。

微小颗粒脂肪加工处理：

一套标准的微小颗粒脂肪系统，包括：

– 微小颗粒脂肪盒，由 1 个用于清洗和过滤的

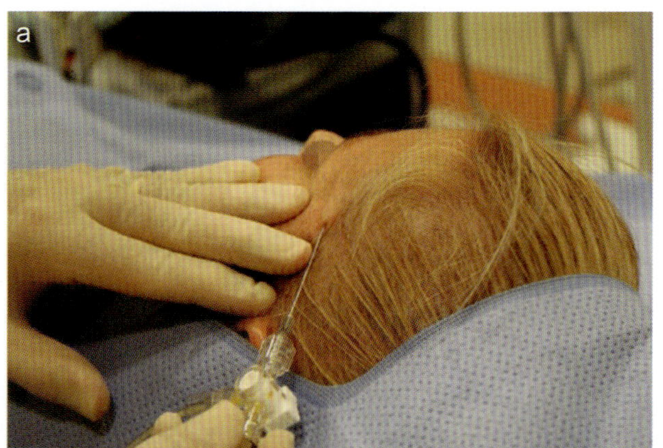

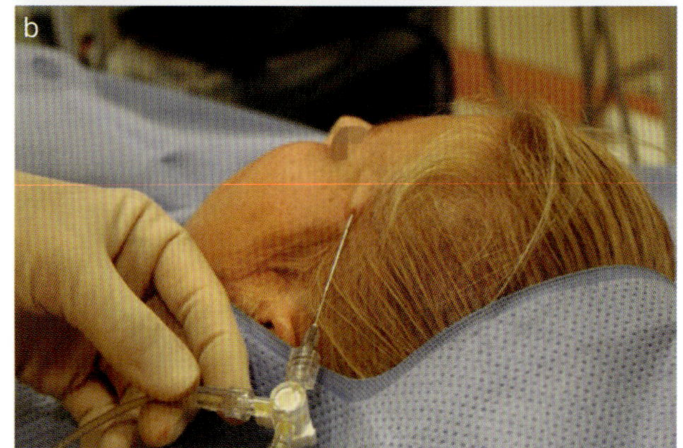

图 11.16 a、b. 脂肪缓慢输送，针管逆行注射。脂肪注射到皮下层，位于颞浅筋膜的表面（Published by kind permission of © Mario Goisis 2018. All Rights Reserved）

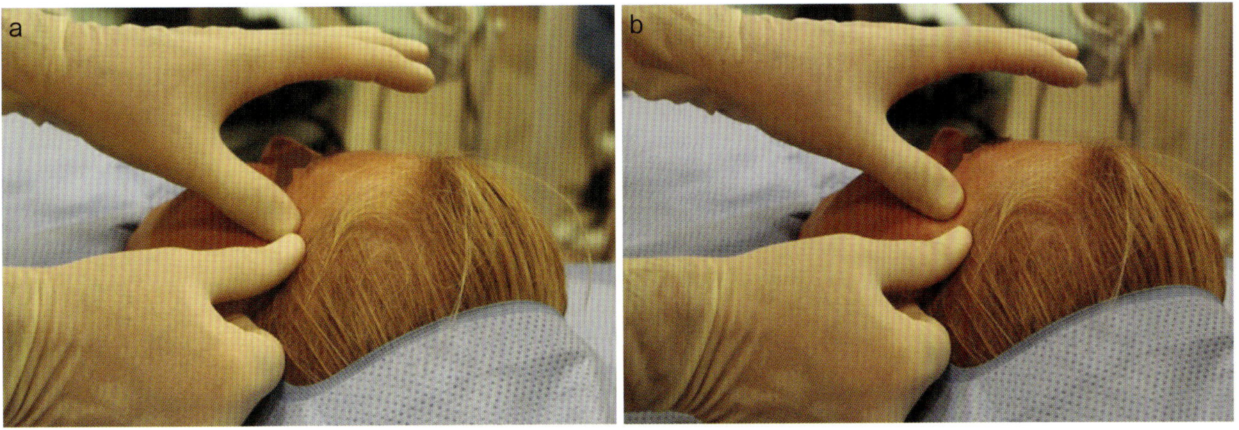

图 11.17　a、b. 对注射部位进行有力的按摩（Published by kind permission of © Mario Goisis 2018. All Rights Reserved）

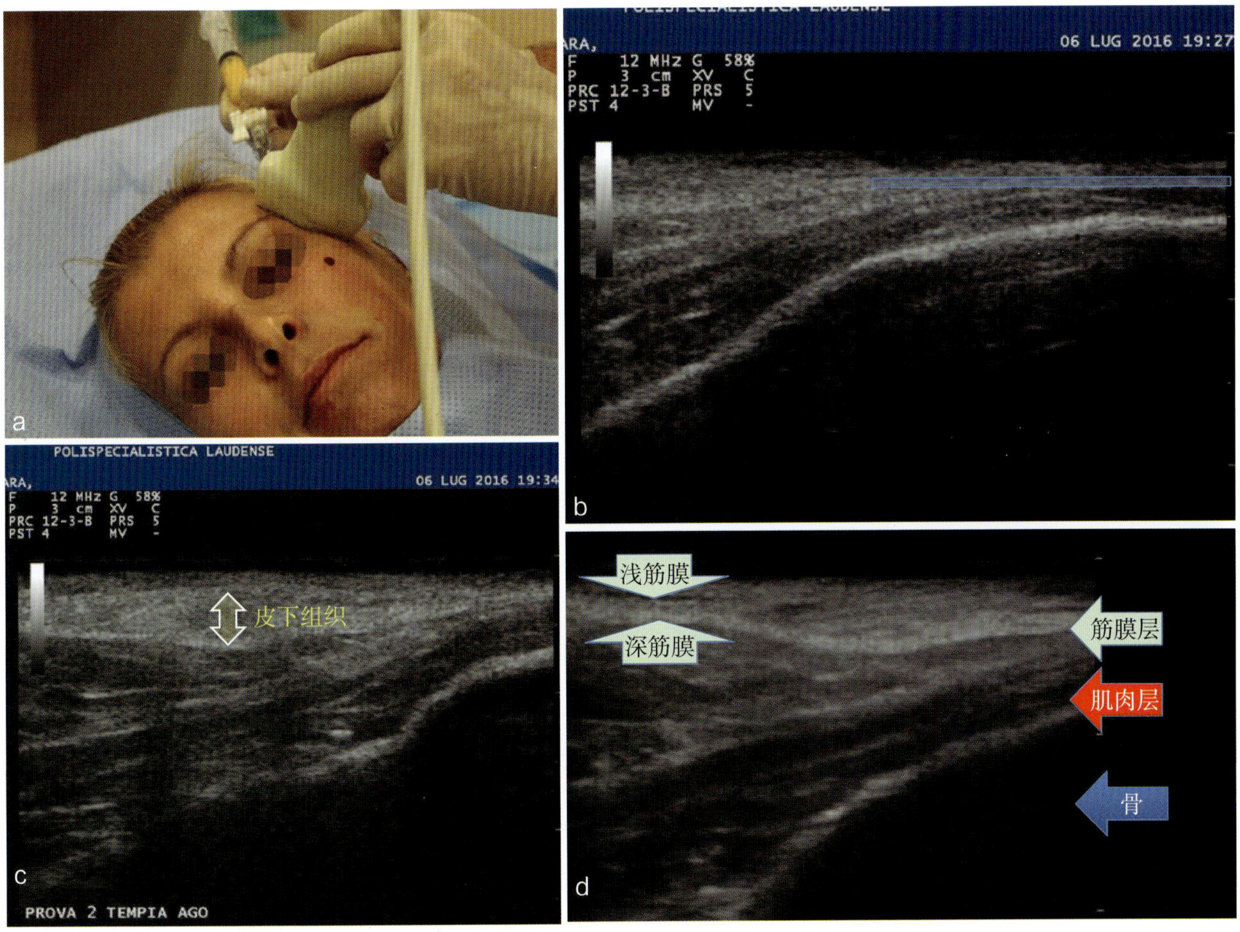

图 11.18　a. 手术中。b ~ d. 手术过程的超声图像，显示钝针的位置，导管插入脂肪的皮下浅层平面（Published by kind permission of © Mario Goisis 2018. All Rights Reserved）

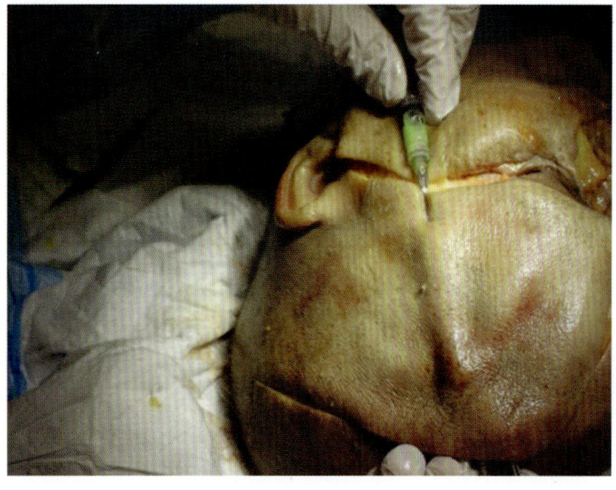

图 11.19 题区使用单一进针点行扇形注射填充 (Published by kind permission of © Mario Goisis 2018. All Rights Reserved)

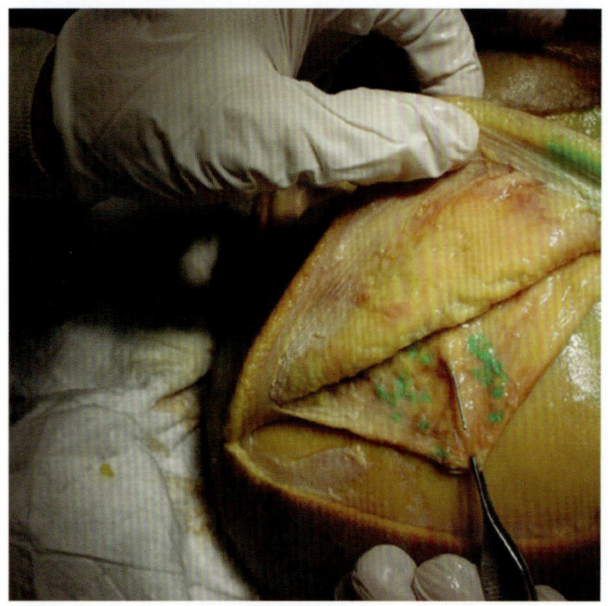

图 11.20 钝针进针的位置（Published by kind permission of © Mario Goisis 2018. All Rights Reserved）

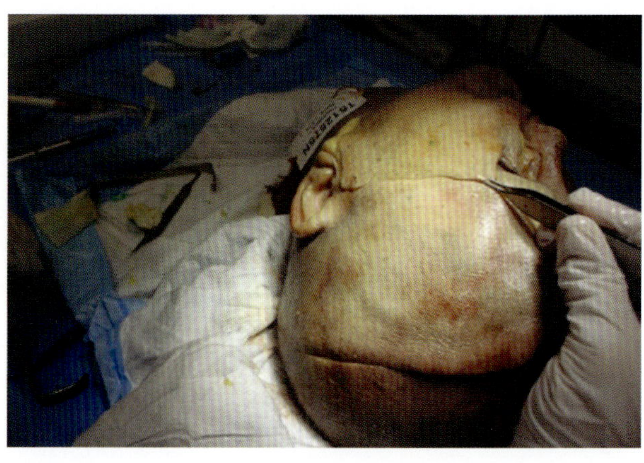

图 11.21 皮肤层次（Published by kind permission of © Mario Goisis 2018. All Rights Reserved）

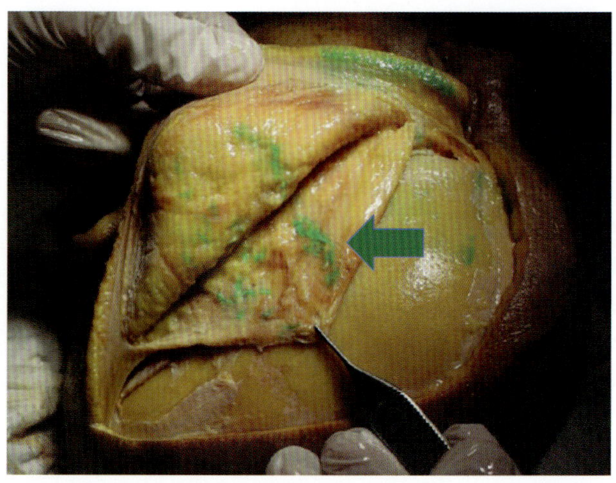

图 11.22 皮下层。脂肪的存在位置（绿色箭头）Published by kind permission of © Mario Goisis 2018. All Rights Reserved）

封闭系统组成。

- 4 个 60 mL 注射器。
- 2 个 10 mL 注射器。
- 1 个 1 mL 注射器。
- 30G 针头。
- 16G 针头。
- 用于吸脂的 2 mm 直径、10 cm 长的钝针。
- 氯己定酒精溶液（2% 葡萄糖酸氯己定和 70% 异丙醇），无菌手术铺巾。
- 冰袋。
- 2 cm × 2 cm 无菌方形纱布。
- 无菌敷料包。

无菌注射药物包括：

- 100 mL 低温生理盐水。
- 120 mL 低温 Klein 溶液。

1 L Klein 溶液由 800 mg 利多卡因、1 mg 肾上腺素、40 mEq 碳酸氢钠、1000 mL 生理盐水制成。

手术地点：微小颗粒脂肪的制备可以在小型手术室进行。要准备好氧气、脉搏血氧仪、急救车/急救箱。

助手：在程序的第一部分，助手的作用是将物品以无菌的方式转移到手术操作台。一个医生也可以执行所有的程序。

注射平面：皮下层、浅层脂肪层。

11.6.5 操作步骤

操作步骤如图 11.24 ~ 11.27 所示。

将纳米脂肪注射入颞区后的尸体解剖如图 11.28 所示。

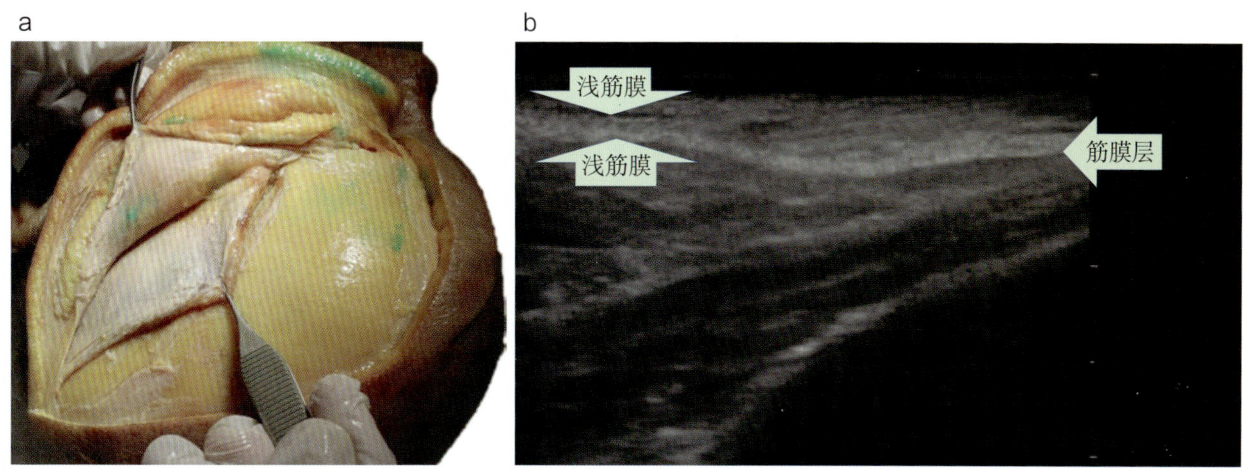

图 11.23　a、b. 颞肌筋膜层：未见脂肪（Published kind permission of © Mario Goisis 2018. All Rights Reserved）

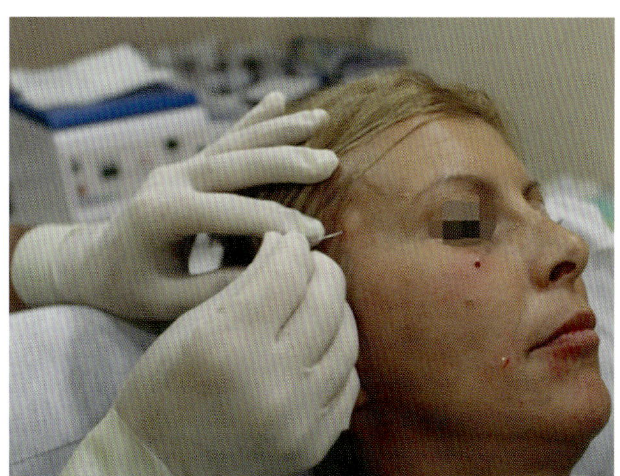

图 11.24　纳米脂肪注射技术。第一步用 25G 针头在颞部安全点的层次上做开口（Published by kind permission of © Mario Goisis 2018. All Rights Reserved）

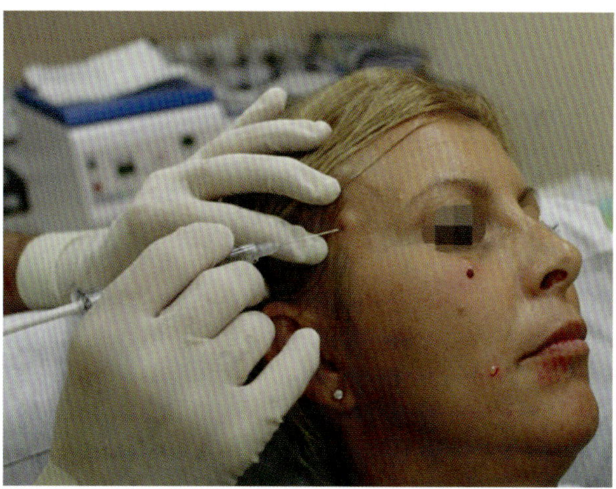

图 11.25　将 27G 钝针垂直插入皮肤表面（Published by kind permission of © Mario Goisis 2018. All Rights Reserved）

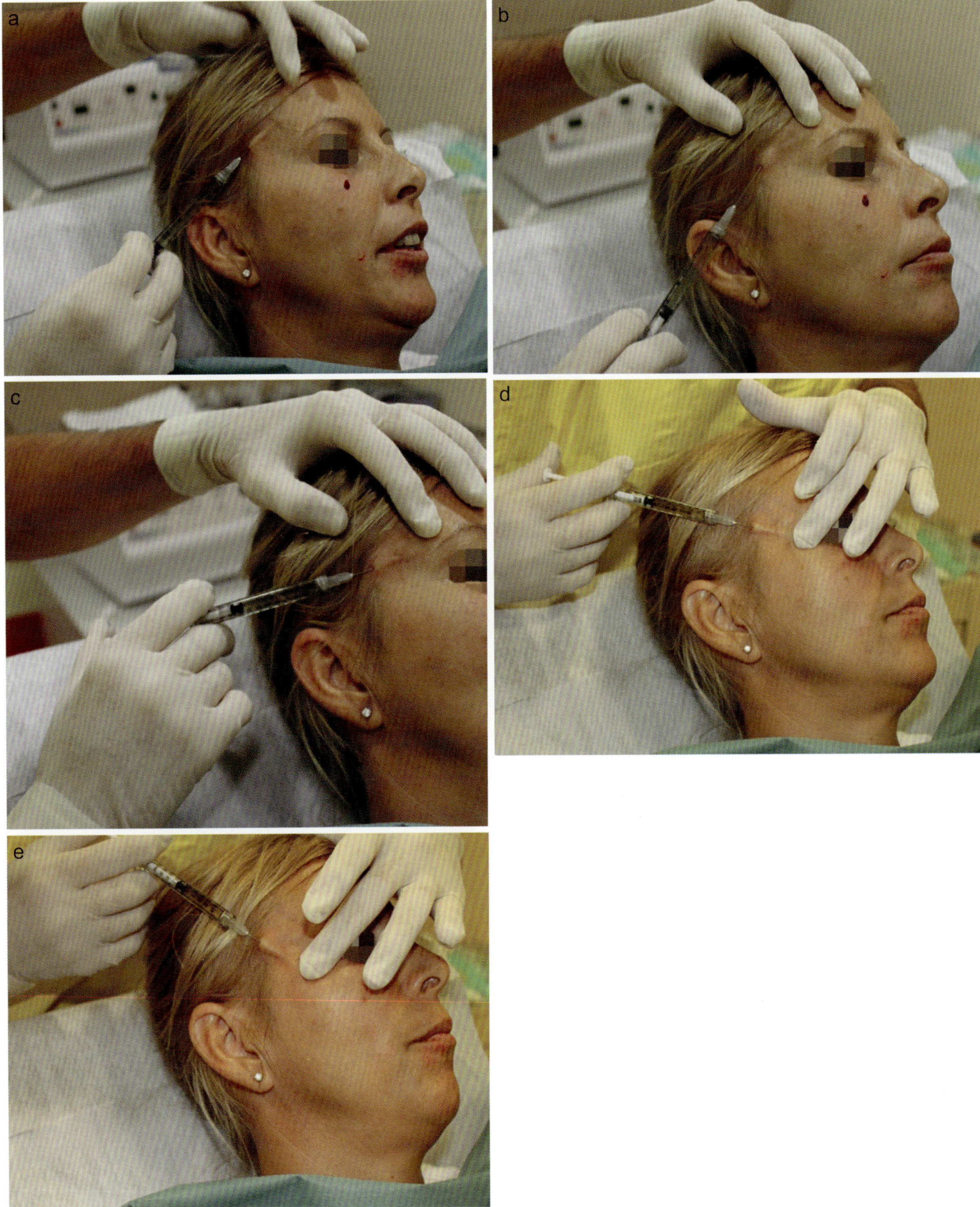

图 11.26　a ~ e. 平行于皮肤平面旋转针管，缓慢注射纳米脂肪，边注射边后退回抽行扇形注射（Published by kind permission of © Mario Goisis 2018. All Rights Reserved）

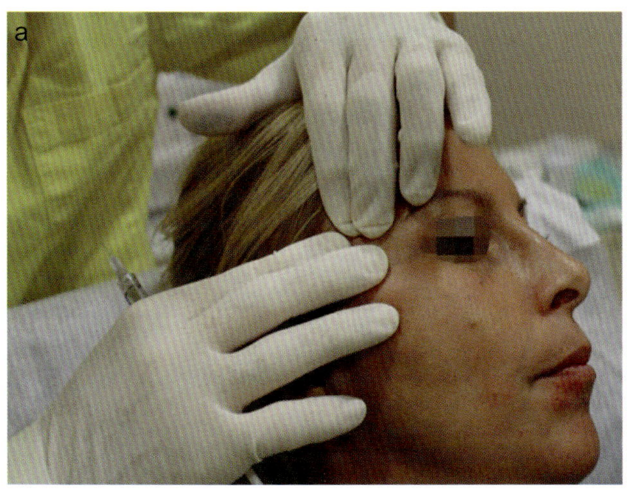

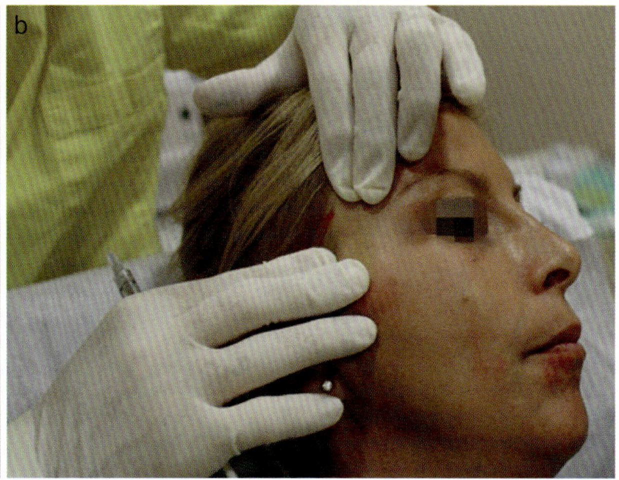

图 11.27 a、b. 对治疗区进行有力的按摩（Published by kind permission of © Mario Goisis 2018. All Rights Reserved）

图 11.28 注射纳米脂肪后，切开并暴露颞区皮下层。皮下层可见注射的纳米脂肪（Published by kind permission of © Mario Goisis 2018. All Rights Reserved）

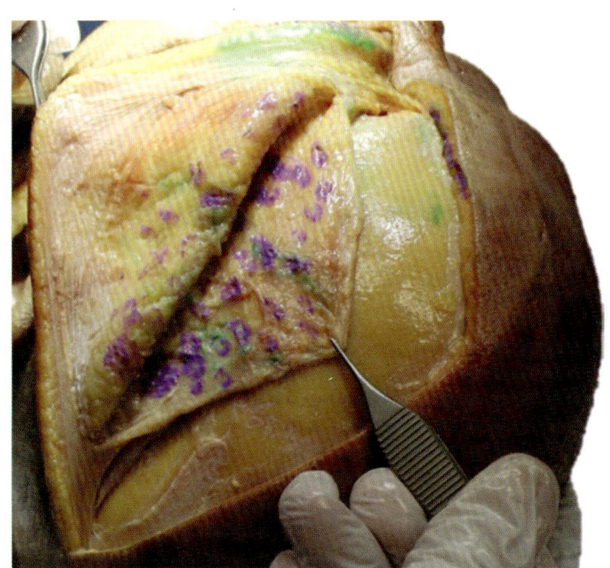

额部

12

Mario Goisis，Sara Izzo

眶上神经穿过眶上孔。滑车上神经比眶上神经小，它负责上睑、眼结膜和前额皮肤（图12.1 ~ 图12.3)。使用微小颗粒脂肪可矫正鼻额角。

12.1 适应证

矫正鼻额角。
有明显矫正痕迹的颞区。

12.2 禁忌证

- 由于以前的创伤或手术干预（神经外科）造成的解剖改变。瘢痕常导致结构的移位，并可导致动脉穿孔或神经切除。它也可以引起瘢痕收缩，可能导致不对称和不平等的填补部分治疗。
- 不应注射到缺乏足够血液供应和感染或炎症区。
- 如果该区域之前使用过液体硅胶或其他永久性填充物，则不应进行注射，因为再次注射可能导致移植物发炎或感染。

12.3 材料

- 1 ~ 4 mL 微小颗粒脂肪注射。

M. Goisis (✉)
Maxillo-Facial and Aesthetic Surgeon, Go Easy Clinic, Milan, Italy

S. Izzo
Department of Plastic Surgery, University of Campania “Luigi Vanvitelli” , Naples, Italy

M. Goisis (ed.)，*Outpatient Regenerative Medicine*，https://doi.org/10.1007/978-3-319-44894-7_12

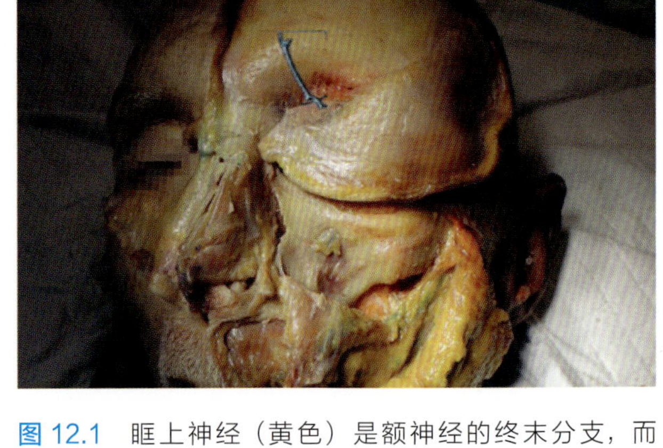

图 12.1　眶上神经（黄色）是额神经的终末分支，而额神经本身来自三叉神经（或第五脑神经）的眼科分支(Published kind permission of © Mario Goisis 2018. All Rights Reserved)

- 1 个 21G 针头。
- 1 个 22G 4 cm 钝针。

微小颗粒脂肪的采集制备：

一个标准的制备微小颗粒脂肪的系统，通常包括：

- 微小颗粒脂肪盒，由一个用于清洗和过滤的封闭系统组成。
- 4 个 60 mL 注射器。
- 2 个 10 mL 注射器。
- 1 个 1 mL 注射器。
- 30G 针头。
- 16G 针头。
- 用于吸脂的 2 mm 直径、10 cm 长的钝针。
- 氯己定酒精溶液（2% 葡萄糖酸氯己定和 70% 异丙醇），无菌手术铺巾。
- 冰袋。

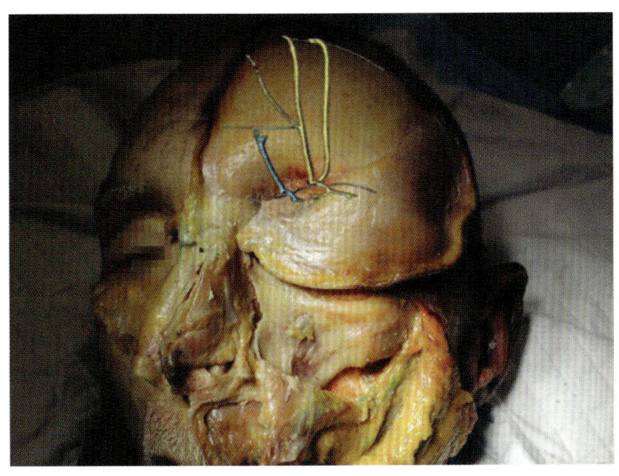

图 12.2 滑车上神经（蓝色）。它比眶上神经小，它从上斜肌和眶上孔之间的眼眶出发，向上蜿蜒至前额额骨，并上升到额肌下方。它支配前额下部靠近中线的皮肤和上睑的皮肤（Published by kind permission of © Mario Goisis 2018. All Rights Reserved）

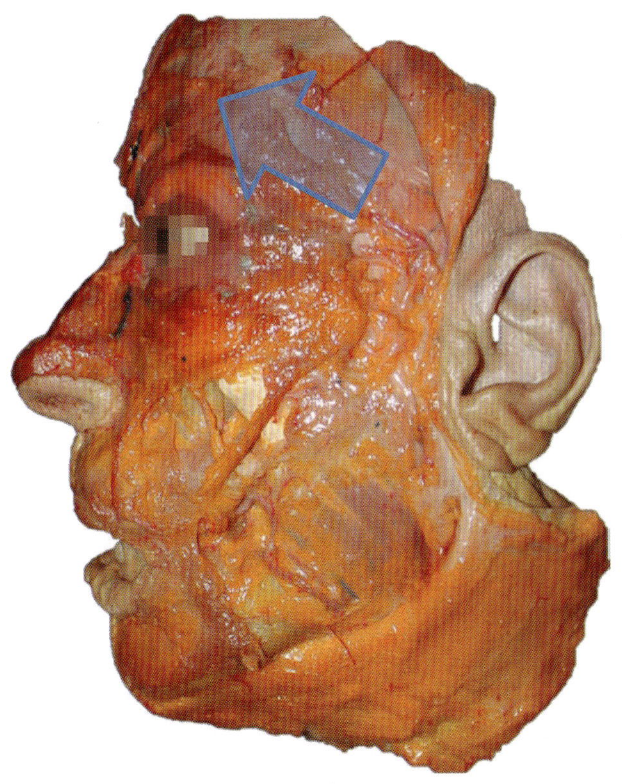

图 12.3 额肌是一块薄的四边形肌肉（Published by kind permission of © Mario Goisis 2018. All Rights Reserved）

- 2 cm × 2 cm 无菌方形纱布。
- 无菌敷料包。

无菌注射药物包括：

- 100 mL 低温生理盐水。
- 120 mL 低温 Klein 溶液。

1 L Klein 溶液由 800 mg 利多卡因、1 mg 肾上腺素、40 mEq 碳酸氢钠、1000 mL 生理盐水制成。

地点：微小颗粒脂肪的制备可以在手术中心 / 医生自己的外科手术室完成，血氧仪和急救车 / 急救箱是必不可少的。

助手：助手需要在手术的第一阶段以无菌方式传递手术用品。一名医生也可以单独完成全部的手术操作步骤。

注射层次：SMAS 层。

12.4 手术时间

脂肪采集后，整个手术过程一般需要 5 ~ 15 min。

12.5 并发症

即刻并发症（注射后 72 h 内）包括短暂性红斑、水肿、硬结、瘙痒和瘀斑。

早期并发症（注射后几天到几周）包括矫正过度、局部感染、皮肤坏死、疱疹病毒感染、色素脱失和持续的局部症状（红斑、水肿、硬化、瘙痒和色素沉着）。

晚期或迟发并发症包括高比例的脂肪吸收和囊肿。

12.6 操作步骤

操作步骤如图 12.4 ~ 图 12.18 所示。

注射平面：额肌。

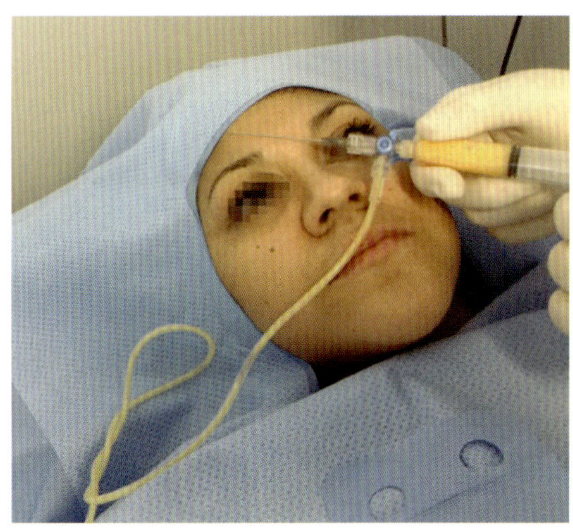

图 12.4 注射脂肪的路径（Published by kind permission of © Mario Goisis 2018. All Rights Reserved）

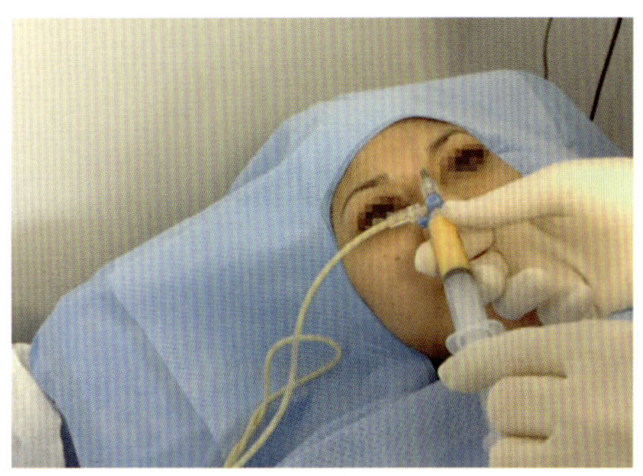

图 12.5 注射脂肪的路径（Published by kind permission of © Mario Goisis 2018. All Rights Reserved）

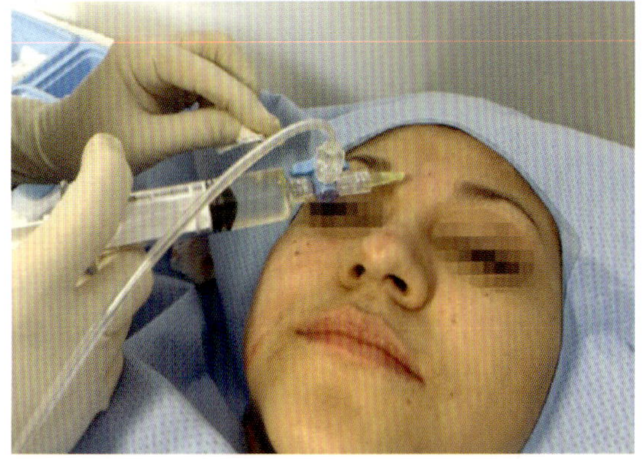

图 12.6 在眉间进行局部麻醉（Published by kind permission of © Mario Goisis 2018. All Rights Reserved）

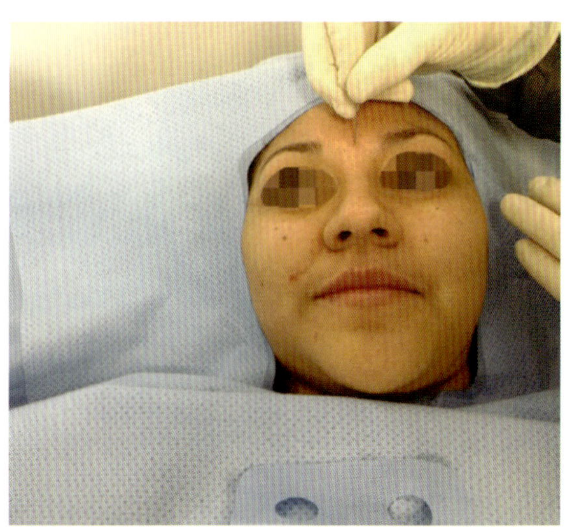

图 12.7 用 21G 针头刺入皮肤（Published by kind permission of © Mario Goisis 2018. All Rights Reserved）

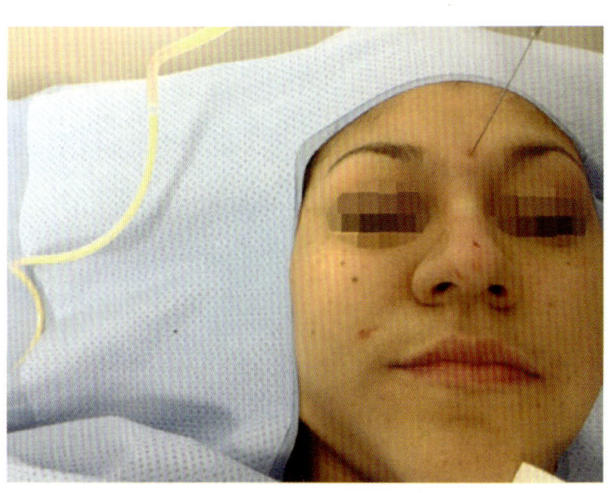

图 12.8 将 22G 钝针垂直插入皮肤（Published by kind permission of © Mario Goisis 2018. All Rights Reserved）

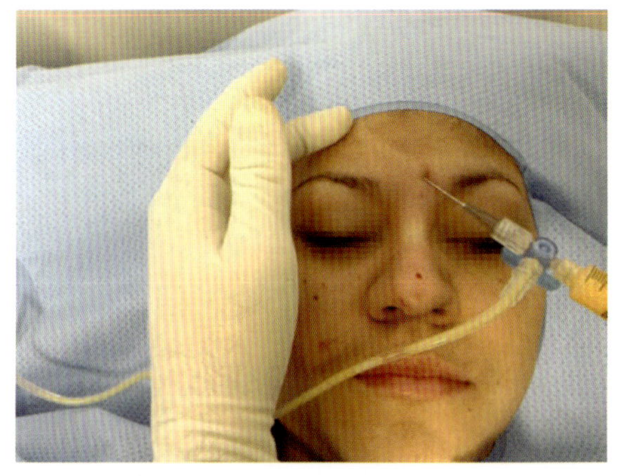

图 12.9 注脂针以平行于皮肤平面的轴向旋转，并沿额部方向在双瞳孔线处以 45° 角滑动（Published by kind permission of © Mario Goisis 2018. All Rights Reserved）

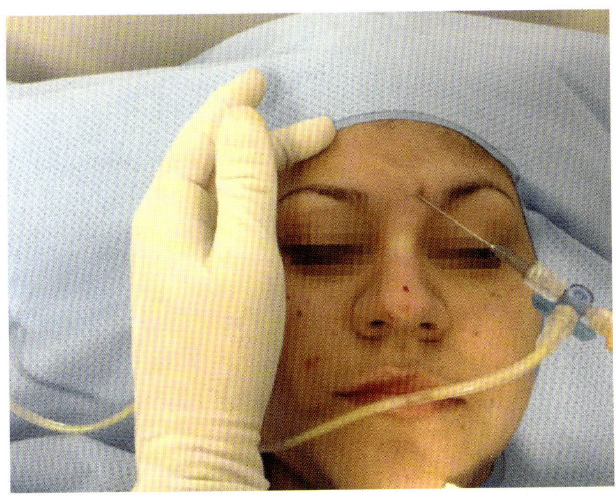

图 12.10 缓慢注射脂肪，针管逆行注射后抽出（Published by kind permission of © Mario Goisis 2018. All Rights Reserved）

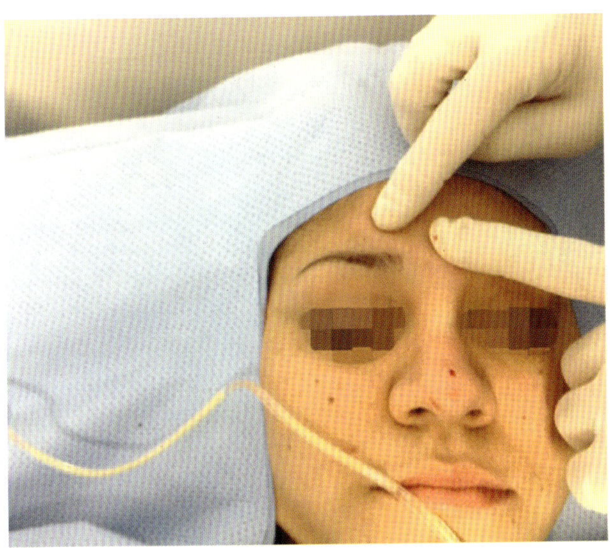

图 12.11 在治疗结束时，对注射部位进行按摩（Published by kind permission of © Mario Goisis 2018. All Rights Reserved）

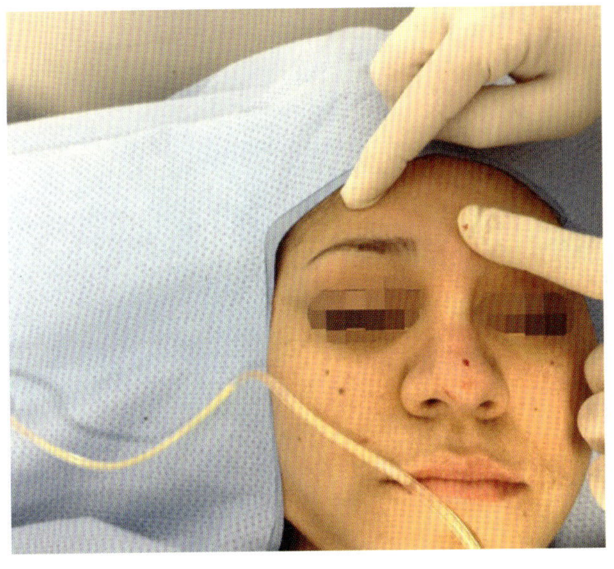

图 12.12 在治疗结束时，对注射部位进行按摩（Published by kind permission of © Mario Goisis 2018. All Rights Reserved）

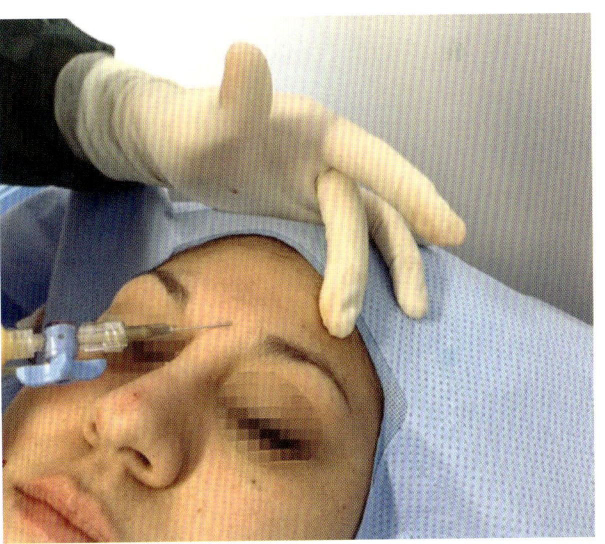

图 12.13 在额部的另一侧，注射针也以平行于皮肤平面的轴线旋转，并相对于双瞳孔线以 45° 的角度在额部滑动注射（Published by kind permission of © Mario Goisis 2018. All Rights Reserved）

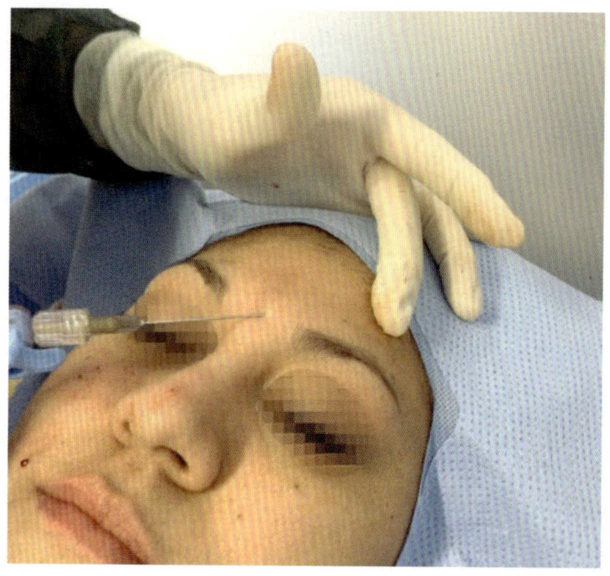

图 12.14　缓慢注射脂肪，行逆行注射后抽出注射针（Published by kind permission of © Mario Goisis 2018. All Rights Reserved）

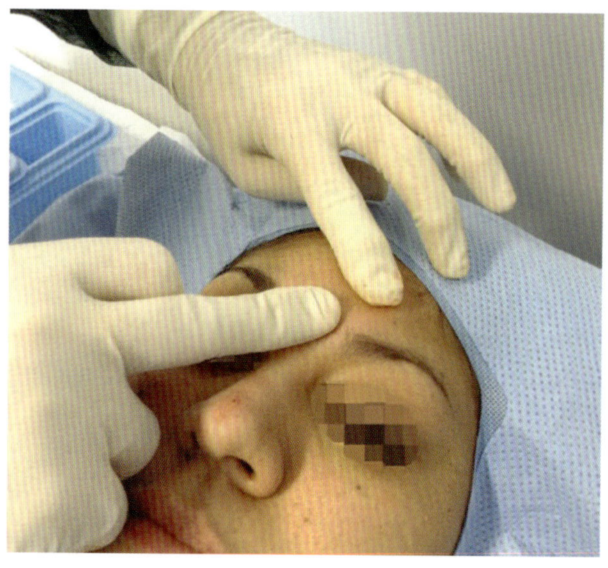

图 12.15　在治疗结束后，对注射部位进行按摩（Published by kind permission of © Mario Goisis 2018. All Rights Reserved）

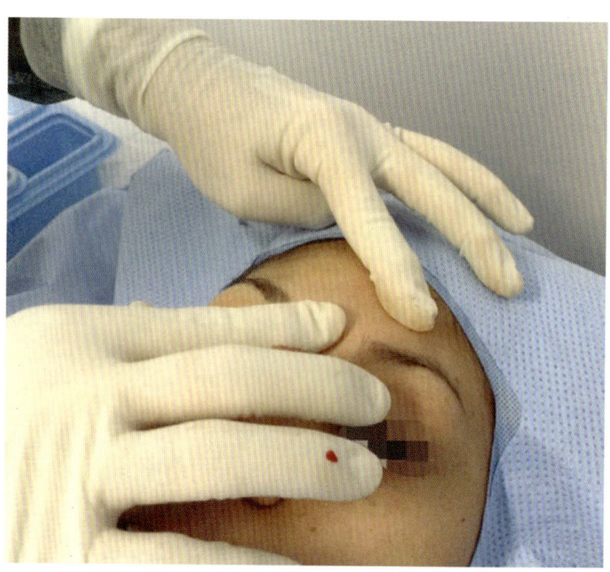

图 12.16　在治疗结束后，对注射部位进行按摩（Published by kind permission of © Mario Goisis 2018. All Rights Reserved）

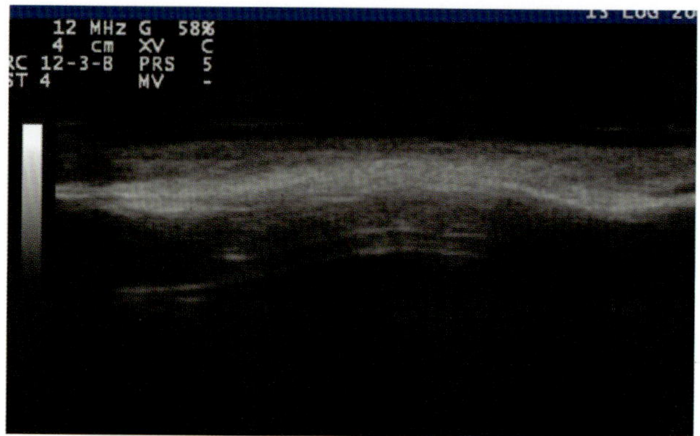

图 12.17　额部注射超声图像：注射针插入额肌，深度为 1 cm（Published by kind permission of © Mario Goisis 2018. All Rights Reserved）

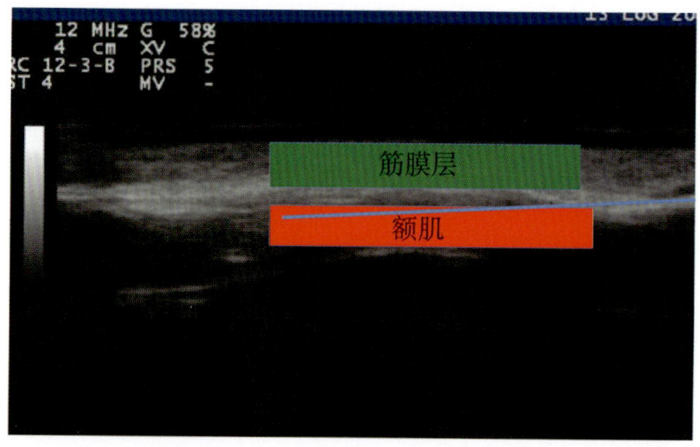

图 12.18　额部注射超声图像：注脂针插入额肌，深度为 1 cm（Published by kind permission of © Mario Goisis 2018. All Rights Reserved）

12.7 注脂后尸体解剖步骤（图12.19、12.20）

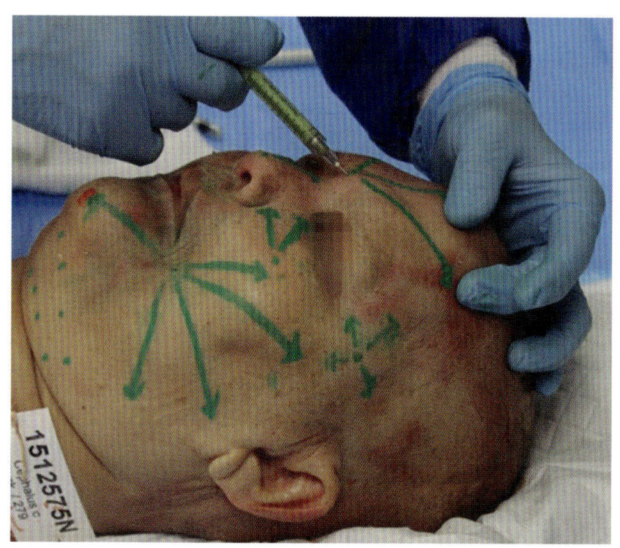

图 12.19 脂肪被缓慢地注射到肌肉中，逆行注射后将注射针抽出（Published with kind permission of © Mario Goisis 2018. All Rights Reserved）

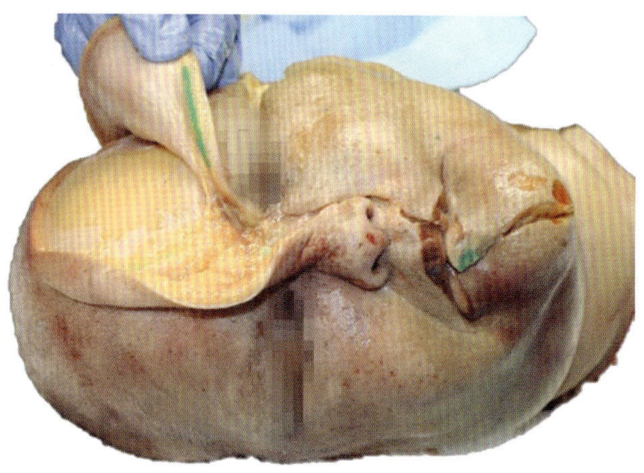

图 12.20 脂肪（绿色）被注射到肌肉内（Published by kind permission of © Mario Goisis 2018. All Rights Reserved）

颧颊区

13

Mario Goisis，Giuseppe A. Ferraro，Sara Izzo，Giovanni Francesco Nicoletti

颧颊区的填充是一个简单程序，可以在局部麻醉下及医生自有手术室里进行。颧颊区填充最佳的治疗效果无疑关乎外观，至少关乎中面部的外观。

13.1 解剖（图 13.1～图 13.4）

颧骨、上颌骨构成了面颊部突出的外观，属于眼眶的外侧壁和眶底，形成颞窝和颞下窝。

在这一过程中，必须保护一些重要的结构：

- 眶下神经起源于上颌骨的眶下孔，是上颌神经的一个分支。该神经支配下睑、上唇和部分鼻前庭（图 13.1，黄色箭头）。
- 眶下孔是位于眶下缘下的颅骨开口。眶下动脉、静脉和神经通过其中。眶下孔距眶下缘的距离为 6.10～10.9 mm。常在眼眶下缘下 1 cm 处，沿瞳孔轴线可见。

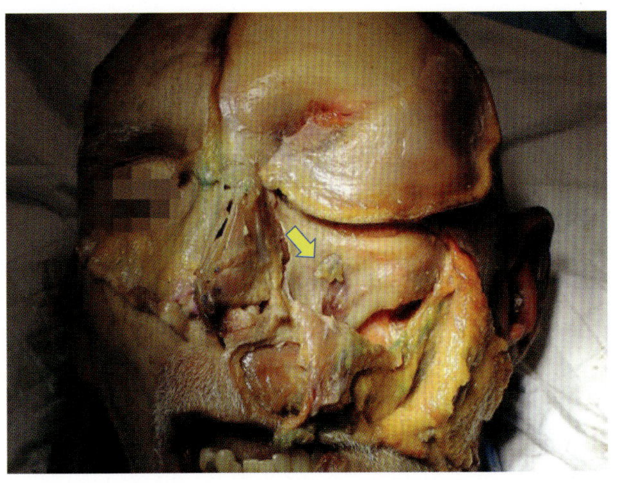

图 13.1 黄色箭头指示眶下神经起源于眶下孔。眶下孔是位于眶下缘下方的颅骨开口。它为眶下动脉、静脉和神经创造了通道。眶下孔距眶下缘的距离为 6.10～10.9 mm。常见于眼眶下缘下 1 cm 处，位于瞳孔中轴（courtesy of the Doctor's Equipe）(Published by kind permission of © Mario Goisis 2018. All Rights Reserved)

13.2 风险规避

正确的治疗方案设计极为必要：一组简单的术前设计线可以规避损伤眶下神经的风险。这些线条被称为 Hinderer 线（图13.5）。医生应该在患者的脸上画一条线连接眼睑外侧缘到嘴的外侧边缘，画另一条线从鼻翼到耳屏。通过相交，这两条线勾画出 4 个象限，内上象限代表高危区域。

安全点：深部注射点位于用 Hinderer 线确定的上外侧象限（图13.5）。

13.3 适应证

颧骨萎缩通常是先天性的，但也与年龄有关。据计算，在 25 岁到 60 岁之间，由于骨的再吸收，颧颊区厚度减少了约 3 mm，这导致面中区软组织在重力作用下塌陷。比较患者较前的照片和最近的照片，这种现象通常可以得到证实。中面部组织的塌陷造成鼻唇沟、木偶纹和颊前沟的形成（图 13.6～图 13.10）。通常治疗与年龄相关的颧颊区萎缩的最好方案是填充，而唯一能解决这一问题的

M. Goisis (✉)
Maxillo-Facial and Aesthetic Surgeon, Go Easy Clinic, Milan, Italy

G. A. Ferraro · S. Izzo · G. F. Nicoletti
Department of Plastic Surgery, University of Campania "Luigi Vanvitelli", Naples, Italy
e-mail: giuseppe.ferraro@unicampania.it; giovannifrancesco.nicoletti@unicampania.it

M. Goisis (ed.), *Outpatient Regenerative Medicine*, https://doi.org/10.1007/978-3-319-44894-7_13

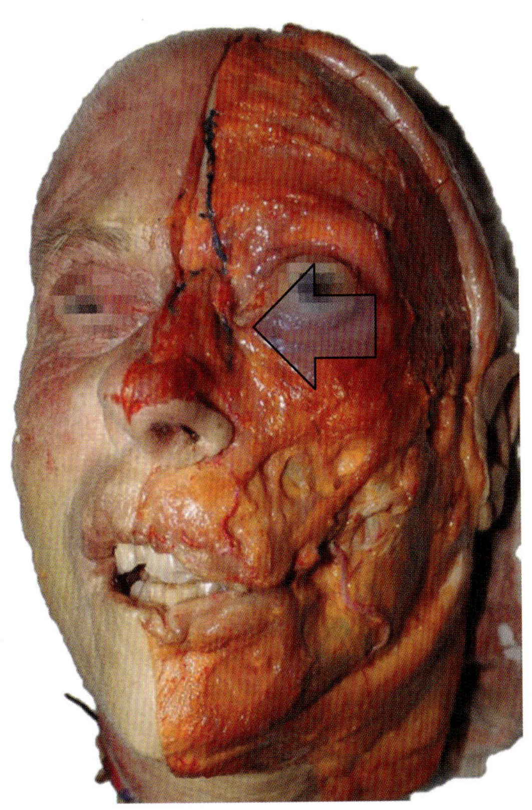

图 13.2 角动脉是面动脉的末端；它起自眼眶的内侧角，穿入上唇方肌的肌纤维，并伴随着角静脉（蓝色箭头）(courtesy of the Doctor's Equipe) (Published by kind permission of © Mario Goisis 2018. All Rights Reserved)

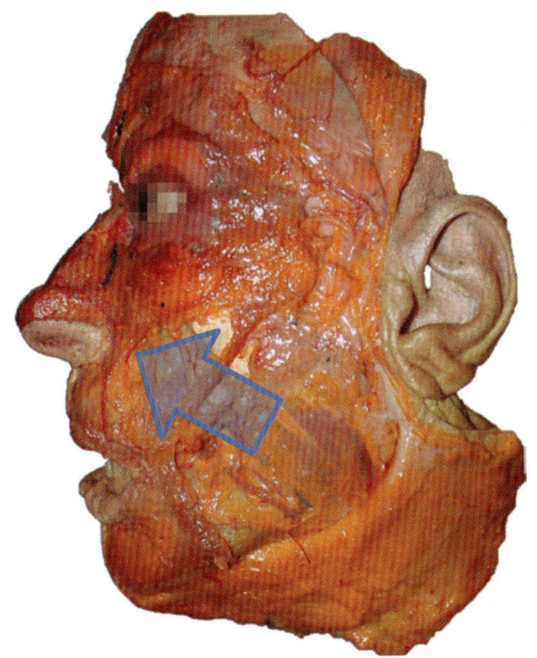

图 13.3 提上唇肌解剖（蓝色箭头）(courtesy of the Doctor's Equipe) (Published by kind permission of © Mario Goisis 2018. All Rights Reserved)

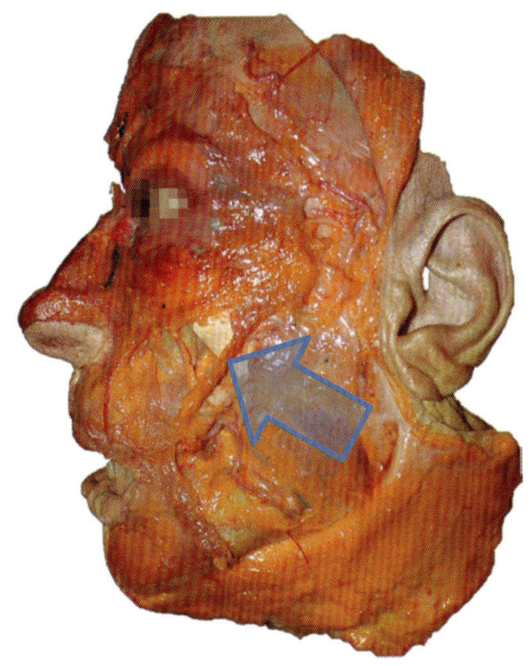

图 13.4 颧大肌解剖（蓝色箭头）(courtesy of the Doctor's Equipe) (Published by kind permission of © Mario Goisis 2018. All Rights Reserved)

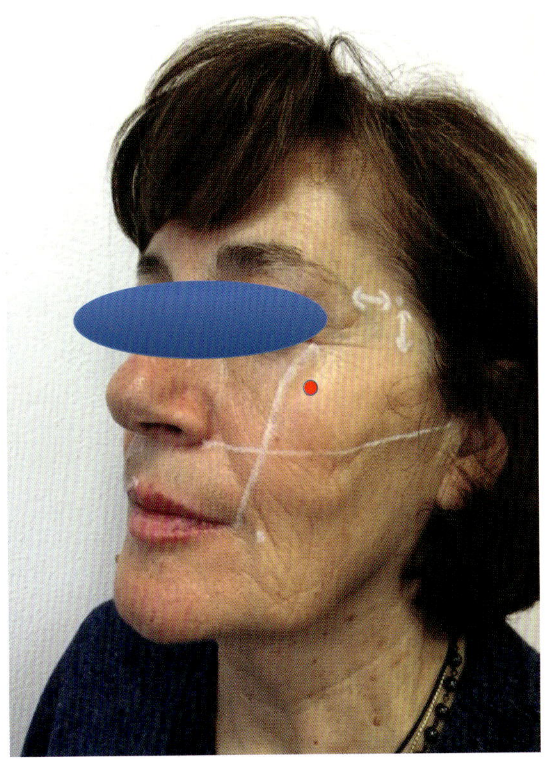

图 13.5 Hinderer 线。安全注射点用红色圆圈标示 (Published by kind permission of © Mario Goisis 2018. All Rights Reserved)

手段通常用极微小的疼痛即可获得完美的治疗效果和良好的患者满意度。这种治疗最适合于营养缺失人群，它可以矫正颧骨侧凸，矫正前颌沟、木偶线及鼻唇沟。颧颊区填充也可以用于矫正双侧不对称。

13.4 微小颗粒脂肪联合 PRP 颧颊区填充

13.4.1 适应证

年龄相关性颧颊区凹陷的矫正。

13.4.2 禁忌证

- 相对禁忌证包括由于以前的创伤或手术干预（颌面部手术）造成的解剖结构改变。瘢痕常导致重要组织结构移位，造成动脉穿孔或神经断裂。瘢痕挛缩还可以导致双侧颧颊区不对称及部分治疗部位的不平整。
- 脂肪不应注射在血供不足和受感染或炎症影响的区域。

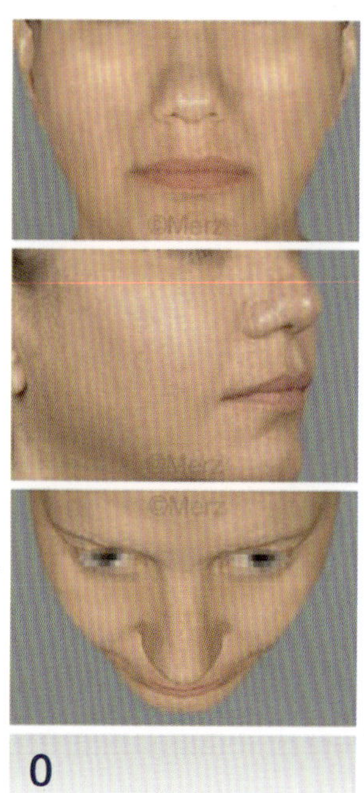

图 13.6 颧区年龄相关性萎缩（by courtesy of the Merz company）（Published by kind permission of © Mario Goisis 2018. All Rights Reserved）

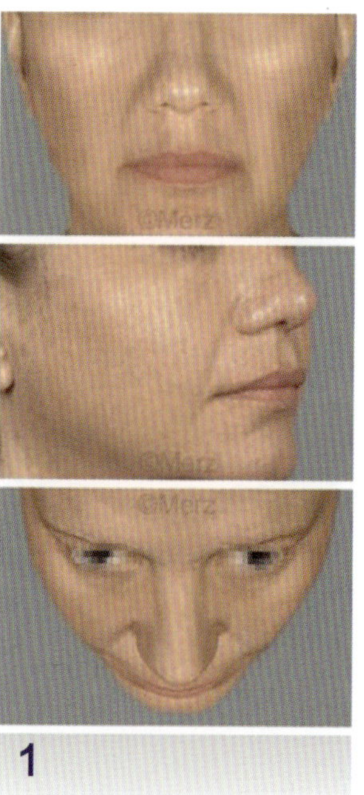

图 13.7 颧区年龄相关性萎缩（by courtesy of the Merz company）（Published by kind permission of © Mario Goisis 2018. All Rights Reserved）

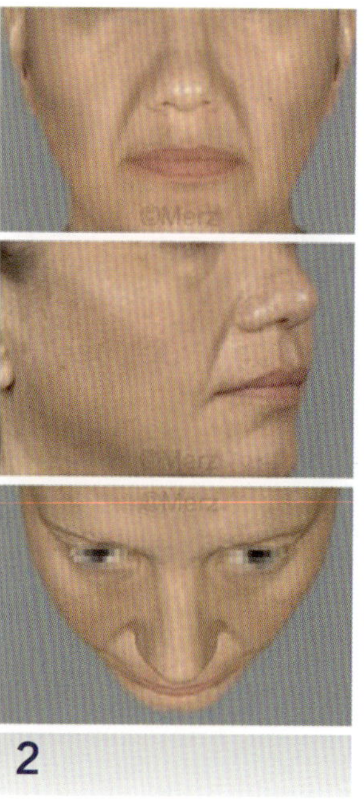

图 13.8 颧区年龄相关性萎缩（by courtesy of the Merz company）（Published by kind permission of © Mario Goisis 2018. All Rights Reserved）

- 如该区域之前使用过液体硅胶或其他永久性填充物，则不应进行注射，因为再次注射可能导致移植物发炎或感染。

13.4.3 手术时间

提取脂肪后，整个手术过程需要大约 5 min。

13.4.4 材料

- 每侧需要注射 2～4 mL 微小颗粒脂肪。
- 21G 针头。
- 22G 4 cm 钝针。

微小颗粒脂肪提取制备过程：

一套标准的微小颗粒脂肪制备系统，包括：

- 微小颗粒脂肪盒，由 1 个用于清洗和过滤的封闭系统组成。
- 4 个 60 mL 注射器。
- 2 个 10 mL 注射器。
- 1 个 1 mL 注射器。
- 1 个 30G 针头。
- 1 个 16G 针头。
- 1 支用于吸脂的 2 mm 直径、10 cm 长的钝针。
- 氯己定酒精溶液（2% 葡萄糖酸氯己定和 70% 异丙醇），无菌手术铺巾。
- 冰袋。
- 2 cm×2 cm 方形无菌纱布。
- 无菌敷料包。

无菌注射药物包括：

- 100 mL 低温生理盐水。
- 120 mL 低温 Klein 溶液。

1 L Klein 溶液由 800 mg 利多卡因、1 mg 肾上腺素、40 mEq 碳酸氢钠和 1000 mL 生理盐水制成。

地点：微小颗粒脂肪的提取和制备可以在小型手术室或医生自己的外科手术室进行。应准备氧气、血氧仪和急救车 / 急救包。

助手：助手一般用于术中无菌物品的传递。一名医生也可独立完成手术。

13.4.5 并发症

即刻并发症（注射后 72 h 内）包括短暂性红斑、水肿、硬结、瘙痒和瘀斑。

早期并发症（注射后几天至几周）包括填充过度、局部感染、皮肤坏死、疱疹复发、脱色和持续局部症状（红斑、水肿、硬结、瘙痒和色素沉着）。

晚期或迟发并发症包括高比例的脂肪吸收和囊肿。

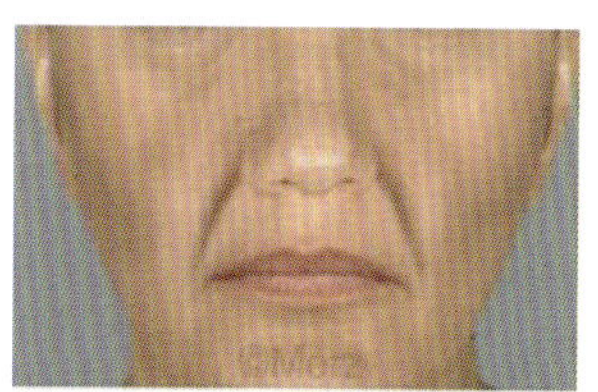
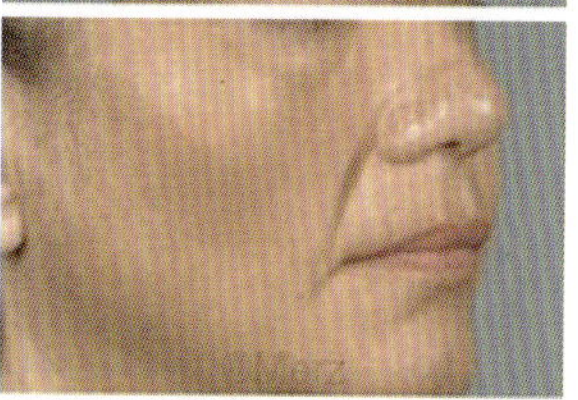
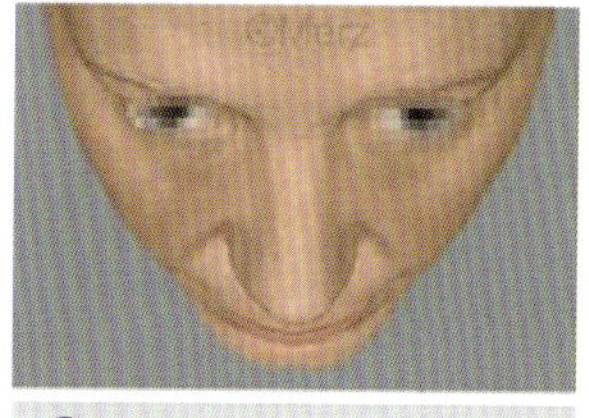

图 13.9 颧区年龄相关性萎缩（courtesy of the Merz company）（Published by kind permission of © Mario Goisis 2018. All Rights Reserved）

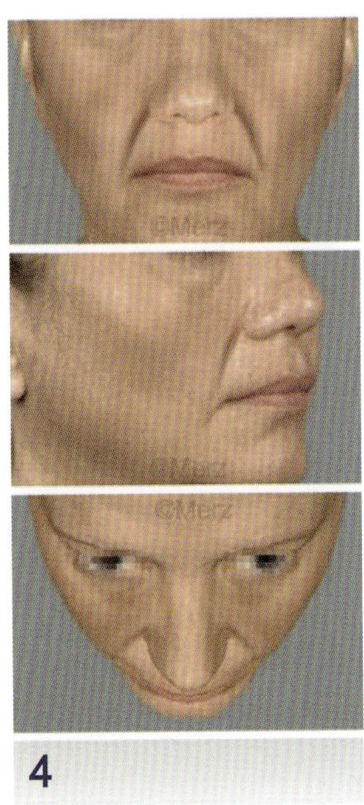

颊部极重度凹陷

图 13.10 颧区年龄相关性萎缩（courtesy of the Merz company）(Published by kind permission of © Mario Goisis 2018. All Rights Reserved)

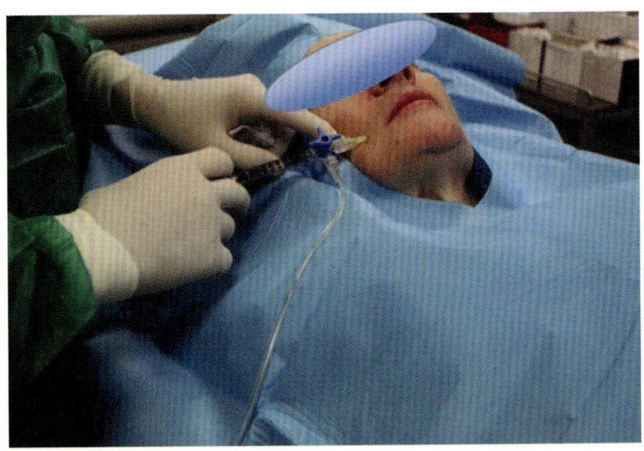

图 13.11 在纵轴水平注射 0.5 mL 局部麻醉药 (Published by kind permission of © Mario Goisis 2018. All Rights Reserved)

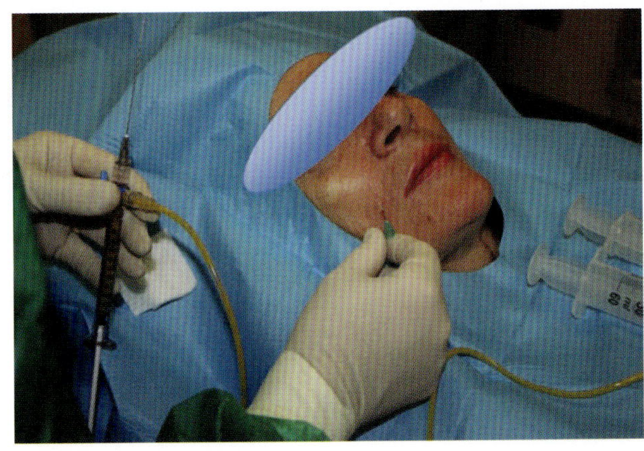

图 13.12 局部麻醉起作用后，用 21G 针进行注射点穿刺 (Published by kind permission of © Mario Goisis 2018. All Rights Reserved)

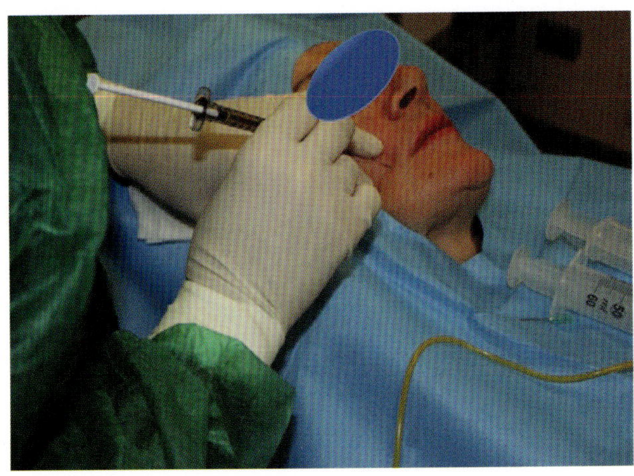

图 13.13 1 个 22G 钝针从穿刺点垂直刺入皮肤 (Published by kind permission of © Mario Goisis 2018. All Rights Reserved)

13.4.6 操作步骤

操作步骤如图 13.11 ~ 图 13.17 所示。

注射层次：SMAS 层。

13.4.7 颧颊区注射脂肪后的尸体解剖(图 13.18 ~ 图 13.22)(courtesy of the Doctor's Equipe)

13.5 应用 PRP 改善颧颊区

13.5.1 适应证

改善年龄相关性皱纹。

13.5.2 手术时间

手术需要约 15 min，大部分时间用于 PRP 的制备。

注射层次：真皮层、皮下层。

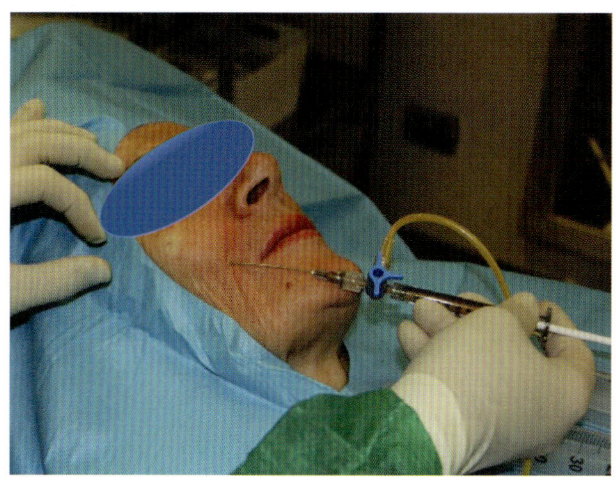

图 13.14 钝针头沿颧大肌向前和内部推进（Published by kind permission of © Mario Goisis 2018. All Rights Reserved）

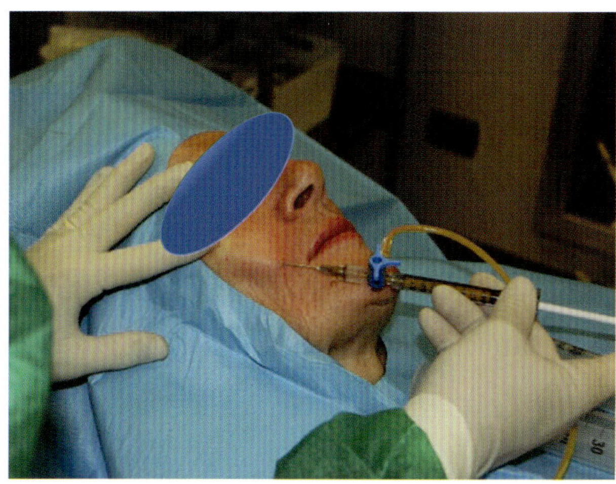

图 13.15 缓慢逆行注射脂肪后，抽出钝针（Published by kind permission of © Mario Goisis 2018. All Rights Reserved）

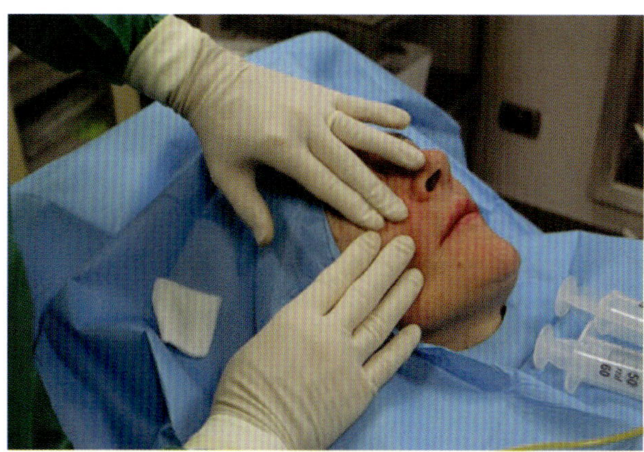

图 13.16 注射脂肪后，按摩颧颊区（Published by kind permission of © Mario Goisis 2018. All Rights Reserved）

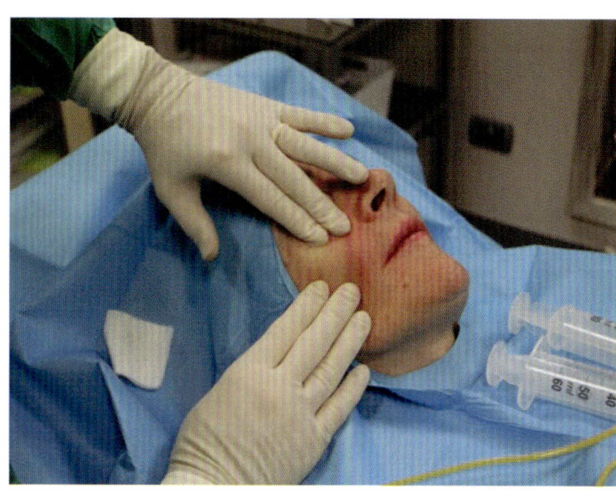

图 13.17 注射脂肪后，按摩颧颊区（Published by kind permission of © Mario Goisis 2018. All Rights Reserved）

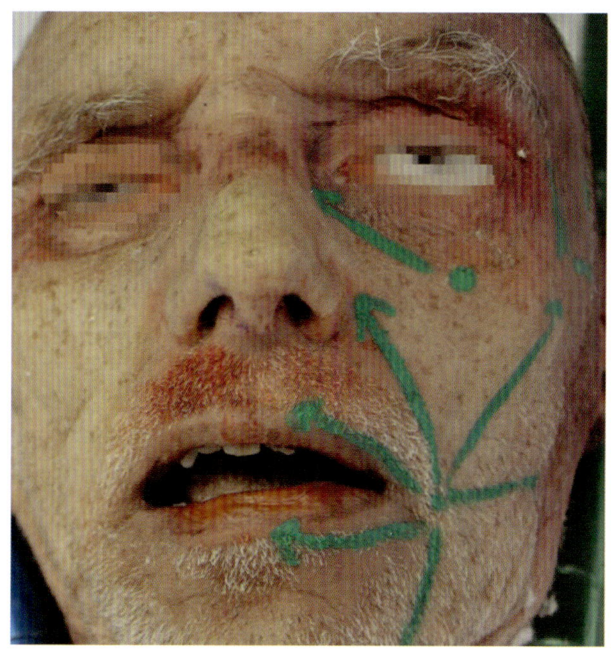

图 13.18 颧颊区填充注射口位于口腔边缘外侧 1.5~2 cm 处（Published by kind permission of © Mario Goisis 2018. All Rights Reserved）

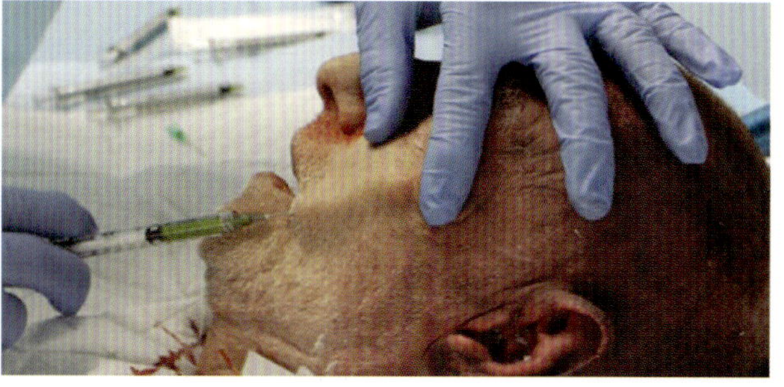

图 13.19 脂肪缓慢逆行注射后，抽出钝针（Published by kind permission of © Mario Goisis 2018. All Rights Reserved）

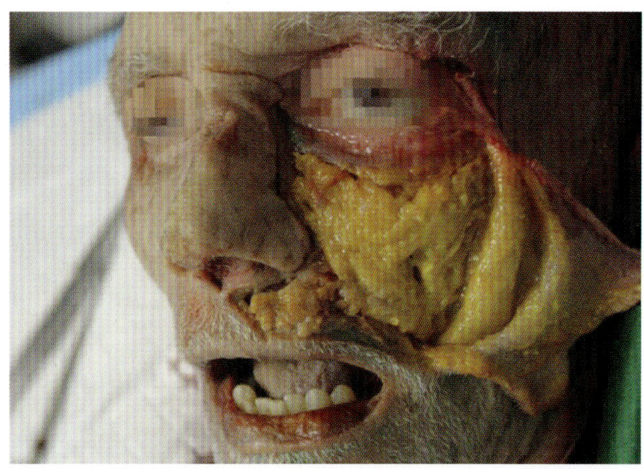

图 13.20 注射脂肪后，从下睑缘皮肤切口开始进行中面部剥离，沿着鼻旁路径向下缓慢剥离上唇唇缘，可以看到朱红色边界。完整暴露皮下层，皮下层无脂肪（Published by kind permission of © Mario Goisis 2018. All Rights Reserved）

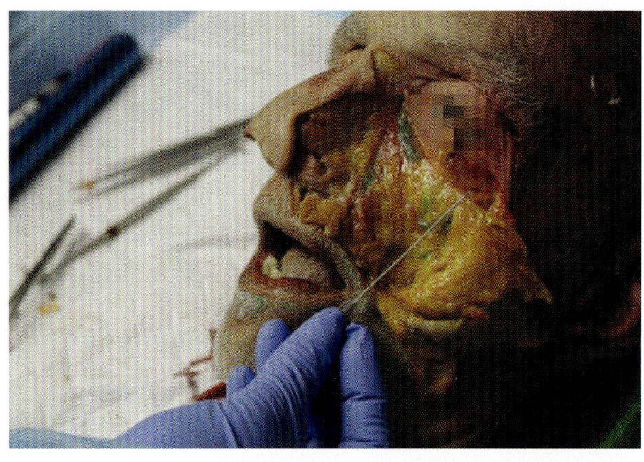

图 13.21 该图显示了移除后 22G 钝针与皮下层周围解剖结构的关系。被标记的有颜色的脂肪在肌肉层中清晰可见（Published by kind permission of © Mario Goisis 2018. All Rights Reserved8）

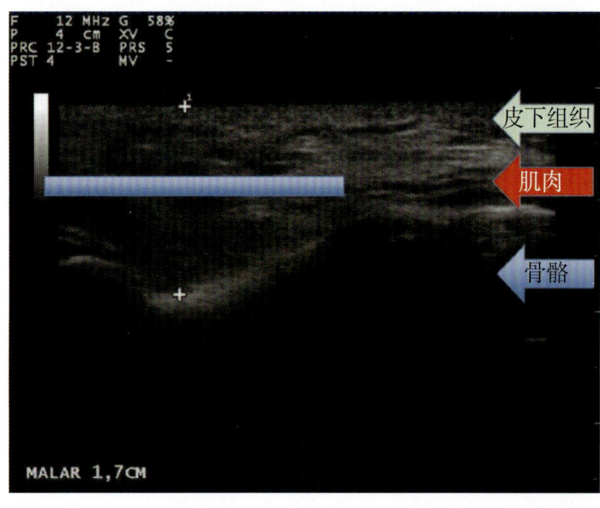

图 13.22 微粒脂肪注射平面的超声图像：钝针插入肌肉（Published by kind permission of © Mario Goisis 2018. All Rights Reserved）

13.5.3 材料

制备 PRP 的内有抗凝剂的空离心管。

纱布和消毒液。

2 mL 带有 1∶100 000 肾上腺素的局部麻醉药（2% 利多卡因或 2% 甲哌卡因）。

1 支 1 mL 螺旋注射器。

1 支 30G 针头。

1 支 26G 针头。

1 支 27G 钝针。

1 支 2 mL 已激活的 PRP（血清凝血酶）。

13.5.4 操作步骤

操作步骤如图 13.23 ~ 图 13.35 所示。

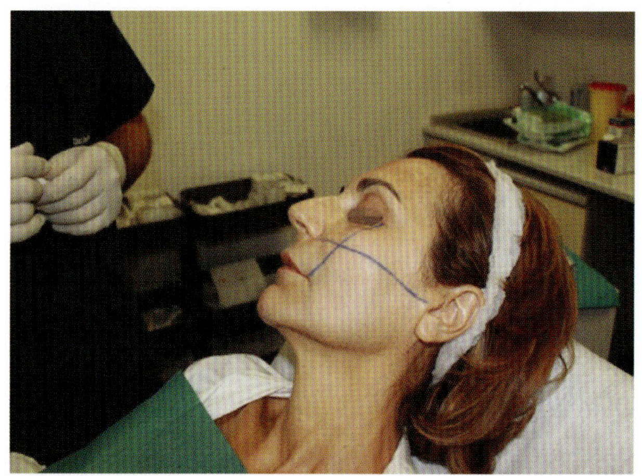

图 13.23 PRP 注射技术：在患者脸上标记标记线（Published by kind permission of © Mario Goisis 2018. All Rights Reserved）

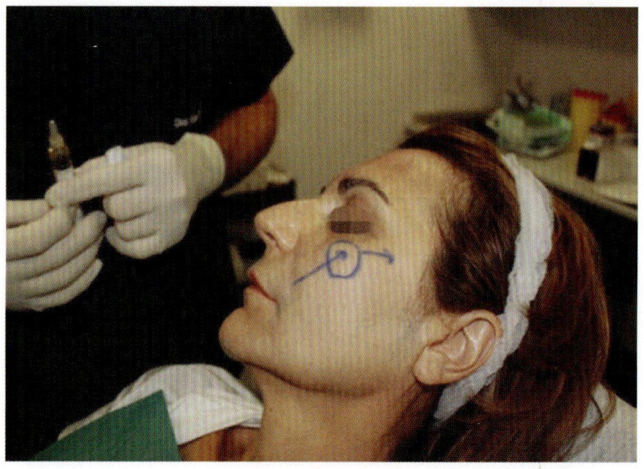

图 13.24 钝针注射点和注射路径（Published by kind permission of © Mario Goisis 2018. All Rights Reserved）

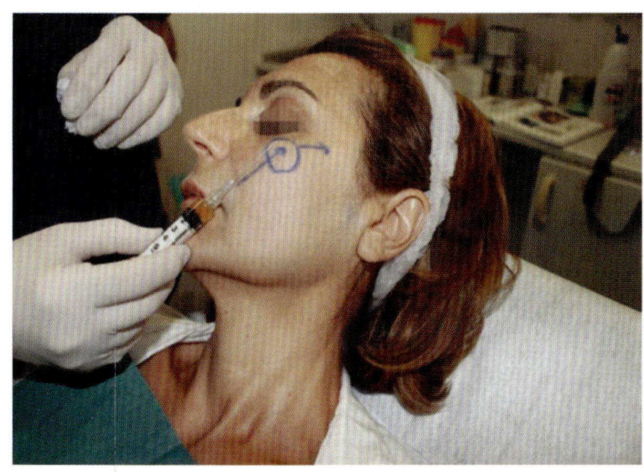

图 13.25 钝针注射点和注射路径（Published by kind permission of © Mario Goisis 2018. All Rights Reserved）

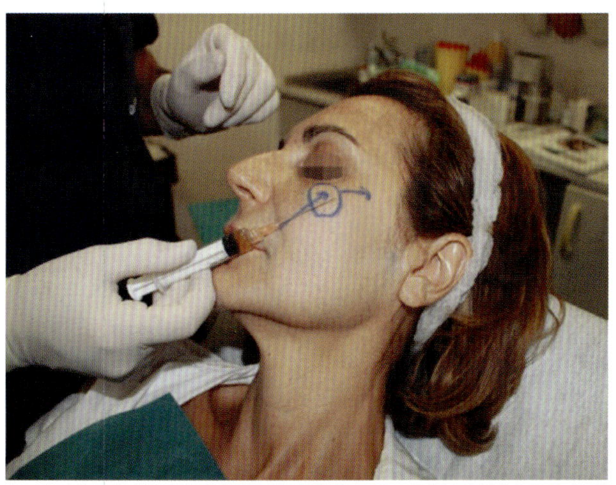

图 13.26 钝针注射点和注射路径（Published by kind permission of © Mario Goisis 2018. All Rights Reserved）

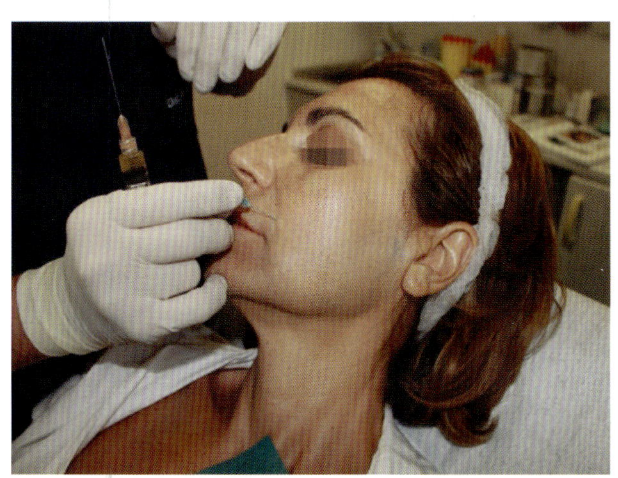

图 13.27 在局部麻醉起作用后，用 23G 针头在鼻唇沟底部开一个注射孔（Published by kind permission of © Mario Goisis 2018. All Rights Reserved）

13.6 纳米脂肪改善颧颊区

13.6.1 适应证

年龄相关性皱纹及痤疮瘢痕的改善。

13.6.2 手术时间

这个过程需要 10 min，主要是 PRP 制备所需的时间。

13.6.3 禁忌证

- 血小板功能障碍综合征。
- 血小板减少症。
- 手术部位局部感染。
- 术前 48 h 内持续使用非甾体抗炎药。
- 手术前 1 个月在治疗部位注射皮质类固醇。
- 术前 2 周全身使用皮质类固醇。
- 癌症——尤其是造血系统或骨肿瘤。
- 感染艾滋病病毒、丙肝病毒。

13.6.4 材料

- 每侧注射 1 ~ 2 mL 纳米脂肪。

– 1 支 26G 针头。
– 1 支 27G、3.7 cm 钝针。

一套标准的制备纳米脂肪的操作系统，包括：

– 纳米脂肪系统，包括一个连接器和一套封闭的乳化过滤系统。

– 2 支 10 mL 注射器。

微粒脂肪的制备：

一套标准的微粒脂肪制备系统，包括：

– 微粒脂肪盒，由一套封闭洗涤过滤系统组成。

– 4 支 60 mL 注射器。
– 2 支 10 mL 注射器。
– 1 支 1 mL 注射器。
– 1 支 30G 针头。
– 1 支 16G 针头。
– 1 支用于吸脂的 2 mm 直径、10 cm 长的

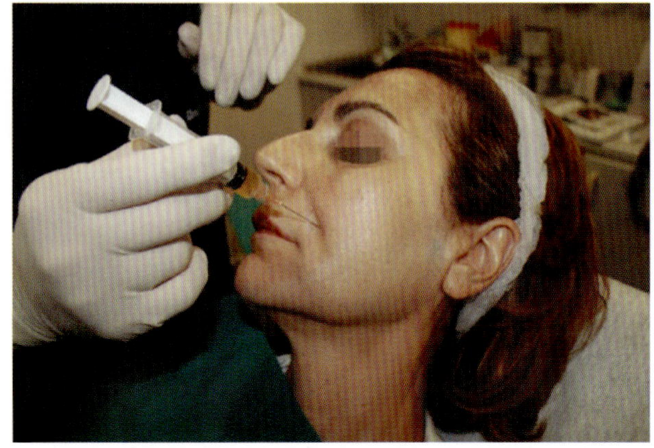

图 13.28　用一根 25G 钝针垂直插入皮肤（Published by kind permission of © Mario Goisis 2018. All Rights Reserved）

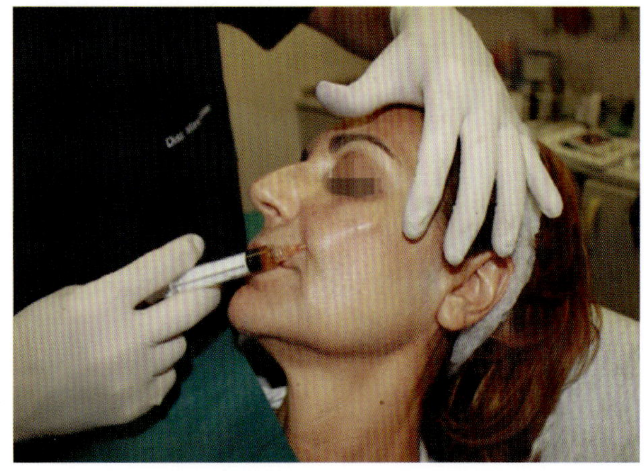

图 13.29　然后将钝针平行于皮肤平面旋转，并沿颧骨体的方向向前推进（Published by kind permission of © Mario Goisis 2018. All Rights Reserved）

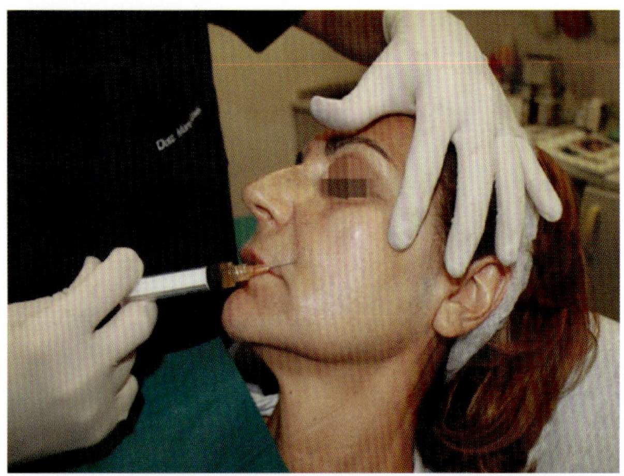

图 13.30　激活的 PRP 沿颧弓全长缓慢注射后，抽出钝针（Published by kind permission of © Mario Goisis 2018. All Rights Reserved）

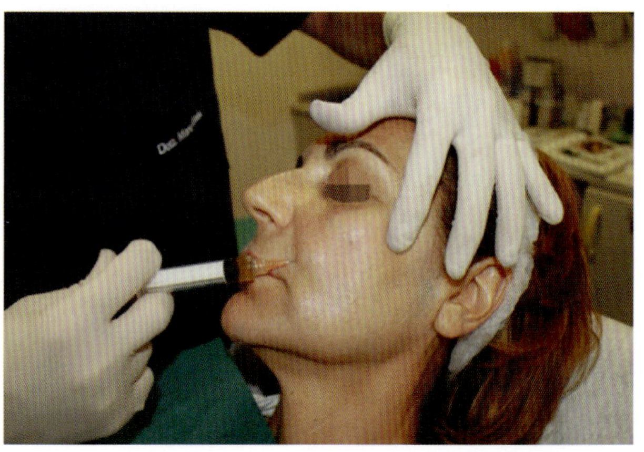

图 13.31　缓慢注射激活的 PRP（Published by kind permission of © Mario Goisis 2018. All Rights Reserved）

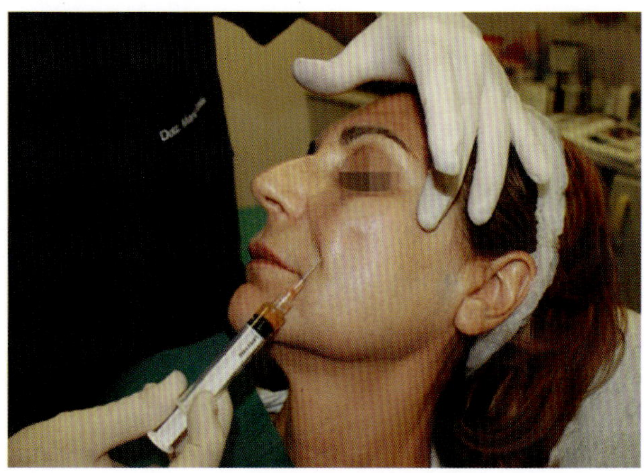

图 13.32　沿颧骨全长从颧弓到内侧段进行逆行注射后，抽出钝针（Published by kind permission of © Mario Goisis 2018. All Rights Reserved）

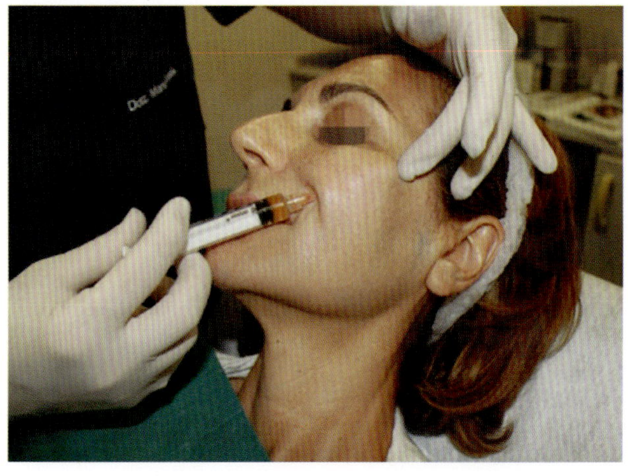

图 13.33　抽出钝针（Published by kind permission of © Mario Goisis 2018. All Rights Reserved）

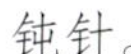

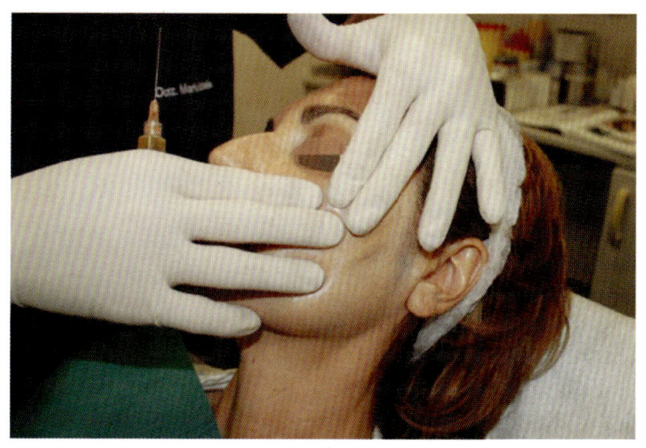

图 13.34 治疗结束后，按摩术区（Published by kind permission of © Mario Goisis 2018. All Rights Reserved）

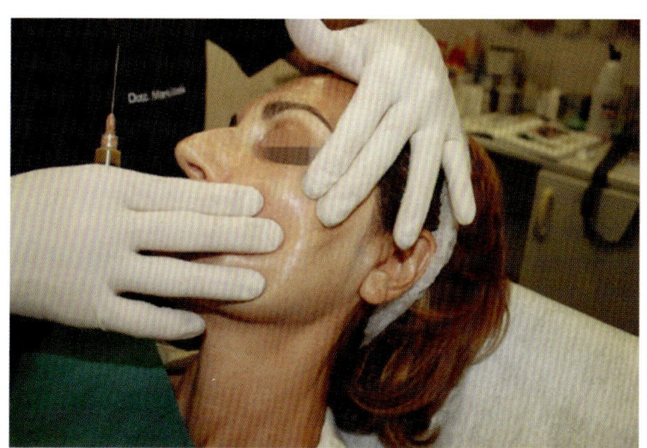

图 13.35 治疗结束后，按摩术区（Published by kind permission of © Mario Goisis 2018. All Rights Reserved）

钝针。

– 氯己定酒精溶液（2% 葡萄糖酸氯己定和 70% 异丙醇），无菌手术铺巾。

– 冰袋。

– 2 cm×2 cm 无菌方形纱布。

– 无菌敷料包。

无菌注射药物包括：

– 100 mL 低温生理盐水。

– 120 mL 低温 Klein 溶液。

1L Klein 溶液由 800 mg 利多卡因、1mg 肾上腺素、40 mEq 碳酸氢钠和 1000 mL 生理盐水制成。

地点：微粒脂肪可在小型手术室 / 医疗手术室中获取。应配备氧气、脉搏血氧测定仪和急救车 / 急救箱。

助手：助手可以在手术进程的第一部分将材料无菌地转移到操作台。一名医生也可以轻松独立完成整个过程。

13.6.5 操作步骤

操作步骤如图 13.36 ~ 图 13.38 所示。

注射层次：皮下层。

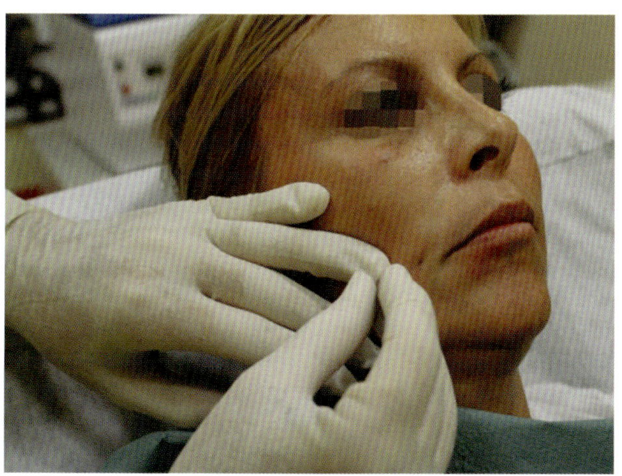

图 13.36 用 26G 针头在鼻唇沟底部做一个注射口（Published by kind permission of © Mario Goisis 2018. All Rights Reserved）

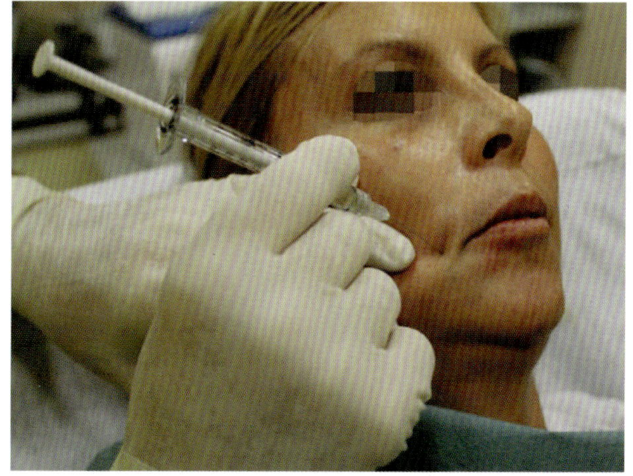

图 13.37 钝针从注射口垂直插入皮肤，然后将钝针平行于皮肤平面旋转，并沿颧骨方向滑动（Published by kind permission of © Mario Goisis 2018. All Rights Reserved）

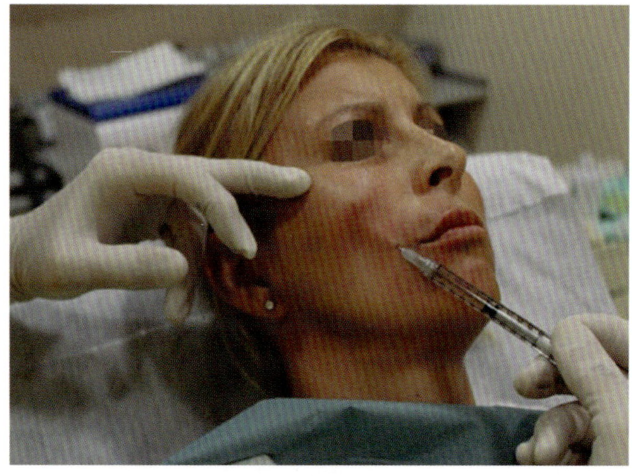

图 13.38 纳米脂肪缓慢逆行注射（Published by kind permission of © Mario Goisis 2018. All Rights Reserved）

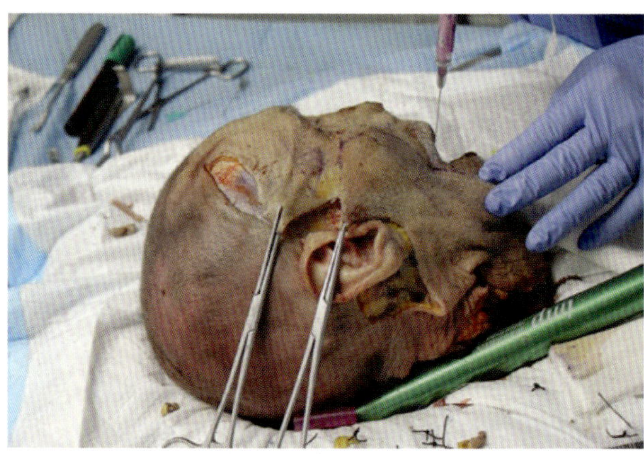

图 13.40 使用 25G 针头做 1 个进针点。用一根 27G 钝针沿注射孔垂直插入皮肤（Published by kind permission of © Mario Goisis 2018. All Rights Reserved）

13.6.6 纳米脂肪注射后的尸体解剖（图 13.39～图 13.43）(courtesy of the Doctor's Equipe)

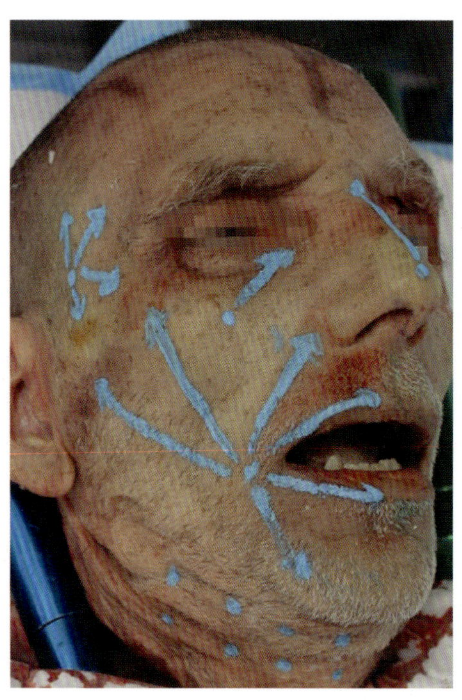

图 13.39 对于颧颊区，在位于口腔边缘外侧 1.5～2 cm 处的进针点进行注射治疗（Published by kind permission of © Mario Goisis 2018. All Rights Reserved）

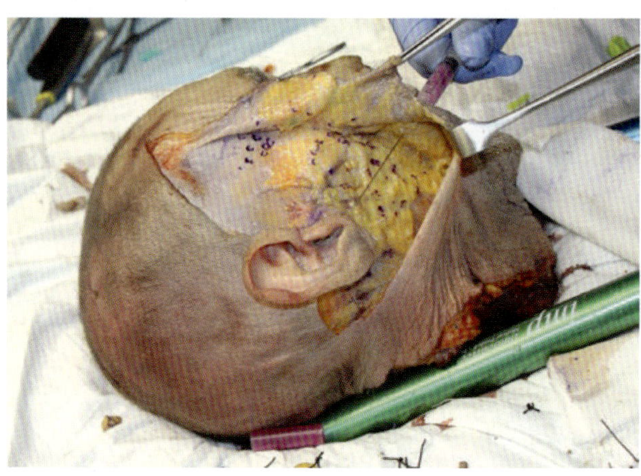

图 13.41 纳米脂肪注射后，行中面部剥离，暴露皮下层。可见注射的纳米脂肪（Published by kind permission of © Mario Goisis 2018. All Rights Reserved）

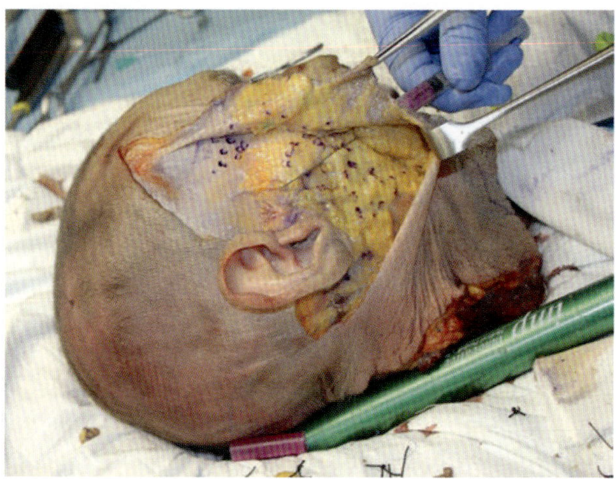

图 13.42 纳米脂肪注射后，行中面部剥离，暴露皮下层。可见注射的纳米脂肪（Published by kind permission of © Mario Goisis 2018. All Rights Reserved）

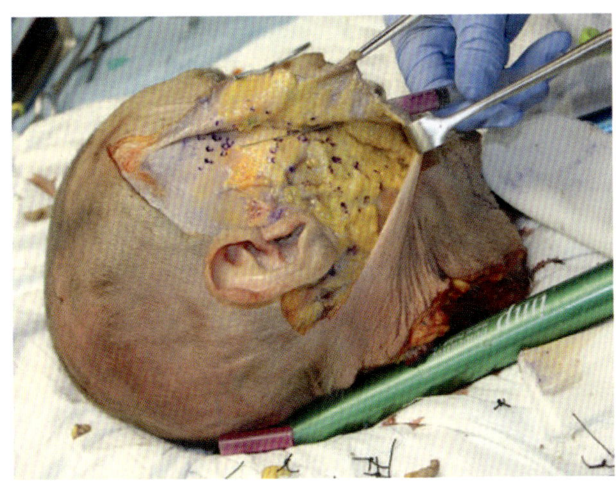

图 13.43 纳米脂肪注射后，行中面部剥离，暴露皮下层。可见注射的纳米脂肪（Published by kind permission of © Mario Goisis 2018. All Rights Reserved）

13.7 羟基磷灰石和 PRP 填充颧颊区

13.7.1 适应证

改善年龄相关的颧颊区凹陷。

13.7.2 风险规避

- 须在骨膜深层缓慢注射。非注射手的手指需要以下方式定位，以便在注射时能够感觉到产品在指尖下。
- 如在进针或注射时，突然感到眶下神经支配的皮肤部位疼痛，应立即停止治疗，不再进行注射，以免压迫眶下神经。
- 在注射过程中或注射后，按摩眼眶外侧缘后产品可能会扩散。这不是严重的副作用，但可能会影响外观形态。如果产品倾向于向上移动，外科医生应该用其手指压迫眼眶外侧缘来阻止产品的移位。

13.7.3 禁忌证

- 血小板功能障碍综合征。
- 血小板减少症。
- 手术部位局部感染。
- 术前 48h 持续使用非甾体抗炎药。
- 术前 1 个月在治疗部位注射皮质类固醇。
- 治疗前 2 周全身使用糖皮质激素。
- 癌症——特别是造血系统或骨骼的癌症。
- 感染艾滋病病毒、丙肝病毒。

13.7.4 手术时间

手术过程通常需要 15 min 左右，大多数时间适用于获取富血小板血浆（PRP）。

注射层次：深层（骨膜深层）。

13.7.5 材料（图 13.44）

REGEN BCT 套组。

- 1.5 mL 羟基磷灰石钙。
- 28G 针头。
- 22G 针头。
- 2 mL 含有 1：100 000 单位肾上腺素的局部麻醉剂（2% 利多卡因或 2% 甲哌卡因）。
- 1 mL 注射器。
- 3 mL 螺旋注射器。
- 螺旋注射器连接器。
- 纱布和酒精。

13.7.6 材料的选择

微晶瓷和 PRP 提取试剂盒（图 13.45）。

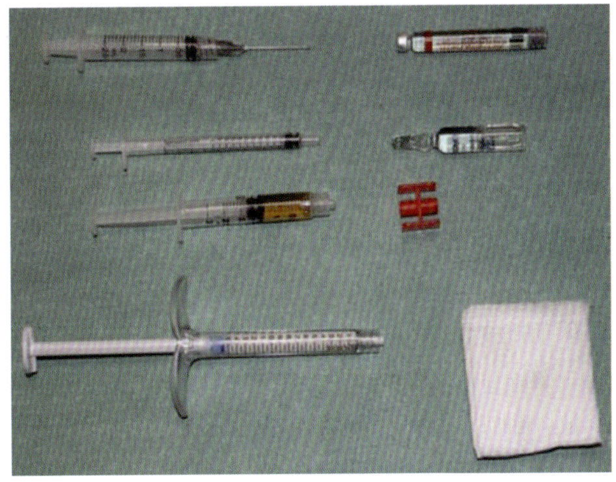

图 13.44 材 料（Published by kind permission of © Mario Goisis 2018. All Rights Reserved）

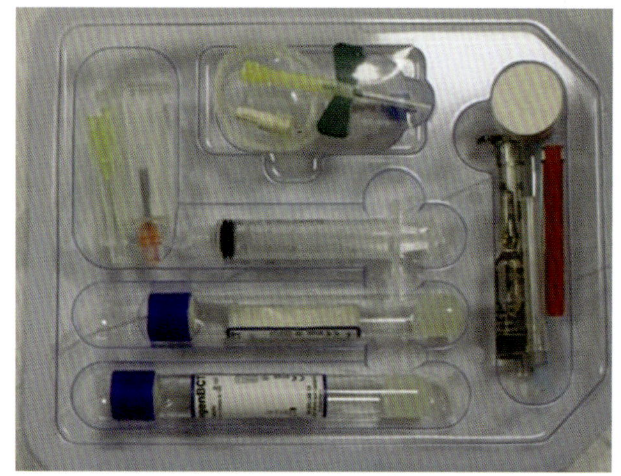

图 13.45 使用 Regen 试剂盒获取 PRP（Published by kind permission of © Mario Goisis 2018. All Rights Reserved）

13.7.7 操作步骤

操作步骤如图 13.46 ~ 图 13.56 所示（courtesy of Springer, injection in aesthetic medicine)。

术前、术后对比见图 13.57。

13.7.8 禁忌证

– 微晶瓷和 PRP 的混合物不应注射到缺乏足够血供或感染炎症的区域。

– 如果该部位以前注射过液体硅胶或其他永久性填充剂，则不应注射，因为再次注射会诱发移植物的感染和炎症。

13.7.9 并发症及处理

即刻并发症（注射后 72 h 内）包括短暂性红斑、水肿、硬结、瘙痒和瘀斑。在用力按摩时，应注意注射物可能沿眶缘移位。为了避免这种情况，应该用手指用力压住眶缘。

早期并发症（注射后几天到几周）包括过度矫正、局部感染、皮肤坏死、疱疹病毒感染。

晚期并发症包括感染、填充物移位、异物肉芽肿和瘢痕形成。

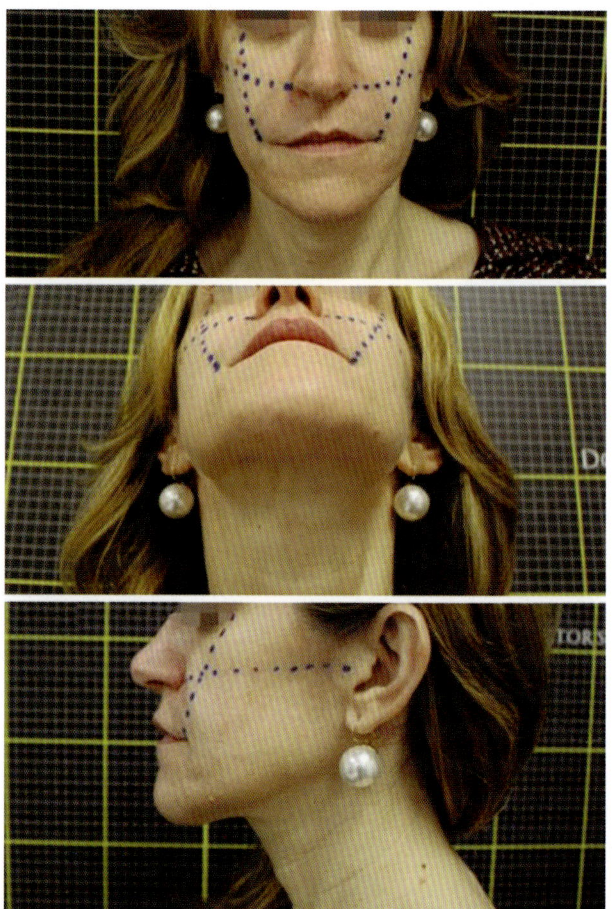

图 13.46 从 3 个不同的角度评估患者，需要进行矫正的上颌骨发育不全（Published by kind permission of © Mario Goisis 2018. All Rights Reserved）

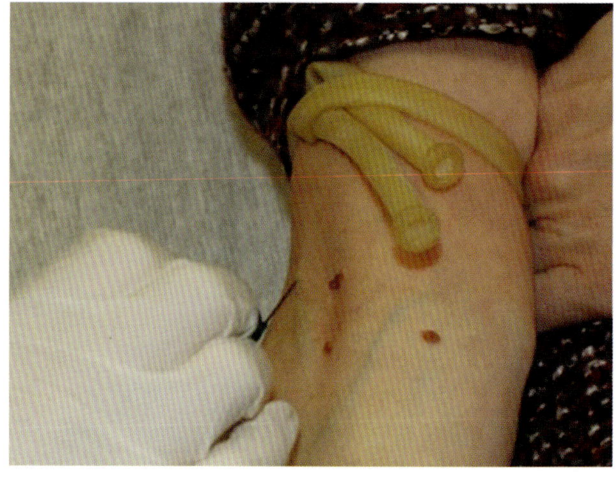

图 13.47 用合适的试管采集全血样本（Published by kind permission of © Mario Goisis 2018. All Rights Reserved）

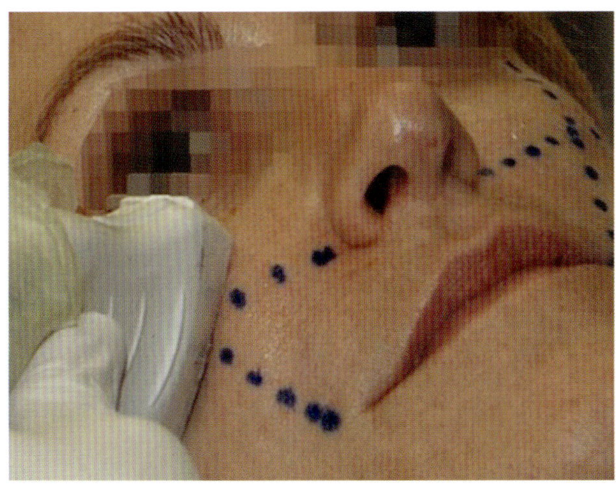

图 13.48 利用超声比较注射填充前后的上颌骨发育不全区域（Published with kind permission of © Mario Goisis 2018. All Rights Reserved）

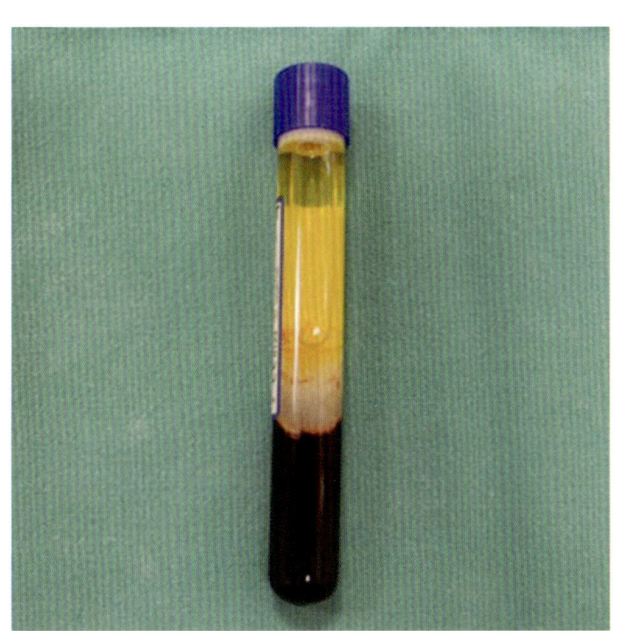

图 13.49 从红细胞中分离出 PRP（Published by kind permission of © Mario Goisis 2018. All Rights Reserved）

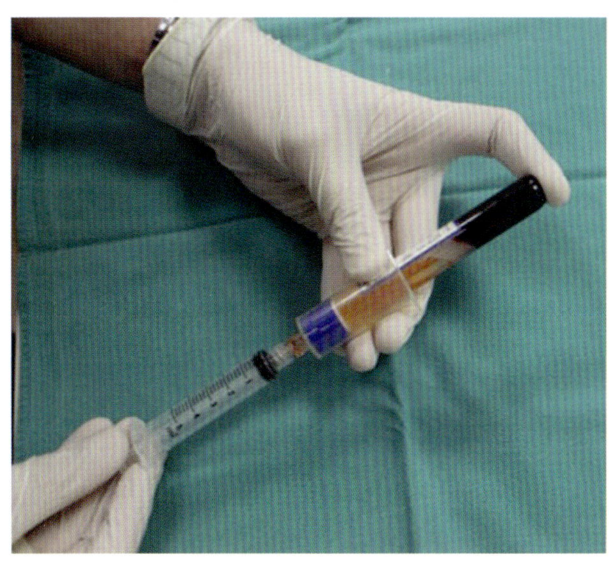

图 13.50 PRP 被转移到一个 3 mL 的注射器中，在离心过程中有利于分离的特殊凝胶把红细胞遗留在试管中（Published by kind permission of © Mario Goisis 2018. All Rights Reserved）

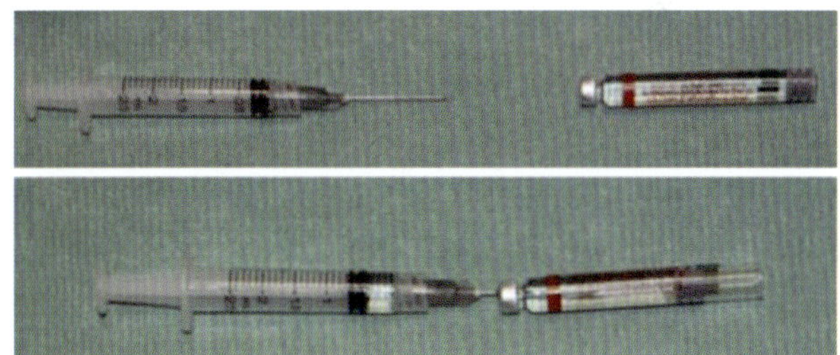

图 13.51 0.5 mL 局部麻醉药（利多卡因、甲哌卡因）注射到 3 mL 注射器中（Published by kind permission of © Mario Goisis 2018. All Rights Reserved）

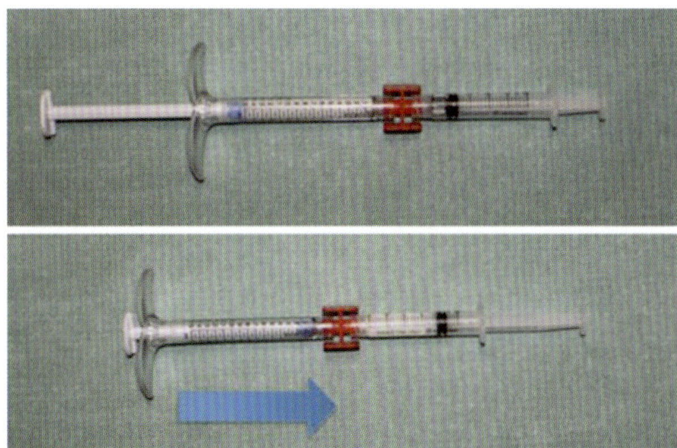

图 13.52 1.5 mL 羟磷灰石钙与 0.5 mL 局部麻醉药混合（Published by kind permission of © Mario Goisis 2018. All Rights Reserved）

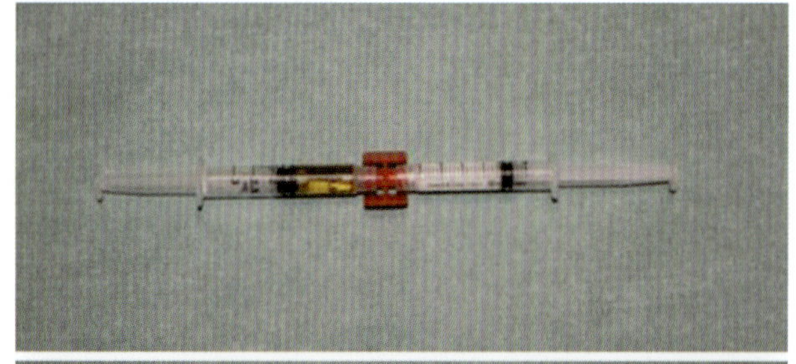

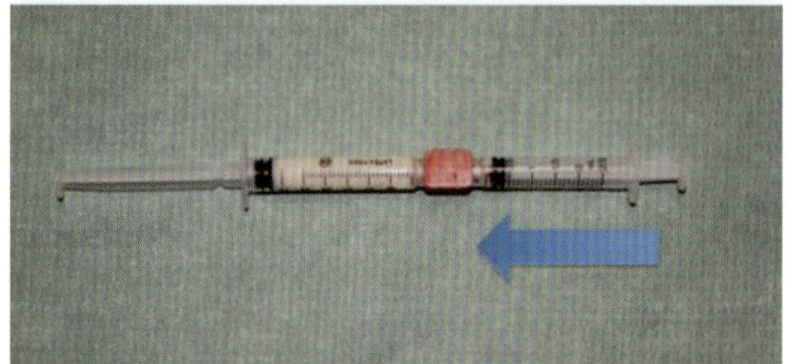

图 13.53 PRP 与羟基磷灰石钙和麻醉剂充分混合（Published by kind permission of © Mario Goisis 2018. All Rights Reserved）

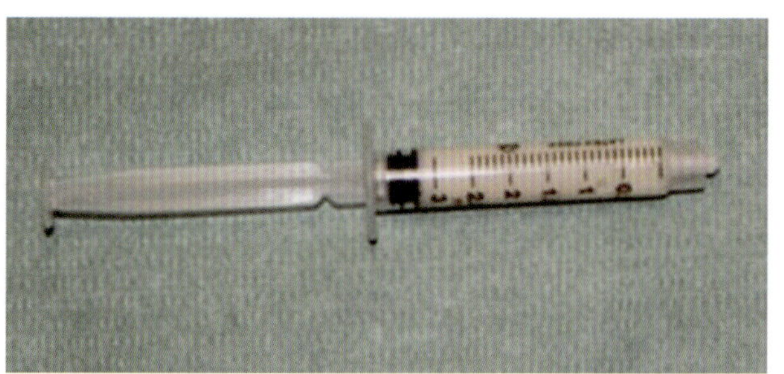

图 13.54 产品准备：由 1.5 mL PRP、0.5 mL 局部麻醉剂、1.5 mL 钙羟基磷灰石钙组成（Published by kind permission of © Mario Goisis 2018. All Rights Reserved）

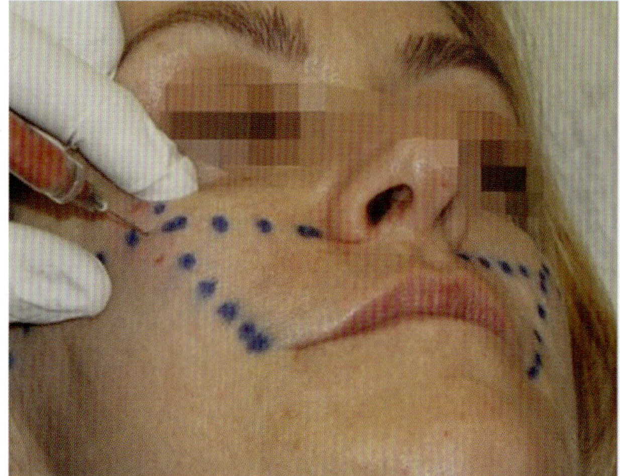

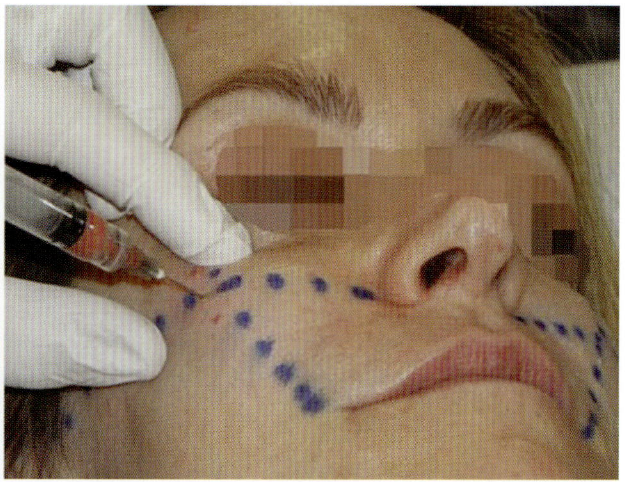

图 13.55 准备好材料后，必须将针头深深插入颧骨区域。外科医生应该用针尖接触到颧骨。注射器中一半的填充物（注射器中 3 mL 的 1.5 mL）被缓慢地注射到之前划定的无风险区域（安全点在标记线交点的正上方）（Published with kind permission of © Mario Goisis 2018. All Rights Reserved）

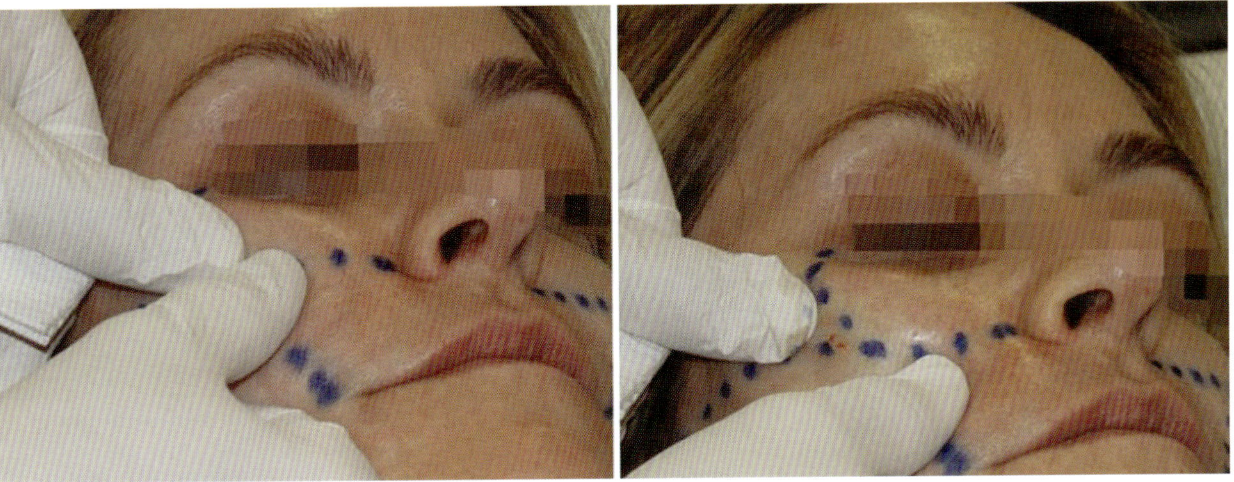

图 13.56 注射后，医生应用力按摩注射部位。应从颧骨内侧向外侧进行按摩。需要注意的是，在大力按摩后，材料可能沿眶缘发生移位。为了避免这种情况，应该用手指在眶缘施加压力。在治疗后的 1 周内，颧骨区会有轻微压痛和肿胀，患者或外科医生都无须担心（Published by kind permission of © Mario Goisis 2018. All Rights Reserved）

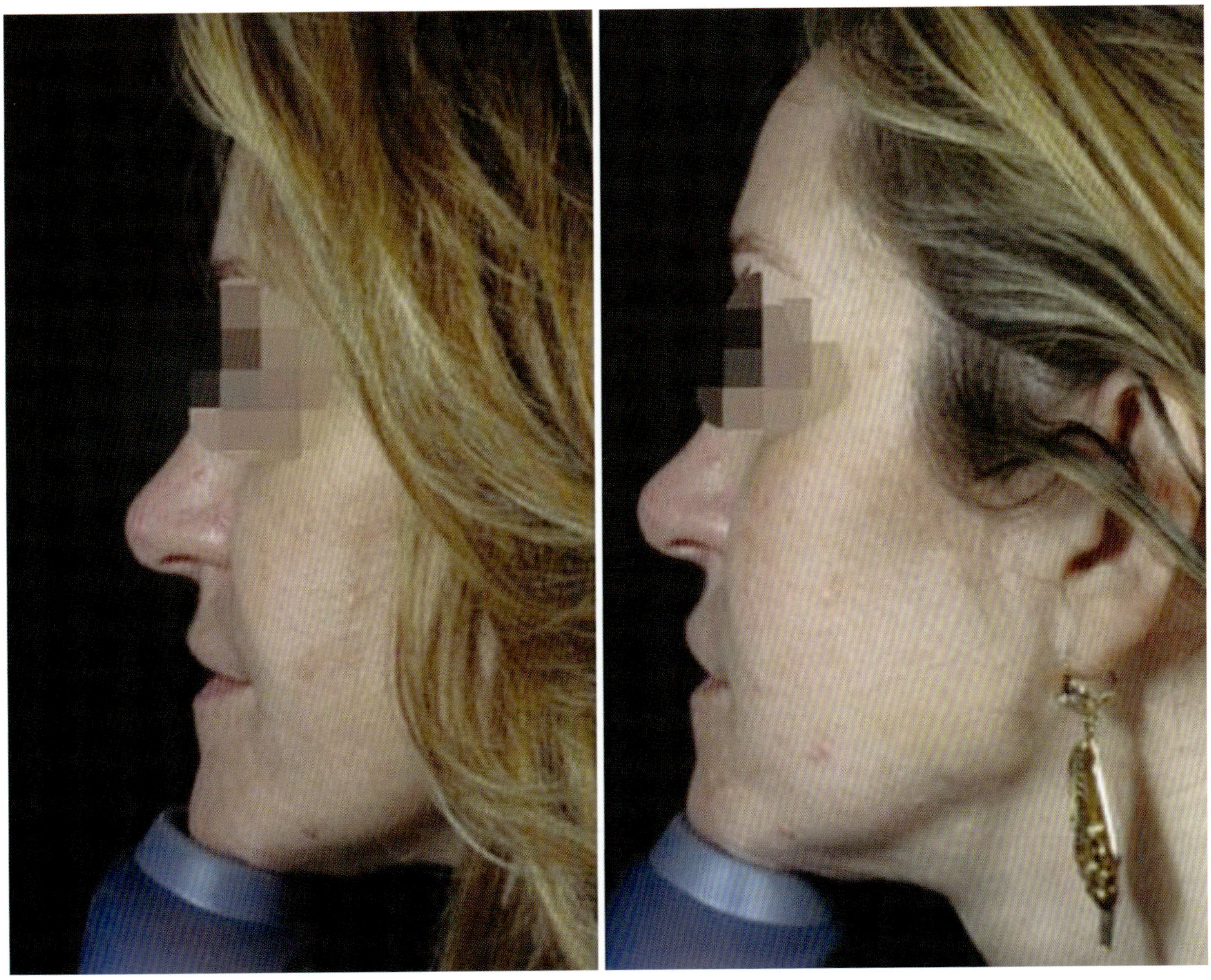

图 13.57 术前照片（左）和术后照片（右）(Published by kind permission of © Mario Goisis 2018. All Rights Reserved)

改善泪沟畸形

14

Mario Goisis，Claudio Rinna，Rand S. Al Yahya

14.1 解剖

泪沟（泪槽沟）位于上颌骨的表面，在鼻窦开口的前方。泪沟通过泪骨和下鼻甲进入鼻泪管，这条管道通往下鼻道。泪窝的外侧缘称为泪前嵴，泪前嵴继续向下延伸至眶下缘（图 14.1）。

眼睑由浅至深由皮肤、皮下组织、眼轮匝肌、眶隔和睑板、眼睑结膜等几层组成。眼睑皮肤与其他部位的皮肤相似，但相对较薄，有更多的色素细胞。它包含汗腺和毛发，后者在它们与眼睑的边界形成了睫毛。眼眶眶隔是一层膜性薄膜，作为眼眶的前边界，它从眼眶延伸到眼睑，它形成眼睑的纤维部分。

角动脉是面动脉的末端，它上升至眼眶内侧角，嵌于上唇方肌的肌纤维中（图 14.2）。

眼轮匝肌：眼轮匝肌是睑部闭合眼睑的肌肉。它起源于额骨的鼻部，起源于泪腺沟前的上颌骨额突，即内眦韧带。从这个起点开始，肌肉纤维向外侧延伸，形成一层又宽又薄的肌肉层，占据上、下睑，包围眼眶，覆盖太阳穴，并向下延伸至脸颊。此肌肉薄而苍白，形成一系列同心曲线，并插入眼睑外侧。泪部（睑板张肌）是一块小而薄的肌肉，宽约 6 mm，长约 12 mm，位于内侧眼睑韧带和泪囊后方。它起源于后嵴和泪骨眶面相邻部分，穿过泪囊后，分为上、下两支，分别插入泪点内侧的上、下睑板。肌肉发力使眼睛闭上，其也是唯一能这样做的肌肉（图 14.3）。

眶下神经起源于上颌骨的眶下孔，是上颌神经的一个分支。这条神经支配着下睑、上唇和部分鼻前庭。眶下孔是位于眶下缘下方的颅骨开口。眶下动脉、静脉和神经由此通过。眶下孔距眶下缘 6.1 ~ 10.9 mm。常在眶下缘下方 1 cm 处，垂直于瞳孔轴上（图 14.4）。

14.2 风险规避

应注意眶下孔周围（图 14.5）：用手指定位是有用的。眶周区容易出现瘀伤，我们要注意角静脉和动脉等重要结构。更安全的方法是使用钝针注射，以减少损伤血管的机会。

14.3 微粒脂肪改善泪沟

14.3.1 适应证

泪沟畸形矫正是针对那些下睑有阴影，呈现一种疲惫外观的患者。这种情况可能是正常衰老过程的一部分，也可能是下睑切除了太多脂肪后出现的情况。

14.3.2 禁忌证

- 泪道解剖畸形。
- 存在严重的皮肤松弛或萎缩和隆起的脂肪垫而导致不满意的外观。
- 由于以前的创伤或手术干预（颌面部手术，

M. Goisis (✉)
Maxillo-Facial and Aesthetic Surgeon, Go Easy Clinic, Milan, Italy

C. Rinna
Doctor's Equipe, Milan, Italy

R. S. Al Yahya
Prince Sattam Bin Abdulaziz University, Al Kharj, Saudi Arabia

M. Goisis (ed.)，*Outpatient Regenerative Medicine*，https://doi.org/10.1007/978-3-319-44894-7_14

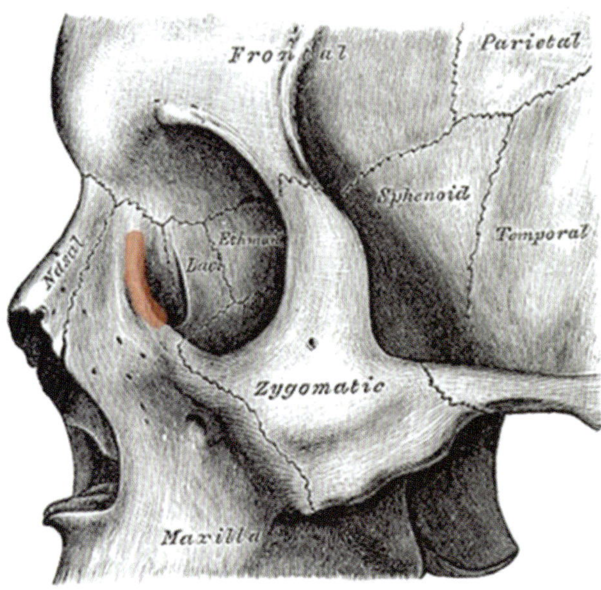

图 14.1 红色区域为泪嵴（Reproduction of a lithograph plate from *Gray's anatomy*）(Henry Gray, Anatomy: 1918)（Published with kind permission of © Mario Goisis 2018. All Rights Reserved）

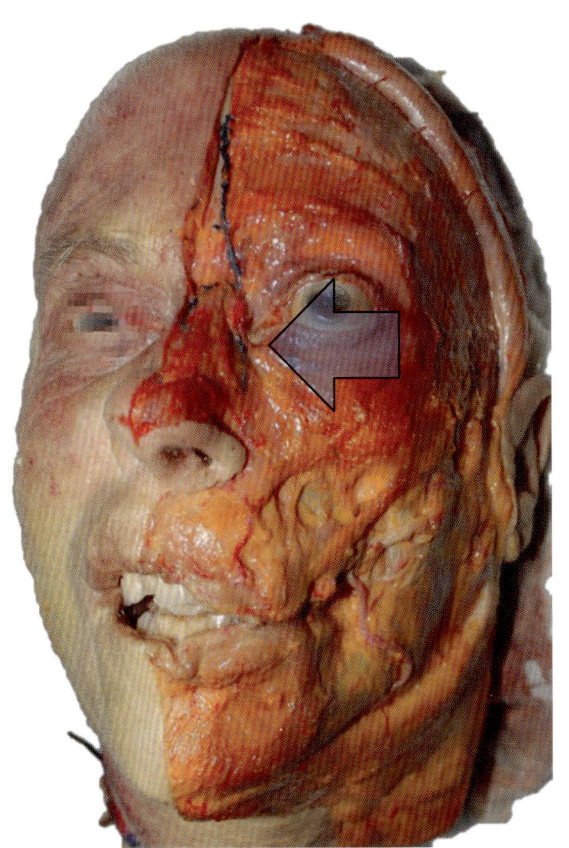

图 14.2 角动脉与角静脉（蓝色箭头）(Published with kind permission of © Mario Goisis 2018. All Rights Reserved）

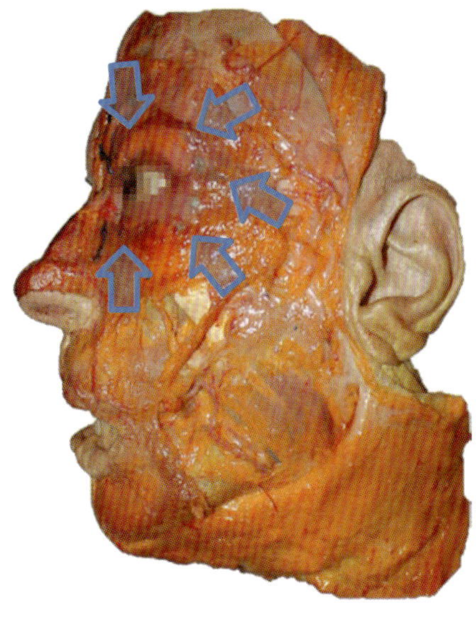

图 14.3 眼轮匝肌肌肉解剖（Published with kind permission of © Mario Goisis 2018. All Rights Reserved）

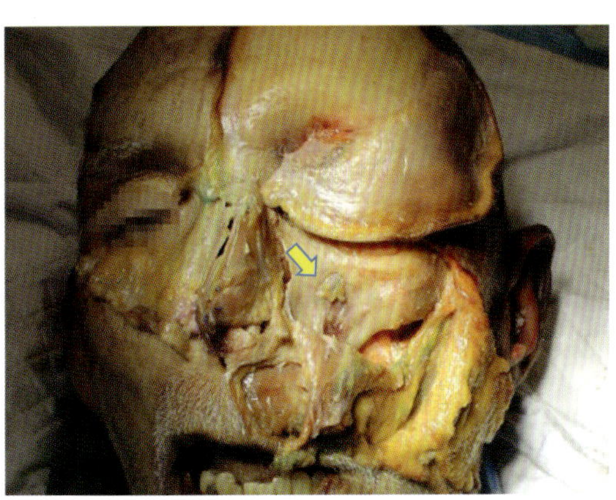

图 14.4 眶下神经解剖（Published with kind permission of © Mario Goisis 2018. All Rights Reserved）

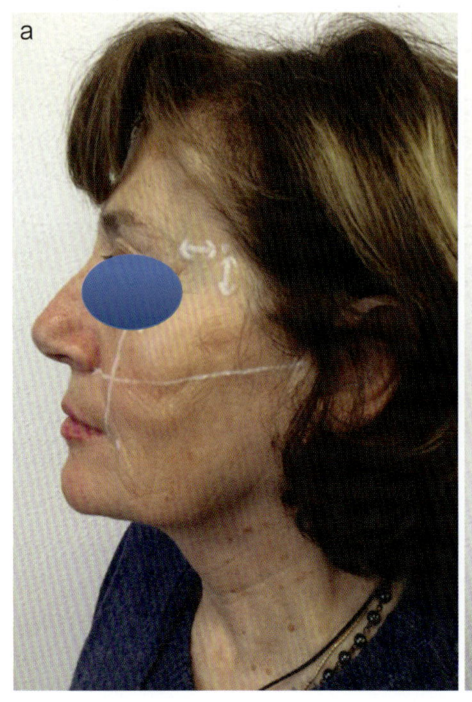

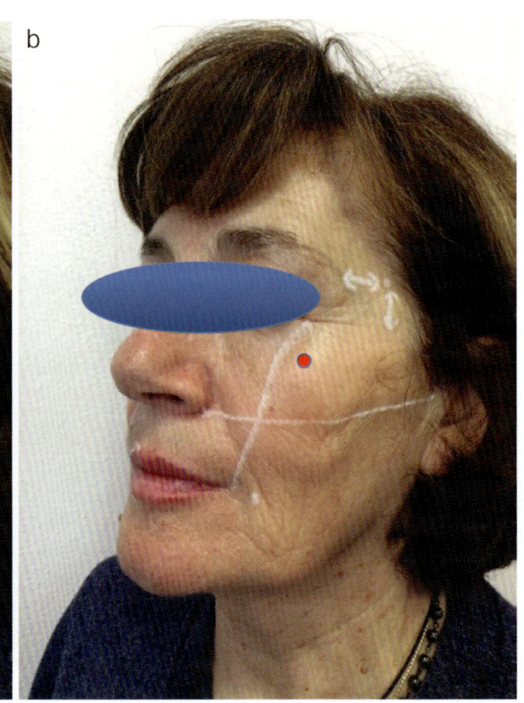

图 14.5 a、b.Hinderer 线。第 1 条线连接外眦到口角外侧缘，第 2 条线从鼻翼到耳屏。安全进针点（红色圆圈）位于该区域的外上象限（Published with kind permission of © Mario Goisis 2018. All Rights Reserved）

钛板）造成的解剖改变。瘢痕常常导致重要解剖结构移位。它也可以引起瘢痕挛缩，导致双侧注射区域不对称，外观不平整。

· 如果该区域之前已经注射过液体硅胶或其他永久性填充物，则不应进行注射，因为再次注射可能导致移植物发炎或感染。

14.3.3 材料

· 每侧注射 0.5 ~ 1 mL 微粒脂肪。

- 21G 针头。
- 22G、4 cm 钝针。

使用标准系统收集和处理微粒脂肪：

- 一套微粒脂肪套装，由带有封闭式冲洗和过滤的系统组成。
- 4 个 60 mL 注射器。
- 2 个 10 mL 注射器。
- 1 个 1 mL 注射器。
- 30G 锐针针头。
- 16G 锐针针头。
- 直径 2 mm、长 10 cm 的 Goisis 吸脂针，用于脂肪获取。
- 氯己定酒精溶液（2% 葡萄糖酸氯己定和 70% 异丙醇），无菌手术铺巾。
- 冰袋。
- 2 cm × 2 cm 无菌方形纱布。
- 无菌敷料包。

无菌注射药物包括：

- 100 mL 低温生理盐水。
- 120 mL 低温 Klein 溶液。

1 L Klein 溶液由 800 mg 利多卡因、1 mg 肾上腺素、40 mEq 碳酸氢钠和 1000 mL 生理盐水制成。

地点：微粒脂肪可在小型手术室 / 医疗手术室中获取。应配备氧气、脉搏血氧测定仪和急救车 / 急救箱。

助手：助手可以在手术进程的第一部分将材料无菌地转移到操作台。一名医生也可以轻松独立完成整个过程。

14.3.4 并发症

即刻并发症（注射后 72 h 内）包括短暂性红斑、水肿、硬结、瘙痒和瘀斑。

早期并发症（注射后几天至几周）包括填充过度、局部感染、皮肤坏死、疱疹复发、脱色和持续局部症状（红斑、水肿、硬结、瘙痒和色素沉着）。

晚期或迟发并发症包括高比例的脂肪吸收和囊肿。

14.3.5 手术时间

脂肪制备后，整个手术过程需要 2 ~ 5 min。

注射层次：肌肉层、肌肉下层。

14.3.6 操作步骤

操作步骤如图 14.6 ~ 图 14.12 所示。

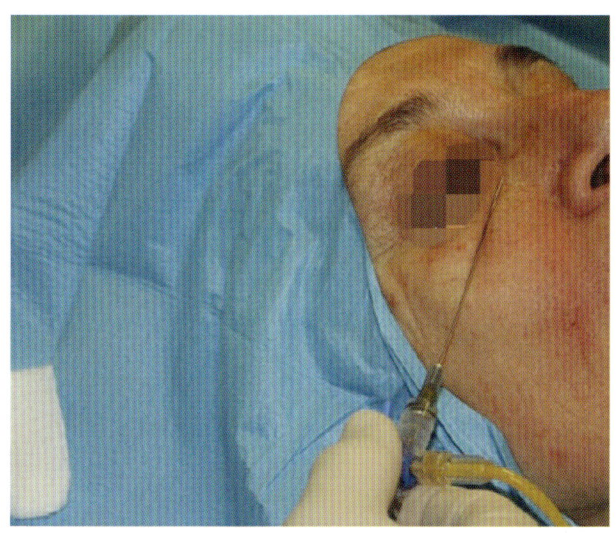

图 14.6 钝针的注射路径（Published with kind permission of © Mario Goisis 2018. All Rights Reserved）

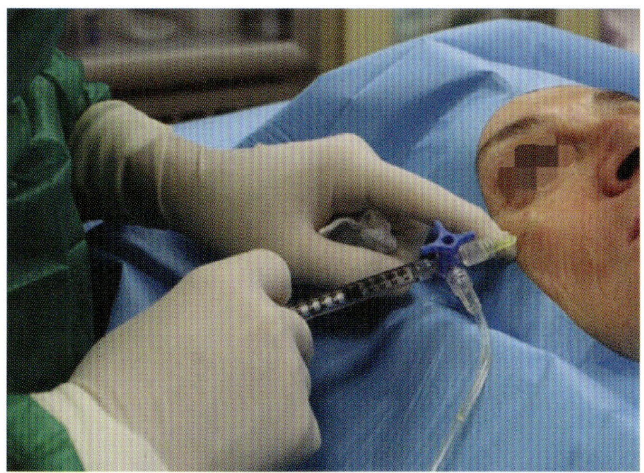

图 14.7 为了更好地观察泪沟畸形，患者应保持半坐位，而不是躺下。1 mL Klein 溶液可用来麻醉安全进针点周围区域。采取这种方法，钝针注射不会给患者带来任何疼痛感（Published with kind permission of © Mario Goisis 2018. All Rights Reserved）

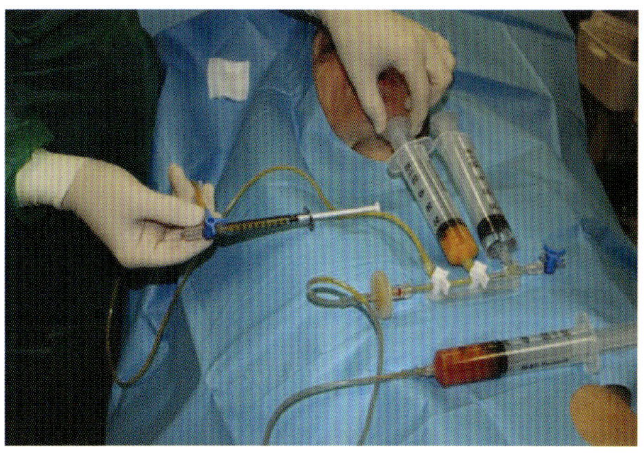

图 14.8 用 1 mL 注射器填充微粒脂肪（Published with kind permission of © Mario Goisis 2018. All Rights Reserved）

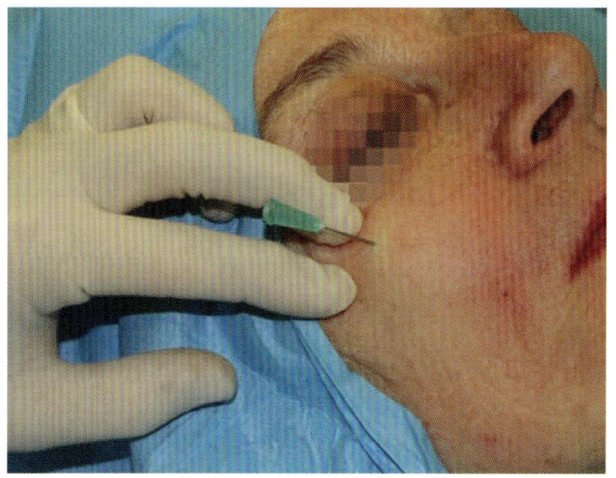

图 14.9 在安全区用 21G 针头做一个进针点（Published with kind permission of © Mario Goisis 2018. All Rights Reserved）

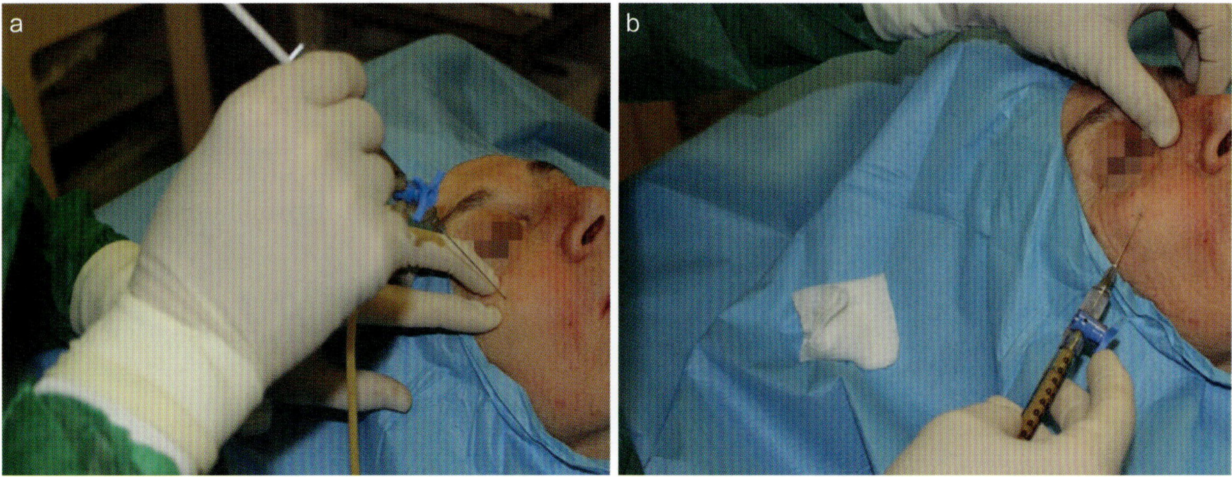

图 14.10 a、b. 用 22G 钝针垂直插入到轮匝肌层下，向骨膜推进。然后，沿此层次旋转斜向眼部垂直线位置走行，直至泪沟上方。导管的尖端皮表定位于泪沟的正上方。事实上，钝针针头应该位于泪沟上方，可触及骨膜（Published with kind permission of © Mario Goisis 2018. All Rights Reserved）

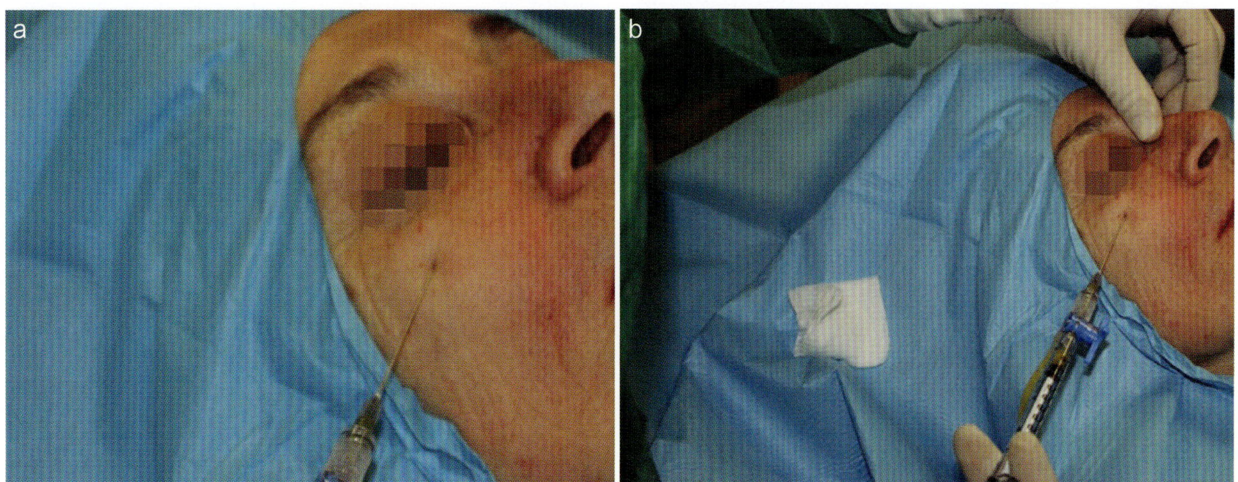

图 14.11 a、b. 采用逆行注射方法注射脂肪 0.5～1 mL（Published with kind permission of © Mario Goisis 2018. All Rights Reserved）

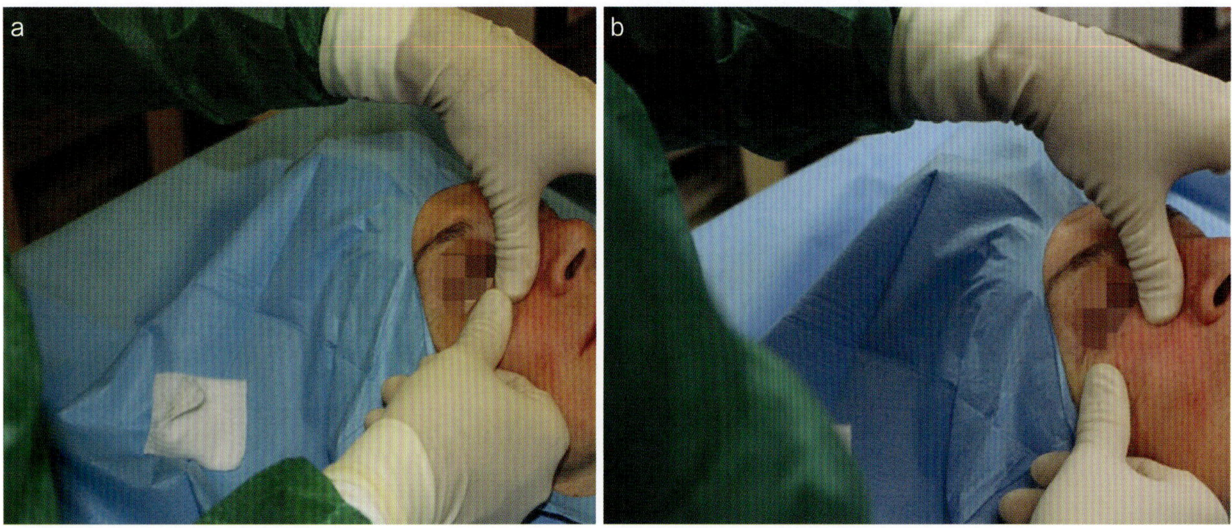

图 14.12 a、b. 轻轻按摩泪沟区以抚平脂肪移植物的肿块和不平整（Published with kind permission of © Mario Goisis 2018. All Rights Reserved）

14.3.7 尸体解剖可见矫正泪沟的彩色脂肪（courtesy of the Doctor's Equipe）（图 14.13）

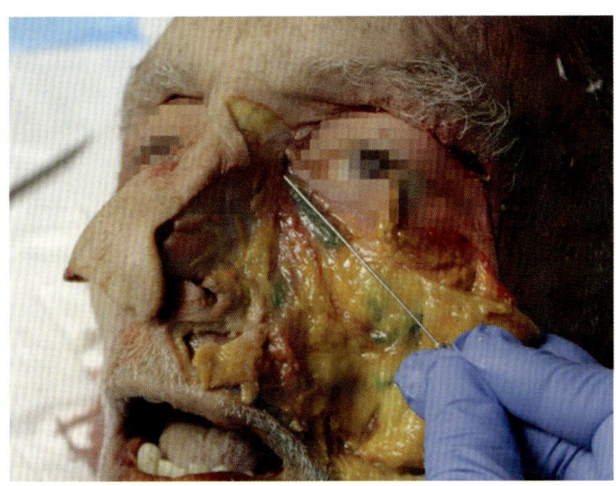

图 14.13 面部皮下解剖可见彩色脂肪被皮下组织和下眼睑眼轮匝肌所覆盖。翻开眼轮匝肌，钝针针头处显示骨膜平面上眼轮匝肌下的彩色脂肪（Published with kind permission of © Mario Goisis 2018. All Rights Reserved）

14.4 纳米脂肪改善泪沟老化畸形和色素沉着

14.4.1 适应证

改善泪沟色素沉着。

事实上，纳米移植物和 ASC 通过旁分泌机制具有美白作用。特别是酪氨酸酶活性在黑色素合成中起关键作用，ASC 以剂量依赖的方式抑制其活性。

14.4.2 禁忌证

- 泪道解剖畸形。
- 存在严重的皮肤松弛或萎缩和隆起的脂肪垫而导致不满意的外观。
- 由于以前的创伤或手术干预（颌面部手术，钛板）造成的解剖改变。瘢痕常常导致重要解剖结构移位。它也可以引起瘢痕挛缩，导致双侧注射区域不对称，外观不平整。
- 如果该区域之前已经注射过液体硅胶或其他永久性填充物，则不应进行注射，因为再次注射可能导致移植物发炎或感染。

14.4.3 材料

- 每侧注射 0.5 ~ 1 mL 纳米脂肪。
  - 26G 针头。
  - 27G、3.7 cm 钝针。

使用标准系统收集和处理微粒脂肪：

－一套纳米脂肪套装，由带有连接器的封闭式乳糜化过滤微粒脂肪的系统组成。

-2 个 10 mL 注射器。

使用标准系统收集和处理微粒脂肪，具体是：

－一套微粒脂肪套装，由带有封闭式冲洗和过滤的系统组成。

－ 4 个 60 mL 注射器。

－ 2 个 10 mL 注射器。

－ 1 个 1 mL 注射器。

－ 30G 锐针针头。

－ 16G 锐针针头。

－直径 2 mm、长 10 cm 的 Goisis 吸脂针，用于脂肪获取。

－氯己定酒精溶液（2% 葡萄糖酸氯己定和 70% 异丙醇），无菌手术铺巾。

－冰袋。

－ 2 cm×2 cm 无菌方形纱布。

无菌注射药物包括：

－ 100 mL 低温生理盐水。

－ 120 mL 低温 Klein 溶液。

1 L Klein 溶液由 800 mg 利多卡因、1 mg 肾上腺素、40 mEq 碳酸氢钠和 1000 mL 生理盐水制成。

地点：微粒脂肪可在小型手术室 / 医疗手术室中获取。应当配备氧气、脉搏血氧测定仪和急救车 / 急救箱。

助手：助手可以在手术进程的第一部分将材料无菌地转移到操作台。一名医生也可以轻松独立完成整个过程。

14.4.4 手术时间

微粒脂肪的制备过程通常需要 2 ~ 5 min。

注射层次：皮下层。

14.4.5 操作步骤

操作步骤如图 14.14 ~ 图 14.18 所示。

注射层次：皮下层。

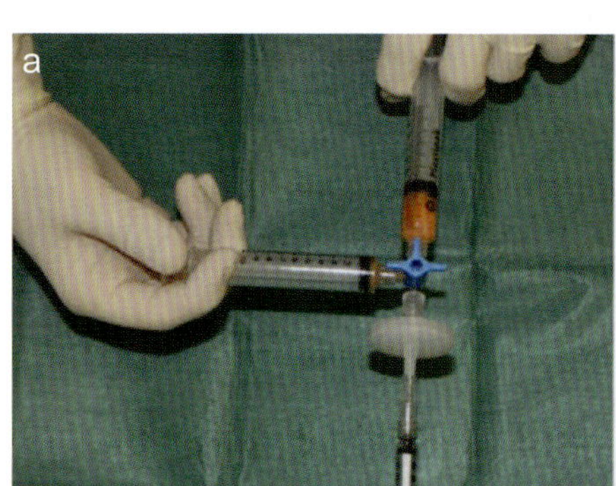

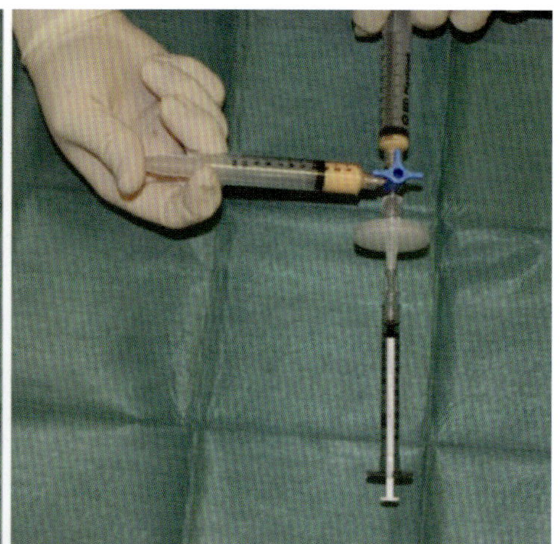

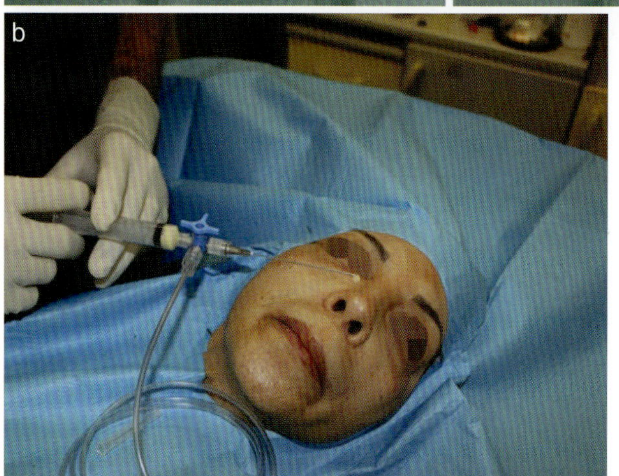

图 14.14 a、b. 利用纳米脂肪系统将微粒脂肪转化为纳米脂肪（microfat.com）(Published with kind permission of © Mario Goisis 2018. All Rights Reserved)

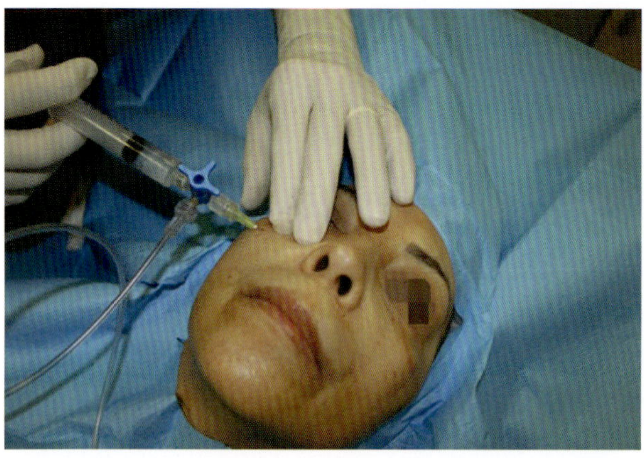

图 14.15 可使用 0.2 mL 局部麻醉药（Klein 溶液）。采取这种方法，钝针注射治疗不会给患者带来任何疼痛（Published with kind permission of © Mario Goisis 2018. All Rights Reserved）

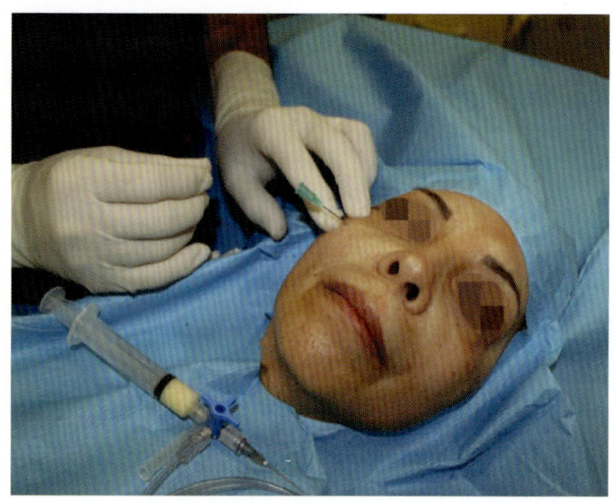

图 14.16 在安全注射区用 26G 针头做一个进针点（Published with kind permission of © Mario Goisis 2018. All Rights Reserved）

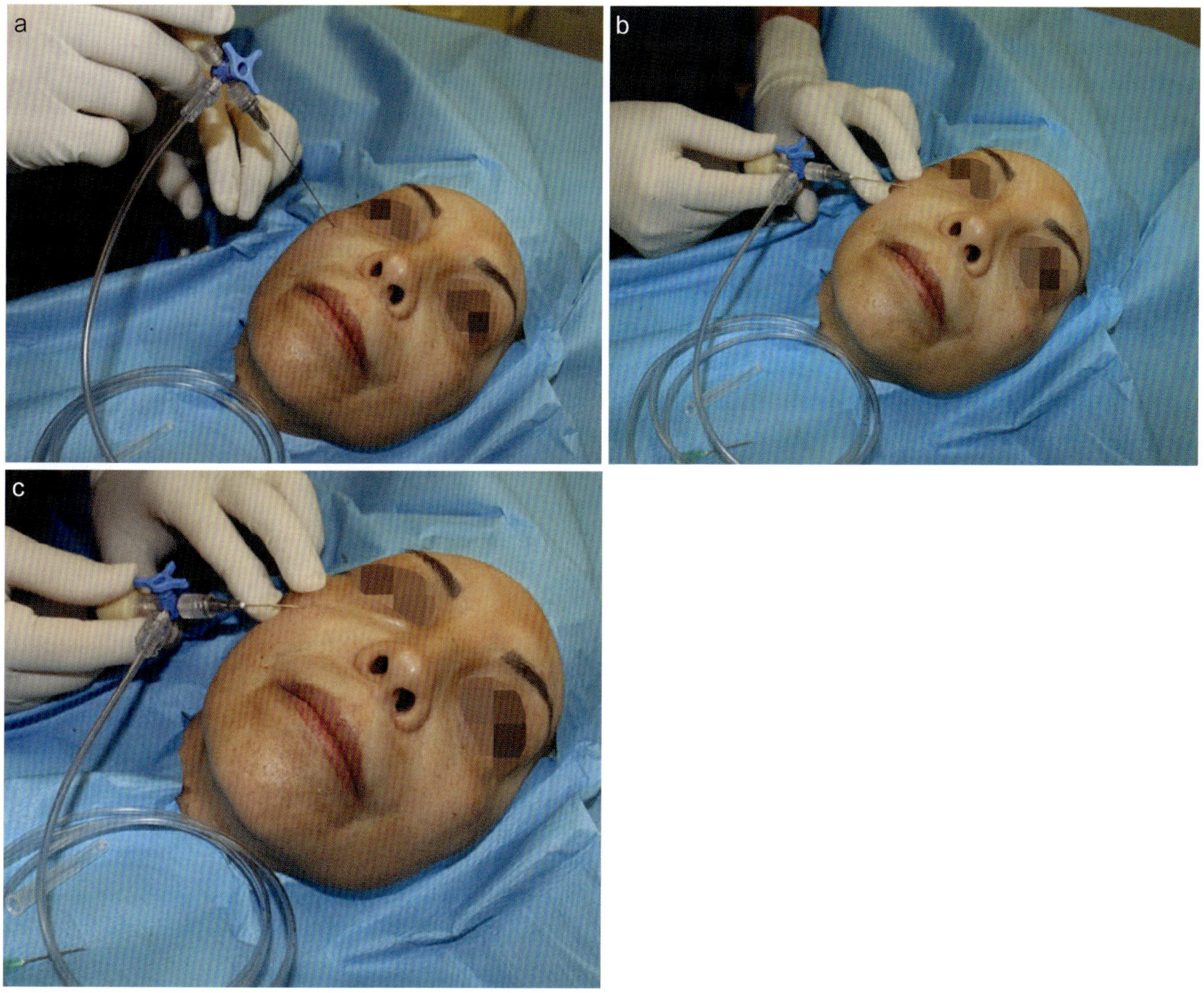

图 14.17 a ~ c. 用 22G 钝针通过轮匝肌垂直插入皮下，沿骨膜推进（Published with kind permission of © Mario Goisis 2018. All Rights Reserved）

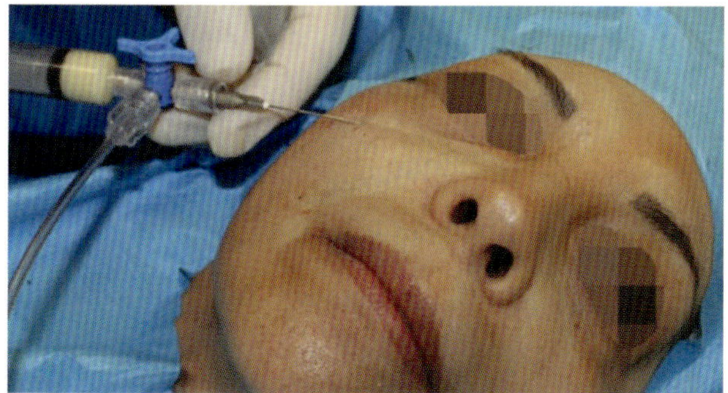

图 14.18 然后，沿此层次旋转斜向眼部垂直线位置走行，直至泪沟上方。钝针的尖端皮表定位于泪沟的正上方。也就是，钝针针头应该位于泪沟上方，可触及骨膜（Published with kind permission of © Mario Goisis 2018. All Rights Reserved）

14.4.6 纳米脂肪注射矫正泪沟畸形术后的尸体解剖（courtesy of the Doctor's Equipe）（图 14.19）

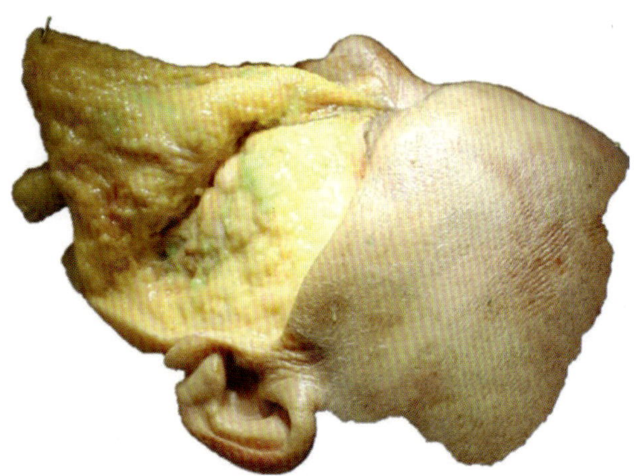

图 14.19 解剖面部皮下层，皮下组织层可见彩色纳米脂肪（courtesy of the Doctor' s Equipe）（Published with kind permission of © Mario Goisis 2018. All Rights Reserved）

14.5 注射 PRP

14.5.1 材料

制备 PRP 的内有抗凝剂的空离心管。

- 每侧注射 1 ~ 2 mL PRP。
- 1 mL 带有螺旋口的注射器。
- 27G 钝针。
- 25G 注射口穿刺针。
- 带有 1：200 000 肾上腺素（等于 1 mg / 40 mL 溶液）的局部麻醉药（利多卡因、甲哌卡因）。
- 纱布和消毒液。

注射层次：皮下层。

14.5.2 手术时间

PRP 提取过程需要 5 ~ 15 min。

14.5.3 操作步骤（图 14.20 ~ 图 14.26）

纳米脂肪注射术前和术后见图 14.27、14.28。

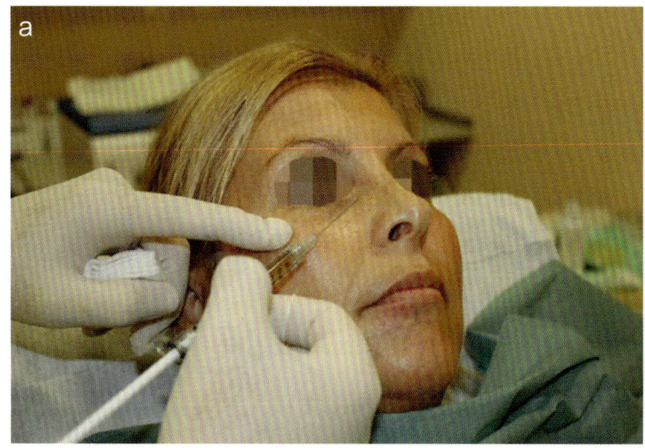

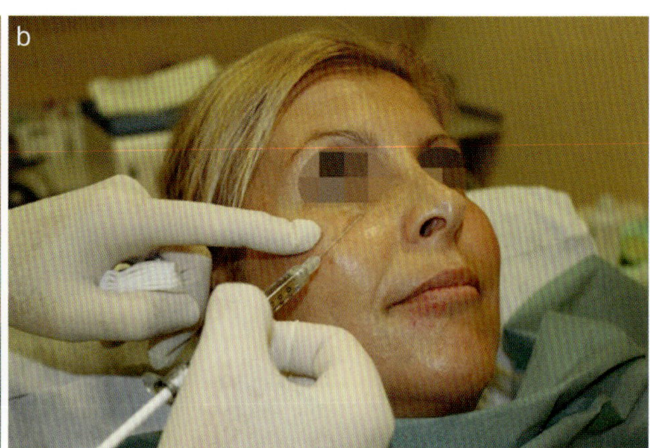

图 14.20 a、b. 钝针注射路径（Published with kind permission of © Mario Goisis 2018. All Rights Reserved）

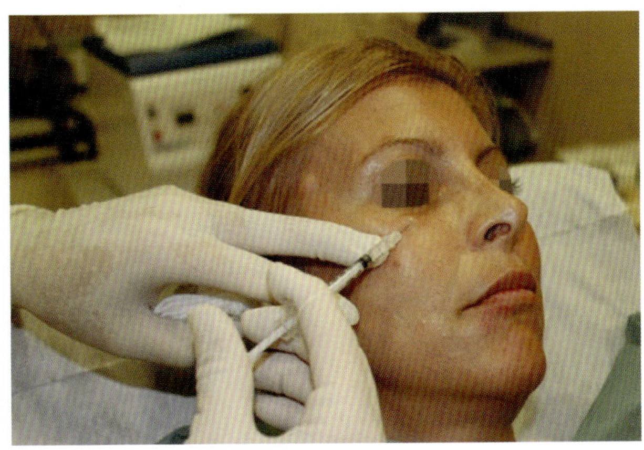

图 14.21 局部麻醉（利多卡因、甲哌卡因）与肾上腺素 1 : 200 000（等于 1 mg / 40 mL 溶液）混合使用。采取这种方法，钝针注射治疗不会给患者带来任何痛苦（Published with kind permission of © Mario Goisis 2018. All Rights Reserved）

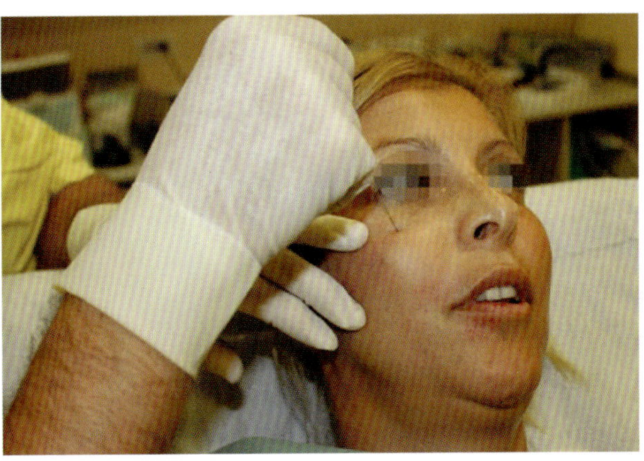

图 14.23 用 27G 钝针垂直插入眼轮匝肌皮下浅层（Published with kind permission of © Mario Goisis 2018. All Rights Reserved）

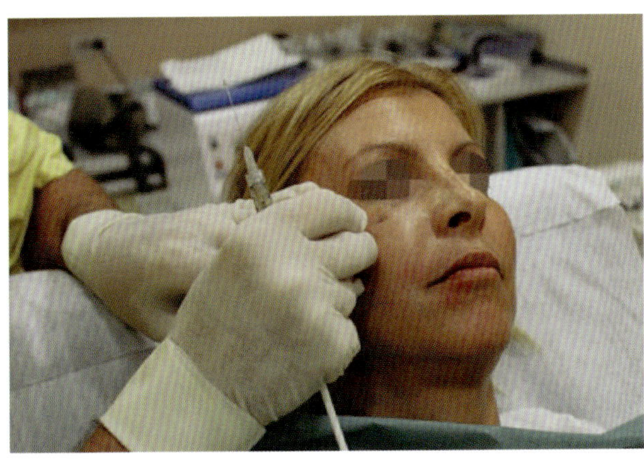

图 14.22 用 25G 针头在安全位置做进针点（Published with kind permission of © Mario Goisis 2018. All Rights Reserved）

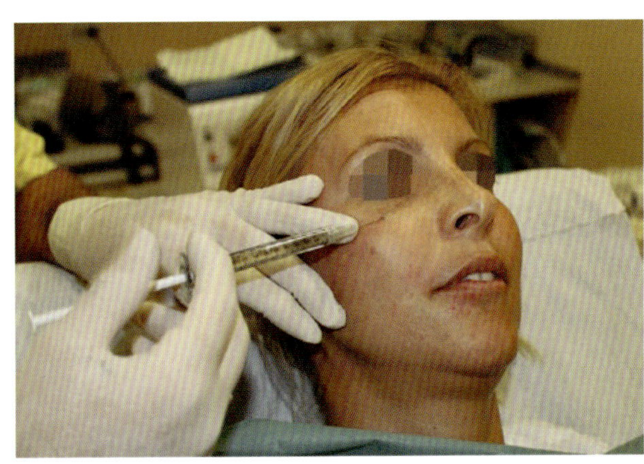

图 14.24 然后，沿此层次旋转斜向眼部垂直线位置走行，直至泪沟上方。导管的尖端皮表定位于泪沟的正上方。事实上，钝针头应该位于泪沟上方，可触及骨膜（Published with kind permission of © Mario Goisis 2018. All Rights Reserved）

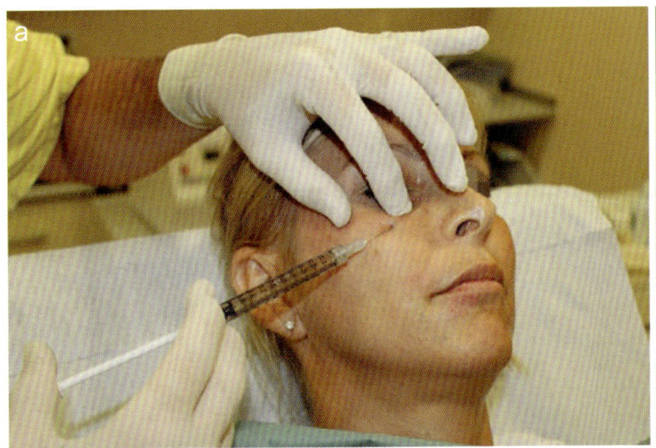

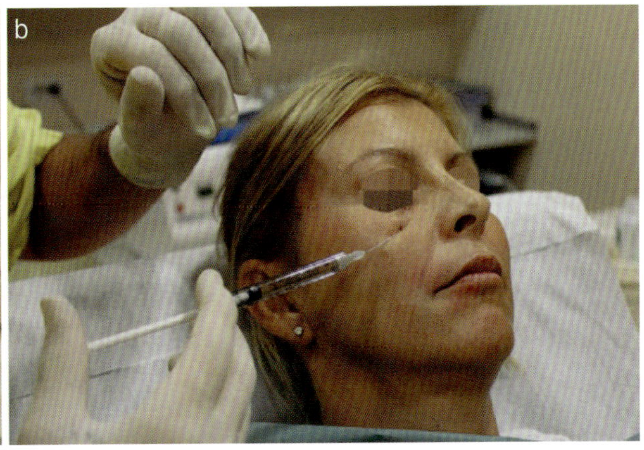

图 14.25 采用逆行注射法斜行注射 0.1 ~ 0.5 mL PRP（Published with kind permission of © Mario Goisis 2018. All Rights Reserved）

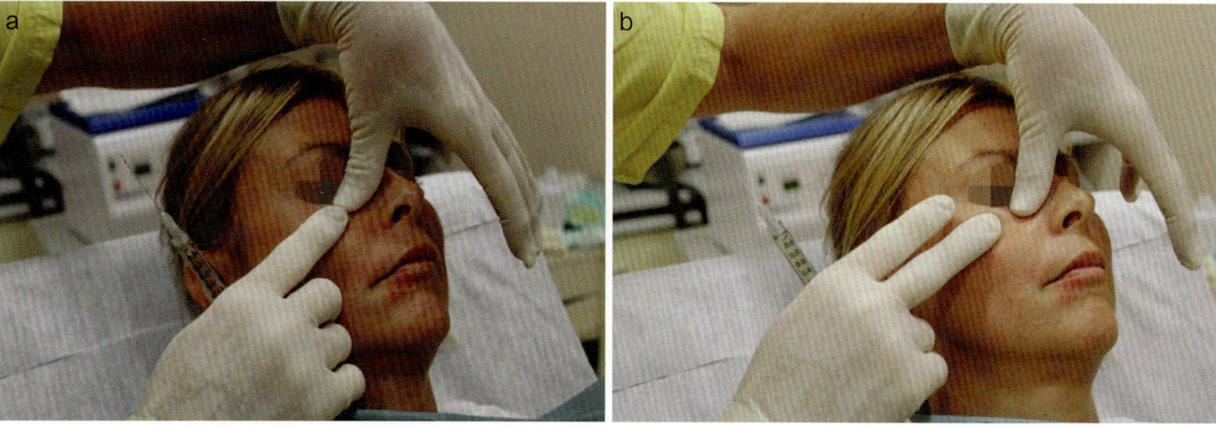

图 14.26 a、b. 轻轻按摩泪沟区（Published with kind permission of © Mario Goisis 2018. All Rights Reserved）

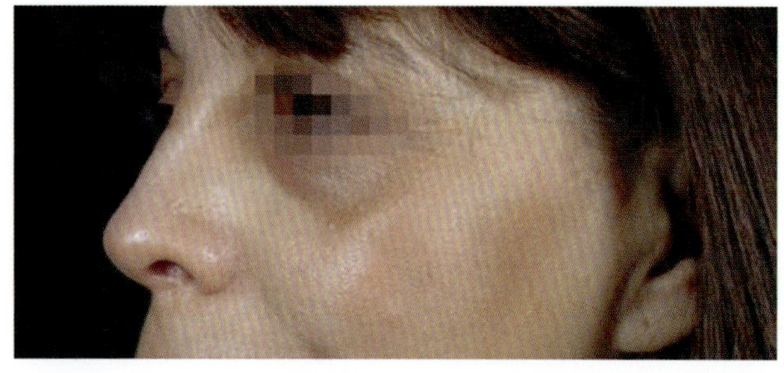

图 14.27 纳米脂肪注射前（Published with kind permission of © Mario Goisis 2018. All Rights Reserved）

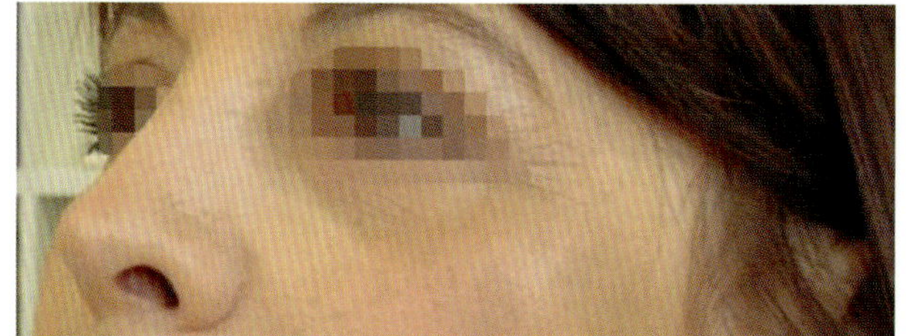

图 14.28 纳米脂肪注射后（Published with kind permission of © Mario Goisis 2018. All Rights Reserved）

鼻唇沟

15

Mario Goisis，Sara Izzo

鼻唇沟使面部下垂，显得疲惫（图 15.1）。

15.1　解剖

鼻唇沟是将上唇和脸颊分开，并从鼻子两侧延伸到嘴角的褶皱。图 15.2 和图 15.3 是显示鼻唇沟肌肉平面的解剖图像。面动脉和面前静脉在咬肌前面穿过下颌骨边界。这些血管走行于颊肌的上方和前方（图 15.4）。

15.2　微粒脂肪改善鼻唇沟

15.2.1　适应证

中度、重度及极重度鼻唇沟。

15.2.2　禁忌证

如果该区域以前注射过永久性填充材料，则应注意。填充物不应注射在血供不足和受感染或炎症影响的区域。

15.2.3　材料

· 每侧填充 2 ~ 4 mL 微粒脂肪。
- 21G 针头。
- 22G、4 cm 钝针。

微粒脂肪制备过程：

使用标准系统收集和处理微粒脂肪：

- 一套微粒脂肪套装，由带有封闭式冲洗和过滤的系统组成。
- 4 个 60 mL 注射器。
- 2 个 10 mL 注射器。
- 1 个 1 mL 注射器。
- 30G 锐针针头。
- 16G 锐针针头。
- 直径 2 mm、长 10 cm 的 Goisis 吸脂针，用于脂肪获取。
- 氯己定酒精溶液（2% 葡萄糖酸氯己定和 70% 异丙醇），无菌手术铺巾。
- 冰袋。
- 2 cm×2 cm 无菌方形纱布。

无菌注射药物包括：
- 100 mL 低温生理盐水。
- 120 mL 低温 Klein 溶液。

1 L Klein 溶液由 800 mg 利多卡因、1 mg 肾上腺素、40 mEq 碳酸氢钠和 1000 mL 生理盐水制成。

地点：微粒脂肪可在小型手术室 / 医疗手术室中获取。应当配备氧气，脉搏血氧测定仪和急救车 / 急救箱。

助手：助手可以在手术进程的第一部分将材料无菌地转移到操作台。一名医生也可以轻松独立完成整个过程。

15.2.4　并发症

即刻并发症（注射后 72 h 内）包括短暂性红斑、水肿、硬结、瘙痒和瘀斑。

R. S. Al Yahya
Prince Sattam Bin Abdulaziz University, Al Kharj, Saudi Arabia

M. Goisis (✉)
Maxillo-Facial and Aesthetic Surgeon, Go Easy Clinic, Milan, Italy

M. Goisis (ed.)，*Outpatient Regenerative Medicine*，https://doi.org/10.1007/978-3-319-44894-7_15

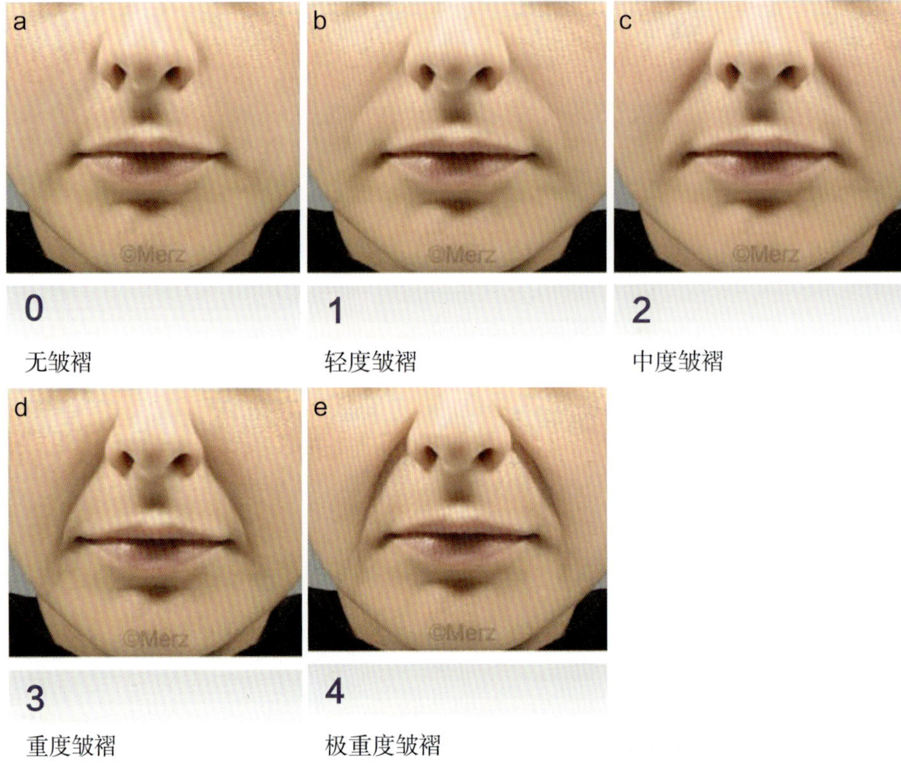

图 15.1 a ~ e. 鼻唇沟从无到极重度分级（Published by kind permission of © Mario Goisis 2018. All Rights Reserved）

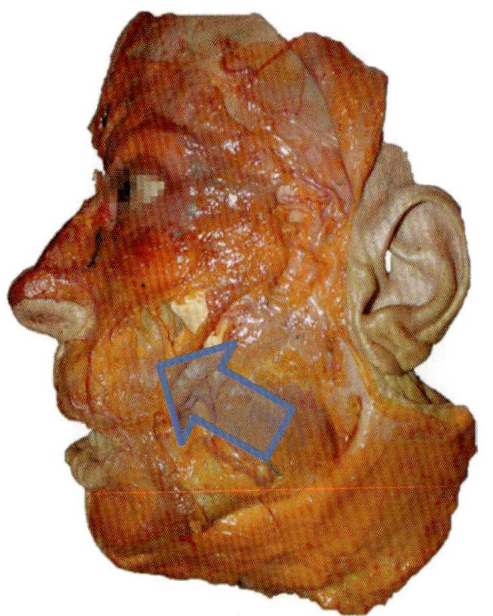

图 15.2 提口角肌（犬齿）的解剖（蓝色箭头）。它起源于犬齿窝，紧邻眶下孔下方，插入口角，与颧大肌和口轮匝肌汇合（Published with kind permission of © Mario Goisis 2018. All Rights Reserved）

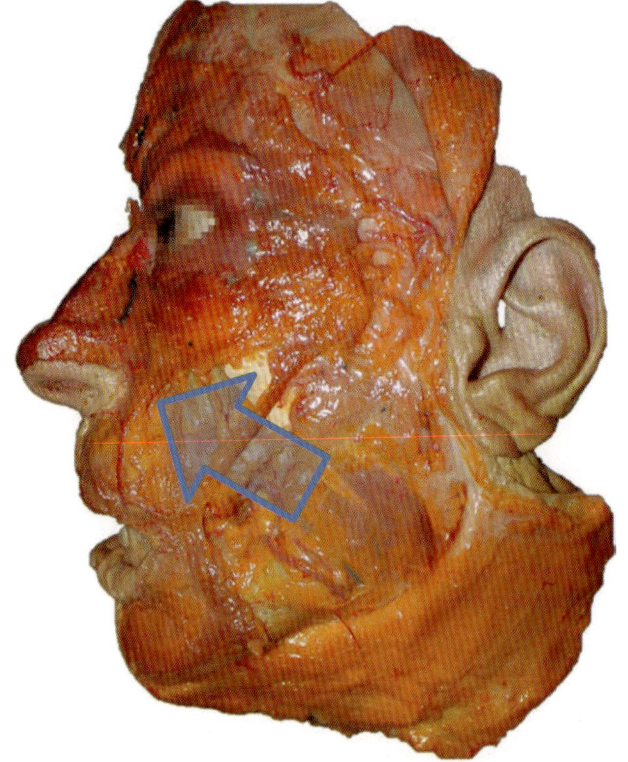

图 15.3 提上唇肌（也称为上唇方肌的中间部分）的解剖。它起源于眼眶的下缘，紧邻上颌骨和颧骨（蓝色箭头）（Published with kind permission of © Mario Goisis 2018. All Rights Reserved）

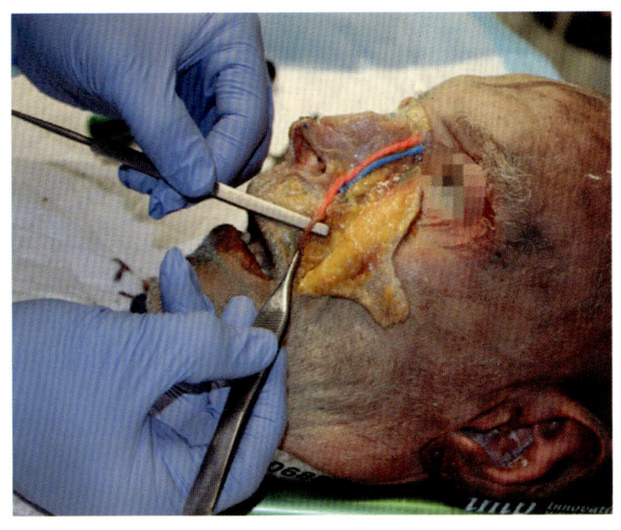

图 15.4 面部动脉和静脉（courtesy by Doctor’s Equipe）（Published with kind permission of © Mario Goisis 2018. All Rights Reserved）

早期并发症（注射后几天至几周）包括填充过度、局部感染、皮肤坏死、疱疹复发、脱色和持续局部症状（红斑、水肿、硬结、瘙痒和色素沉着）。

晚期或迟发并发症包括高比例的脂肪吸收和囊肿。

SMAS 注射层次：SMAS 层。

15.2.5 手术时间

脂肪提取过程通常需要 5 ~ 10 min。

15.2.6 操作步骤

操作步骤如图 15.5 ~ 图 15.10 所示。

脂肪缓慢逆行注射后，抽出钝针。

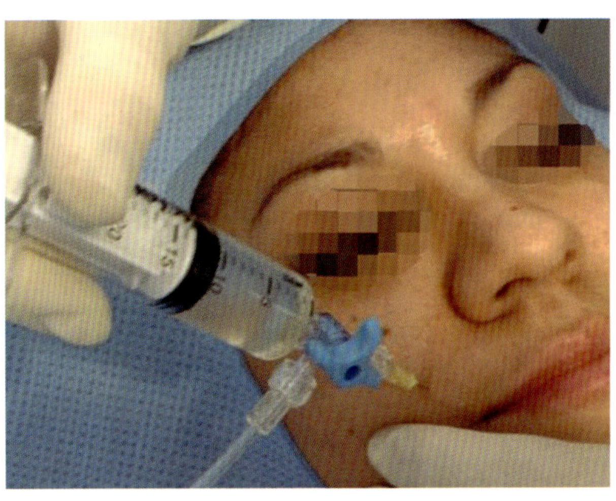

图 15.5 在鼻唇沟基部入口处用 0.2 mL Klein 溶液行局部麻醉（Published with kind permission of © Mario Goisis 2018. All Rights Reserved）

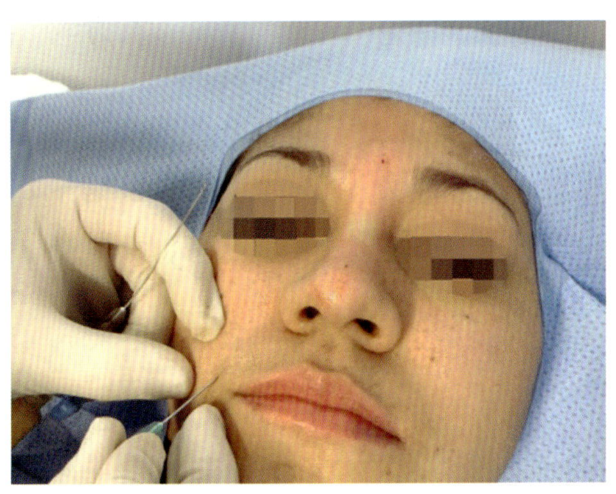

图 15.6 用 21G 针在鼻唇沟的底部做个开口（Published with kind permission of © Mario Goisis 2018. All Rights Reserved）

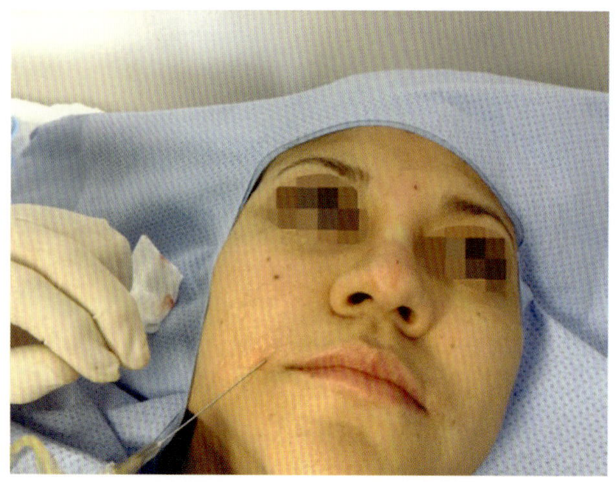

图 15.7 将 22G 钝针垂直于皮肤表面插入，然后将钝针平行于皮肤平面进入肌肉层，并滑向鼻唇沟顶部（Published with kind permission of © Mario Goisis 2018. All Rights Reserved）

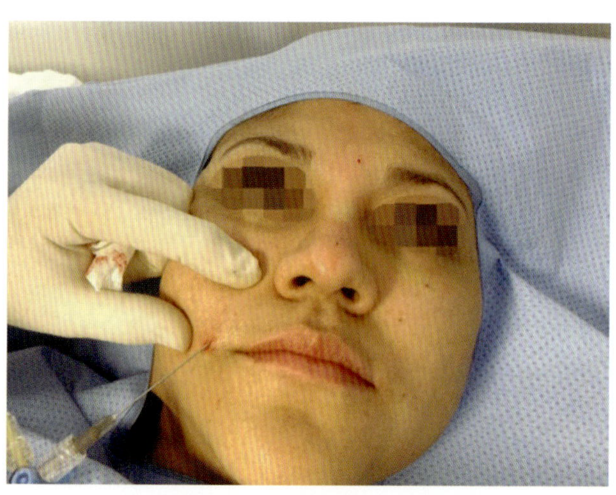

图 15.8 钝针穿过鼻唇沟下的提上唇肌，有助于矫正鼻唇沟轮廓。脂肪被注射到提上唇肌和提口角肌（犬齿肌）缓慢逆行注射脂肪后，抽出钝针（Published with kind permission of © Mario Goisis 2018. All Rights Reserved）

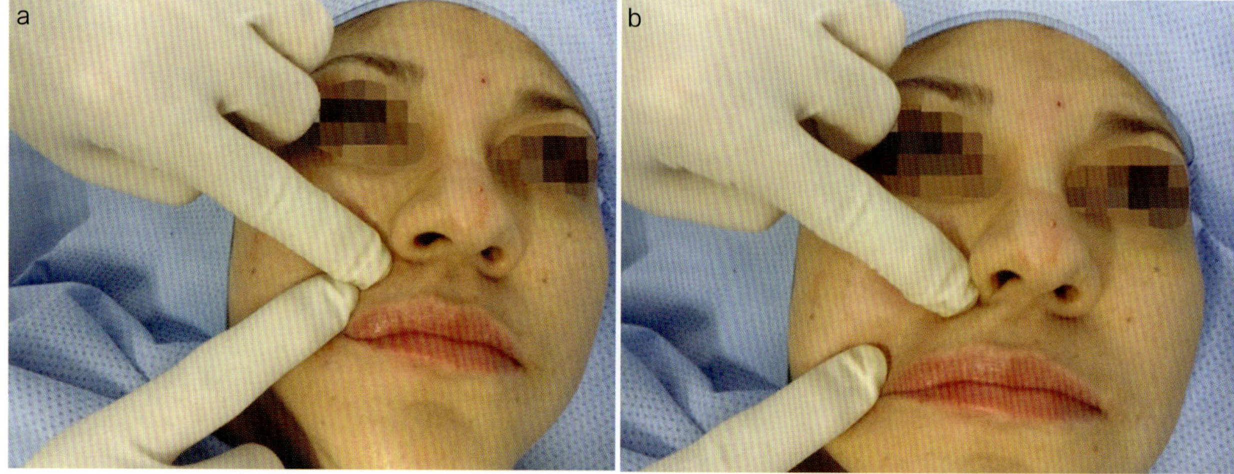

图 15.9 a、b. 在治疗结束时，对注射部位进行按摩（Published with kind permission of © Mario Goisis 2018. All Rights Reserved）

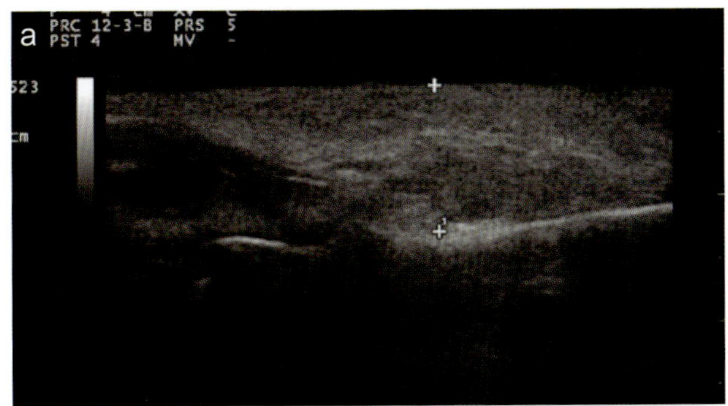

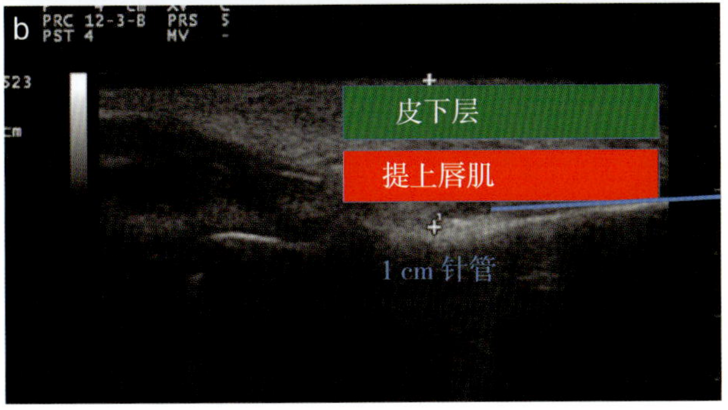

图 15.10 a、b. 超声显示：钝针插入肌肉层。插管的深度为 10 mm。脂肪被注射到提上唇肌和提口角肌（犬齿肌）(Published with kind permission of © Mario Goisis 2018. All Rights Reserved)

15.2.7 微粒脂肪注射鼻唇沟后的尸体解剖（图 15.11 ~ 图 15.13）

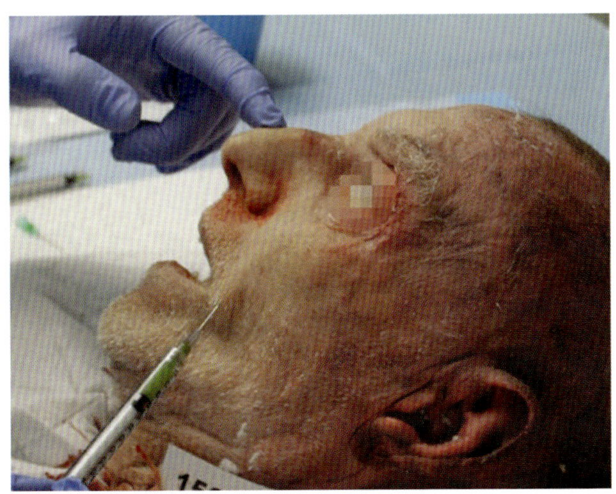

图 15.11 钝针穿过鼻唇沟下的提上唇肌，有助于矫正鼻唇沟轮廓。脂肪被注射到提上唇肌和提口角肌（犬齿肌）缓慢逆行注射脂肪后，抽出钝针（Published with kind permission of © Mario Goisis 2018. All Rights Reserved）

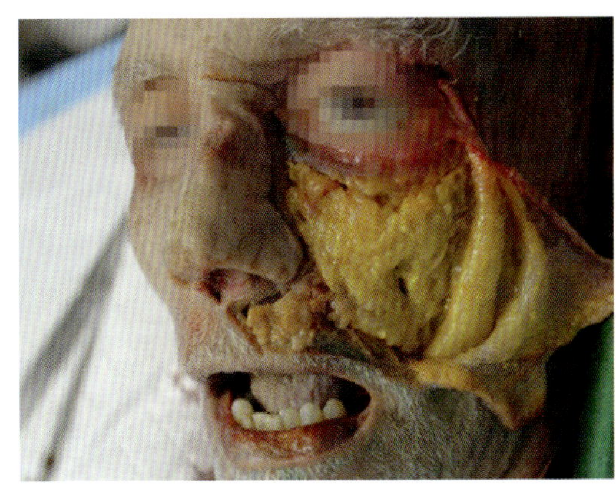

图 15.12 注射脂肪后，从下睑皮肤切口开始进行中面部剥离，然后沿着鼻旁的路径继续向下剥离直至唇缘，朱红色边界。暴露皮下层。皮下层未见脂肪（courtesy by Doctor's Equipe）(Published with kind permission of © Mario Goisis 2018. All Rights Reserved)

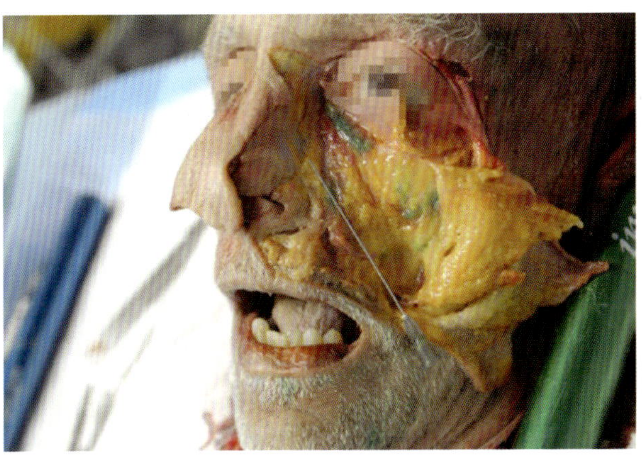

图 15.13 注射肌肉层次解剖展示：提上唇肌和提口角肌（犬齿肌）(Published with kind permission of © Mario Goisis 2018. All Rights Reserved)

15.3 纳米脂肪改善鼻唇沟

15.3.1 适应证

轻微鼻唇沟。

15.3.2 禁忌证

如果该区域以前注射过永久性填充物，应注意，填充物不应注射在血供不足和受感染或炎症影响的区域。

15.3.3 材料

· 每侧注射 1 ~ 2 mL 纳米脂肪。

- 26G 针头。
- 27G、3.7 cm 钝针。

使用标准系统收集和处理微粒脂肪：

- 一套纳米脂肪套装，由带有连接器的封闭式乳糜化过滤微粒脂肪的系统组成。
- 2 个 10 mL 注射器。

对于微脂肪的采集和处理：

采用了一种用于微粒脂肪监测的标准系统，具体是：

- 一套微粒脂肪套装，由带有封闭式冲洗和过滤的系统组成。
- 4 个 60 mL 注射器。
- 2 个 10 mL 注射器。
- 1 个 1 mL 注射器。
- 30G 锐针针头。
- 16G 锐针针头。
- 直径 2 mm、长 10 cm 的 Goisis 吸脂针，用于脂肪获取。
- 氯己定酒精溶液（2% 葡萄糖酸氯己定和 70% 异丙醇），无菌手术铺巾。
- 冰袋。
- 2 cm×2 cm 无菌方形纱布。

无菌注射药物包括：

- 100 mL 低温生理盐水。
- 120 mL 低温 Klein 溶液。

1 L Klein 溶液由 800 mg 利多卡因、1 mg 肾上腺素、40 mEq 碳酸氢钠和 1000 mL 生理盐水制成。

地点：微粒脂肪可在小型手术室 / 医疗手术室中获取。应当配备氧气、脉搏血氧测定仪和急救车 / 急救箱。

助手：助手可以在手术进程的第一部分将材料无菌地转移到操作台。一名医生也可以轻松独立完成整个过程。

15.3.4 手术时间

微粒脂肪提取后整个手术过程通常需要 5 ~ 15 min。

15.3.5 操作步骤

操作步骤如图 15.14 ~ 图 15.20 所示。

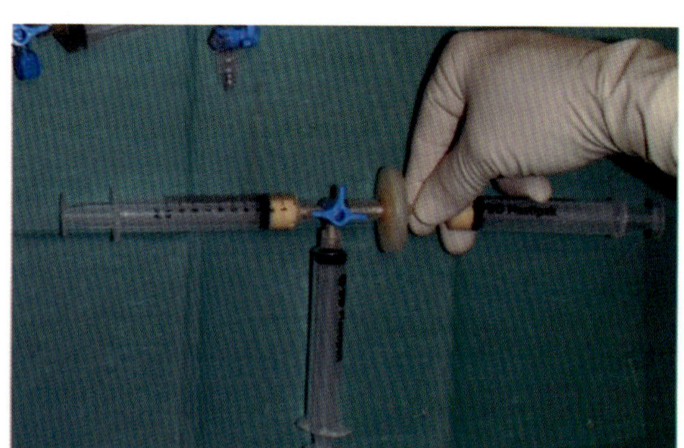

图 15.14 纳米脂肪是用纳米脂肪工具包制备的（Published with kind permission of © Mario Goisis 2018. All Rights Reserved）

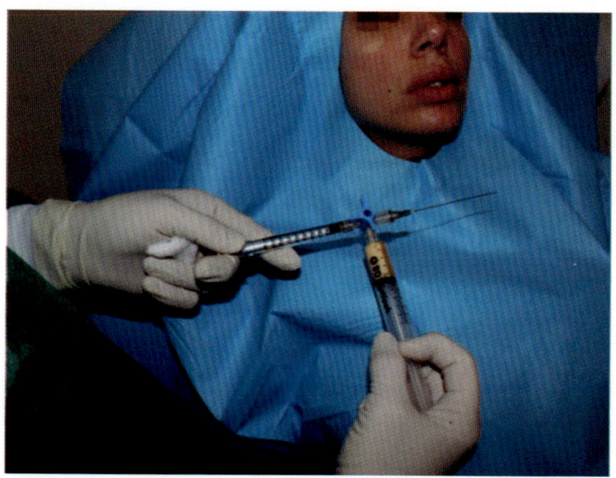

图 15.15 1 个 10 mL 的注射器充满纳米脂肪，并与 1 个 1 mL 的注射器连接（Published with kind permission of © Mario Goisis 2018. All Rights Reserved）

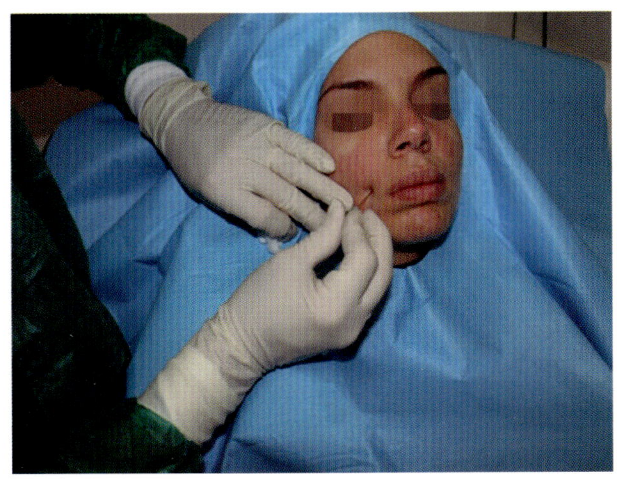

图 15.16 用 26G 针头在鼻唇沟基部做开口（Published with kind permission of © Mario Goisis 2018. All Rights Reserved）

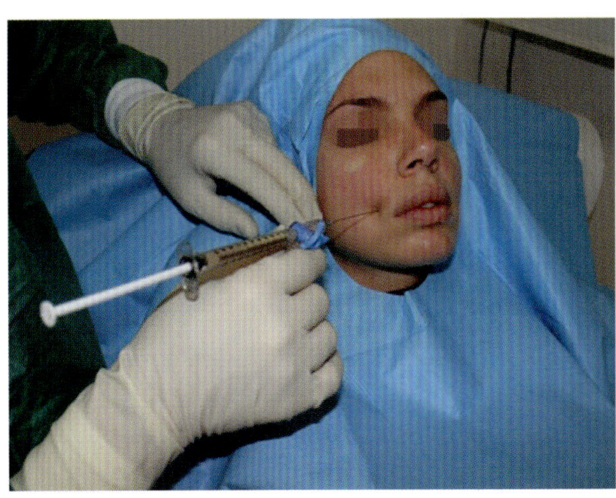

图 15.17 将 27G 钝针垂直插入皮肤表面（Published with kind permission of © Mario Goisis 2018. All Rights Reserved）

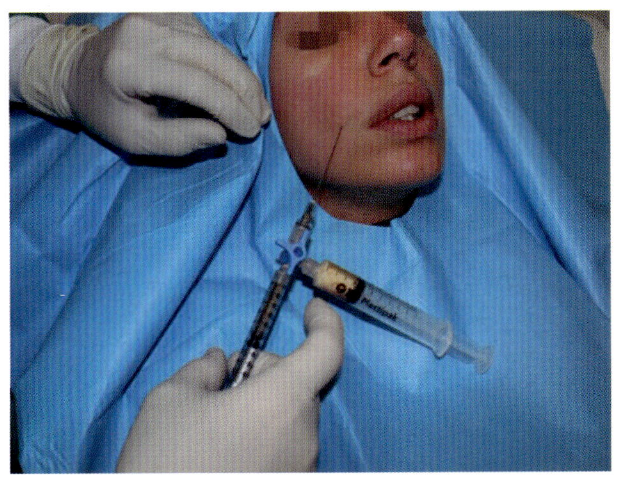

图 15.18 然后针管平行于皮肤平面旋转并滑向鼻唇沟顶部（Published with kind permission of © Mario Goisis 2018. All Rights Reserved）

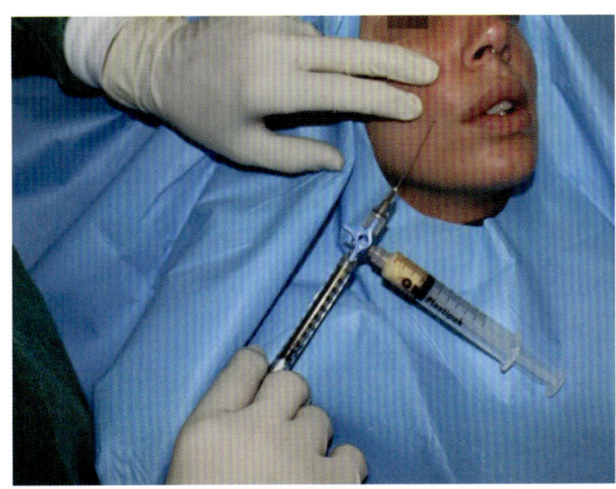

图 15.19 缓慢逆行注射纳米脂肪后，抽出钝针（Published with kind permission of © Mario Goisis 2018. All Rights Reserved）

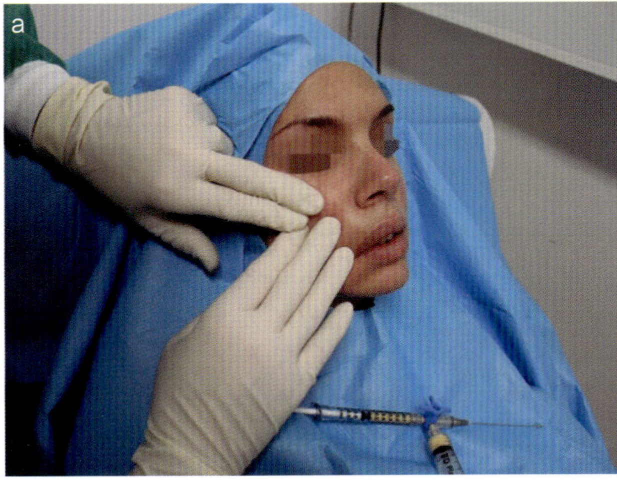

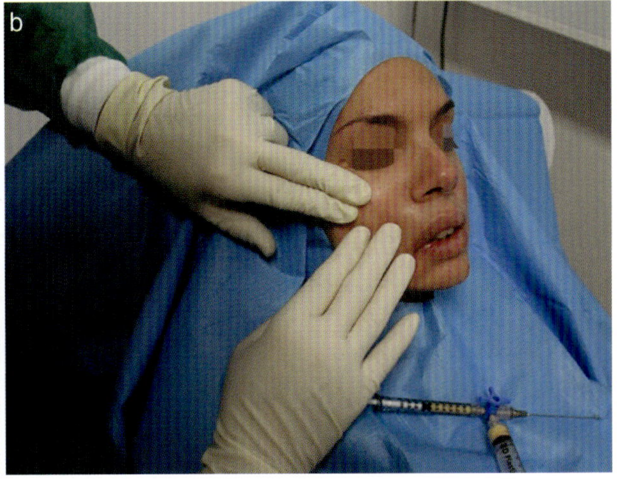

图 15.20 a、b. 在治疗结束时，对该区域进行按摩（Published with kind permission of © Mario Goisis 2018. All Rights Reserved）

15.4 PRP 改善鼻唇沟

15.4.1 适应证

轻度鼻唇沟。

15.4.2 禁忌证

如果该区域以前注射过永久性填充剂，则应注意。填充物不应注射在血供不足和受感染或炎症影响的区域。

15.4.3 材料

敷料和消毒液：

0.2 mL 有 1：100 000 肾上腺素的局部麻醉药（2% 利多卡因或 2% 甲哌卡因）。

1 mL 螺旋口注射器 26G 针头。

27G 钝针。

制备 PRP 的内有抗凝剂的空离心管。

1 ~ 2 mL PRP。

注射层次：皮下层。

15.4.4 手术时间

制备好脂肪后，整个手术过程通常需要 5 ~ 15 min。

15.4.5 操作步骤

操作步骤如图 5.21 ~ 图 15.26 所示。

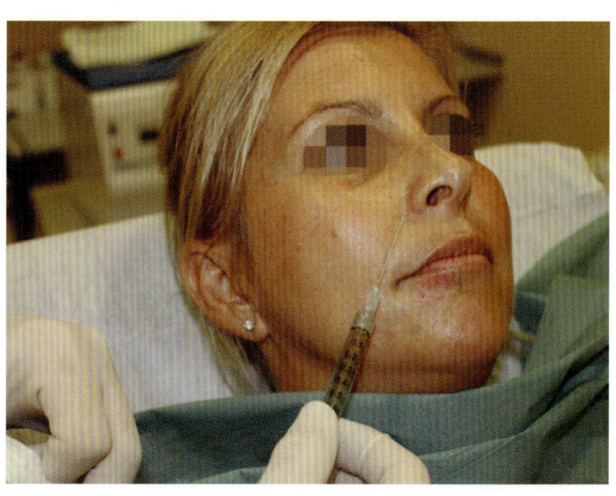

图 15.21 使用位于口腔边缘外侧 1.5 ~ 2 cm 处的单一进针点进行鼻唇沟治疗（Published with kind permission of © Mario Goisis 2018. All Rights Reserved）

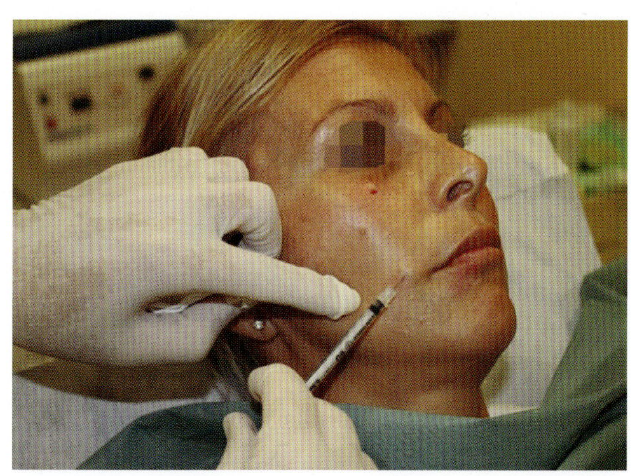

图 15.22 在鼻唇沟底部入口处用 0.2 mL 含肾上腺素的局部麻醉药（利多卡因、甲哌卡因）进行局部麻醉（Published with kind permission of © Mario Goisis 2018. All Rights Reserved）

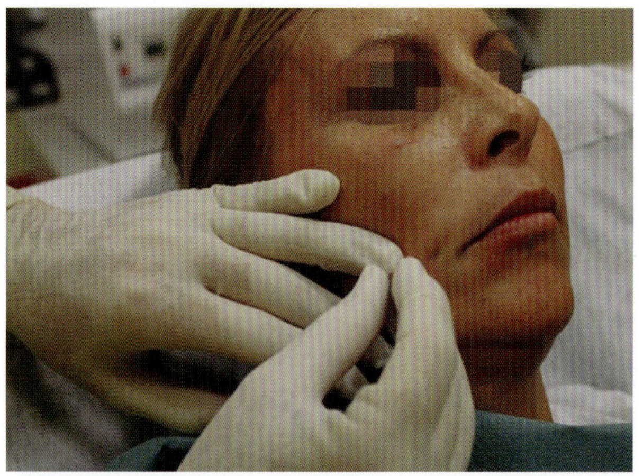

图 15.23 用 25G 针头做一个开口，用 27G 钝针通过此孔垂直插入皮肤表面（Published with kind permission of © Mario Goisis 2018. All Rights Reserved）

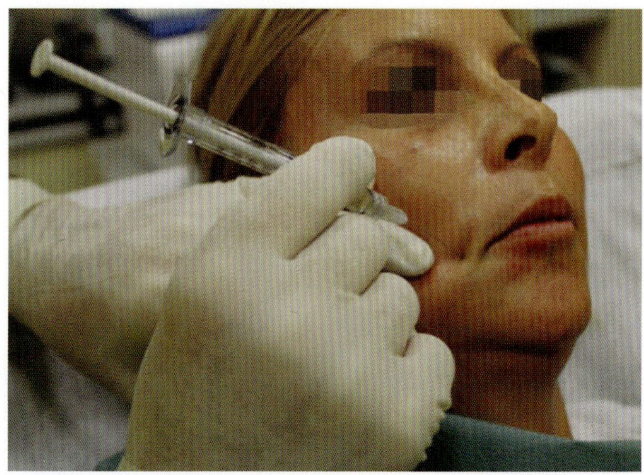

图 15.24 针管平行于皮肤平面旋转并滑向鼻唇沟顶部（Published with kind permission of © Mario Goisis 2018. All Rights Reserved）

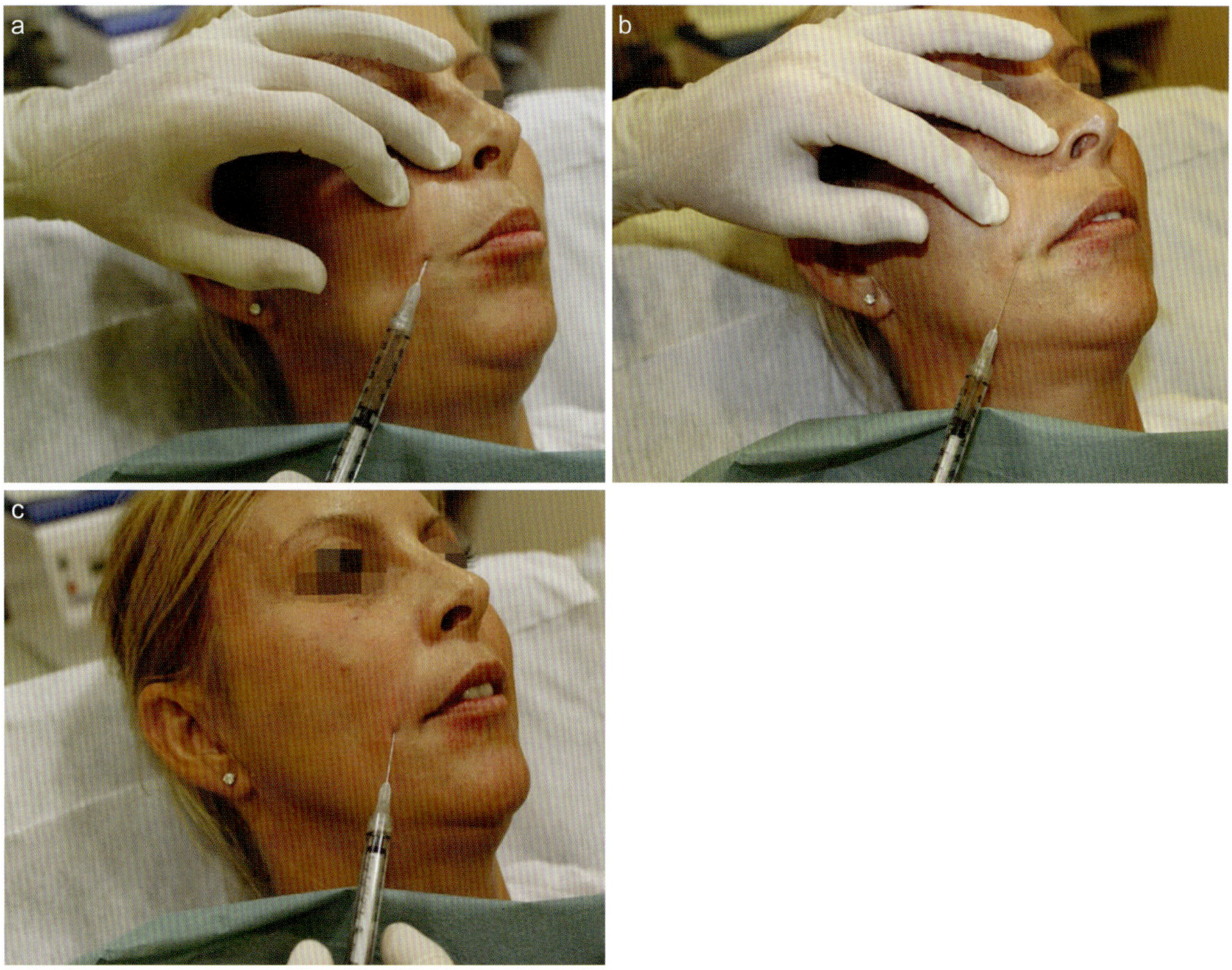

图 15.25 a ~ c. 缓慢注射 PRP，逆行注射后抽出钝针（Published with kind permission of © Mario Goisis 2018. All Rights Reserved）

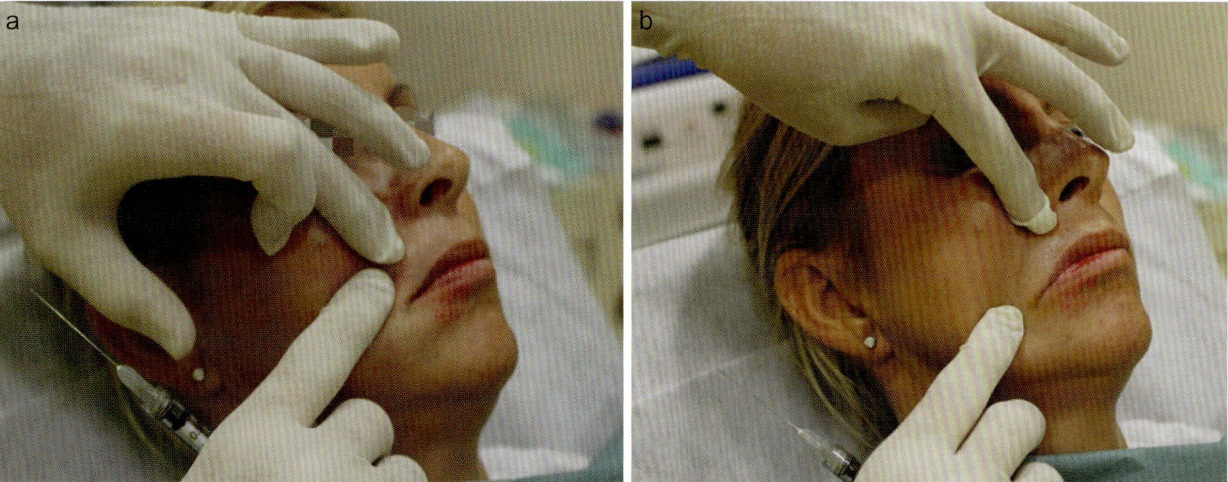

图 15.26 a、b. 注射结束后，按摩术区（Published with kind permission of © Mario Goisis 2018. All Rights Reserved）

微粒脂肪隆鼻

16

Sara Izzo，Mario Goisis，Lorenzo Rosset，Giuseppe A. Ferraro，Giovanni Francesco Nicoletti

16.1 解剖

鼻部占据了面中部的1/3。在鼻上区域，鼻骨与额骨相连。在上部和侧面（上外侧），鼻骨与泪骨相连，在下部和侧面（下外侧），鼻骨与上颌骨的升突相连（图16.1～图16.5）。

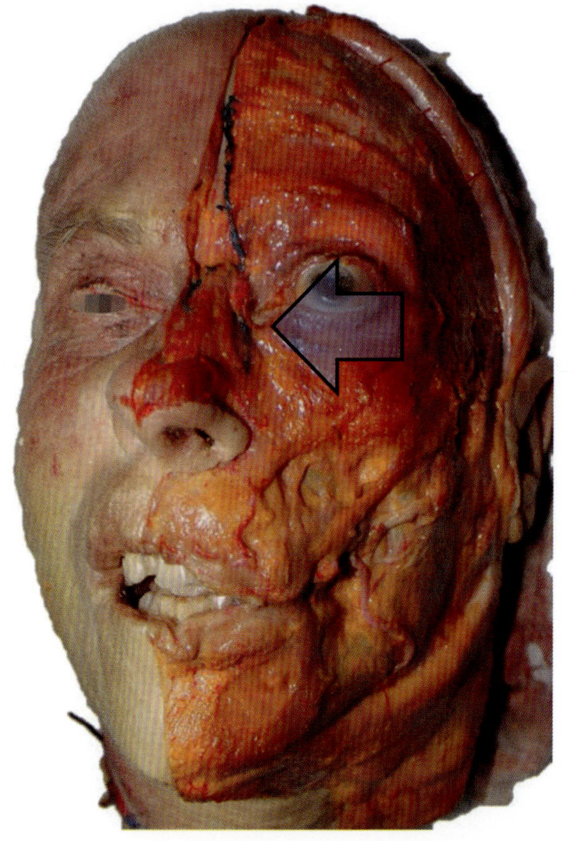

图16.1 蓝色箭头指示沿肌肉平面解剖后，鼻部与面部血管之间的关系。面部血管在鼻根部迂曲走行（courtesy of the Doctor’s Equipe）(Published by kind permission of © Mario Goisis 2018. All Rights Reserved)

16.2 风险规避

通过填充脂肪，可以改善鼻额角和鼻背区域形态。此过程需缓慢注射脂肪，防止动脉受压和缺血性损伤。在注射前，仔细评估患者的鼻部轮廓，包括鼻额角、鼻唇角等。(图16.6、图16.7)

正确角度为：

- 鼻前角，115°～135°。
- 鼻背部角度，通常是直的。
- 鼻唇角，90°～110°。

16.3 适应证

药物可以解决鼻整形，且患者不愿意接受手术矫正鼻部的轻微缺陷。

16.4 禁忌证

需要手术治疗的严重畸形。

接受过鼻整形手术或有外伤史的患者在接受类似的治疗前应仔细评估。

S.Izzo (✉) · G. A. Ferraro · G. F. Nicoletti
Department of Plastic Surgery, University of Campania “Luigi Vanvitelli”, Naples, Italy
e-mail: giuseppe.ferraro@unicampania.it; giovannifrancesco.nicoletti@unicampania.it

M. Goisis
Maxillo-Facial and Aesthetic Surgeon, Go Easy Clinic, Milan, Italy

L.Rosset
Doctor’s Equipe, Milan, Italy

M. Goisis (ed.), *Outpatient Regenerative Medicine*, https://doi.org/10.1007/978-3-319-44894-7_16

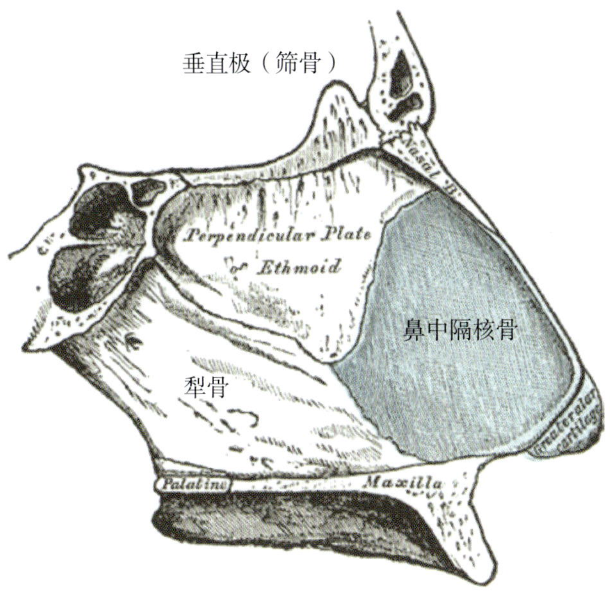

图 16.2 鼻骨由鼻中隔、鼻骨、上颌骨、腭骨和额骨的内侧组成，软骨部分由两个外侧软骨、两个鼻翼软骨和鼻中隔软骨组成（Reproduction of a lithographic plate from *Gray's Anatomy*）（Henry Gray, Anatomy: Descriptive and Surgical）（Published by kind permission of © Mario Goisis 2018. All Rights Reserved）

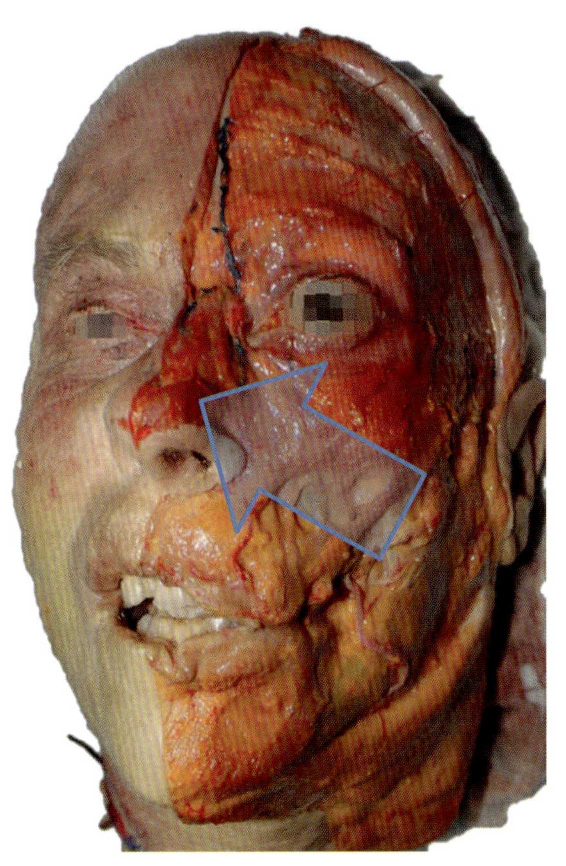

图 16.4 鼻肌是鼻子的括约肌，它的功能是压紧鼻软骨。它是负责鼻孔“张开”的肌肉。蓝色箭头（图 16.4、16.5）标示鼻锥体和鼻肌之间的关系（Published by kind permission of © Mario Goisis 2018. All Rights Reserved）

图 16.3 颅骨和鼻骨之间的关系（On the left the reproductionof a lithograph plate from *Gray's Anatomy*）（Henry Gray, Anatomy: Descriptive and Surgical）（courtesy of the Doctor's Equipe）（Published by kind permission of © Mario Goisis 2018. All Rights Reserved）

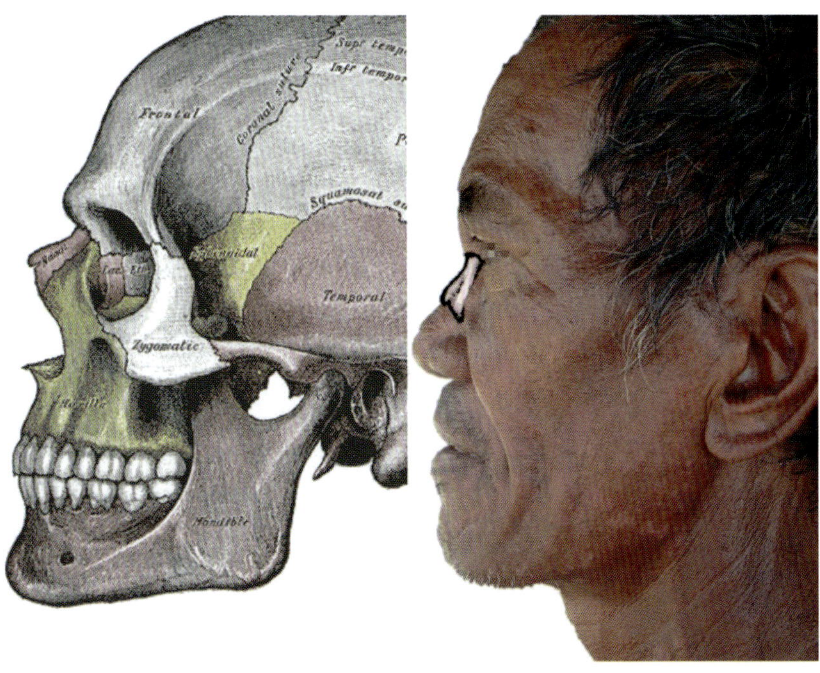

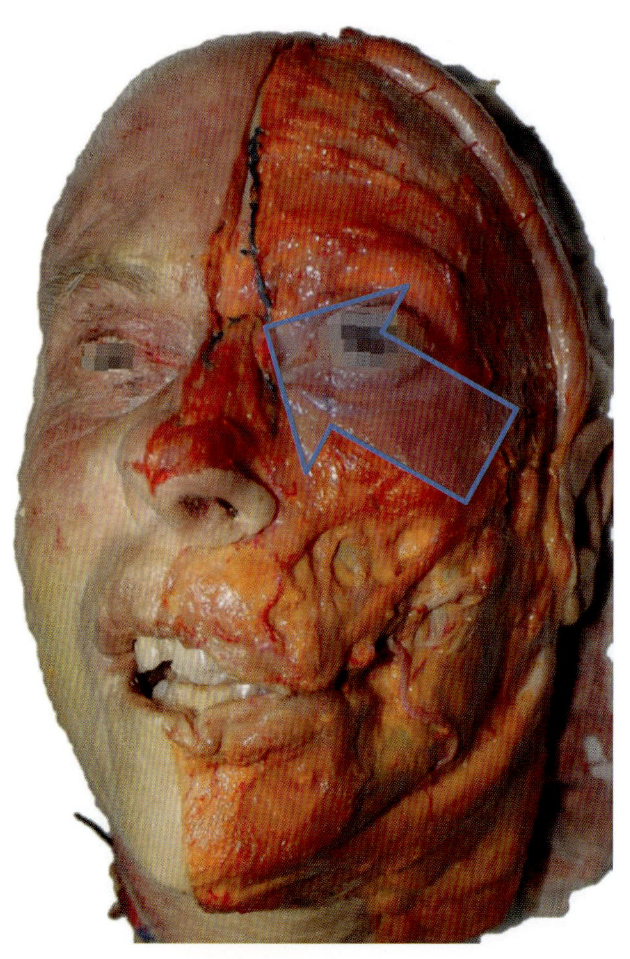

图 16.5 降眉间肌借助于肌纤维从筋膜层覆盖鼻骨中下部及侧鼻软骨上缘。插入两侧眉中线间的额肌下，肌纤维与额肌融合。蓝色箭头标示鼻锥体和降眉间肌之间的关系（courtesy by Doctor's Equipe）（Published by kind permission of © Mario Goisis 2018. All Rights Reserved）

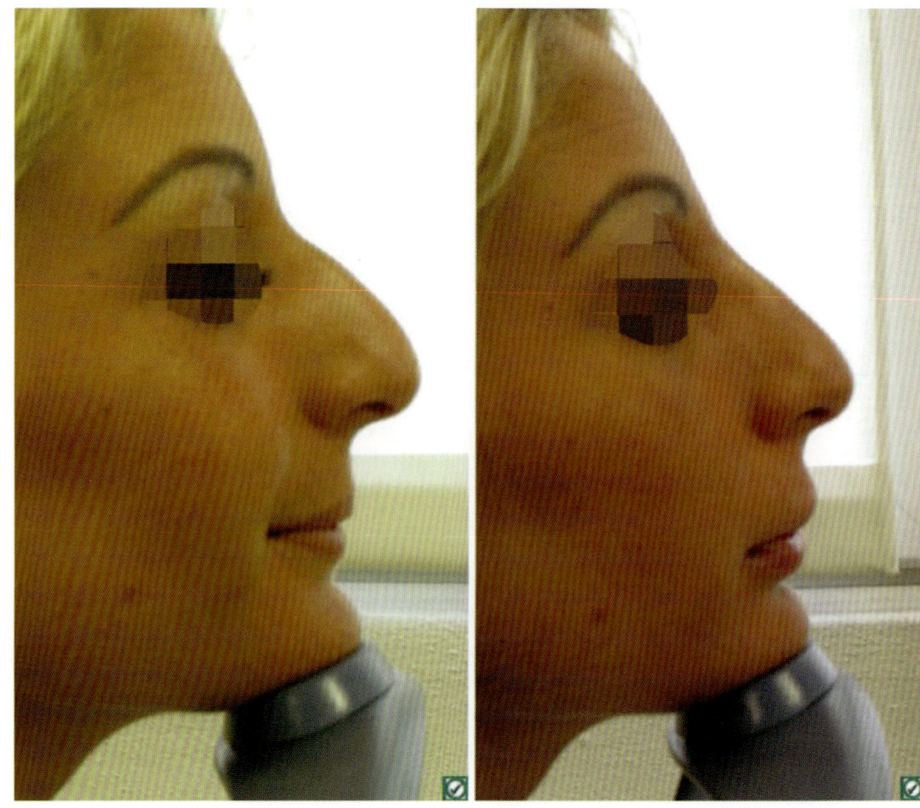

图 16.6 左侧为术前照片，右侧为微粒脂肪肪矫正鼻额角和鼻唇角 11 个月后的术后照片（Published by kind permission of © Mario Goisis 2018. All Rights Reserved）

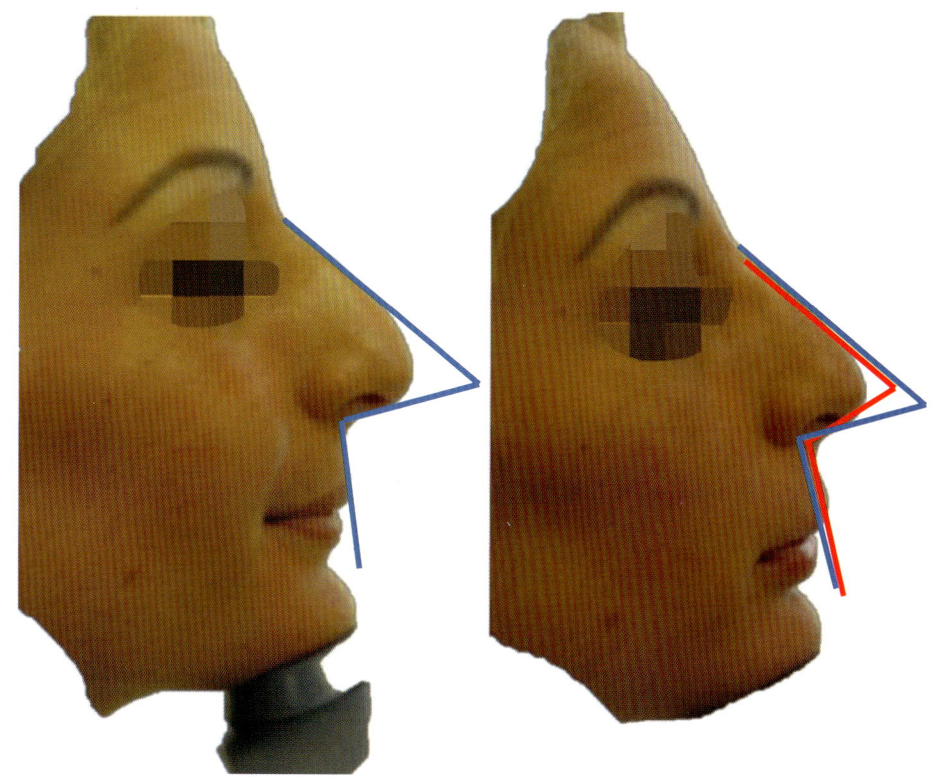

图 16.7 左侧为术前照片，右侧为术后照片，微粒脂肪矫正鼻额角和鼻唇角术后 11 个月（Published by kind permission of © Mario Goisis 2018. All Rights Reserved）

16.5 微粒脂肪填充鼻背部

16.5.1 材料

· 两侧各注射 1～2 mL 微粒脂肪。

– 21G 锐针针头。

– 22G、4 cm 长钝针针头。

使用标准系统收集和处理微粒脂肪：

– 一套微粒脂肪套装，由带有封闭式冲洗和过滤的系统组成。

– 4 个 60 mL 注射器。

– 2 个 10 mL 注射器。

– 1 个 1 mL 注射器。

– 30G 锐针针头。

– 16G 锐针针头。

– 直径 2 mm、长 10 cm 的 Goisis 吸脂针，用于脂肪获取。

– 氯己定酒精溶液（2% 葡萄糖酸氯己定和 70% 异丙醇），无菌手术铺巾。

– 冰袋。

– 2 cm×2 cm 无菌方形纱布。

无菌注射药物包括：

– 100 mL 低温生理盐水。

– 120 mL 低温 Klein 溶液。

1 L Klein 溶液由 800 mg 利多卡因、1 mg 肾上腺素、40 mEq 碳酸氢钠和 1000 mL 生理盐水制成。

地点：微粒脂肪可在小型手术室 / 医疗手术室中获取。应当配备氧气、脉搏血氧测定仪和急救车 / 急救箱。

助手：助手可以在手术进程的第一部分将材料无菌地转移到操作台。一名医生也可以轻松独立完成整个过程。

16.5.2 并发症

即刻并发症（注射后 72 h 内）包括短暂性红斑、水肿、硬结、瘙痒和瘀斑。

早期并发症（注射后几天至几周）包括填充过度、局部感染、皮肤坏死、疱疹复发、脱色和持续局部症状（红斑、水肿、硬结、瘙痒和色素沉着）。

晚期或迟发并发症包括高比例的脂肪吸收和囊肿。

16.5.3 手术时间

微小颗粒脂肪制备后，整个过程通常需要 5 ~ 15 min。

注射层次：肌肉内。

16.5.4 操作步骤

操作步骤如图 16.8 ~ 图 6.16 所示。

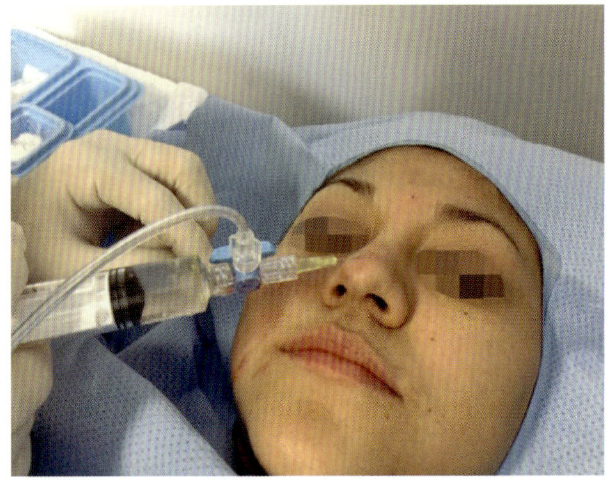

图 16.8 在鼻尖处实施局部麻醉（Published by kind permission of © Mario Goisis 2018. All Rights Reserved）

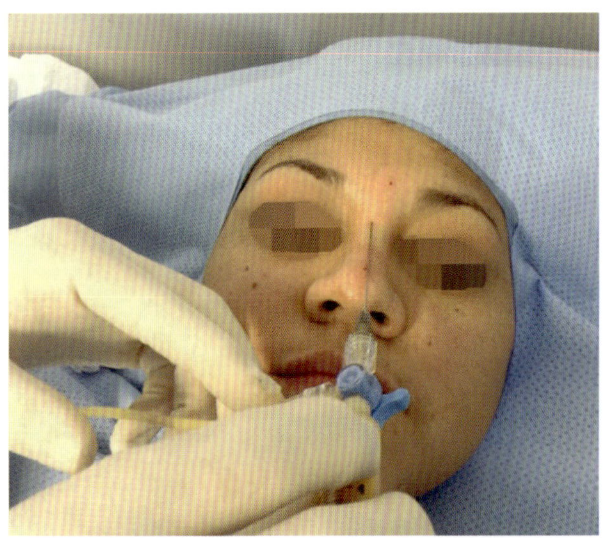

图 16.9 鼻背注射路径（Published by kind permission of © Mario Goisis 2018. All Rights Reserved）

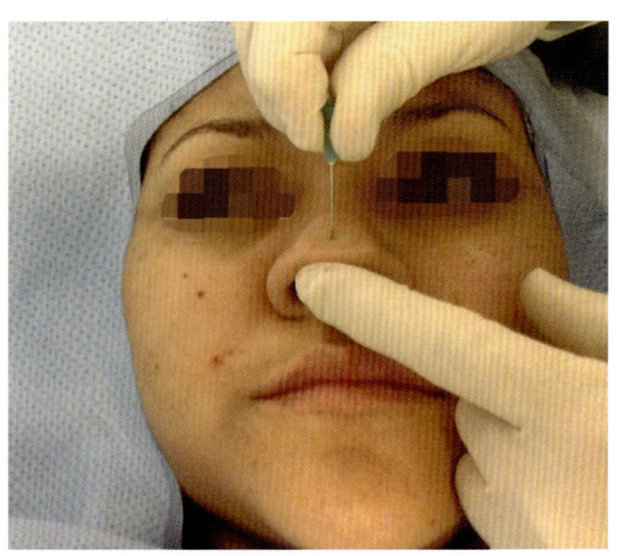

图 16.10 用 21G 锐针刺穿皮肤（Published by kind permission of © Mario Goisis 2018. All Rights Reserved）

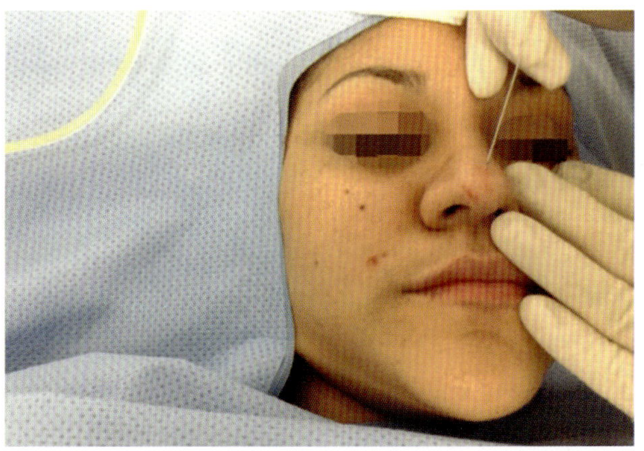

图 16.11 将 22G 钝针垂直插入皮肤表面（Published by kind permission of © Mario Goisis 2018. All Rights Reserved）

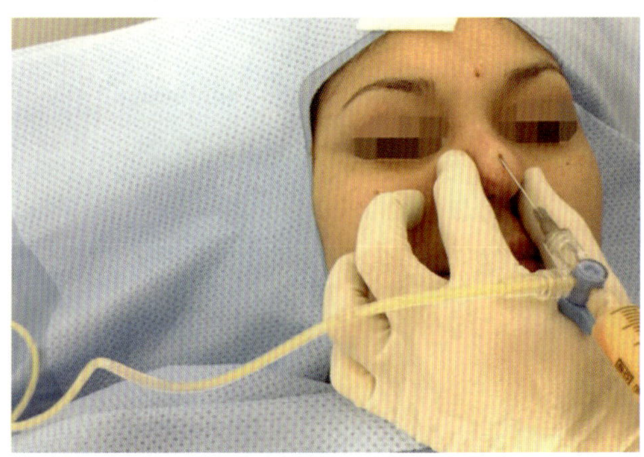

图 16.12 用钝针插入皮肤并平行旋转，并滑向鼻背顶部（Published by kind permission of © Mario Goisis 2018. All Rights Reserved）

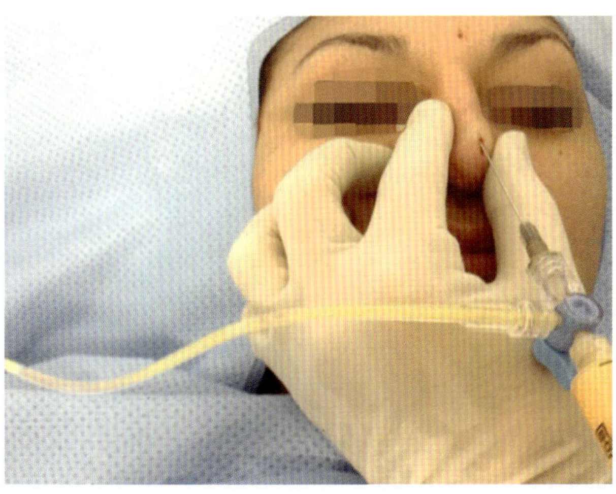

图 16.13 缓慢逆行注射微粒脂肪后抽出钝针（Published by kind permission of © Mario Goisis 2018. All Rights Reserved）

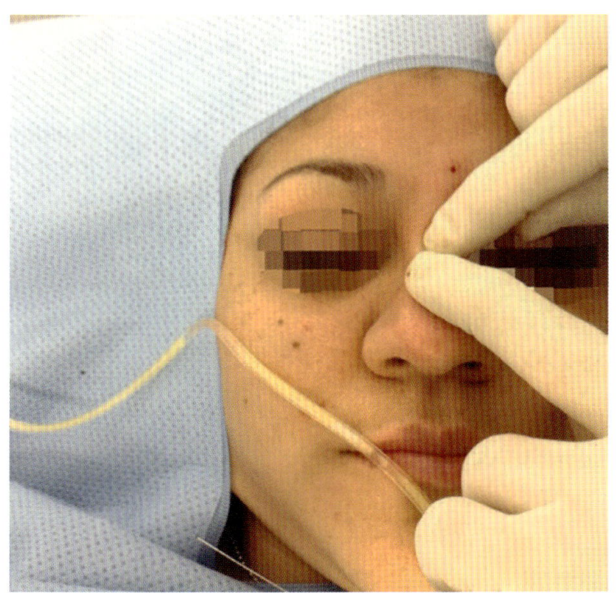

图 16.14 在治疗结束时，对注射部位进行按摩（Published by kind permission of © Mario Goisis 2018. All Rights Reserved）

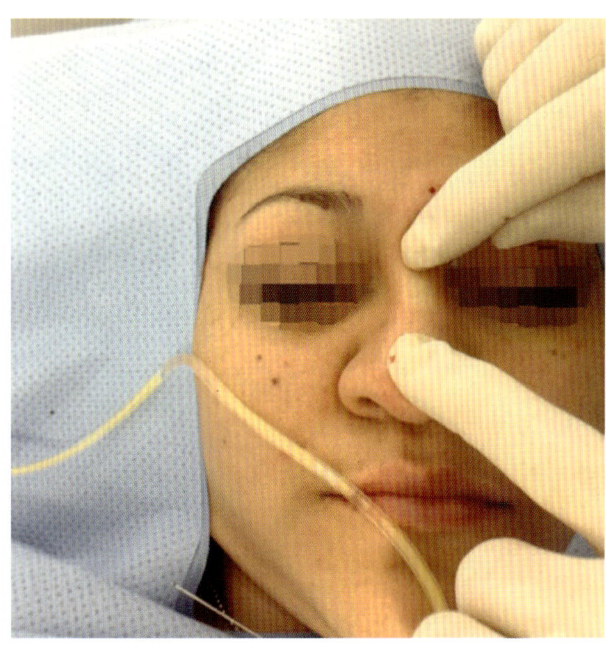

图 16.15 在治疗结束时，对注射部位进行按摩（Published by kind permission of © Mario Goisis 2018. All Rights Reserved）

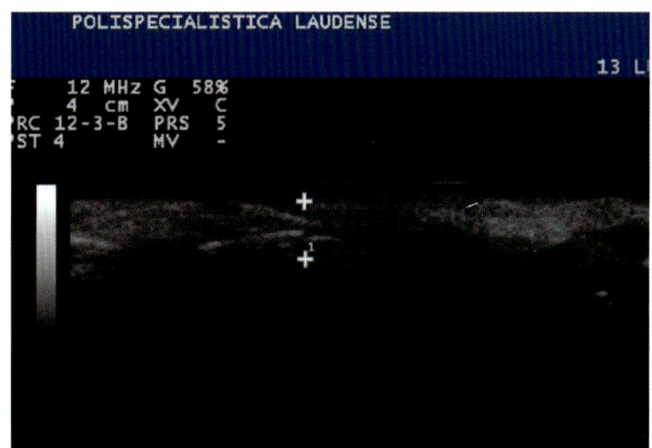

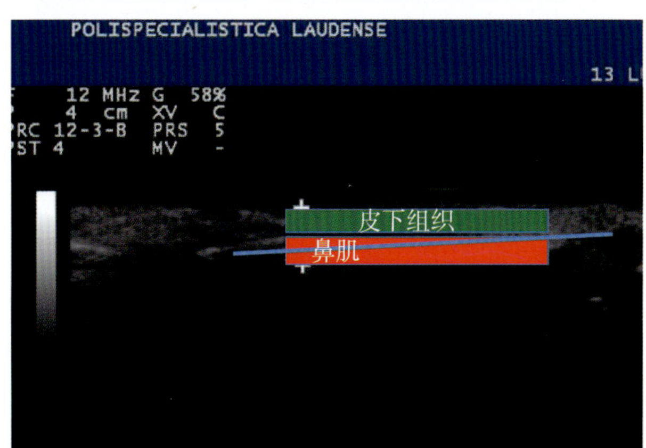

图 16.16 超声评估鼻背矫正术：在皮肤和皮下层，有一薄层肌肉。脂肪需要注射到这个薄层（courtesy of the Doctor's Equipe）（Published by kind permission of © Mario Goisis 2018. All Rights Reserved）

16.5.5 鼻背注射染色微粒脂肪后的尸体解剖（courtesy of the Doctor's Equipe）（图 16.17 ~ 图 16.23）

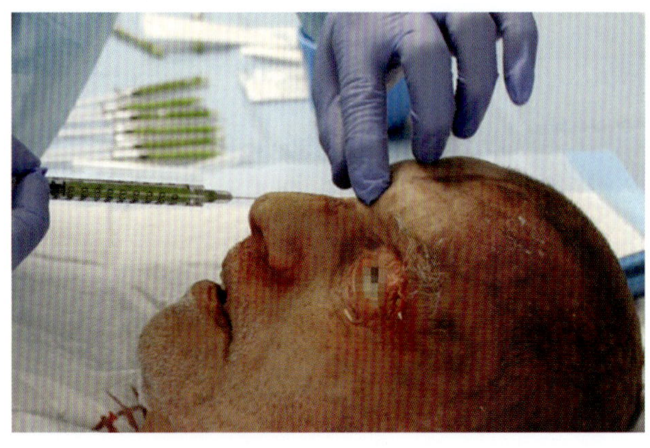

图 16.17 脂肪从鼻翼软骨之间的一个注射点开始注射到鼻背。缓慢逆行注射脂肪后，抽出钝针（Published by kind permission of © Mario Goisis 2018. All Rights Reserved）

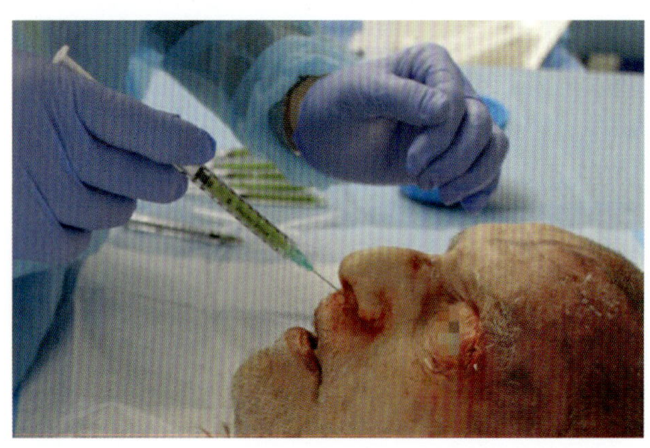

图 16.18 将脂肪注射到鼻前棘，填充鼻唇角。脂肪注射使用 21G 针，以 45° 角进入小柱和上唇（Published by kind permission of © Mario Goisis 2018. All Rights Reserved）

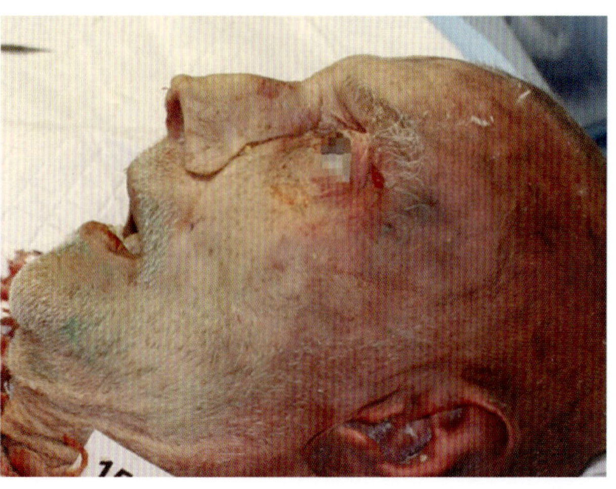

图 16.19 注射脂肪后，进行骨膜上平面的尸体解剖（Published by kind permission of © Mario Goisis 2018. All Rights Reserved）

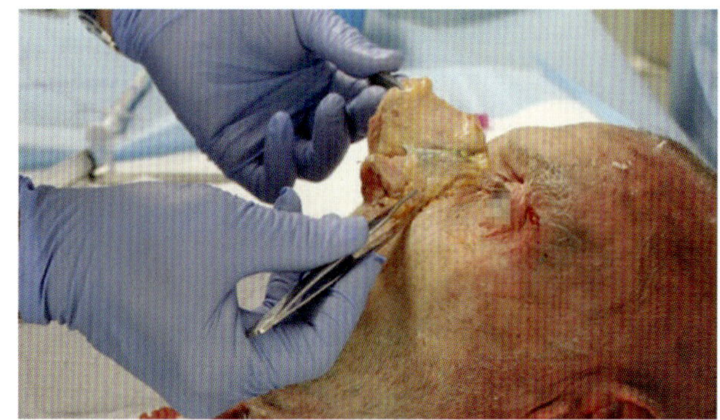

图 16.20 可从皮下层、鼻部厚的真皮层以及骨膜层中看到注射的染色脂肪（Published by kind permission of © Mario Goisis 2018. All Rights Reserved）

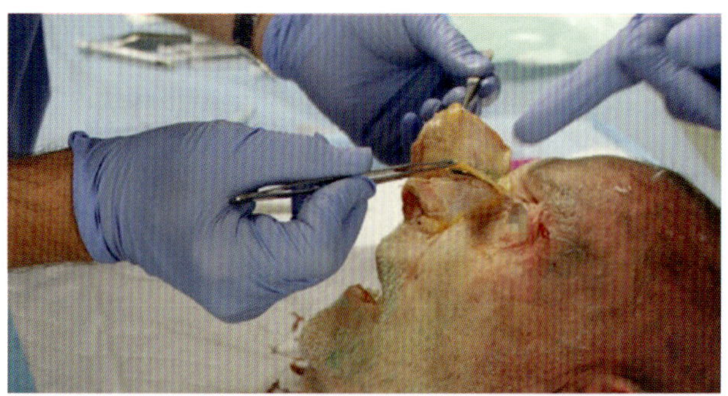

图 16.21 可从皮下层、鼻部厚的真皮层以及骨膜层中看到注射的染色脂肪（Published by kind permission of © Mario Goisis 2018. All Rights Reserved）

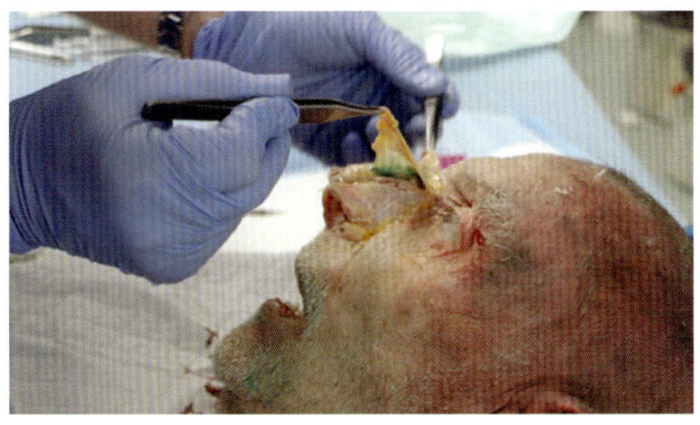

图 16.22 彩色脂肪可从皮下、厚鼻真皮下和骨膜平面上提取（Published by kind permission of © Mario Goisis 2018. All Rights Reserved）

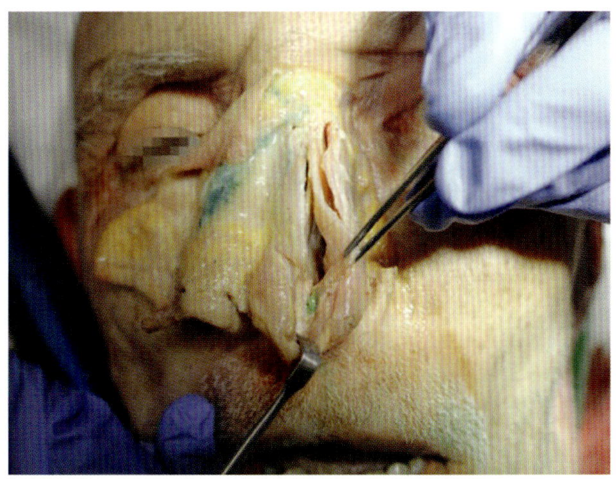

图 16.23 注射点位于眶隔下方（Published by kind permission of © Mario Goisis 2018. All Rights Reserved）

16.6 使用微粒脂肪联合 PRP 填充鼻额角

16.6.1 材料

· 两侧注射微脂 2 ~ 4 mL。

– 1 个 21G 针头。

– 1 个 22G、4 cm 钝针。

使用标准系统收集和处理微粒脂肪：

– 一套微粒脂肪套装，由带有封闭式冲洗和过滤的系统组成。

– 4 个 60 mL 注射器。

– 2 个 10 mL 注射器。

– 1 个 1 mL 注射器。

– 30G 锐针针头。

– 1 个 16G 针头。

– 1 个 2 mm 直径、10 cm 长的钝针，用于提取脂肪。

– 氯己定酒精溶液（2% 葡萄糖酸氯己定和 70% 异丙醇），无菌手术铺巾。

– 冰袋。

– 2 cm×2 cm 无菌方形纱布。

– 无菌敷料包。

制备 PRP 的内有抗凝剂的空离心管。

无菌注射药物包括：

– 100 mL 低温生理盐水。

– 120 mL 低温 Klein 溶液。

1 L Klein 溶液由 800 mg 利多卡因、1 mg 肾上腺素、40 mEq 碳酸氢钠和 1000 mL 生理盐水组成。

地点：微粒脂肪可在小型手术室 / 医疗手术室中获取。应当配备氧气、脉搏血氧测定仪和急救车 / 急救箱。

助手：助手可以在手术进程的第一阶段将材料无菌地转移到操作台。一名医生也可以轻松独立完成整个过程。

16.6.2 并发症

即刻并发症（注射后 72 h 内）包括短暂性红斑、水肿、硬结、瘙痒和瘀斑。

早期并发症（注射后几天至几周）包括填充过度、局部感染、皮肤坏死、疱疹复发、脱色和持续局部症状（红斑、水肿、硬结、瘙痒和色素沉着）。

晚期或迟发并发症包括高比例的脂肪吸收和囊肿。

16.6.3 手术时间

微粒脂肪及 PRP 制备后，整个过程需要 5 ~ 15 min。

16.6.4 操作步骤

操作步骤如图 16.24 ~ 图 16.26 所示。

16.7 钝针注射 PRP 改善鼻背外观

16.7.1 材料

制备 PRP 的内有抗凝剂的空离心管。

纱布和消毒液。

0.2 mL 带有 1∶100 000 比例肾上腺素的局部麻醉药（2% 利多卡因或 2% 甲哌卡因）。

1 mL 螺旋口注射器。

1 个 26G 针头。

1 个 27G 钝针。

1 ~ 2 mL PRP。

16.7.2 操作步骤

操作步骤如图 16.27 ~ 图 16.32 所示。

16.7.3 在鼻背注射 PRP 后的尸体解剖（图 16.33、16.34）

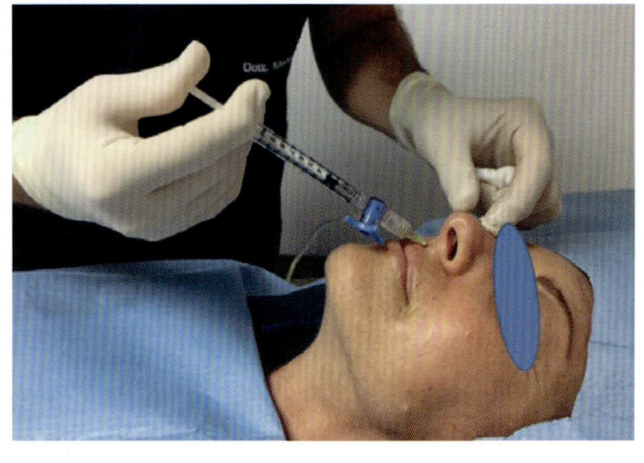

图 16.24 微粒脂肪联合 PRP 注射填充鼻唇角。用 30G 针头局部麻醉鼻前棘。针刺入上唇缘、鼻小柱之间的皮肤层次，然后指向鼻前棘。逆行注射局部麻醉（Published by kind permission of © Mario Goisis 2018. All Rights Reserved）

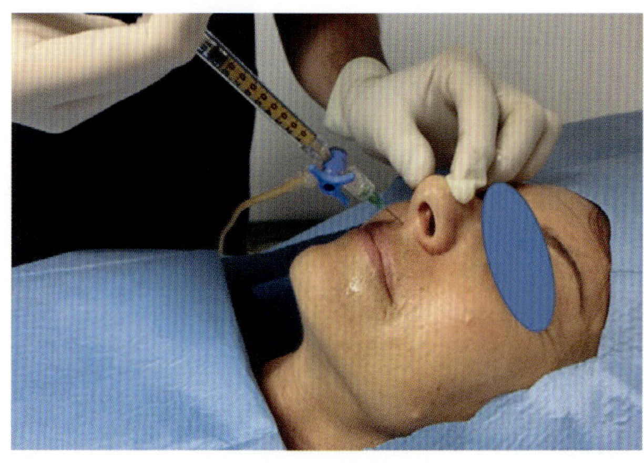

图 16.25 PRP 和微粒移植物的混合物用 21G 针头注射。针刺入上唇缘、鼻小柱之间的皮肤层次，然后指向鼻前棘（Published by kind permission of © Mario Goisis 2018. All Rights Reserved）

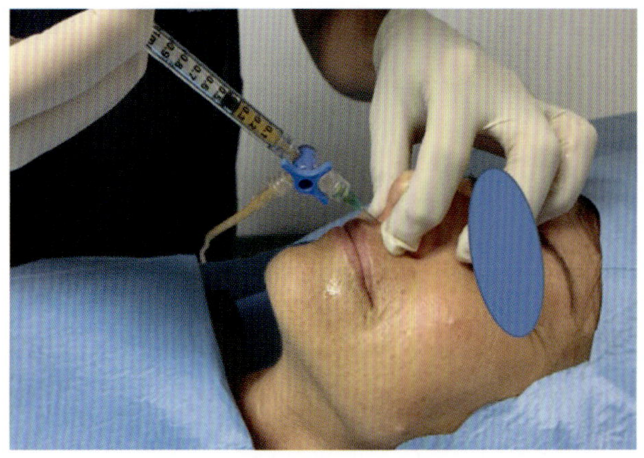

图 16.26 针头至鼻前棘开始注射微粒移植物 PRP 混合物。注射时手指紧紧握住鼻小柱，以免注射物偏斜（Published by kind permission of © Mario Goisis 2018. All Rights Reserved）

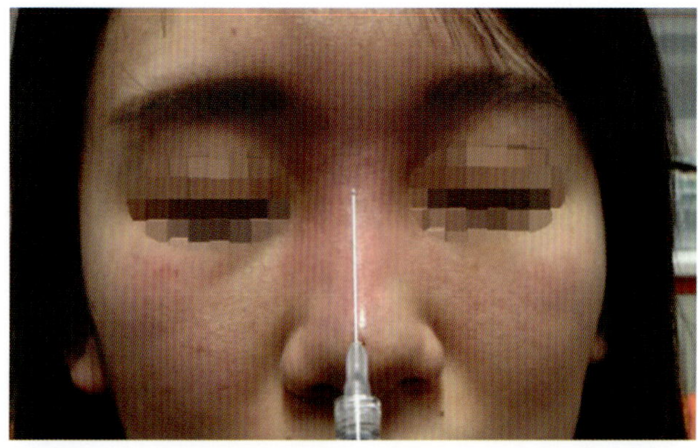

图 16.27 鼻背钝针注射路径（Published by kind permission of © Mario Goisis 2018. All Rights Reserved）

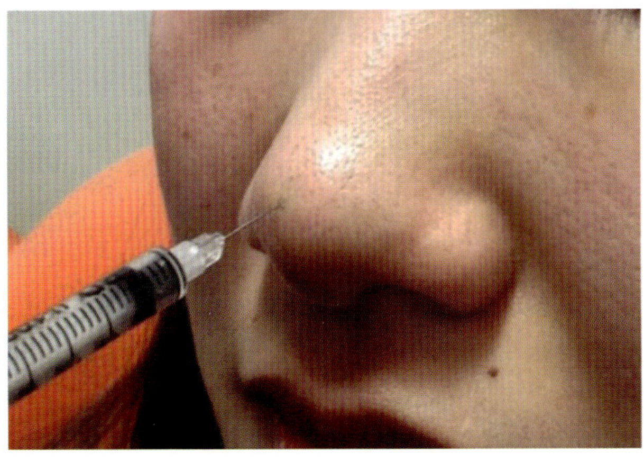

图 16.28 钝针注射 PRP 改善鼻背形态。在鼻尖处实施局部麻醉（Published by kind permission of © Mario Goisis 2018. All Rights Reserved）

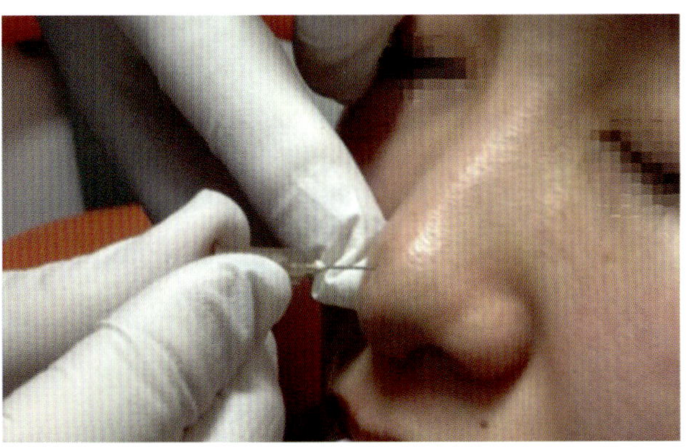

图 16.29 26G 针头刺入皮肤（Published by kind permission of © Mario Goisis 2018. All Rights Reserved）

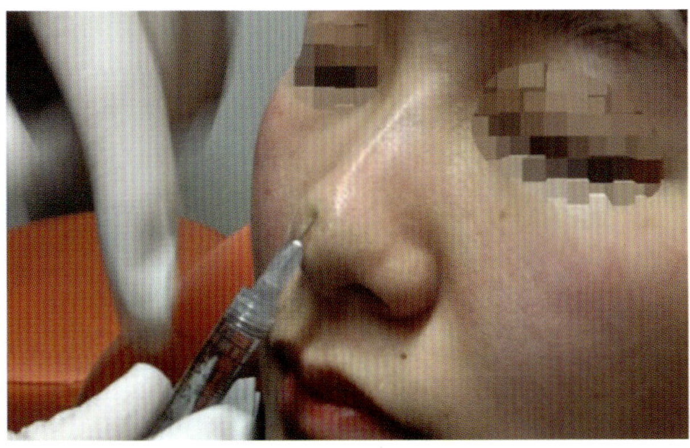

图 16.30 用 27G 钝针垂直插入皮肤表面。保持钝针与皮肤平面平行旋转，并滑向鼻背顶部。缓慢注射 PRP 和 HA 混合物，逆行注射后抽出钝针（Published by kind permission of © Mario Goisis 2018. All Rights Reserved）

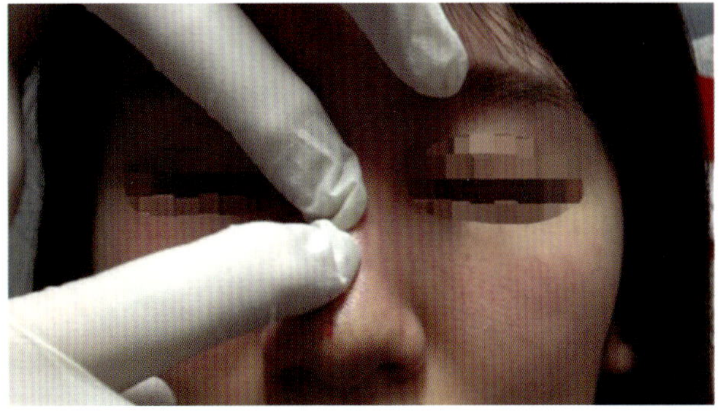

图 16.31 在治疗结束时，对注射部位进行按摩（Published by kind permission of © Mario Goisis 2018. All Rights Reserved）

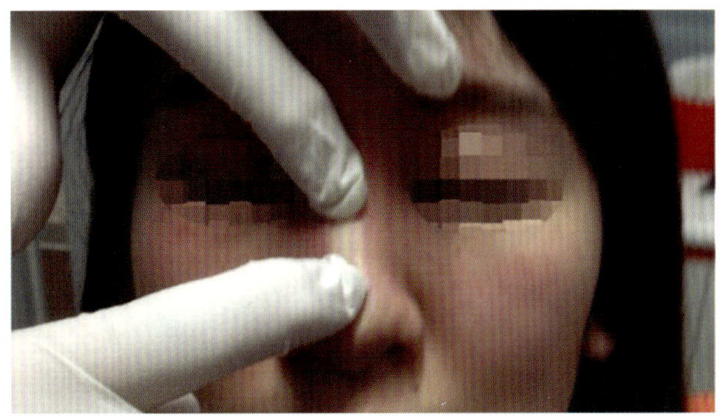

图 16.32 在治疗结束时，对注射部位进行按摩（Published by kind permission of © Mario Goisis 2018. All Rights Reserved）

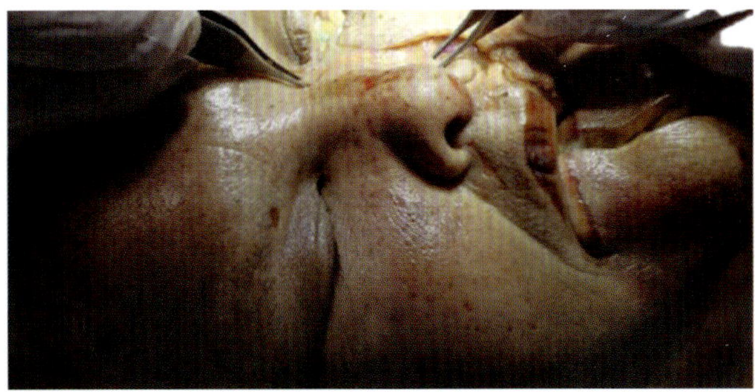

图 16.33 尸体解剖显示在鼻翼周围和鼻背区域的皮下存在染色 PRP（courtesy of the Doctor's Equipe）（Published by kind permission of © Mario Goisis 2018. All Rights Reserved）

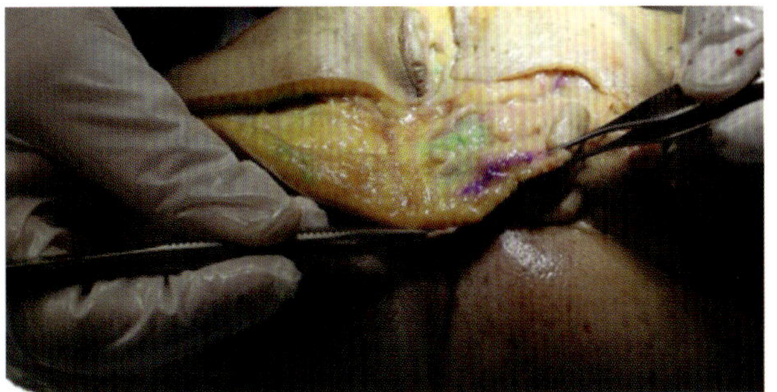

图 16.34 尸体解剖显示在鼻翼周围和鼻背区域的皮下存在染色 PRP（courtesy of the Doctor's Equipe）（Published by kind permission of © Mario Goisis 2018. All Rights Reserved）

面颊部

17

Sara Izzo，Mario Goisis，Giuseppe A. Ferraro，
Giovanni Francesco Nicoletti

17.1 解剖

下面部区域的老化通常与脸颊的凹陷有关（图 17.1）。注射下面部区域，需要对该部位的解剖学有全面的了解，包括两个重要的结构：面血管和面神经的下颌缘分支（面神经第Ⅶ支）。

17.2 面部血管分布

面动脉与其伴行的面前静脉一起穿过下颌骨的边界，位于咬肌正前方（图 17.2）。血管在上面和下面延伸，位于颊肌的表面。

17.3 面神经下颌缘支

面神经的下颌缘分支经过颈阔肌和三角肌下面，支配下唇和下颏的肌肉，并与下牙槽神经的颏部分支相连。边缘支支配着颏肌、降下唇肌和降口角肌。面神经边缘支的损伤可引起口角边缘不对称，在面部拟态时表现得更为明显。在咬肌前面，神经在骨膜平面上方几毫米处，穿过面部血管。神经被纤维结缔组织包围（图 17.3）。

S. Izzo (✉) · G. A. Ferraro · G. F. Nicoletti
Department of Plastic Surgery, University of Campania "Luigi Vanvitelli", Naples, Italy
e-mail: giuseppe.ferraro@unicampania.it; giovannifrancesco.nicoletti@unicampania.it

M. Goisis (✉)
Maxillo-Facial and Aesthetic Surgeon, Go Easy Clinic, Milan, Italy

M. Goisis (ed.), *Outpatient Regenerative Medicine*, https://doi.org/10.1007/978-3-319-44894-7_17

17.4 风险规避

因为对面部前静脉的意外损伤可以引起明显的血肿，当用填充剂注射治疗下脸颊时，使用钝针可以帮助有效避免擦伤和损伤。在下颌骨边缘行填充术时，使用钝针是很重要的，避免将针尖直接推入骨膜周围的纤维平面（图 17.4）。

17.5 采用微粒脂肪填充面颊

17.5.1 适应证

木偶线的矫正是通过加强面颊组织的支撑来实现的。钝针的使用可以对组织进行非创伤性剥离，并在颊肌上方平面放置微粒脂肪。它还可以有效减少入针痕迹和频率，显著减少疼痛和瘀伤。

17.5.2 禁忌证

- 微粒脂肪不应被注射到缺乏血液供应区域，或出现感染和炎症反应的部位。
- 若面颊曾经注射过液体硅胶或其他永久性填充物，不应该再次进行注射，因为再次注射可能会导致移植物的炎症或感染。

17.5.3 并发症

即刻并发症（注射后 72 h 内）包括短暂红斑、水肿、硬结、瘙痒和瘀斑。

早期并发症（注射后几天至几周）包括矫形过度、局部感染、皮肤坏死、疱疹复发、变色和持续的局部症状（红斑、水肿、硬结、瘙痒和色素沉着）。

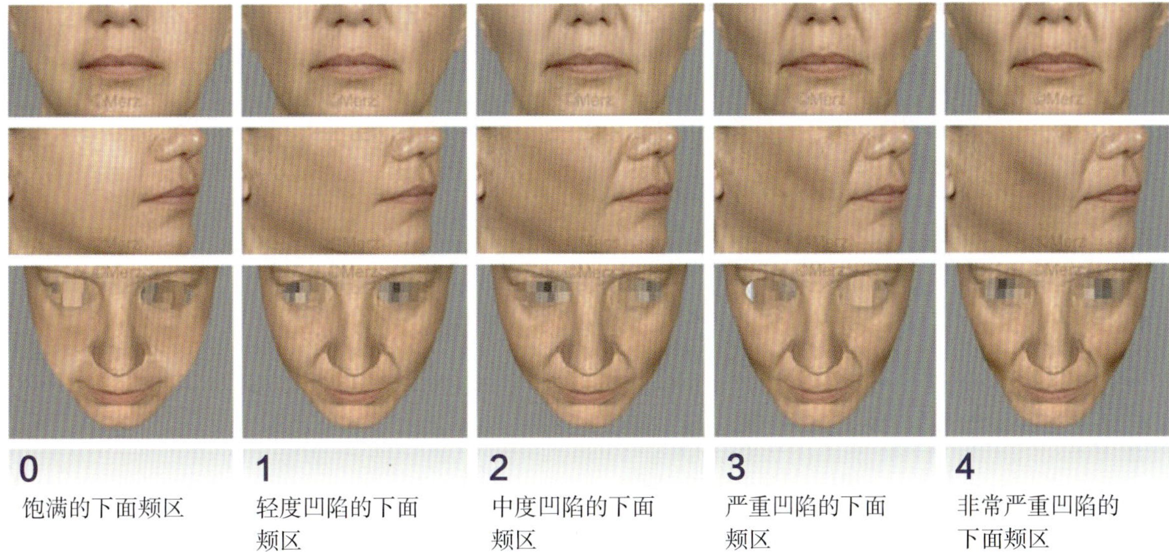

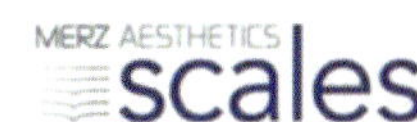

图 17.1 不同程度的面颊凹陷（courtesy of the Merz company）（Published by kind permission of © Mario Goisis 2018. All Rights Reserved）

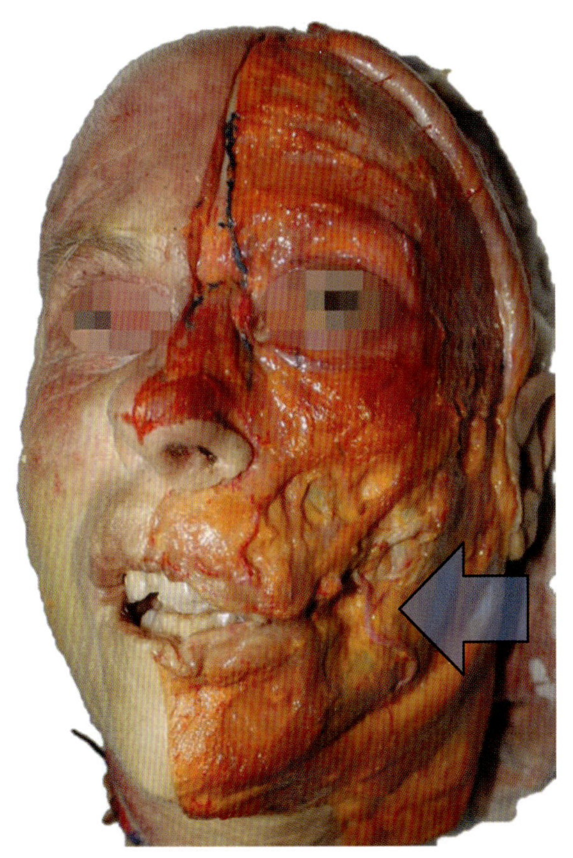

图 17.2 在解剖学层面的标本解剖中，静脉和动脉是明显的（courtesy of the Doctor's Equipe）。（Published by kind permission of © Mario Goisis 2018. All Rights Reserved）

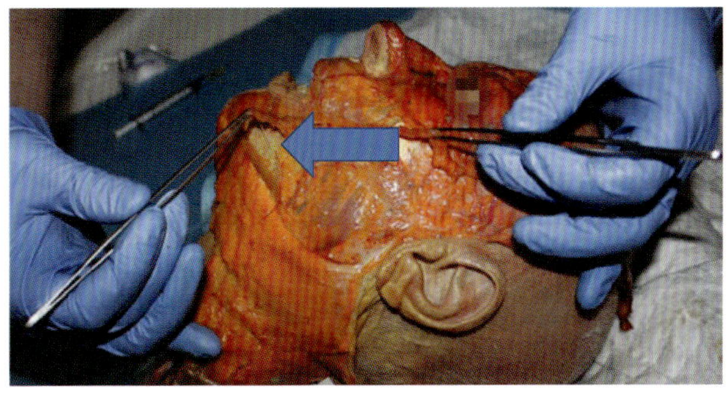

图 17.3 显示面神经的下颌缘分支（蓝色箭头）（courtesy of the Doctor's Equipe）（Published by kind permission of © Mario Goisis 2018. All Rights Reserved）

晚期或迟发并发症包括高比例的脂肪吸收和囊肿。

17.5.4 材料

· 每侧注射 1 ~ 2 mL 微粒脂肪。

– 21G 针。

– 22G、4 cm 钝针管。

获取和采集微粒脂肪采用标准系统，包括：

– 微脂箱，由带斜面的封闭的洗涤和过滤系统组成。

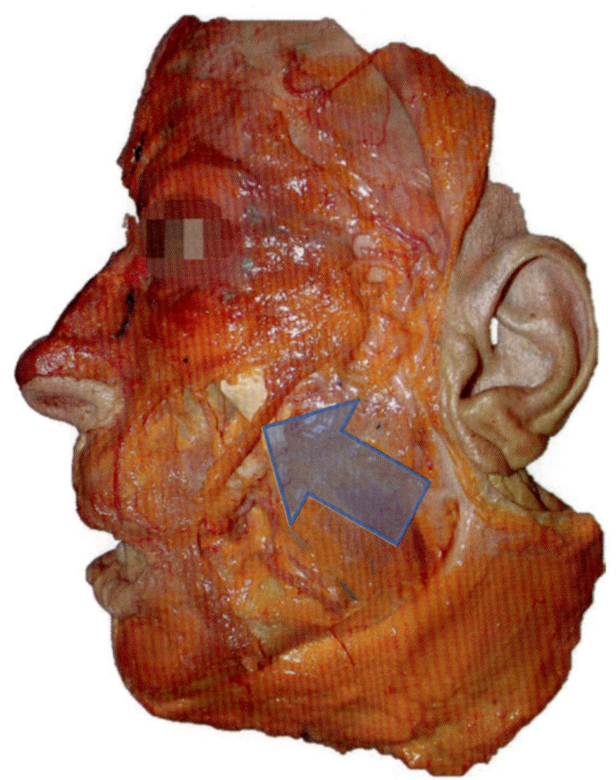

图 17.4 睑颊区负责面部动态表情的肌肉：见表示颧大肌的蓝色箭头 (courtesy of the Doctor's Equipe) (Published by kind permission of © Mario Goisis 2018. All Rights Reserved)

- 4 个 60 mL 注射器。
- 2 个 10 mL 注射器。
- 1 个 1 mL 注射器
- 30G 针。
- 16G 针。
- 1 个直径 2 mm、长度 10 cm 的 Goisis 吸脂针，用于脂肪采集。
- 氯己定酒精溶液（2% 葡萄糖酸氯己定和 70% 异丙醇），无菌手术铺巾。
- 冰袋。
-2 cm×2 cm 无菌方形纱布。
- 无菌敷料包。

无菌注射药物包括：

- 100 mL 低温生理盐水。
- 120 mL 低温 Klein 溶液。

1 L Klein 溶液由 800 mg 利多卡因、1 mg 肾上腺素、40 mEq 碳酸氢钠和 1000 mL 生理盐水制成。

地点：微粒脂肪采集可以在一个小手术室或内科手术中进行。需要准备好氧气、脉搏血氧仪、急救车 / 急救箱。

助手：助手可以在手术进行第一阶段以无菌方式将材料转移到操作台。一名医生也可以单独完成整个过程。

注射平面：SMAS。

17.5.5 手术时间

脂肪被收集后，整个过程通常需要 5 ~ 15 min。

17.5.6 操作步骤

操作步骤如图 17.5 ~ 图 17.10 所示。

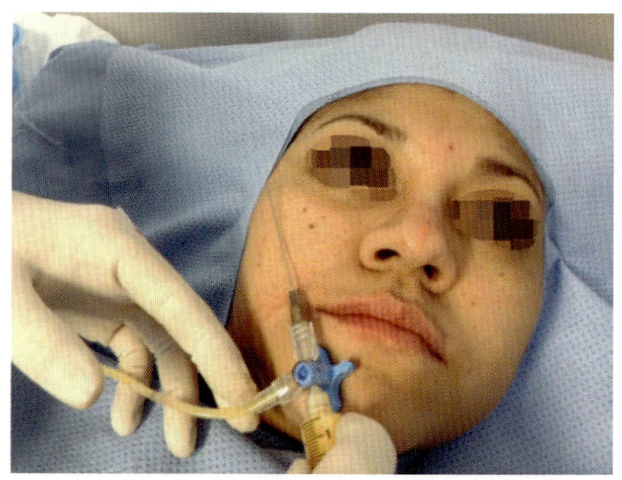

图 17.5 注射路径（Published by kind permission of © Mario Goisis 2018. All Rights Reserved）

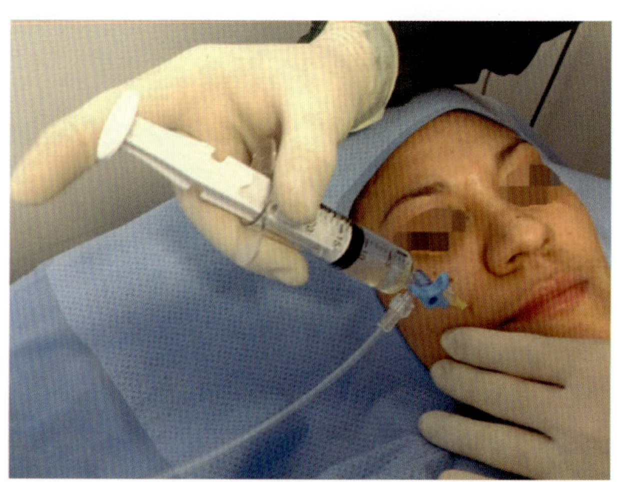

图 17.6 使用 0.2 mL 的 Klein 溶液在耳口角轴水平上进行局部浸润麻醉（Published by kind permission of © Mario Goisis 2018. All Rights Reserved）

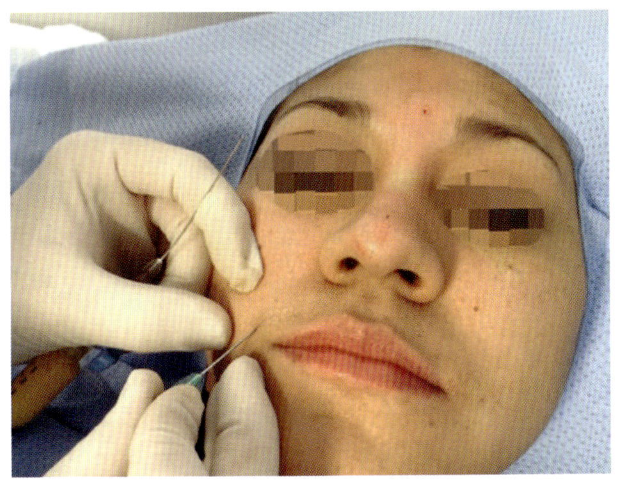

图 17.7 用 21G 针头在口角轴水平处开口（Published by kind permission of © Mario Goisis 2018. All Rights Reserved）

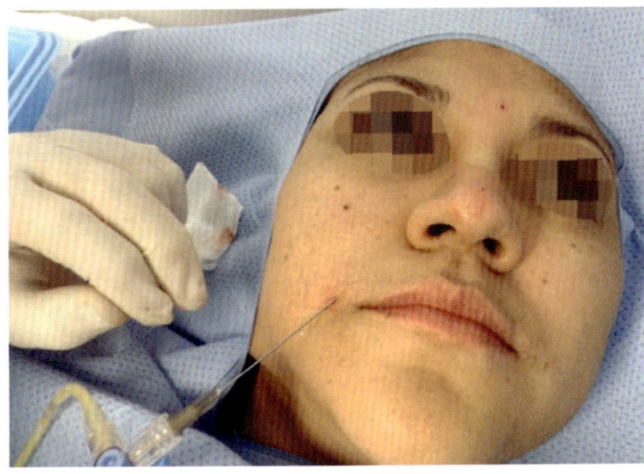

图 17.8 将 22G 钝针垂直插入皮肤表面，然后将针管平行于皮肤平面旋转（Published by kind permission of © Mario Goisis 2018. All Rights Reserved）

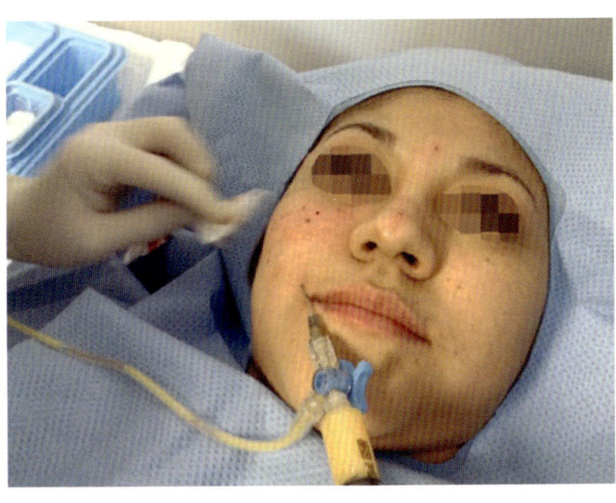

图 17.9 缓慢逆行注射脂肪后，取出针管脂肪被注射到 SMAS 层，特别是颧大肌和笑肌（Published by kind permission of © Mario Goisis 2018. All Rights Reserved）

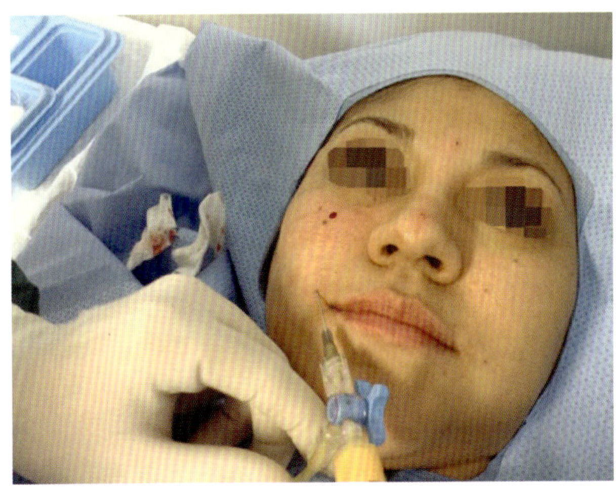

图 17.10 缓慢逆行注射脂肪后，取出针管，脂肪被注射到 SMAS 层，特别是颧大肌和笑肌（Published by kind permission of © Mario Goisis 2018. All Rights Reserved）

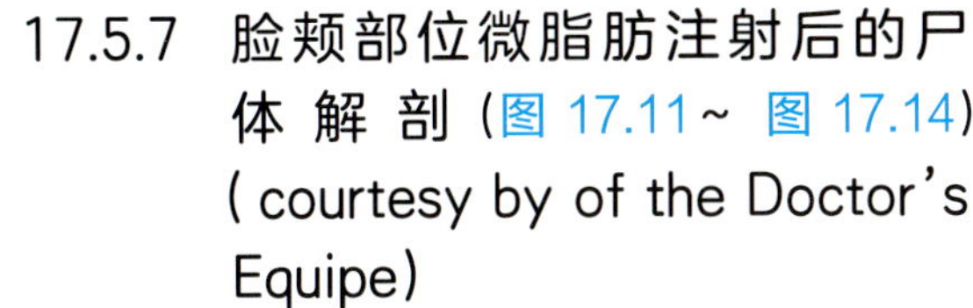

17.5.7 脸颊部位微脂肪注射后的尸体解剖（图 17.11～图 17.14）(courtesy by of the Doctor's Equipe)

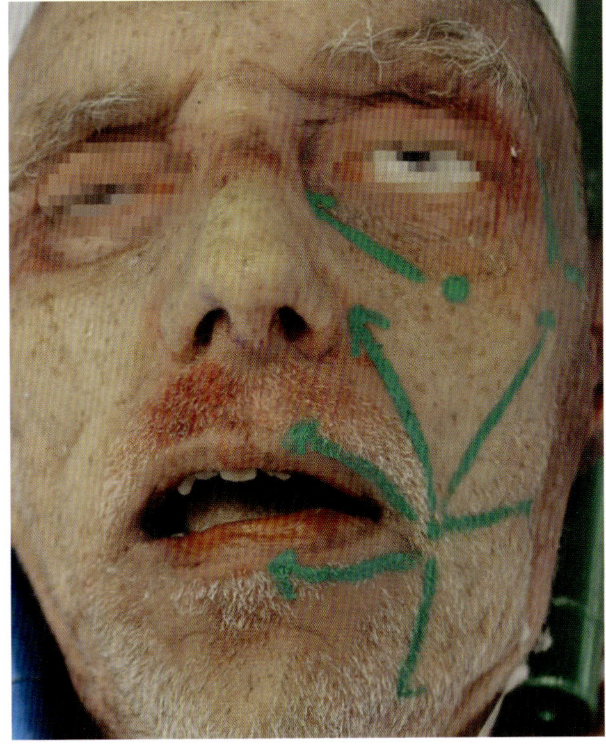

图 17.11 面颊部填充由一个单一的入口点进针，位于口腔边缘的侧面 1.5~2 cm 处，与口角轴保持一致（Published by kind permission of © Mario Goisis 2018. All Rights Reserved）

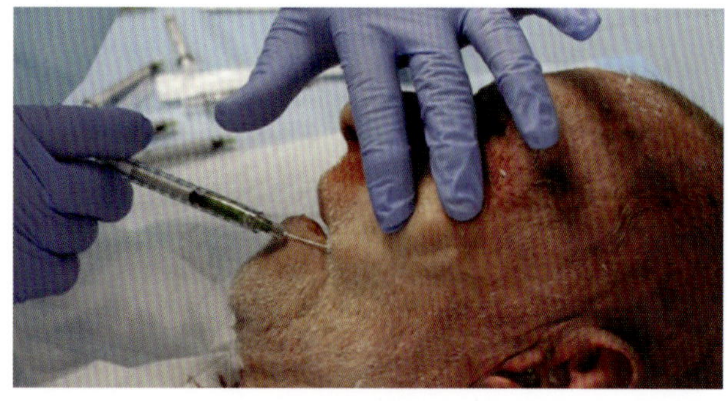

图 17.12 缓慢注射脂肪到肌肉 - SMAS 平面，同时通过逆行注射收回针管（Published by kind permission of © Mario Goisis 2018. All Rights Reserved）

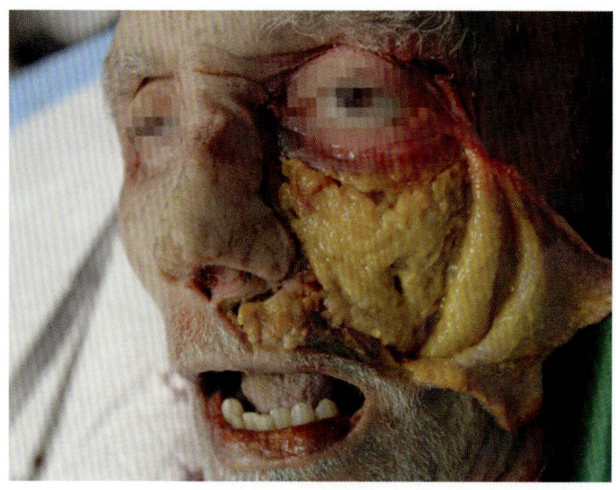

图 17.13 切除脂肪后，进行中面部解剖，从下睑的睫毛根部下切口开始，延续到内眦以下，沿着鼻旁路径向下，并沿着整个长度充分剥离直到红唇边缘，皮下平面就暴露出来。皮下平面没有脂肪的迹象（Published with by kind permission of © Mario Goisis 2018. All Rights Reserved）

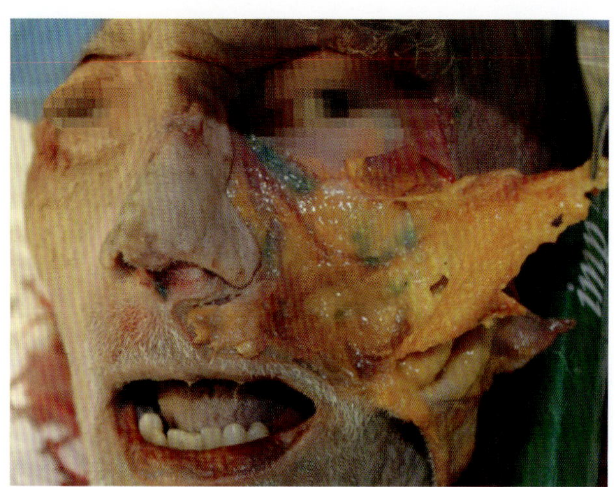

图 17.14 提取出的彩色脂肪是面部肌肉的腱膜平面和肌肉平面（Published by kind permission of © Mario Goisis 2018. All Rights Reserved）

17.6 运用 PRP 和钝针注射改善面颊区

17.6.1 适应证

改善面颊上的小皱纹和痤疮瘢痕。使用钝针可以对放置 PRP 的组织进行非创伤性剥离，并减少入针痕迹，显著减少疼痛和瘀伤。

17.6.2 禁忌证

- PRP 不应注射到血液供应不足和感染或发炎的部位。
- 如果面部注射过液态硅胶或其他永久性填充物，则不应进行注射，因为再次注射可能会导致移植物的炎症或感染。

17.6.3 操作时间

血液样本采集完毕后，整个过程通常需要 10 ~ 15 min。

注射平面：真皮、浅表脂肪间隔。

17.6.4 材料

纱布和消毒溶液。

0.2 mL 含有 1：100 000 肾上腺素的局部麻醉药（2% 利多卡因或 2% 甲哌卡因）。

1 mL 螺旋口注射器。

26G 钝针。

1 个 27G 的钝性针管。

1 ~ 2 mL PRP。

用于制备 PRP 的空管和抗凝剂。

17.6.5 操作步骤

操作步骤如图 17.15 ~ 图 17.25 所示。

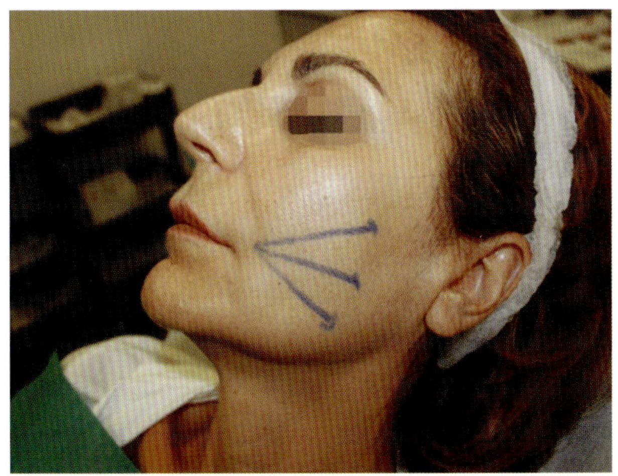

图 17.15 注射路径（Published by kind permission of © Mario Goisis 2018. All Rights Reserved）

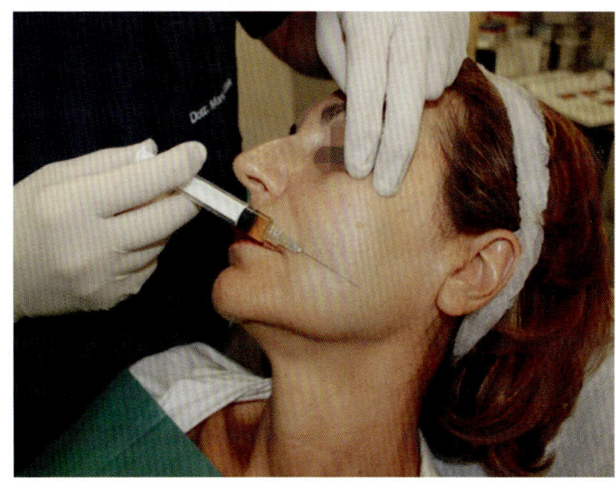

图 17.18 注射针走行路径（Published by kind permission of © Mario Goisis 2018. All Rights Reserved）

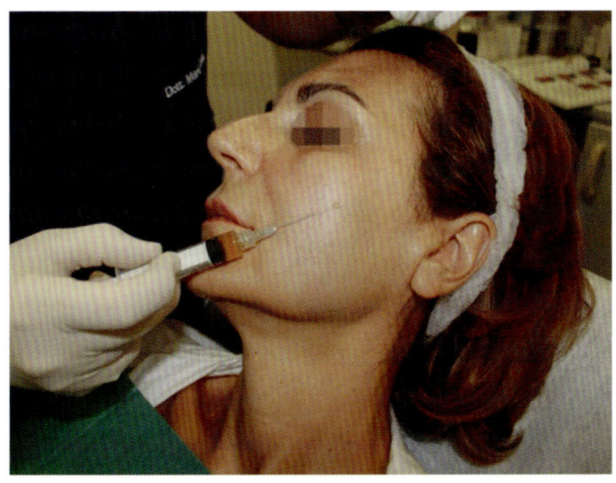

图 17.16 注射针走行路径（Published by kind permission of © Mario Goisis 2018. All Rights Reserved）

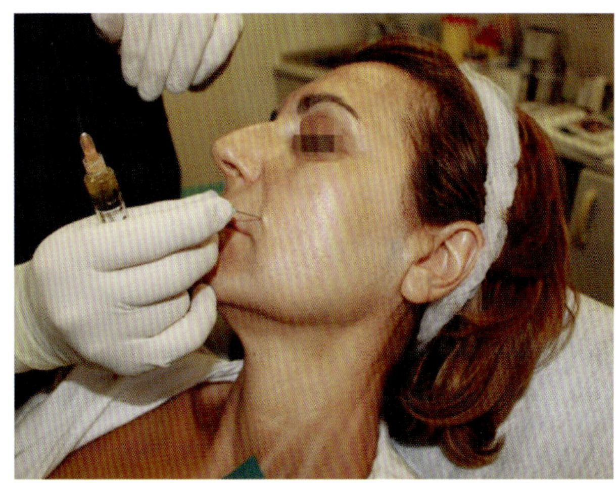

图 17.19 局部麻醉后，用 25G 针在口角轴的水平线上开口（Published by kind permission of © Mario Goisis 2018. All Rights Reserved）

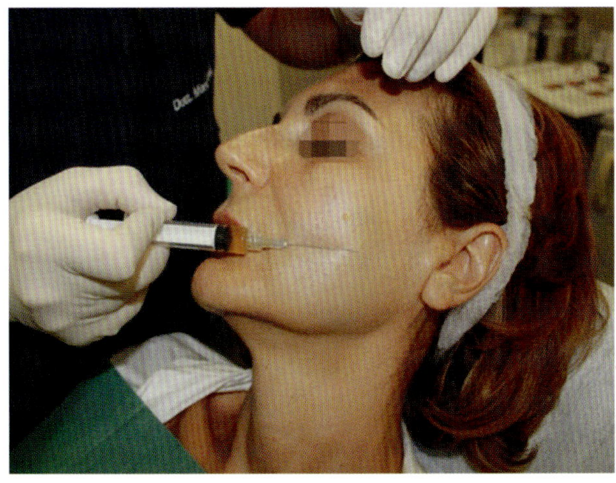

图 17.17 注射针走行路径（Published by kind permission of © Mario Goisis 2018. All Rights Reserved）

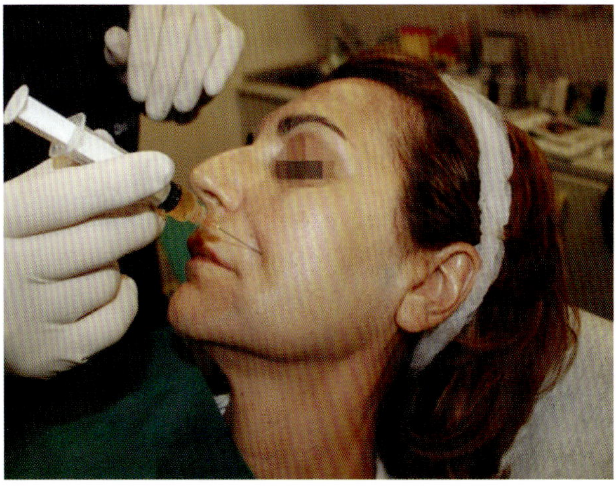

图 17.20 用 27G 钝针垂直插入皮肤表面（Published by kind permission of © Mario Goisis 2018. All Rights Reserved）

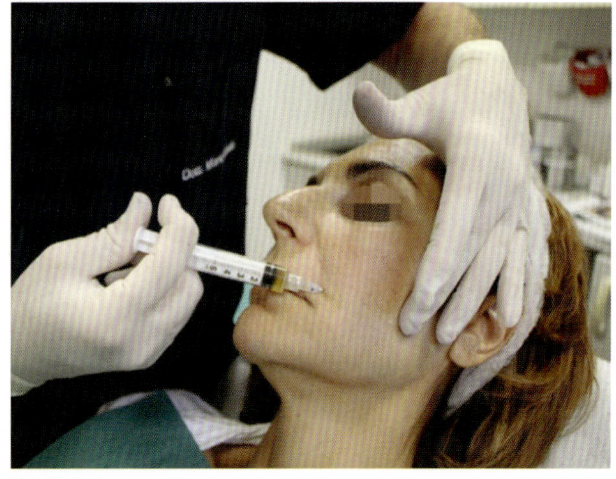

图 17.21 将针管平行于皮肤平面旋转，缓慢注射 PRP，同时边注射边回抽针管（Published by kind permission of © Mario Goisis 2018. All Rights Reserved）

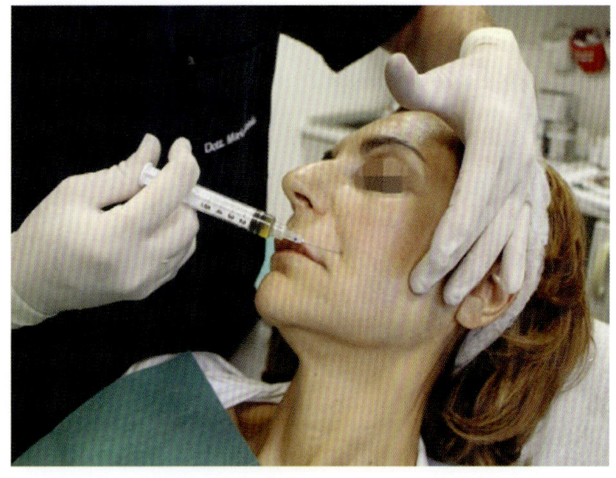

图 17.22 将针管平行于皮肤平面旋转，缓慢注射 PRP，同时边注射边回抽针管（Published by kind permission of © Mario Goisis 2018. All Rights Reserved）

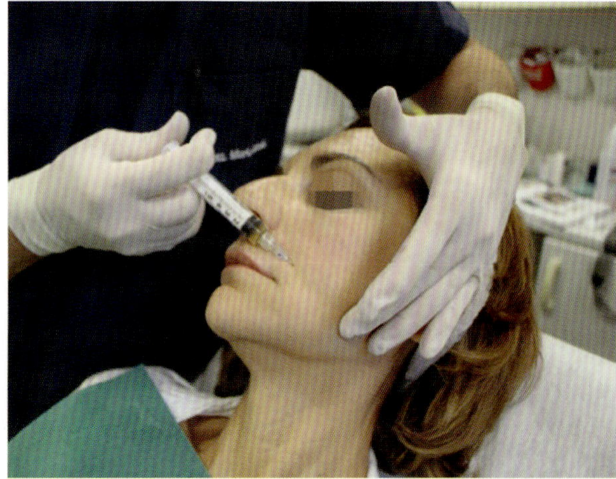

图 17.23 将针管平行于皮肤平面旋转，缓慢注射 PRP，同时边注射边回抽针管（Published by kind permission of © Mario Goisis 2018. All Rights Reserved）

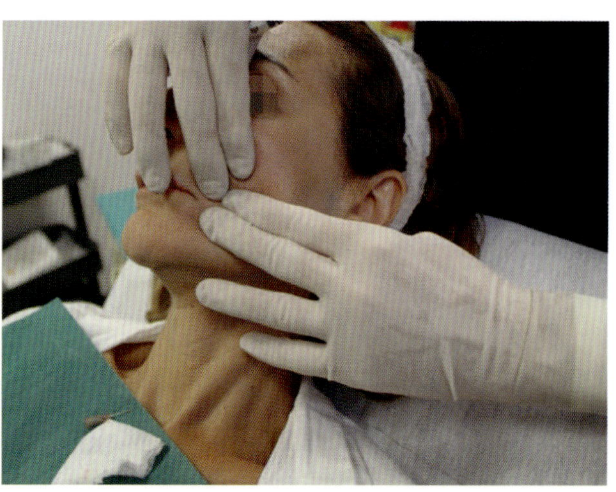

图 17.24 治疗结束后，对患处进行有力的按摩（Published by kind permission of © Mario Goisis 2018. All Rights Reserved）

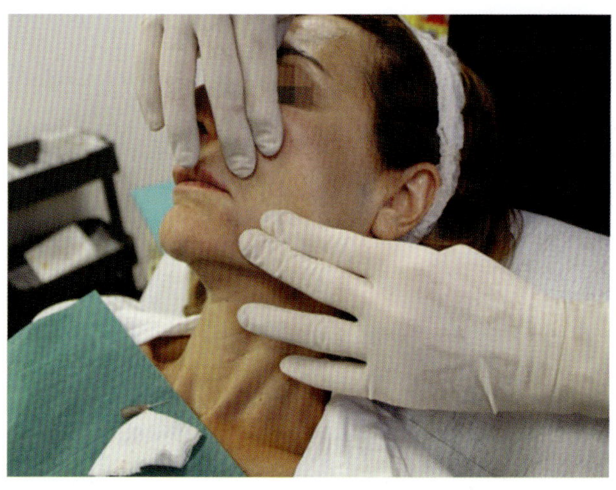

图 17.25 治疗结束后，对患处进行有力的按摩（Published by kind permission of © Mario Goisis 2018. All Rights Reserved）

17.7 纳米脂肪对面颊部的改善

17.7.1 适应证

改善细小皱纹及面颊松弛。使用钝针可以对组织进行非创伤性剥离，并将 PRP 注射到皮下平面，同时减少入针痕迹，显著减少疼痛和瘀伤。

17.7.2 禁忌证

- 纳米脂肪不应该注射到血液供应不足和受感染或炎症影响的区域。
- 如果该区域已经注射过液体硅酮或其他永久性填充剂，则不应进行注射，因为再次注射可能会导致移植物的炎症或感染。

17.7.3 操作步骤

制备纳米脂肪，这个过程通常需要 10 ~ 15 min。

注射平面：皮下 – 浅表脂肪腔室。

17.7.4 材料

- 两侧各注射 1 ~ 2 mL 纳米脂肪。

– 26G 针。

– 27G、3.7 cm 钝性针管。

制备纳米脂肪所用的标准系统，包括：

– 微脂盒，由一个斜坡和一个封闭的洗涤和过滤系统组成。

– 2 个 10 mL 注射器。

收集和加工微脂采用标准系统，包括：

– 微脂箱，由一个斜面和一个封闭的洗涤和过滤系统组成。

– 4 个 60 mL 注射器。

– 2 个 10 mL 注射器。

– 1 个 1 mL 注射器。

– 30G 针头。

– 16G 针头。

– 1 个 2 mm 直径、10 cm 长的 Goisis 吸脂针，用于采集脂肪。

– 氯己定酒精溶液（2% 葡萄糖酸氯己定和 70% 异丙醇），无菌手术铺巾。

– 冰袋。

– 2 cm×2 cm 无菌方形纱布。

– 无菌敷料包。

无菌注射药物包括：

– 100 mL 低温生理盐水。

– 120 mL 低温 Klein 溶液。

1 L Klein 溶液由 800 mg 利多卡因、1 mg 肾上腺素、40 mEq 碳碳酸氢钠、1000 mL 生理盐水制成。

地点：微粒脂肪收集可以在小型手术室 / 外科医生的手术中进行。需配备氧气、脉搏血氧饱和度、一个急救车 / 急救箱。

助手：助手可以在手术进行的第一阶段以无菌方式将材料转移到操作台。一个医生也可以轻松单独完成整个过程。

17.7.5 操作步骤

操作步骤如图 17.26 ~ 图 17.35 所示。

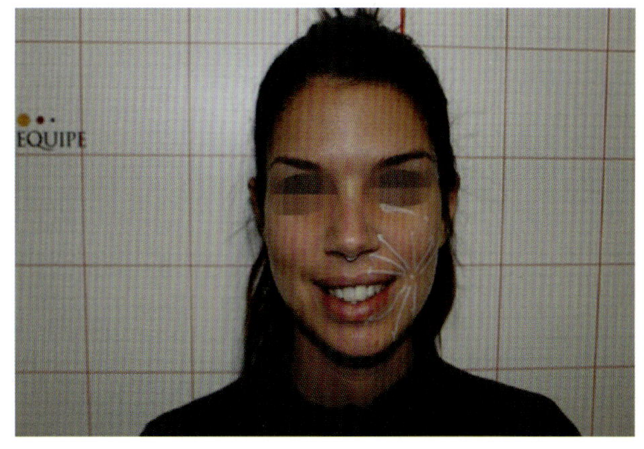

图 17.26 在患者的面颊上标注注射路线（Published by kind permission of © Mario Goisis 2018. All Rights Reserved）

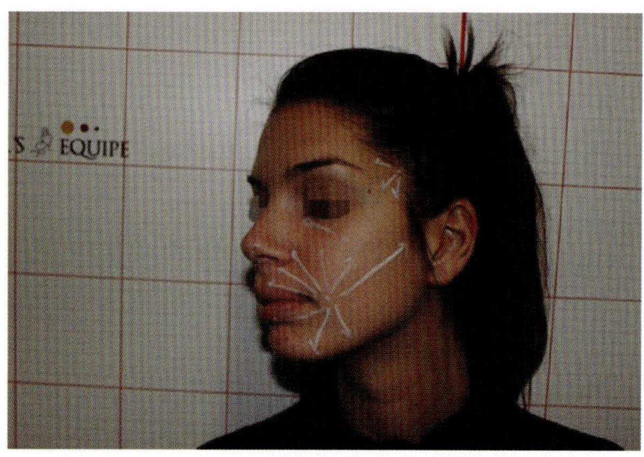

图 17.27　在患者的面颊上标注注射路线（Published by kind permission of © Mario Goisis 2018. All Rights Reserved）

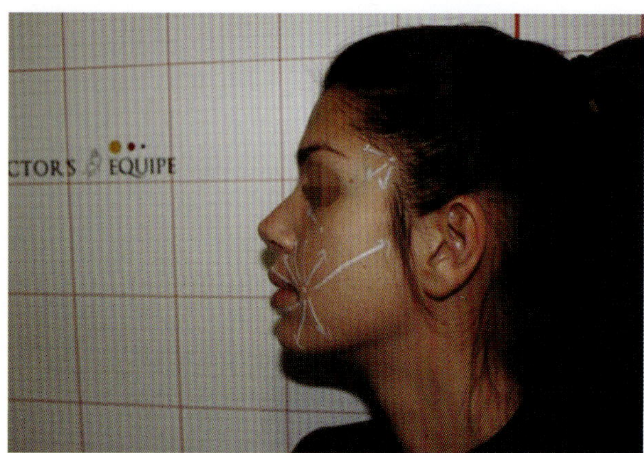

图 17.28　在患者的面颊上标注注射路线（Published by kind permission of © Mario Goisis 2018. All Rights Reserved）

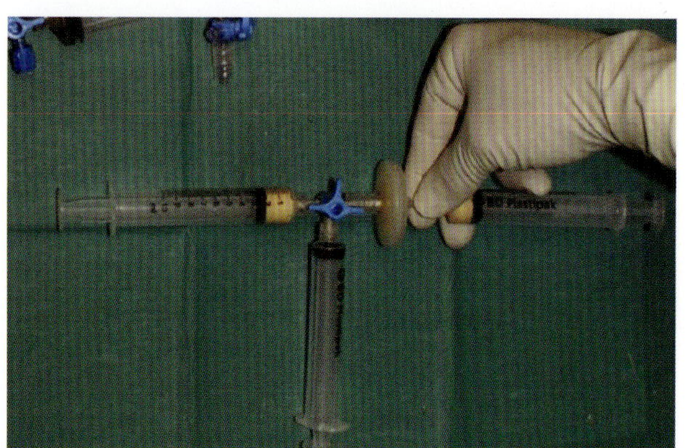

图 17.29　制备纳米脂肪使用Nanofat工具包（Published by kind permission of © Mario Goisis 2018. All Rights Reserved）

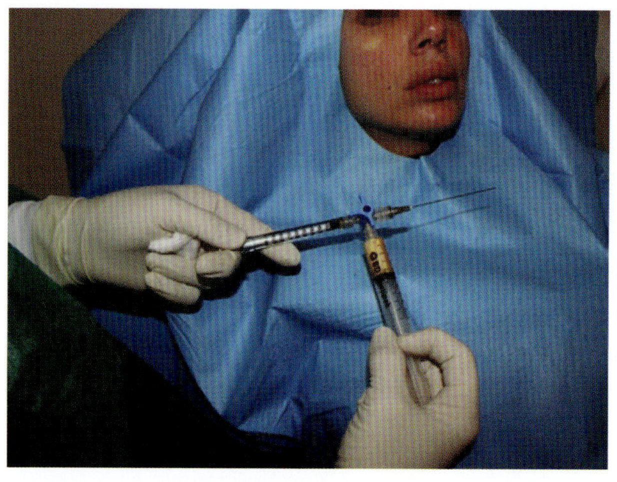

图 17.30　10 mL 注射器内装满纳米脂肪，与 1 mL 注射器连接（Published by kind permission of © Mario Goisis 2018. All Rights Reserved）

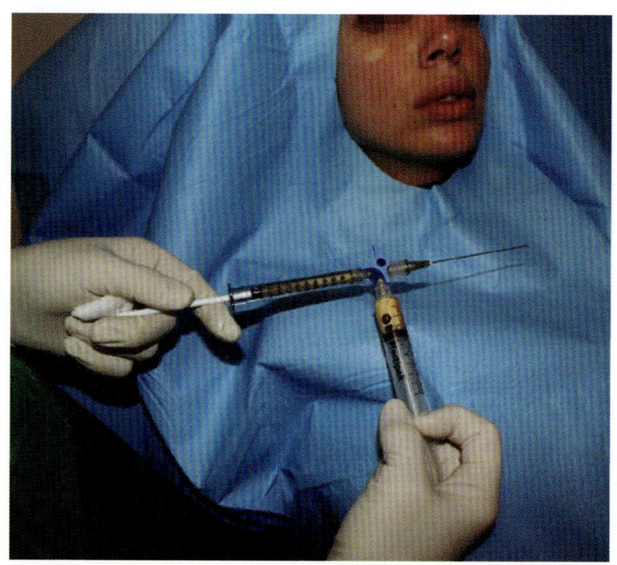

图 17.31　1 mL 注射器注射纳米脂肪（Published by kind permission of © Mario Goisis 2018. All Rights Reserved）

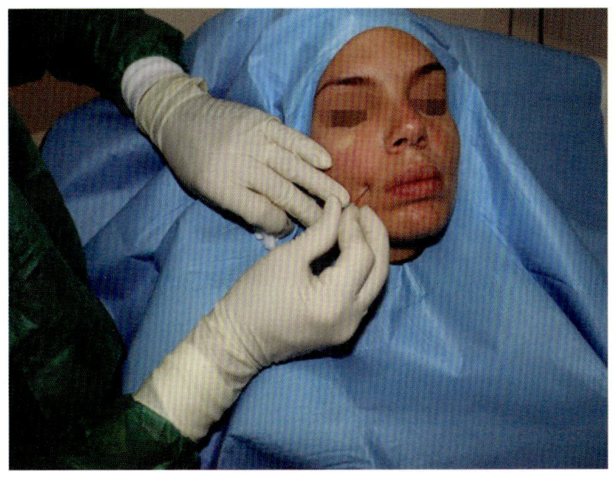

图 17.32 使用25G的针头在鼻唇沟底部做开口（Published by kind permission of © Mario Goisis 2018. All Rights Reserved）

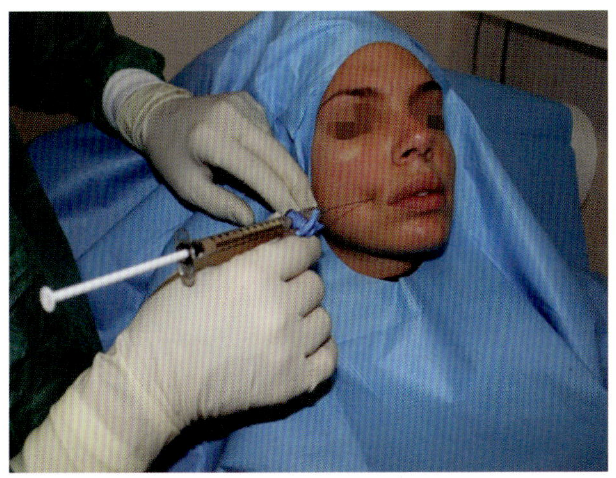

图 17.33 用27G钝针垂直插入皮肤表面（Published by kind permission of © Mario Goisis 2018. All Rights Reserved）

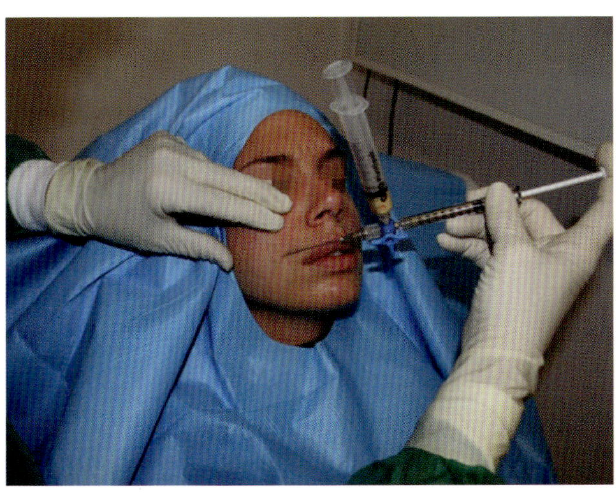

图 17.34 将针管平行于皮肤平面旋转，缓慢注射PRP，同时边缓慢注射边回抽针管（Published by kind permission of © Mario Goisis 2018. All Rights Reserved）

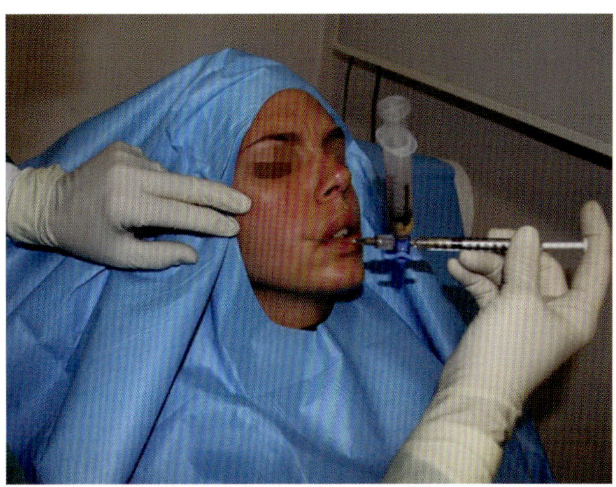

图 17.35 将针管平行于皮肤平面旋转，缓慢注射PRP，同时边缓慢注射边回抽针管（Published by kind permission of © Mario Goisis 2018. All Rights Reserved）

17.7.6 面颊部注射纳米脂肪后的尸体解剖（courtesy of the Doctor's Equipe）（图 17.36 ~ 图 17.38）

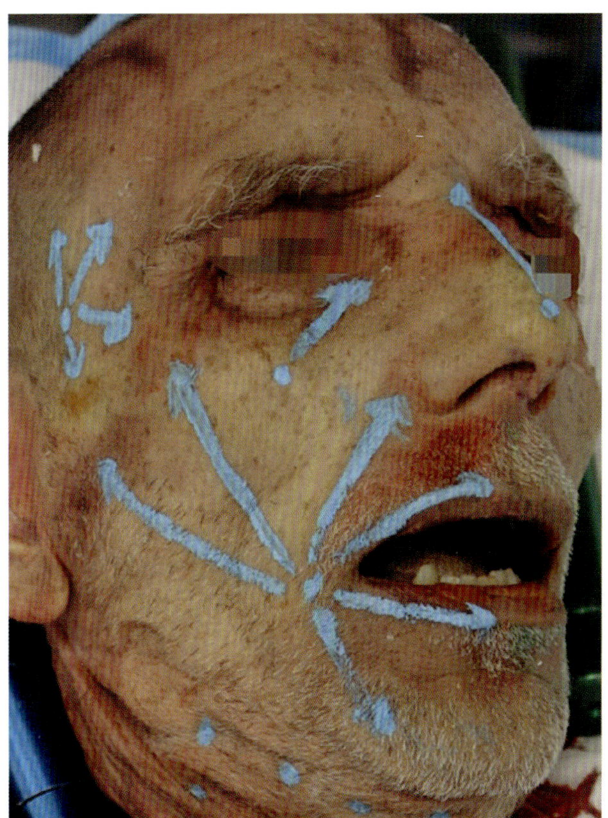

图 17.36 填充脸颊区的纳米脂肪只需要一个单独的针孔，位于鼻唇沟底部（Published by kind permission of © Mario Goisis 2018. All Rights Reserved）

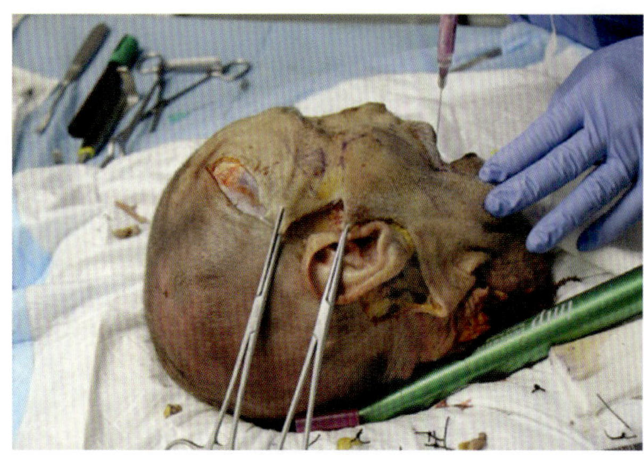

图 17.37 使用 25G 针头做 1 个开口。使用 27G 钝针通过特制的孔骨针管垂直插入皮肤表面（Published by kind permission of © Mario Goisis 2018. All Rights Reserved）

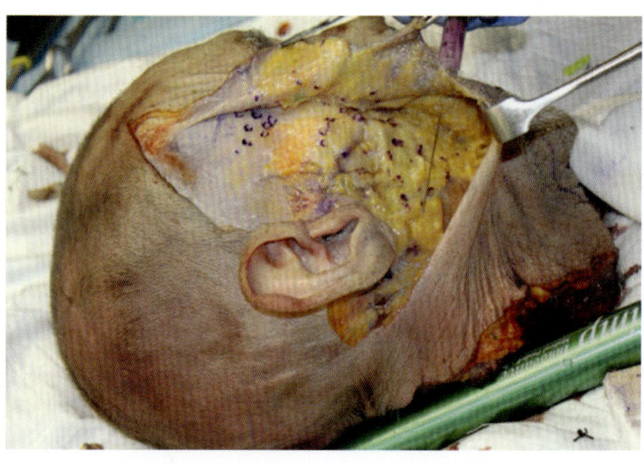

图 17.38 注射纳米脂肪后，进行中面部解剖，暴露皮下平面。注射的细胞基质在这个平面的深处显示出来（Published by kind permission of © Mario Goisis 2018. All Rights Reserved）

唇部

Mario Goisis，Sara Izzo，Giovanni Francesco Nicoletti

18

唇部是人体的触觉器官，在人体解剖结构和生活中起着至关重要的作用。从美学上讲，唇部对面部美观有相当大的贡献（图 18.1）。

18.1 解剖

上唇从鼻子底部红色边缘的自由边缘延伸到鼻唇皱襞之间。下唇从下颌到上游离红色边缘之间延伸。边缘由覆盖在众多毛细血管上的成千上万的非角化的鳞状上皮组成，这些毛细血管提供了朱红色的特征颜色。在朱红色皮肤的边缘，一细线的白色皮肤分隔了朱红色和周围皮肤的颜色差异。中线凹陷称为人中部，位于由口轮匝肌纤维构成的两个凸起的垂直组织柱之间。人中位于小柱和红色的旁正中高度之间。这两条朱红色的辅助上升曲线形成了丘比特弓。（图 18.2、18.3）

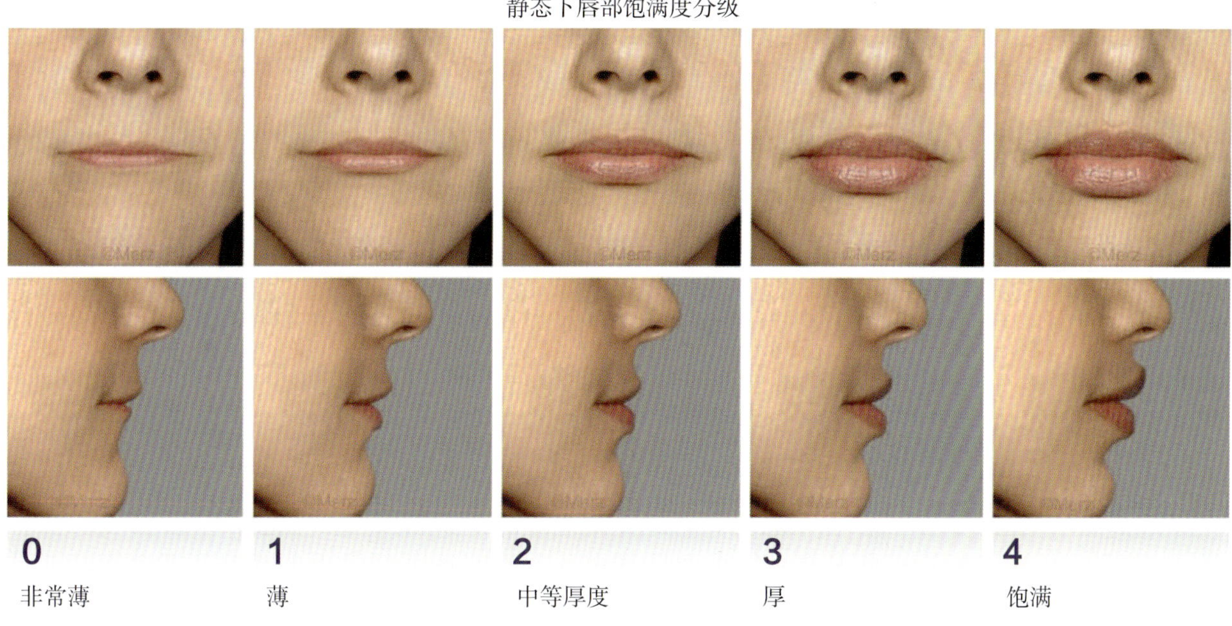

图 18.1　不同饱满度的嘴唇（courtesy by Merz Company）（Published by kind permission of © Mario Goisis 2018. All Rights Reserved）

18.2 风险规避

在唇部注射脂肪或 PRP 很容易激活单纯性疱

M. Goisis (✉)
Maxillo-Facial and Aesthetic Surgeon, Go Easy Clinic, Milan, Italy

S. Izzo · G. F. Nicoletti
Department of Plastic Surgery, University of Campania "Luigi Vanvitelli", Naples, Italy
e-mail: giovannif.nicoletti@unicampania.it

M. Goisis (ed.), *Outpatient Regeneralive Medicine*, https://doi.org/10.1007/978-3-319-44894-7_18

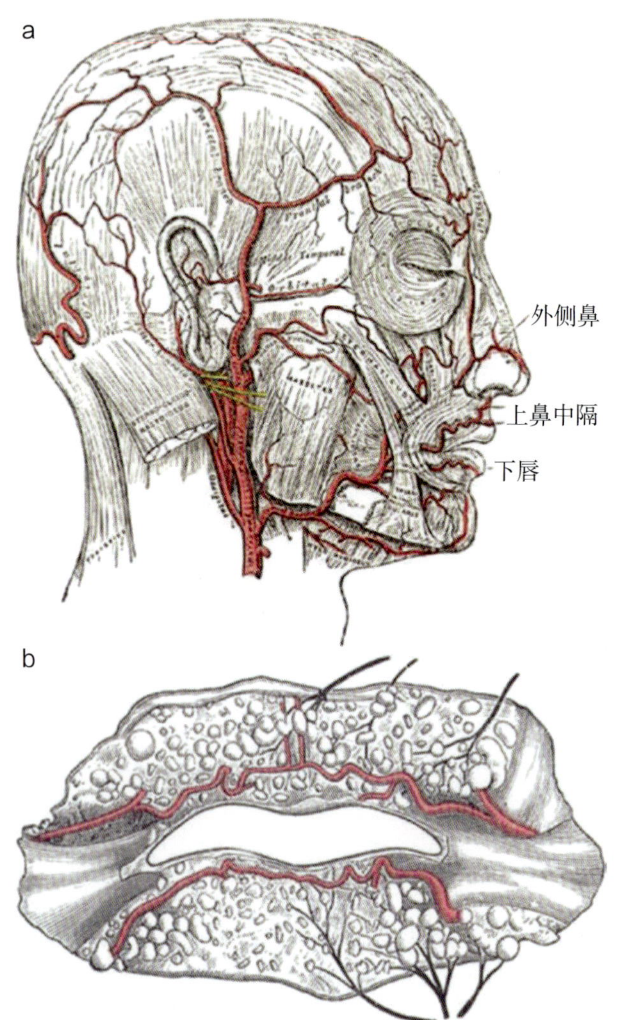

图 18.2 a、b. 嘴唇的血管供应（Reproduced lithograph plate from Henry Gray, Anatomy: Descriptive and Surgical, in Anatomy of the human body, 20th ed., Lea & Febiger, 1918, Philadelphia, available to Public Domain under Creative Commons CC0 License）(Published by kind permission of © Mario Goisis 2018. All Rights Reserved)

疹病毒，这类患者在接受治疗时应该服用抗病毒药物。激光注射要为个别患者量身定制。沿着朱红色边缘注射通常会增强嘴唇的凸出度。在红唇上注射可以增加体积。注射时，重要的是要避免出现任何不自然的外观（如“鸭嘴兽”样外观）或不平衡。最好是在中央注射，而不是在外侧注射。这是因为过度的侧向注射会使嘴唇看起来很不自然，呈“香肠嘴”样。不建议过度填充或过分矫正唇缘。这在黏膜皮肤交界处形成了一个锐角，看起来不自然。

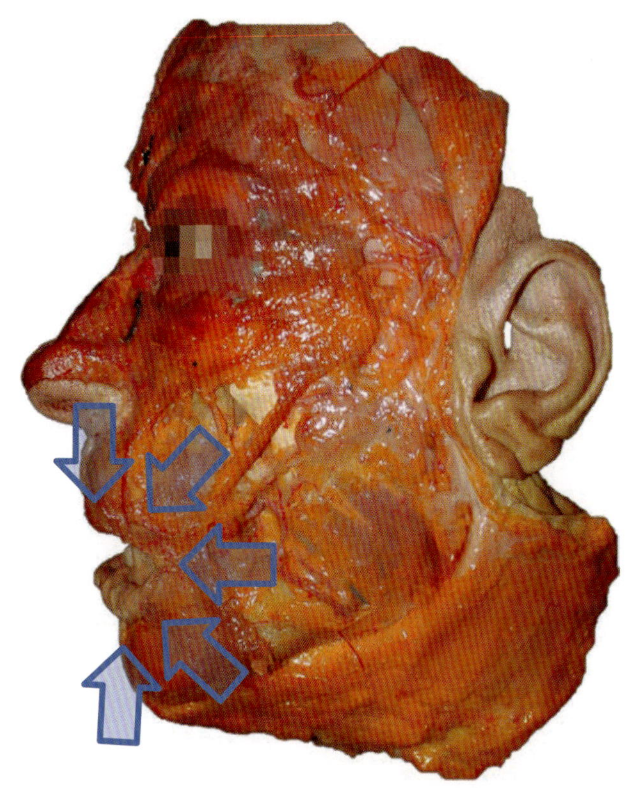

图 18.3 尸体解剖显示出口轮匝肌、唇的主要模仿肌（蓝色箭头）。这些肌肉代表了唇部的绝大部分体积（Published by kind permission of © Mario Goisis 2018. All Rights Reserved）

18.3 使用微粒脂肪重塑上、下唇

通过在唇部注射微粒脂肪，可以重塑唇部轮廓，重现青春容颜。

18.3.1 禁忌证

- 脂肪不应该注射在缺乏足够血液供应的部位，或遭受感染或炎症的区域。
- 如果之前注射过液体硅胶或其他永久性填充剂，则不应该进行注射，因为再次注射可能会导致移植物的炎症或感染。
- 由于先前的创伤或手术干预（唇裂）造成的解剖改变会引起瘢痕回缩，这可能导致外观不对称和填充物分布不均匀。

18.3.2 并发症及处理

即刻并发症（注射后 72 h 内）是短暂的红斑、水肿、硬结、瘙痒和瘀斑。

早期并发症（注射后几天至几周）包括矫正过度、局部感染、皮肤坏死、疱疹再活化、变色和持续的局部症状（水肿、硬结、瘙痒和色素沉着）。

晚期或迟发并发症包括高比例的脂肪吸收和囊肿。

18.3.3 材料

· 每侧注射 2 ~ 4 mL 微粒脂肪。

- 21G 针。
- 22G、4 cm 钝性吸脂针。

采集和加工微粒脂肪，尤其要使用标准系统：

- 微脂箱，由斜坡和封闭的洗涤过滤系统组成。
- 4 个 60 mL 注射器。
- 2 个 10 mL 注射器。
- 1 mL 注射器。
- 30G 针。
- 16G 针。
- 1 个直径 2 mm、10 cm 长的 Goisis 吸脂针，用于脂肪采集。
- 氯己定酒精溶液（2% 葡萄糖酸氯己定和 70% 异丙醇），无菌手术铺巾。
- 冰袋。
- 2 cm×2 cm 无菌方形纱布。
- 无菌敷料包。

无菌注射药物包括：

- 100 mL 低温生理盐水。
- 120 mL 低温 Klein 溶液。

1 L Klein 溶液由 800 mg 利多卡因、1 mg 肾上腺素、40 mEq 碳酸氢钠、1000 mL 生理盐水制成。

地点：微脂收集可以在小型手术室 / 外科医生的手术中进行。需配备氧气、脉搏血氧饱和度和一个急救车 / 盒子。

助手：助手可以在手术进行的第一阶段以无菌方式将材料转移到操作台。一个医生可以轻松单独完成整个过程。

18.3.4 操作时间

脂肪被采集后，这个过程通常需要 10 min。

注射平面：肌肉内。

18.3.5 操作步骤

操作步骤如图 18.4 ~ 图 18.17 所示（通过显微移植物注射来增强唇体）。

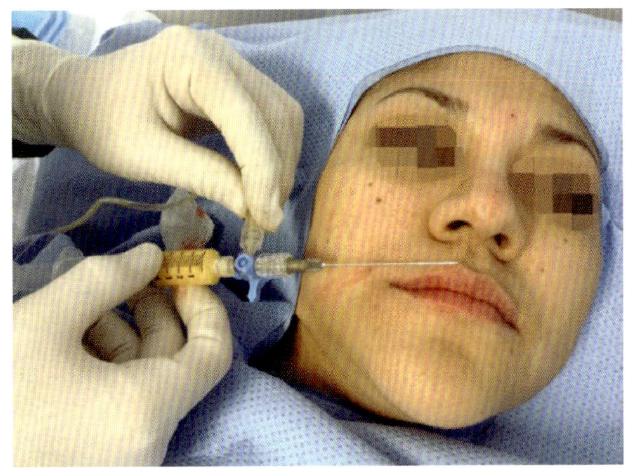

图 18.4 上唇注射路径（Published by kind permission of © Mario Goisis 2018. All Rights Reserved）

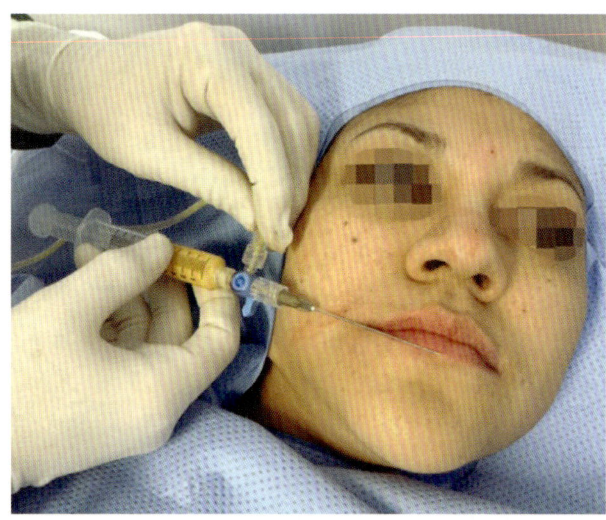

图 18.5 上唇注射路径（Published by kind permission of © Mario Goisis 2018. All Rights Reserved）

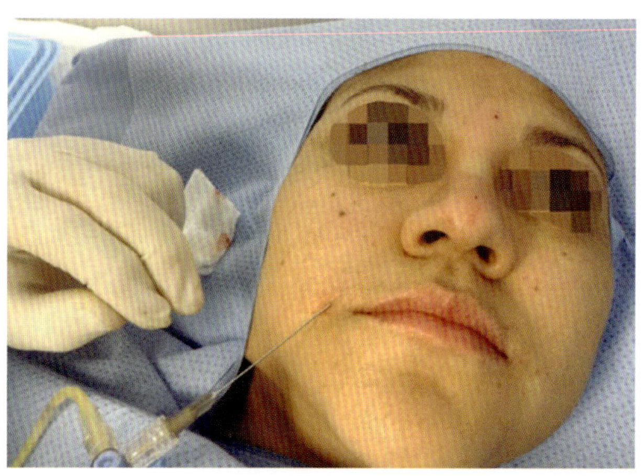

图 18.8 用钝头 22G 针管通过形成的孔插入到皮肤平面下（Published by kind permission of © Mario Goisis 2018. All Rights Reserved）

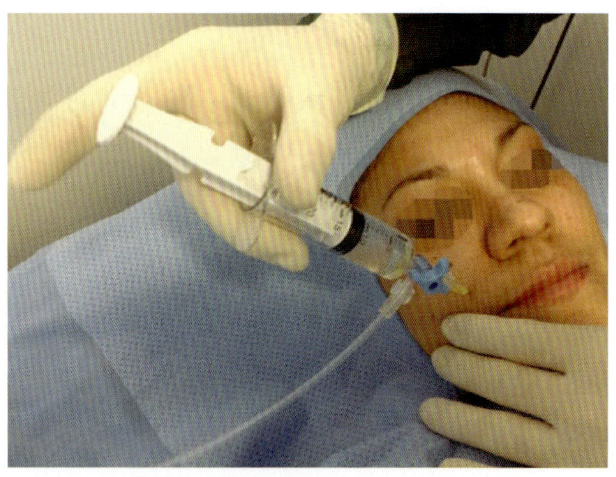

图 18.6 麻醉从鼻唇沟基部的入口点，离口缘 1.5~2 cm，用 0.5 mL Klein 溶液进行注射（Published by kind permission of © Mario Goisis 2018. All Rights Reserved）

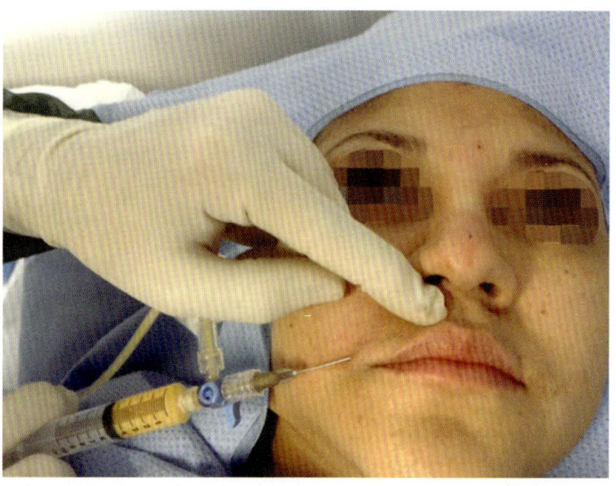

图 18.9 将针管平行于皮肤平面旋转，以最精确的速度沿着唇缘滑动（Published by kind permission of © Mario Goisis 2018. All Rights Reserved）

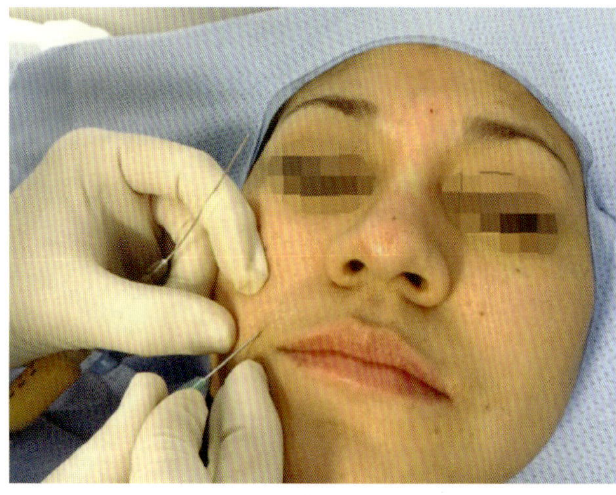

图 18.7 用21G针做开口（Published by kind permission of © Mario Goisis 2018. All Rights Reserved）

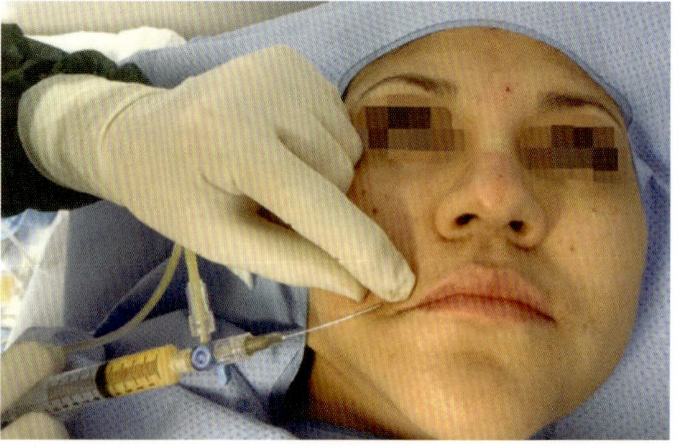

图 18.10 将微粒脂肪逆行向上注射至上唇（Published by kind permission of © Mario Goisis 2018. All Rights Reserved）

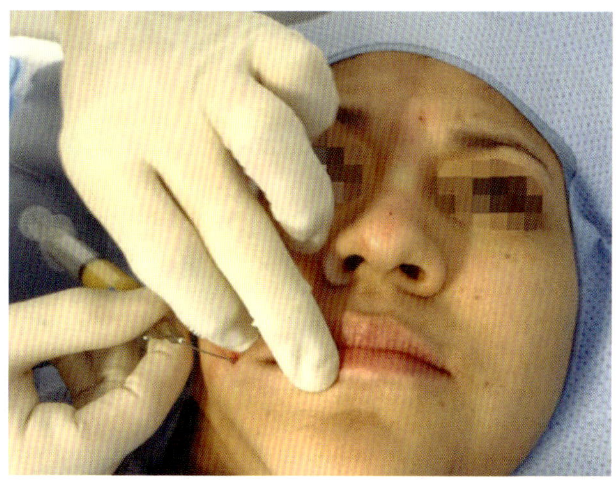

图 18.11 注射针非常精确地沿着唇缘进行注射（Published by kind permission of © Mario Goisis 2018. All Rights Reserved）

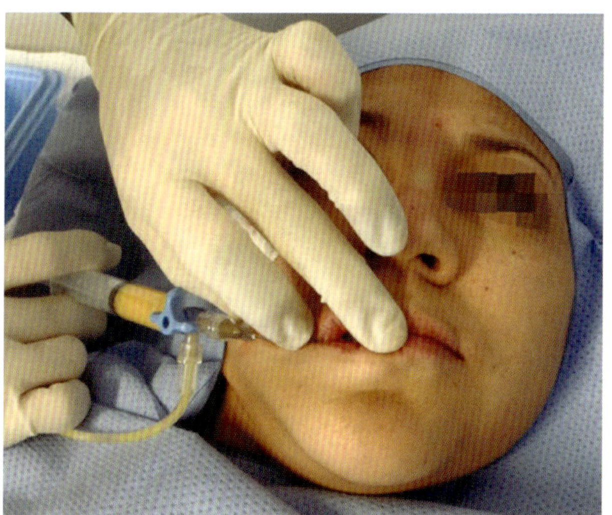

图18.12 针管向内侧滑动（Published by kind permission of © Mario Goisis 2018. All Rights Reserved）

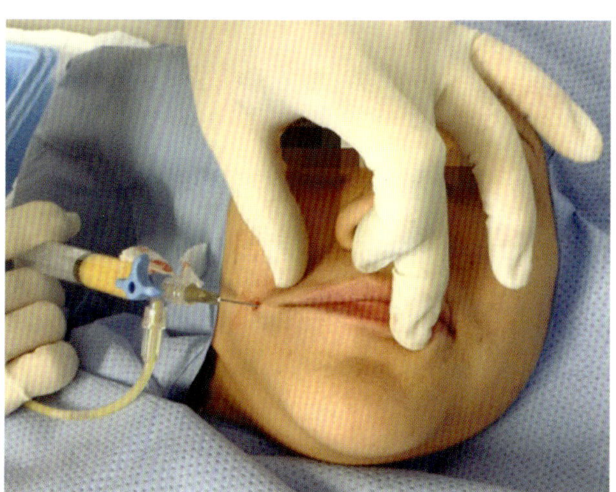

图 18.13 注射微粒脂肪，逆行注射下唇（Published by kind permission of © Mario Goisis 2018. All Rights Reserved）

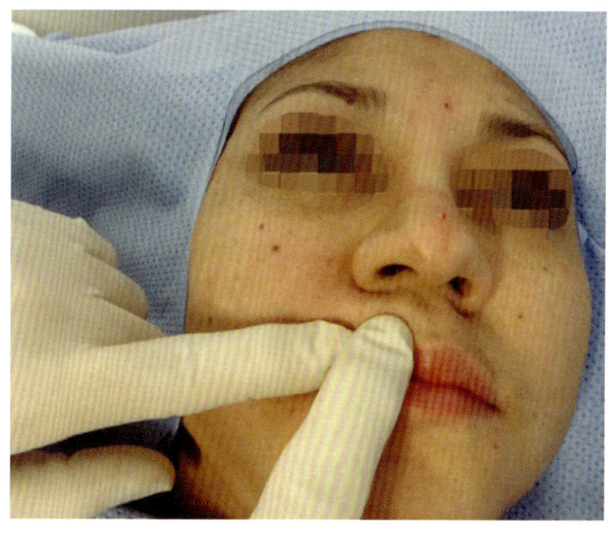

图18.14 治疗后，按摩上唇（Published by kind permission of © Mario Goisis 2018. All Rights Reserved）

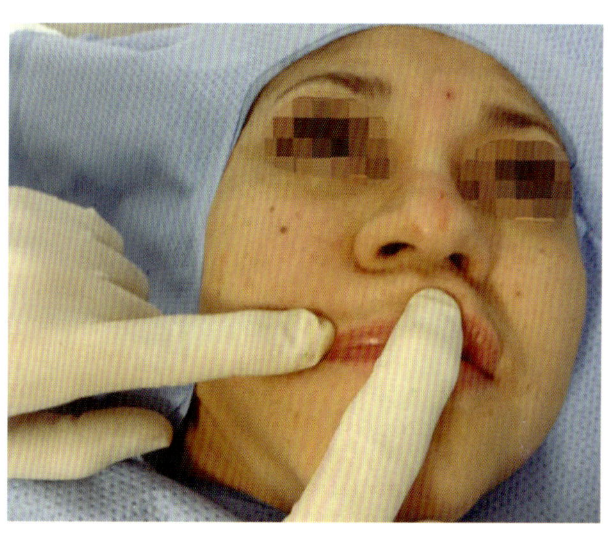

图 18.15 按摩上唇（Published by kind permission of © Mario Goisis 2018）

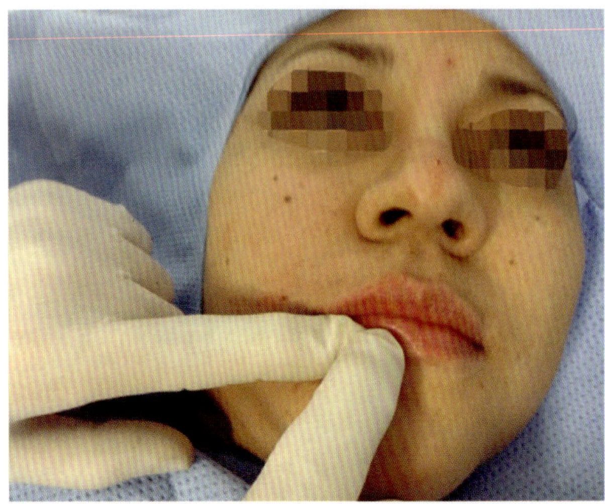

图 18.16 治疗后，按摩下唇（Published by kind permission of © Mario Goisis 2018. All Rights Reserved）

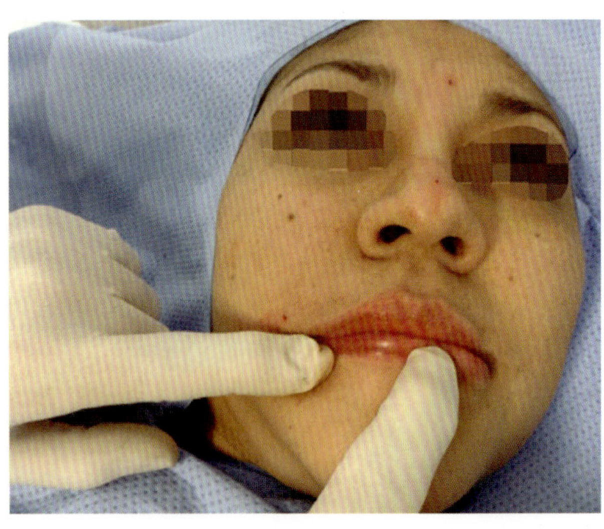

图 18.17 按摩下唇（Published by kind permission of © Mario Goisis 2018. All Rights Reserved）

18.3.6 微粒脂肪隆唇术后的尸体解剖（courtesy of the Doctor's Equipe）（图 18.18～图 18.22）。

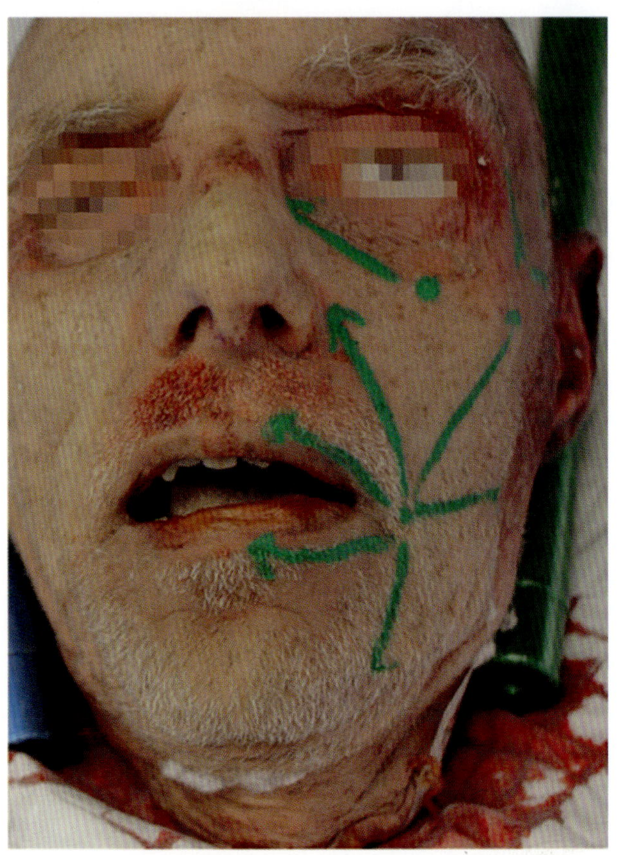

图 18.18 在位于口腔边缘侧面 1.5～2 cm 处做一个入针点填充唇部（courtesy of the Doctor's Equipe.）（Published by kind permission of © Mario Goisis 2018. All Rights Reserved）

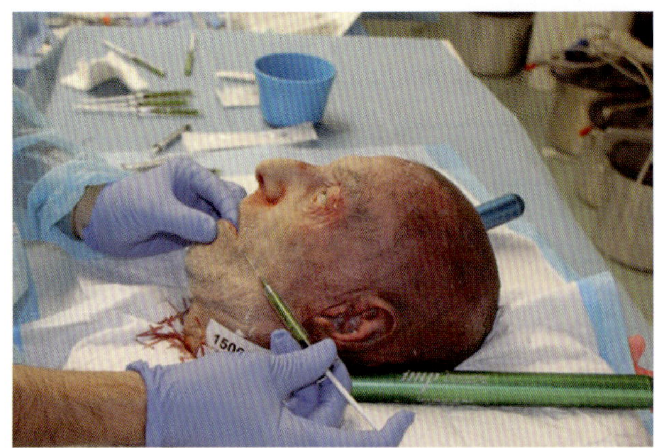

图 18.19 针管以旋转方式将彩色脂肪移植物注射在尸体唇部（Published by kind permission of © Mario Goisis 2018. All Rights Reserved）

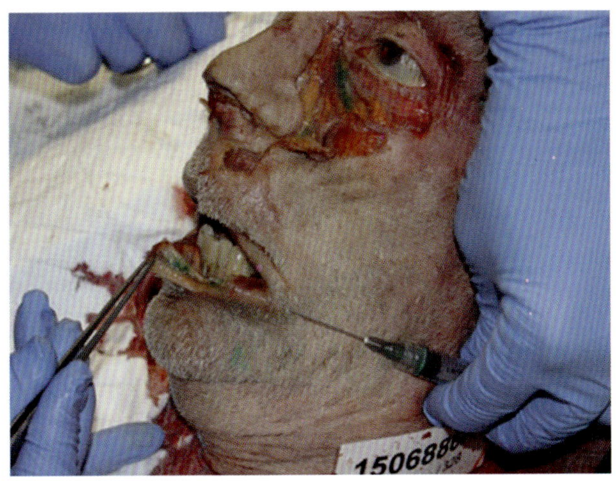

图 18.20 下唇的全层解剖显示针管尖端与唇肌平面的角度（Published by kind permission of © Mario Goisis 2018. All Rights Reserved）

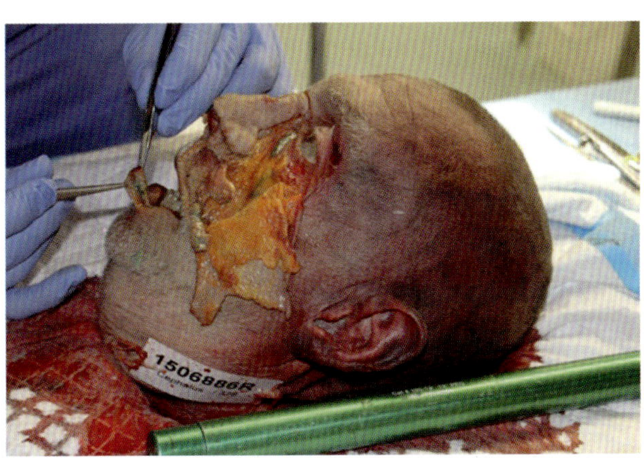

图 18.21 近距离观察，彩色脂肪出现在深层肌肉平面内，靠近黏膜层（Published by kind permission of © Mario Goisis 2018. All Rights Reserved）

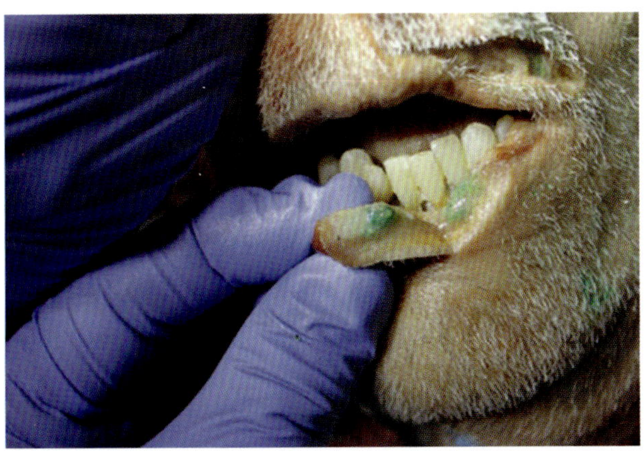

图 18.22 被染色的脂肪出现在深层肌肉平面内（Published by kind permission of © Mario Goisis 2018. All Rights Reserved）

18.4 纳米脂肪对于唇部形态的再造

通过在唇缘注射纳米油脂（朱红色），可以重塑唇部的轮廓，恢复年轻的外观。重新定义这种边缘与脂肪塑造更年轻和吸引人的外观。

18.4.1 禁忌证

- 纳米脂肪不应注射在血液供应不足和患有感染或炎症的部位。
- 如果唇部之前已经注射过液态硅胶或其他永久性填充物，则不应该进行注射，因为再次注射可能会导致移植物的炎症或感染。
- 由于先前的创伤或手术干预（唇裂）造成的解剖改变容易引起瘢痕挛缩，这可能导致不对称和填充物分布不均匀。

18.4.2 材料

每侧注射 1 ~ 2 mL 纳米脂肪注射。

- 26G 针。
- 1 个 27G、直径 3.7 cm（钝的）针管。

制备纳米脂肪所用的标准系统：

- 微脂盒，由连接器和封闭系统组成，用于微脂乳化和过滤。
- 2 个 10 mL 注射器。

采集和加工微脂肪微脂使用标准系统：

- 微脂盒，由一个带有封闭洗涤和过滤系统的斜坡组成。
- 4 个 60 mL 注射器。
- 2 个 10 mL 注射器。
- 1 个 1 mL 注射。
- 30G 针。
- 16G 针。
- 1 个直径 2 mm、10 cm 长的 Goisis 吸脂针，用于脂肪采集。
- 氯己定酒精溶液（2% 葡萄糖酸氯己定和 70% 异丙醇），无菌手术铺巾。
- 冰袋。

-2 cm×2 cm 无菌方形纱布。
- 无菌敷料包。

无菌注射药物包括：
- 100 mL 低温生理盐水。
- 120 mL 低温 Klein 溶液。

1 L Klein 溶液由 800 mg 利多卡因、1 mg 肾上腺素、40 mEq 碳酸氢钠、1000 mL 生理盐水制成。

地点：微粒脂肪采集可以在一个小型/医疗咨询手术室进行。需配备氧气、脉搏血氧仪、急救车/急救箱。

助手：助手在手术进行的第一阶段以无菌方式将材料转移到操作台。一个医生也可以独自完成整个过程。

18.4.3 操作时间

脂肪被采集后，这个过程通常需要 10 min。

18.5 使用纳米脂肪矫正唇部“条形码”外观（图 18.23～图 18.32）

所谓的“条形码”可以通过将纳米脂肪注射到皮下平面来改善，从而获得更年轻和吸引人的外观。

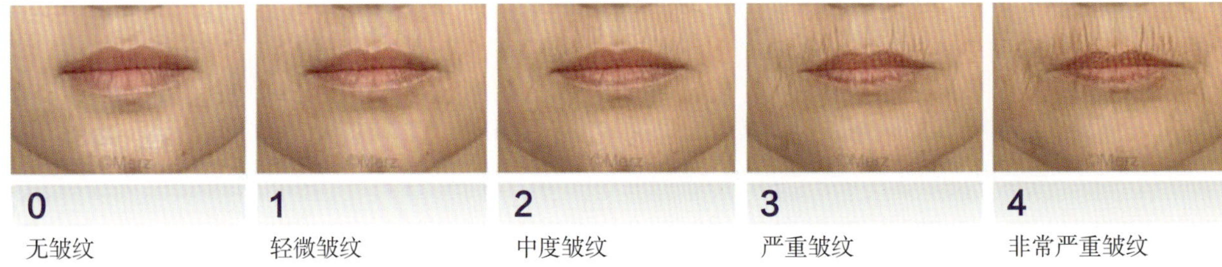

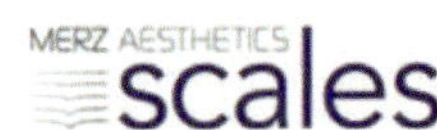

图 18.23 唇褶（“条形码”）分类（courtesy of the Merz company）（Published by kind permission of © Mario Goisis 2018. All Rights Reserved）

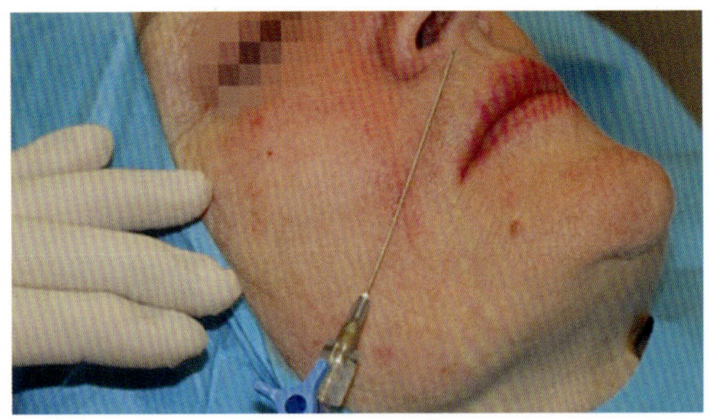

图 18.24 沿上唇的注射路径（Published by kind permission of © Mario Goisis 2018. All Rights Reserved）

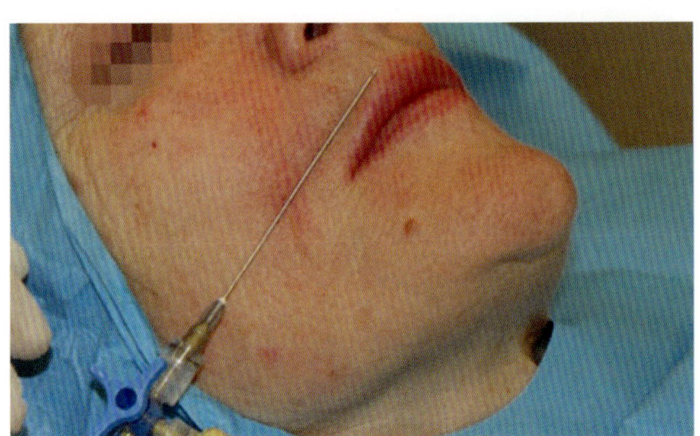

图 18.25 进针路径（Published by kind permission of © Mario Goisis 2018. All Rights Reserved）

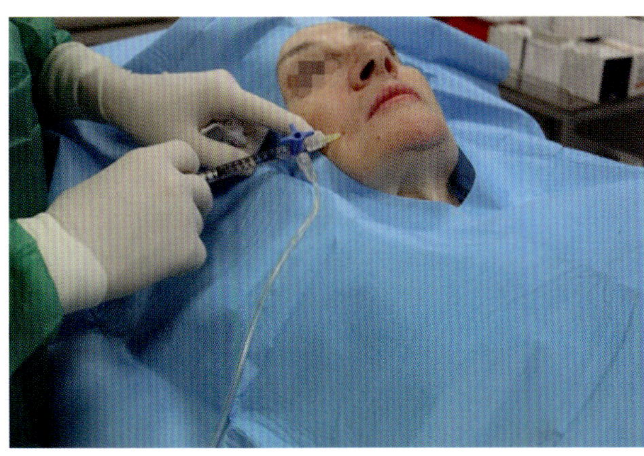

图 18.26 用 0.2 mL 含有肾上腺素的局部麻醉药（利多卡因、甲哌卡因）注射到进针点（Published by kind permission of © Mario Goisis 2018. All Rights Reserved）

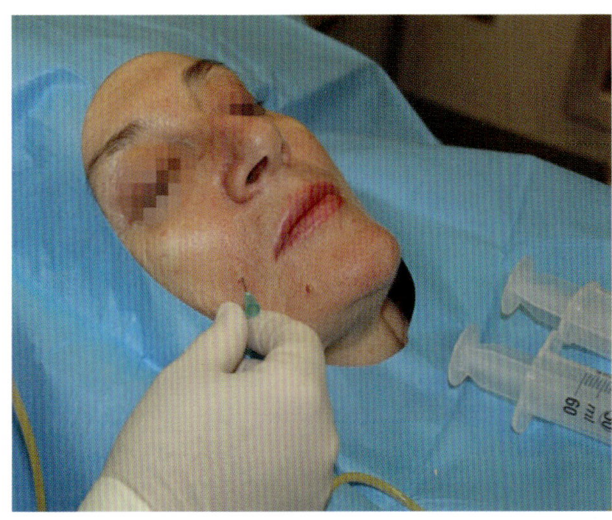

图 18.27 用 21G 针头做开口（Published by kind permission of © Mario Goisis 2018. All Rights Reserved）

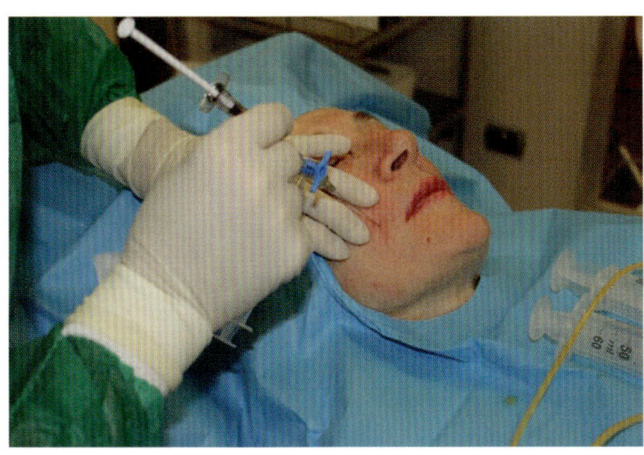

图 18.28 用 22G 钝针头垂直于皮肤平面进针（Published by kind permission of © Mario Goisis 2018. All Rights Reserved）

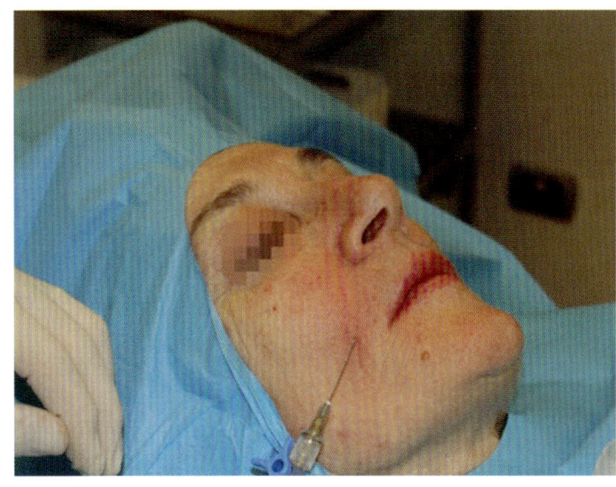

图 18.29 旋转进针，平行于皮肤平面，并沿着皮下平面以最精确的速度转动（Published by kind permission of © Mario Goisis 2018. All Rights Reserved）

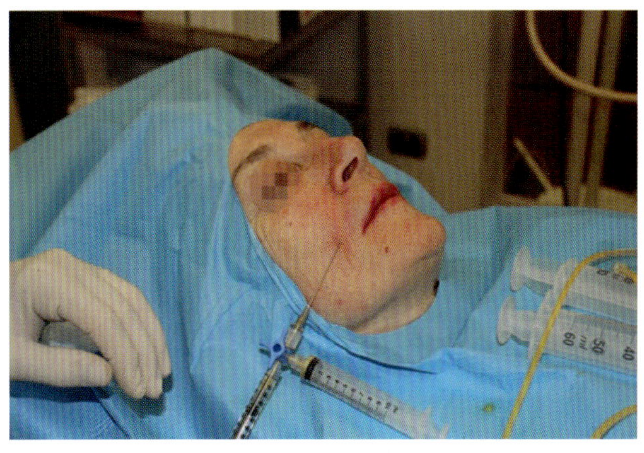

图 18.30 纳米脂肪以逆行的方式注射到皮下层（Published by kind permission of © Mario Goisis 2018. All Rights Reserved）

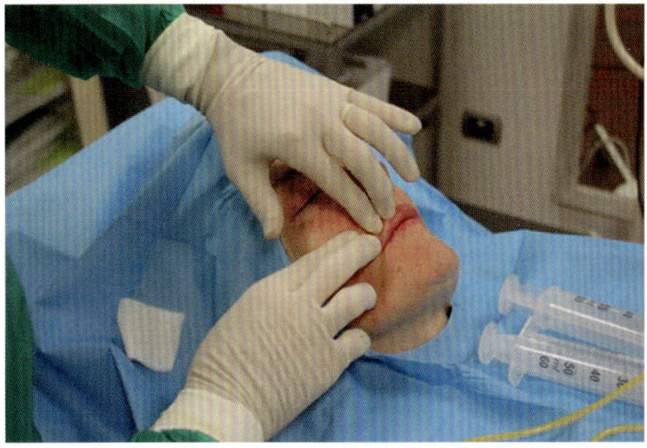

图 18.31 治疗后对该部位进行按摩（Published by kind permission of © Mario Goisis 2018. All Rights Reserved）

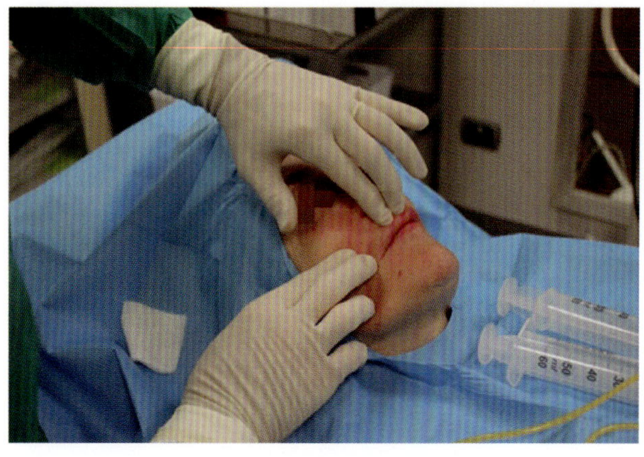

图 18.32 按 摩（Published by kind permission of © Mario Goisis 2018. All Rights Reserved）

18.5.1 禁忌证

- 不应将纳米脂肪注射在血液供应不足和患有感染或炎症的地区。
- 如果该部位之前已经填充过液态硅胶或其他永久性填充剂，则不应进行注射。因为再次注射可能会导致移植物的炎症或感染。
- 由于先前的创伤或手术干预造成的解剖改变。会引起瘢痕挛缩，这可能导致注射部位出现外观不对称和填充物分布不均匀。

18.5.2 材料

每侧注射 1 ~ 2 mL 纳米脂肪或微粒脂肪。

- 26G 针。

- 27G、3.7 cm 钝性针管。

特别是使用了一种制备纳米脂肪的标准系统：

- 微脂盒，由连接器和封闭系统组成，用于微脂乳化和过滤。

- 2 个 10 mL 注射器。

采集和加工微脂肪使用标准系统：

- 微脂盒，由斜坡和封闭的洗涤过滤系统组成。

- 4 个 60 mL 注射器。

- 2 个 10 mL 注射器。

- 1 mL 注射器。

- 30G 针。

- 16G 针。

- 直径 2 mm、长 10 cm 的 Goisis 吸脂针，用于脂肪采集。

- 氯己定酒精溶液（2% 葡萄糖酸氯己定和 70% 异丙醇），无菌手术铺巾。

- 冰袋。

- 2 cm×2 cm 无菌方形纱布。

- 无菌敷料包。

无菌注射药物包括：

- 100 mL 低温生理盐水。

- 120 mL 低温 Klein 溶液。

1 L Klein 溶液由 800 mg 利多卡因、1 mg 肾上腺素、40 mEq 碳酸氢钠、1000 mL 生理盐水制成。

地点：微粒脂肪采集可以在一个微型手术室进行。需配备氧气、脉搏血氧仪以及急救车 / 急救箱。

助手：助手可以在手术进行的第一阶段以无菌方式将材料转移到操作台。一个医生也可以独立完成整个过程。

18.5.3 操作时间

脂肪被采集后，整个手术过程通常需要 10 min。注射平面：皮下层。

18.5.4 操作步骤

操作步骤如图 18.24 ~ 18.32 所示。

18.6 使用 PRP 重新塑造唇部轮廓（图 18.33 ~ 图 18.39）

通过在唇缘注射凝胶，可以重塑唇部轮廓，使其看上去更年轻。用天然填充剂进行填充，可以获得更年轻和吸引人的外观。

18.6.1 禁忌证

- PRP 不应该注射到有感染或炎症的部位。
- 如果该部位已经注射过液体硅胶或其他永久性填充剂，则不应进行注射，因为再次注射可能会导致移植物的炎症或感染。

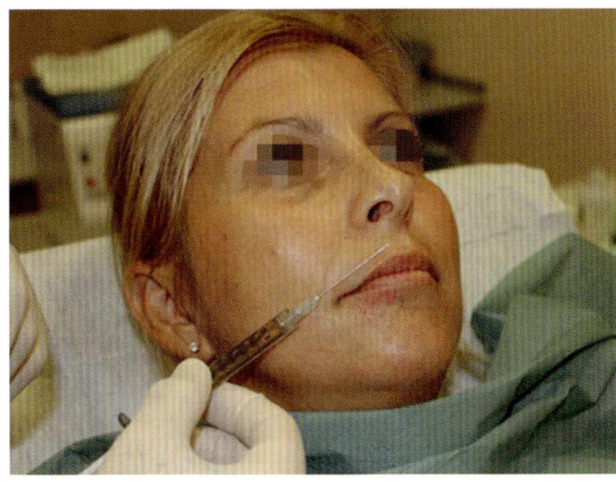

图 18.33 沿上唇的注射路径（Published by kind permission of © Mario Goisis 2018. All Rights Reserved）

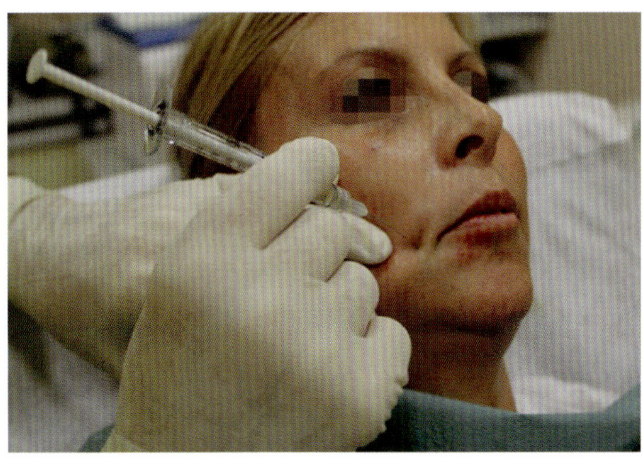

图 18.36 钝针在皮肤平面平行旋转，以精确的速度沿着皮肤下方的朱红色边缘滑动（Published by kind permission of © Mario Goisis 2018. All Rights Reserved）

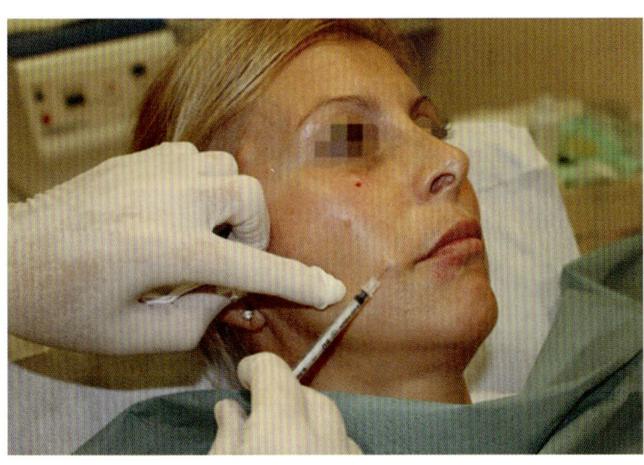

图 18.34 用 0.2 mL 含有肾上腺素的局部麻醉药（利多卡因、甲哌卡因）注射到进针点（Published by kind permission of © Mario Goisis 2018. All Rights Reserved）

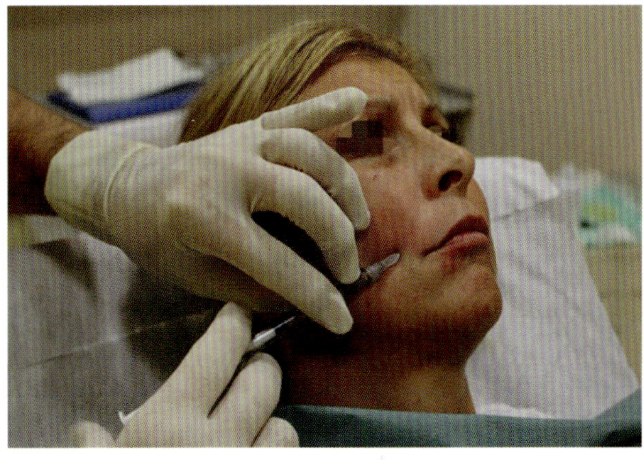

图 18.37 PRP 缓慢注射（Published by kind permission of © Mario Goisis 2018. All Rights Reserved）

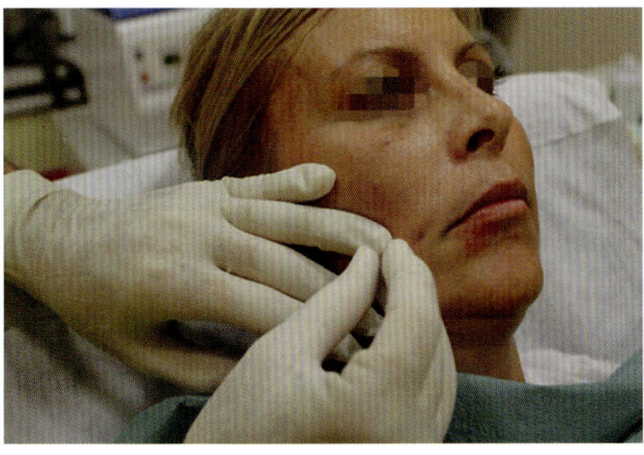

图 18.35 用 26G 针头做开口（Published by kind permission of © Mario Goisis 2018. All Rights Reserved）

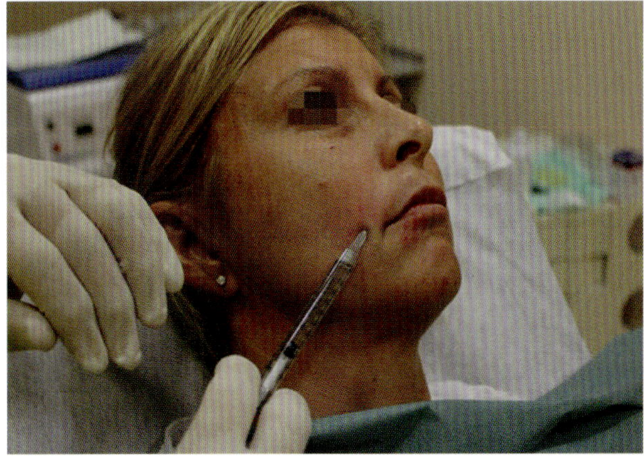

图 18.38 边注射边退出针管（Published by kind permission of © Mario Goisis 2018. All Rights Reserved）

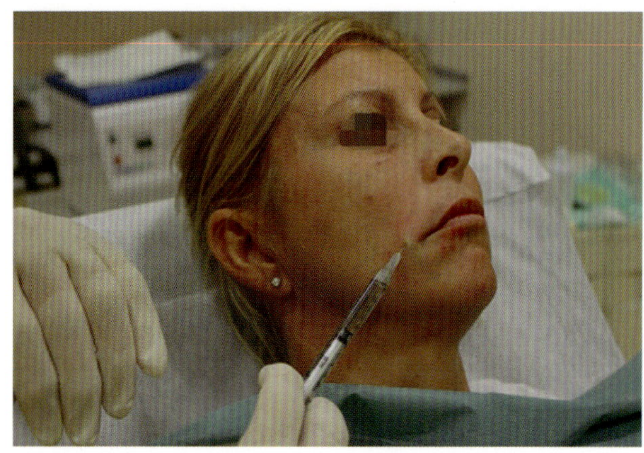

图 18.39 PRP 治疗（Published by kind permission of © Mario Goisis 2018. All Rights Reserved）

- 由于先前的创伤或手术干预（唇裂）造成的解剖改变会引起组织挛缩，可能导致外观不对称和填充物分布不均匀。

18.6.2 材料

- 2 mL PRP。
- 27G 钝性针管。
- 26G 针。
- 0.2 mL 局部麻醉药（1∶100 000 肾上腺素、2% 利多卡因、2% 甲哌卡因）。
- 纱布和消毒液。

18.6.3 操作时间

脂肪采集后，整个手术过程通常需要 10 min。

18.6.4 操作步骤

操作步骤如图 18.33 ~ 18.39 所示。

下颏

19

Mario Goisis，Giuseppe A. Ferraro，Sara Izzo，Giovanni Francesco Nicoletti，Rand S. Al Yahya

下颏的大小和凸出度在面部美学中起着关键作用。在矫正下颏畸形方面，美容医学可以通过增强和掩饰下颏外观不对称性等方法，发挥重要的作用。

下面部的老化与木偶纹加深有关（图 19.1）。

19.1 解剖

下颏是位于下唇下方的下颌骨前部的三角形延伸。它是由前凸的下颌（下颌骨）形成的。下颏的肌肉组成部分是颏肌、降下唇肌和降口角肌（图 19.2 ~ 图 19.4）。

19.2 风险规避

使用正确的注射点位（安全点）可以避免损伤解剖结构。神经受损会导致下唇失去知觉。通过触诊位于第一和第二前磨牙之间的下颌骨骨上 1 cm 处的颏孔，可以很容易地识别出该神经（图 19.5）。用锐针注射脂肪或填充下颏时，我们建议使用 3 个注射点：下颌联合中心、两侧颏孔内侧、距联合中心一侧约 1 cm 处。

静态下木偶纹程度分级

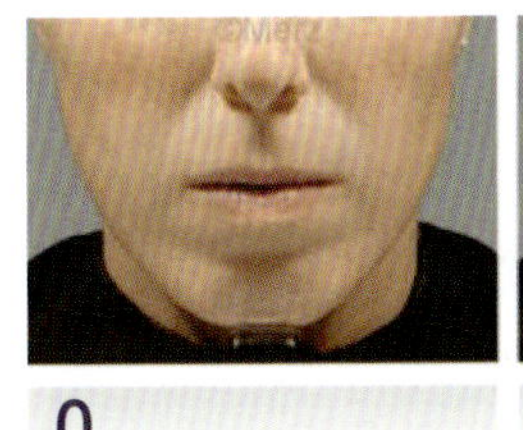

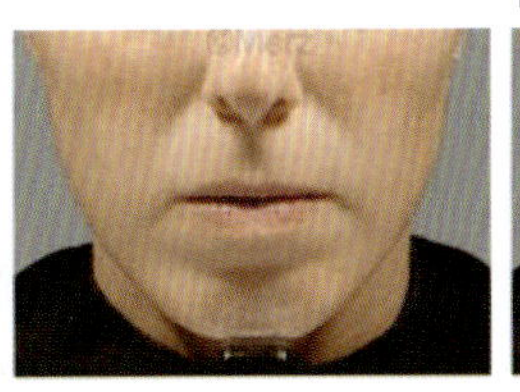

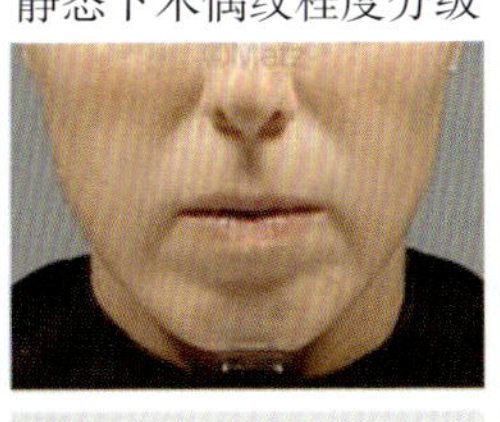

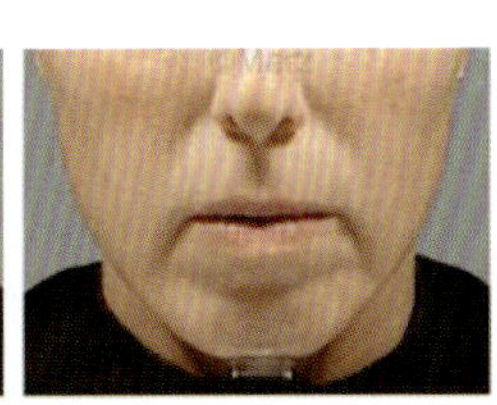

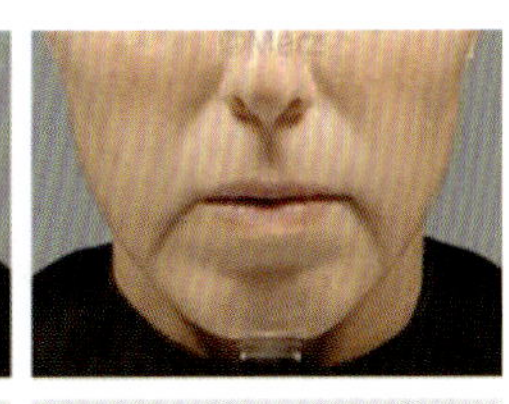

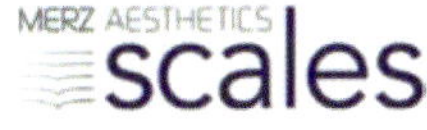

图 19.1 静态下木偶纹从无到极重度分级（courtesy of the Merz company）（Published by kind permission of © Mario Goisis 2018. All Rights Reserved）

M. Goisis (✉)
Maxillo-Facial and Aesthetic Surgeon, Go Easy Clinic, Milan, Italy

G. A. Ferraro (✉) · S. Izzo · G. F. Nicoletti
Department of Plastic Surgery, University of Campania "Luigi Vanvitelli", Naples, Italy
e-mail: giuseppe.ferraro@unicampania.it; giovannifrancesco.nicoletti@unicampania.it

M. Goisis (ed.)，*Outpatient Regenerative Medicine*，https://doi.org/10.1007/978-3-319-44894-7_19

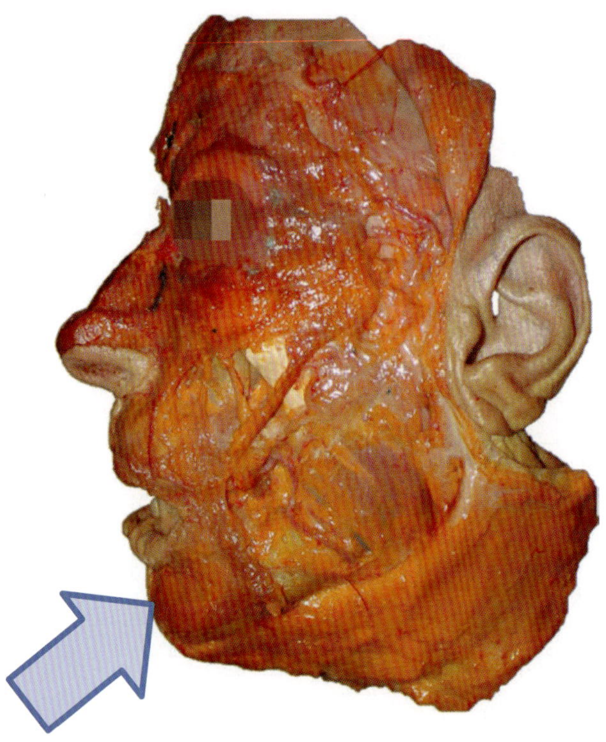

图 19.2　颏肌是位于下颏尖端的一块肌肉。它起源于颏部，并插入下颏的软组织（Published by kind permission of © Mario Goisis 2018. All Rights Reserved）

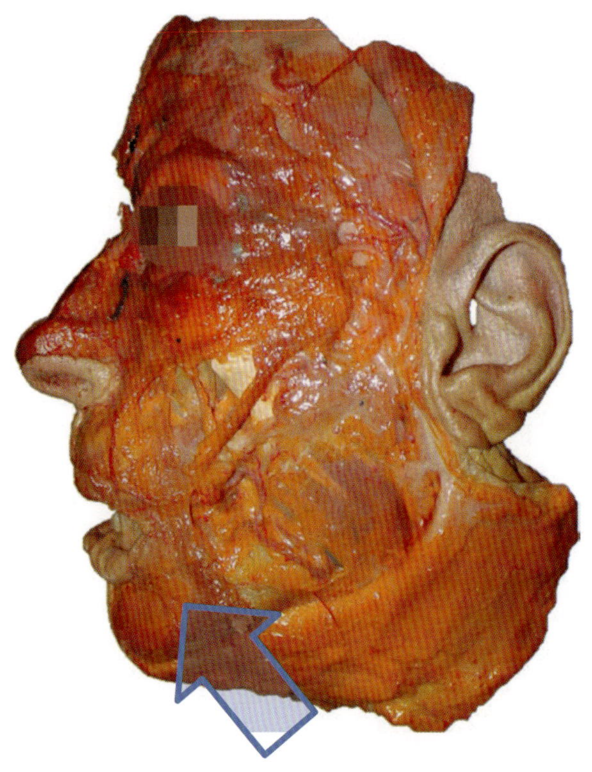

图 19.4　降角口起源于下颌骨并插入嘴角（courtesy of the Doctor's Equipe）（Published by kind permission of © Mario Goisis 2018. All Rights Reserved）

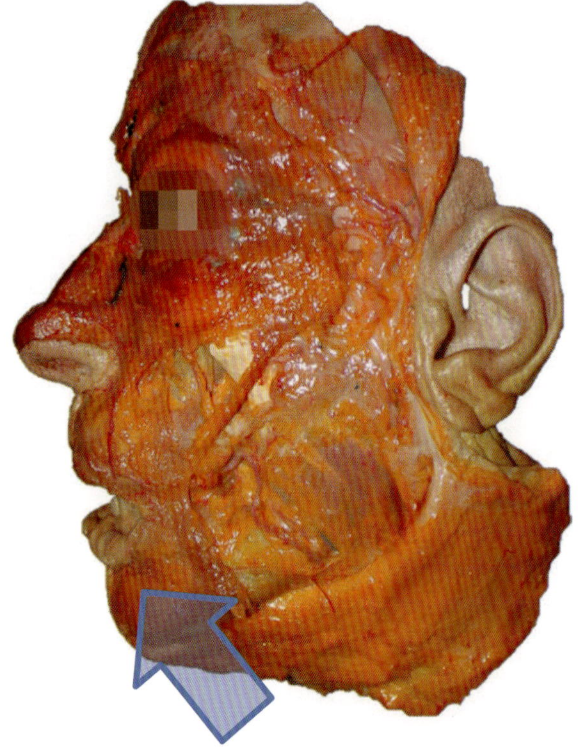

图 19.3　降下唇肌起源于下颌骨的斜线，并插进下唇皮肤（courtesy of the Doctor's Equipe）（Published by kind permission of © Mario Goisis 2018. All Rights Reserved）

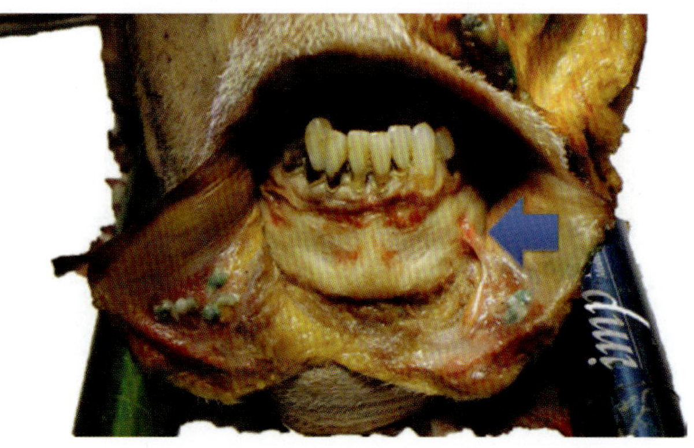

图 19.5　颏神经：牙槽下神经（有时称为牙下神经）是下颌神经的一个分支，下颌神经本身是三叉神经（脑神经Ⅴ）的第三支（Ⅴ3）。在前方，此神经大致在第二下颌前磨牙处产生颏神经，通过颏孔从下颌骨出来（支配下颌和下唇的感觉）（courtesy of the Doctor's Equipe）（Published by kind permission of © Mario Goisis 2018. All Rights Reserved）

19.3 下颏增厚术

下颏的增加可以显著改善面部外观。它可以纠正与年龄有关的下颏畸形，以及下颏以下的颈部松垂。下颏增厚术也对掩饰面部外观不对称很有帮助，还可以扩大下面部的尺寸。下颏增厚术是一个简单的过程，可以在局麻下进行手术。术中极少损伤到重要的解剖机构，因此可以较容易完成。

19.4 微粒脂肪与 PRP 混合进行颏部增厚术

19.4.1 适应证

下颏部外观不对称，先天性小颏畸形，以求美为目的。

19.4.2 禁忌证

由于先前的创伤或外科干预（颌面外科）而引起的解剖改变。事实上，内固定术及术后瘢痕往往会导致结构的移位，从而导致治疗部位填充后不对称和填充物分布不均匀。也需考虑是否存在手术移植物（如硅胶等），因为再次注射可能会导致移植物的炎症或感染，因此需要手术去除。

19.4.3 并发症

即刻并发症（注射后 72 h 内）是短暂的红斑、水肿、硬结、瘙痒和瘀斑。

早期并发症（注射后几天至几周）包括矫形过度、局部感染、皮肤坏死、疱疹复发、变色和持续的局部症状（红斑、水肿、硬结、瘙痒和色素沉着）。

晚期或迟发并发症包括高比例的脂肪吸收和囊肿。

19.4.4 手术时间

脂肪采集后，整个手术过程通常需要 15 min。

19.4.5 材料

· 两侧各注射 2 ~ 4 mL 微粒脂肪。
- 21G 针。
- 22G、4 cm 钝性针管。

微粒脂肪的采集和加工：

使用制备微粒脂肪的标准系统：

- 微脂盒，由连接器和封闭系统组成，用于微脂乳化和过滤。
- 4 个 60 mL 注射器。
- 2 个 10 mL 注射器。
- 1 个 1 mL 注射器。
- 30G 针头。
- 16G 针头。
- 直径 2 mm、长 10 cm 的针管，用于脂肪采集。
- 氯己定酒精溶液（2% 葡萄糖酸氯己定和 70% 异丙醇），无菌手术铺巾。
- 冰袋。
- 2 cm×2 cm 无菌方形纱布。
- 无菌敷料包。

无菌注射药物包括：

- 100 mL 低温生理盐水。
- 120 mL 低温 Klein 溶液。

1 L Klein 溶液由 800 mg 利多卡因、1 mg 肾上腺素、40 mEq 碳酸氢钠和 1000 mL 生理盐水制成。

地点：微粒脂肪采集可以在小型手术室 / 治疗室中进行。需配备氧气、脉搏血氧仪、急救车 / 急救箱。

助手：助手可以在手术进行的第一阶段以无菌方式将材料转移到操作台。一个医生也可以轻松地单独完成整个过程。（图 19.6 ~ 图 19.11）

注射平面：肌肉层 –SMAS。

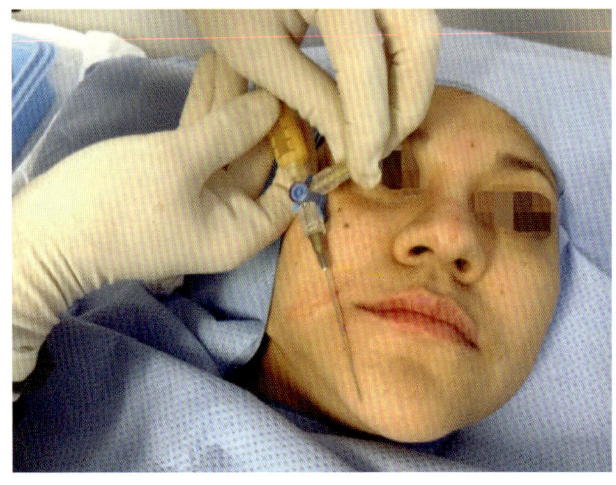

图 19.6 在位于口腔边缘侧面 1.5~2 cm 处的单一进针点进入下颏区。图示注射针的方向（Published by kind permission of © Mario Goisis 2018. All Rights Reserved）

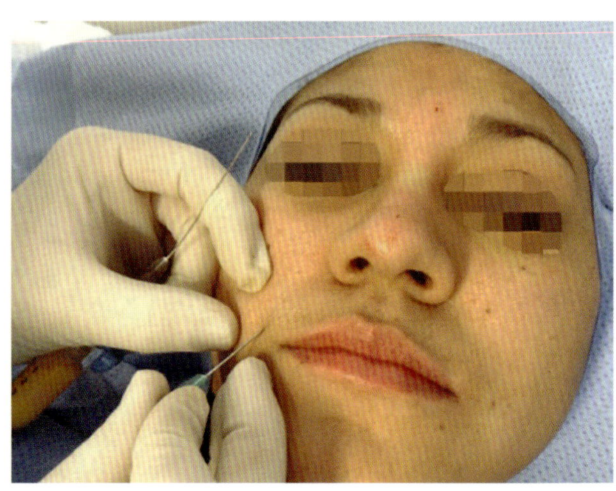

图 19.8 用 1 个 21G 针头在进针点做开口（Published my kind permission of © Mario Goisis 2018. All Rights Reserved）

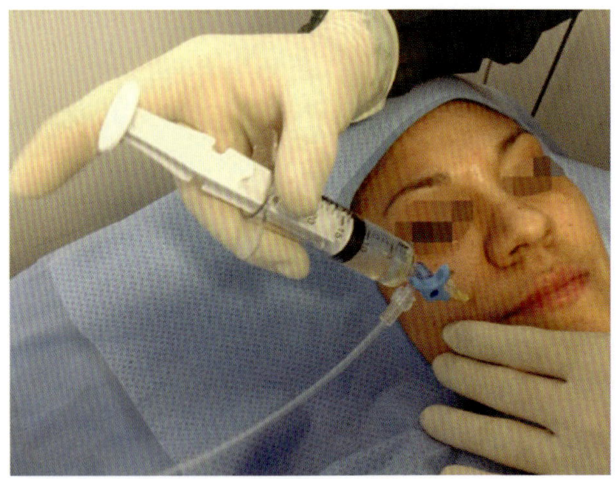

图 19.7 使用 0.2 mL 配置好的麻药，在关节内侧水平的进针点进行麻醉（Published by kind permission of © Mario Goisis 2018. All Rights Reserved）

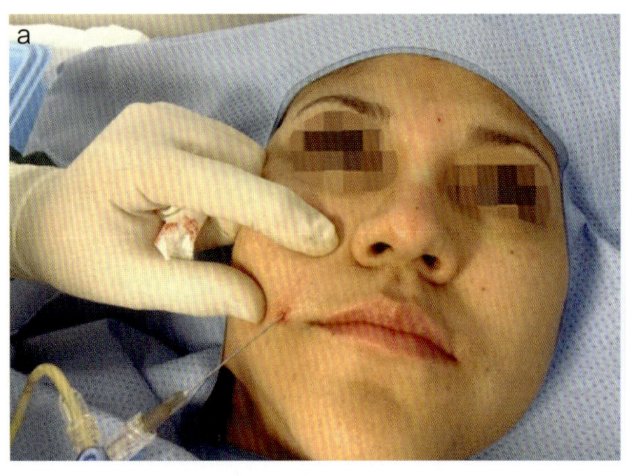

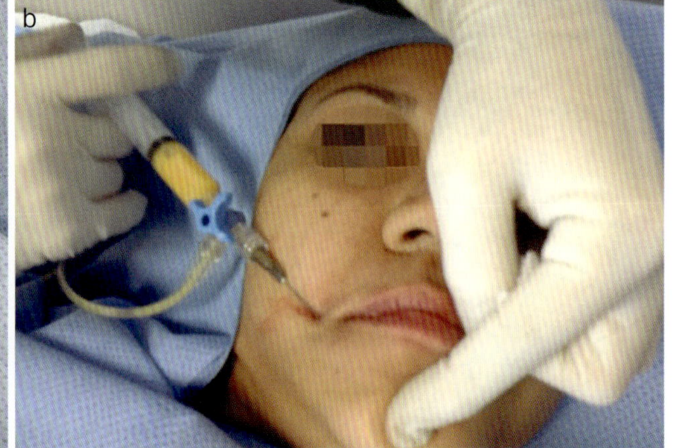

图 19.9 a ~ c. 用 22G 钝头注射针垂直进入皮肤表面，然后平行于皮肤平面进入肌肉平面，并沿下颏顶部方向滑动（Published by kind permission of © Mario Goisis 2018. All Rights Reserved）

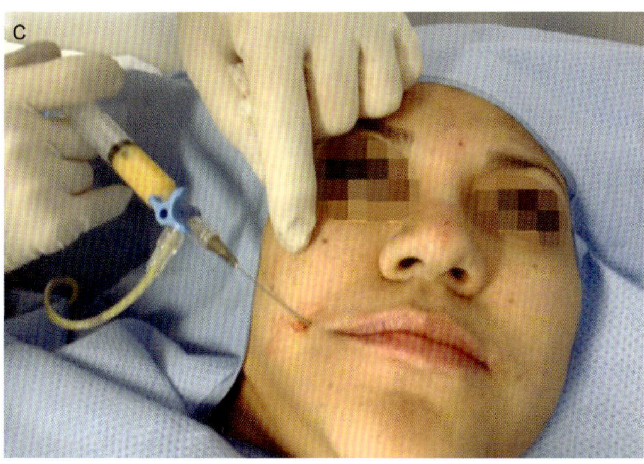

图 19.9 （续）

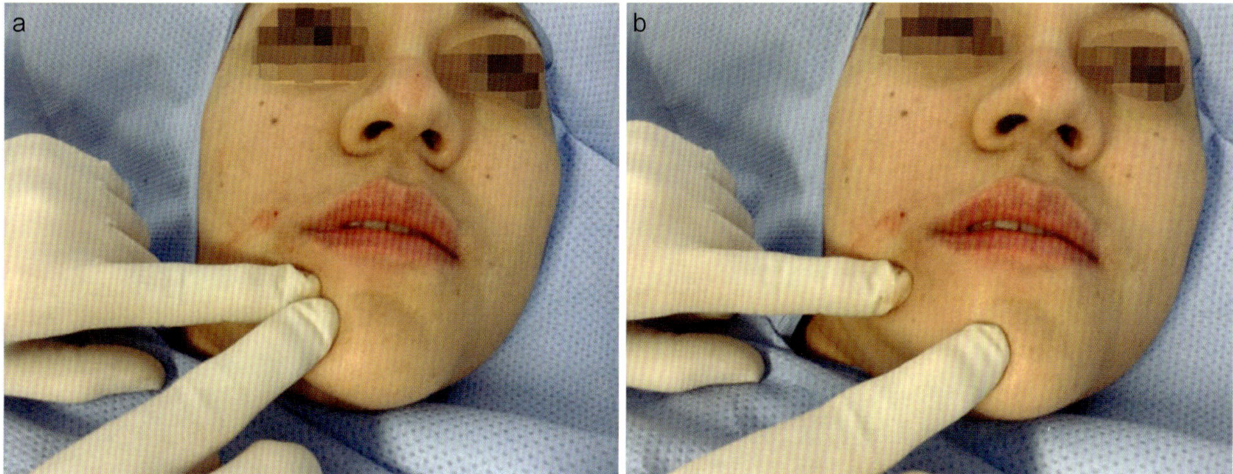

图 19.10 a、b. 治疗结束后，确定脂肪填充到预定的注射区（Published by kind permission of © Mario Goisis 2018. All Rights Reserved）

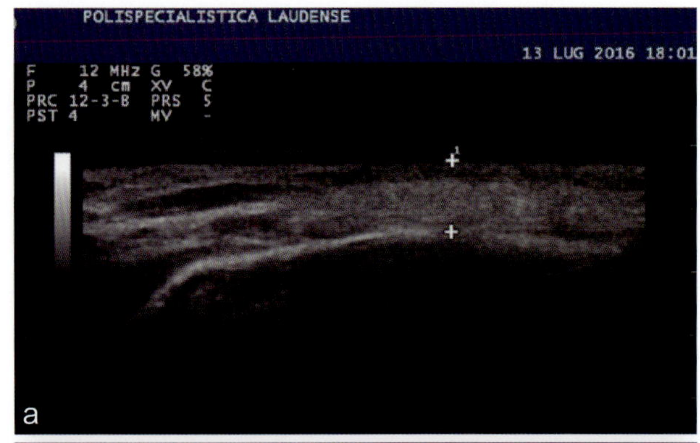

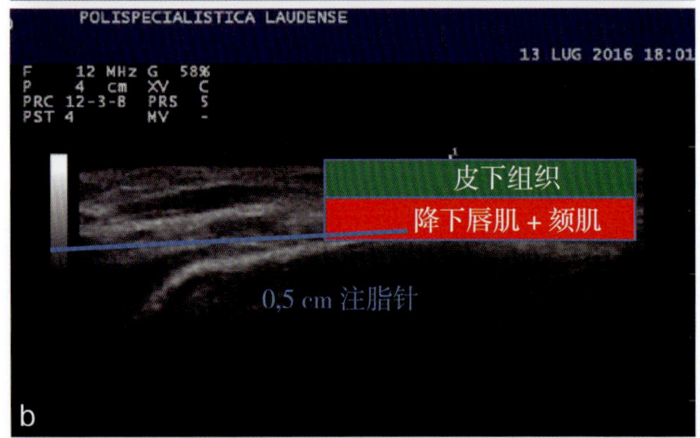

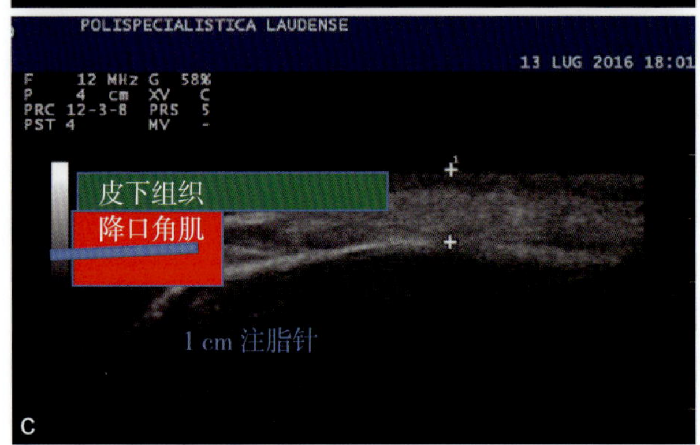

图 19.11 a ~ c. 超声显示：针管插入肌肉平面。其到达的深度在下颏中心 5 mm、侧面 10 mm（courtesy of the Doctor's Equipe）（Published by kind permission of © Mario Goisis 2018. All Rights Reserved）

19.4.6 微粒脂肪隆下颏术后的尸体解剖

在下唇和颏肌处进针，有助于唇的增厚和木偶线的矫正。特别注意的是，脂肪需要注射到降下唇肌、降口角肌和颏肌内。注射脂肪时需要缓慢操作，拔出注射针时需以逆行的方式（图 19.12 ~ 图 19.14）（courtesy of the Doctor's Equipe）。

19.5 应用 PRP 改善下颏部

19.5.1 适应证

痤疮性瘢痕和细小皱纹。

19.5.2 禁忌证

如果该区域之前注射过液体硅胶或其他永久性填充物，则不应进行注射。

19.5.3 手术时间

获取 PRP 后，整个过程通常需要 10 ~ 15 min。

19.5.4 材料

制备 PRP 的内有抗凝剂的空离心管。

- 1 ~ 2 mL PRP。
- 1 个 27G、3.6 cm 针头。
- 1 个 26G 针头。
- 0.2 mL 含有 1∶100 000 肾上腺素的局部麻醉药（2% 利多卡因、2% 甲哌卡因）。
- 纱布和抗菌液。

注射平面：皮下层。

19.5.5 操作步骤

操作步骤如图 19.15 ~ 图 19.19 所示。

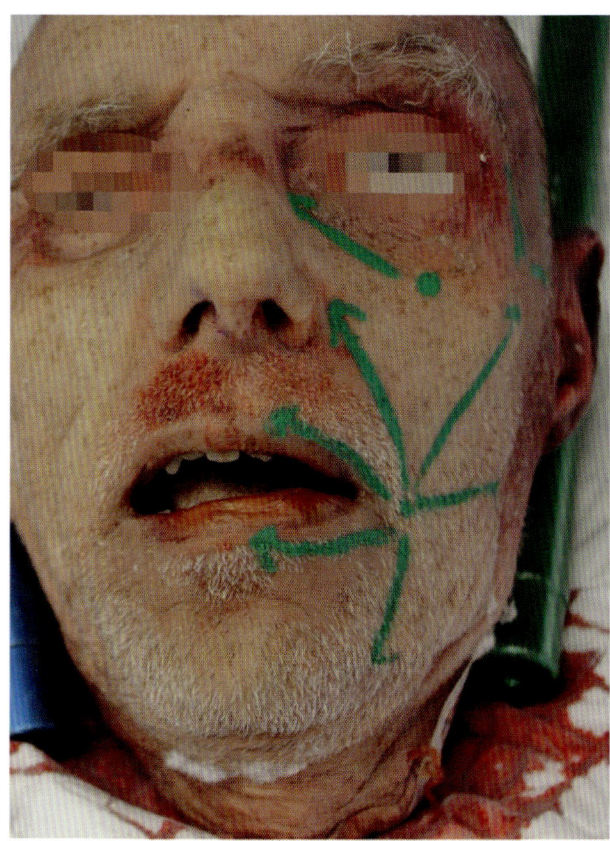

图 19.12 在口腔边缘侧面 1.5~2 cm 处做进针点，进行下颏区注射（courtesy of the Doctor's Equipe）（Published by kind permission of © Mario Goisis 2018. All Rights Reserved）

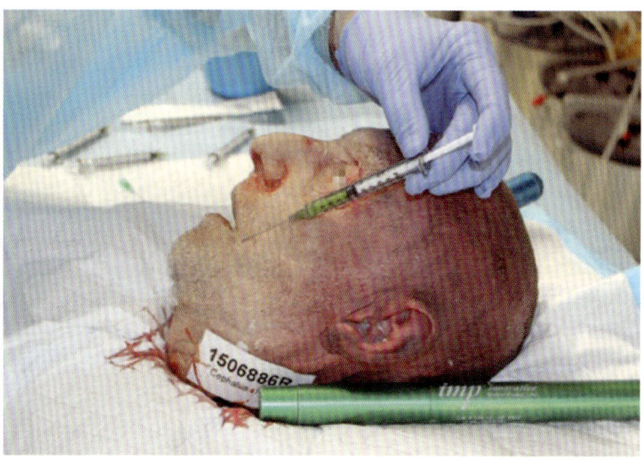

图 19.13 使用 22G 钝针，通过预留好的进针口垂直插入滑膜表面（Published by kind permission of © Mario Goisis 2018. All Rights Reserved）

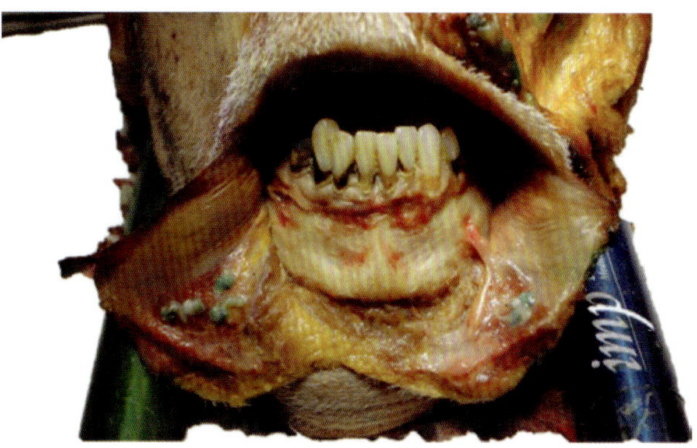

图 19.14 注射脂肪后，从下唇中线切口开始进行下面部的解剖，显露骨膜下平面，皮下平面没有脂肪的迹象，可见大量脂肪（courtesy of the Doctor's Equipe）（Published by kind permission of © Mario Goisis 2018. All Rights Reserved）

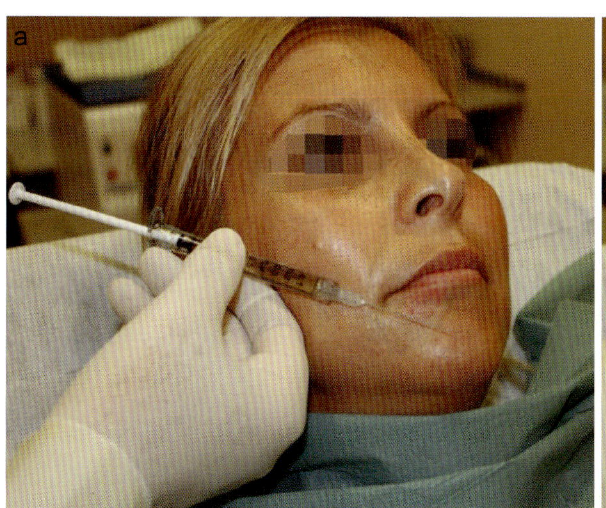

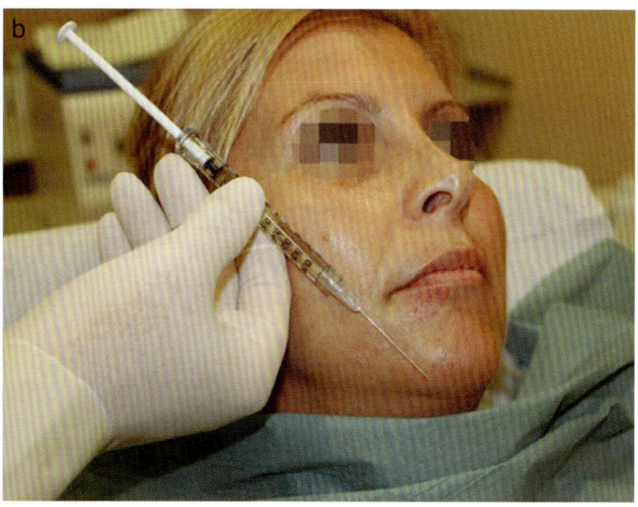

图 19.15 PRP 注射进针方向（Published by kind permission of © Mario Goisis 2018. All Rights Reserved）

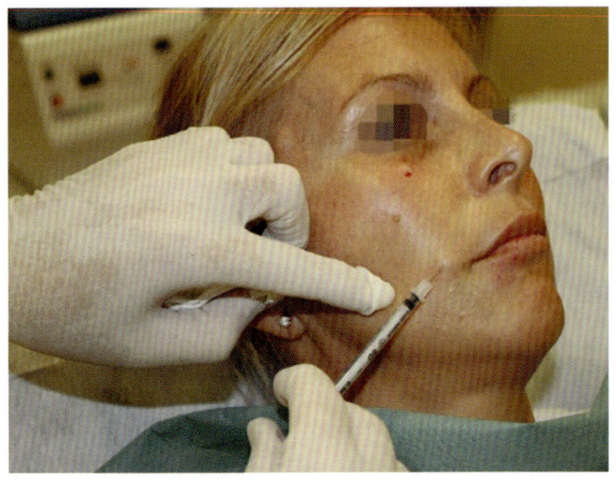

图 19.16 在进针点用 0.2 mL 含有肾上腺素的局部麻醉剂（利多卡因、甲哌卡因）进行麻醉（Published by kind permission of © Mario Goisis 2018. All Rights Reserved）

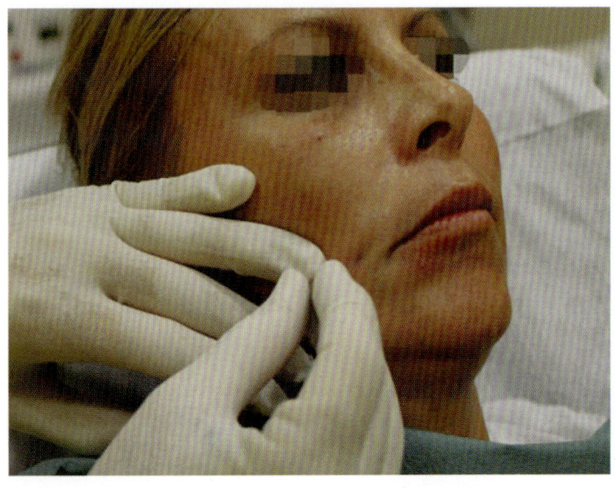

图 19.17 用 26G 针头在口角轴水平上做进针点（Published by kind permission of © Mario Goisis 2018. All Rights Reserved）

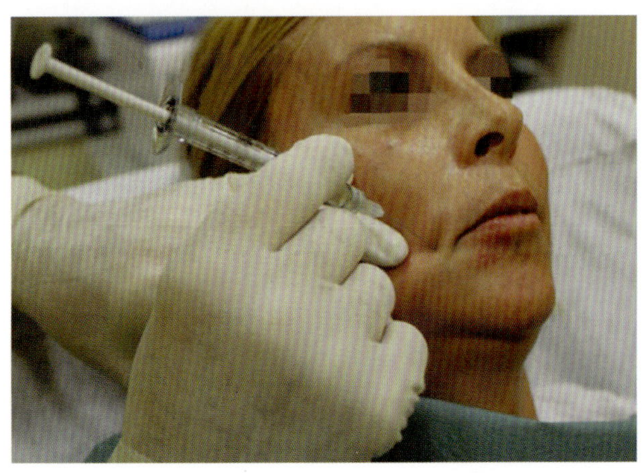

图 19.18 平行于皮肤，将注射针以旋转方式进入皮下平面，并沿下颏方向旋转插入（Published by kind permission of © Mario Goisis 2018. All Rights Reserved）

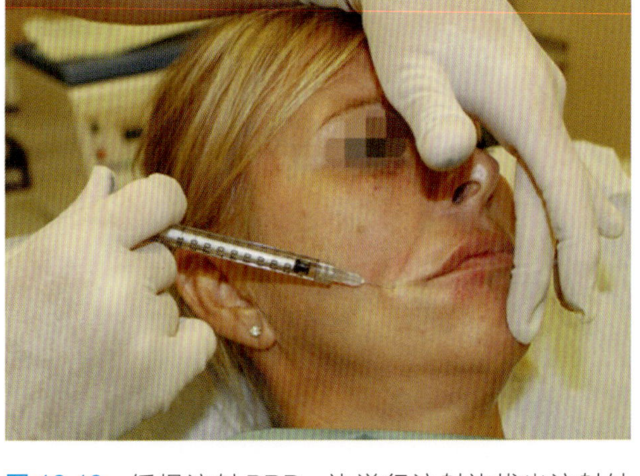

图 19.19 缓慢注射 PRP，边逆行注射边拔出注射针（Published by kind permission of © Mario Goisis 2018. All Rights Reserved）

19.6 下颏部注射 PRP 后的尸体解剖（图 19.20 ~ 图 19.22）

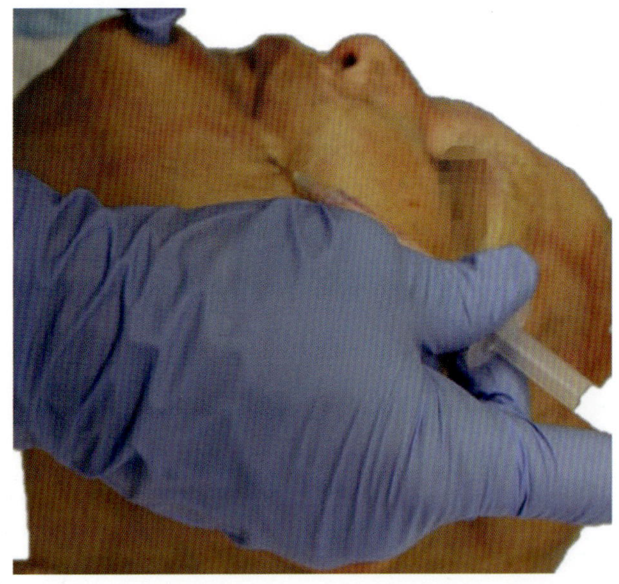

图 19.20 采用 27G 钝性注射针，均匀注射到皮下层（Published by kind permission of © Mario Goisis 2018. All Rights Reserved）

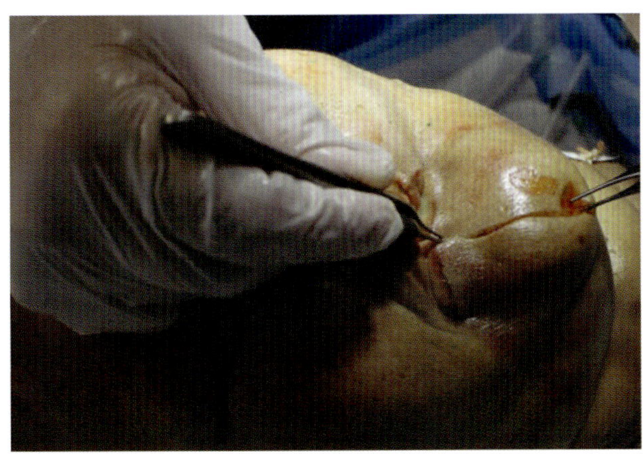

图 19.21 注射 PRP（紫色）后，从下唇中线切口开始进行下面部的解剖（Published with by kind permission of © Mario Goisis 2018. All Rights Reserved）

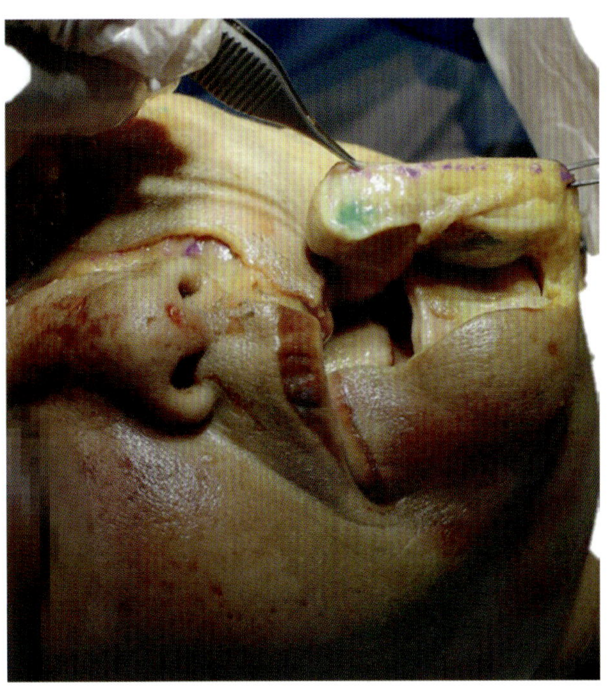

图 19.22 PRP（紫色）被注射到皮下平面（courtesy of the Doctor's Equipe）（Published by kind permission of © Mario Goisis 2018. All Rights Reserved）

颈部

Alessandro Di Petrillo，Mario Goisis

20

颈部和“领口圈”（低胸区域）的治疗是改善美观的一部分。这些区域的老化与皮肤失去弹性、松弛加重有关。注射治疗颈部和领口低胸区，用纳米移植物及其他自体材料（如 PRP）可以获得良好的效果。

20.1 解剖

颈部在解剖学上非常复杂。在该区域存在的结构中，应注意浅表血管。特别是，起始于腮腺表面的外静脉，在下颌角水平垂直向下延伸到颈部。此区域连接下颌骨和锁骨中间，在胸锁乳突肌的后边缘，斜穿过肌肉。

颈前静脉起始于舌骨附近，是上颌下区域的几条浅静脉汇合的结果。它向下延伸到正中线和胸锁乳突肌的前边界，在颈部的下部，穿过肌肉进入颈外静脉的末端，或者在某些情况下进入锁骨下静脉。其变化很大，通常与颈外静脉呈反比。最常见的是有两个颈前肌，一个右颈前肌，一个左颈前肌，但有时只有一个（图 20.1)。

20.2 风险规避

检查和识别颈部表面的主要血管——颈外静脉和颈前静脉，对避免血肿非常重要。由于解剖结构的多样性，针头只能进入皮肤表面以下几毫米的深度。避免在浅表层进行注射，特别是在表皮，几天后可能会导致形成小肿块。

20.3 纳米移植物注射治疗颈部和“领口圈”

纳米移植物可用于改善皮肤的萎缩，改善人体各个部位真皮的质地和弹性，但通常用于面部、颈部“领口圈”和手部。

在吸烟和长时间暴露在阳光下的人身上，年轻化效果尤其明显。

可以在 12 个月以内交替注射纳米移植物：

在第 4、8、12 个月进行纳米移植物注射。

在第 1、2、3、5、6、7、9、10、11 个月注射非交联低黏度透明质酸。

20.3.1 禁忌证

对于有凝血问题或目前正在抗凝治疗的患者，这种治疗是相对禁忌证。与其他注射一样，对于这些受试者会增加出血和血肿形成的风险。

- 纳米脂肪不应注射到血液供应不足、感染或炎症的区域。
- 如果该部位之前已经注射过液态硅胶或其他永久性填充物，则不应进行注射，因为再次注射可能会导致移植物的炎症或感染。

由 Graves 病引起的甲状腺功能亢进也是相对禁忌证。

20.3.2 并发症

即刻并发症（注射后 72 h 内）是短暂的红斑、水肿、硬结、瘙痒和瘀斑。

A. Di Petrillo
Doctor's Equipe, Milan, Italy

M. Goisis (✉)
Maxillo-Facial and Aesthetic Surgeon, Go Easy Clinic, Milan, Italy

M. Goisis (ed.), *Outpatient Regenerative Medicine*, https://doi.org/10.1007/978-3-319-44894-7_20

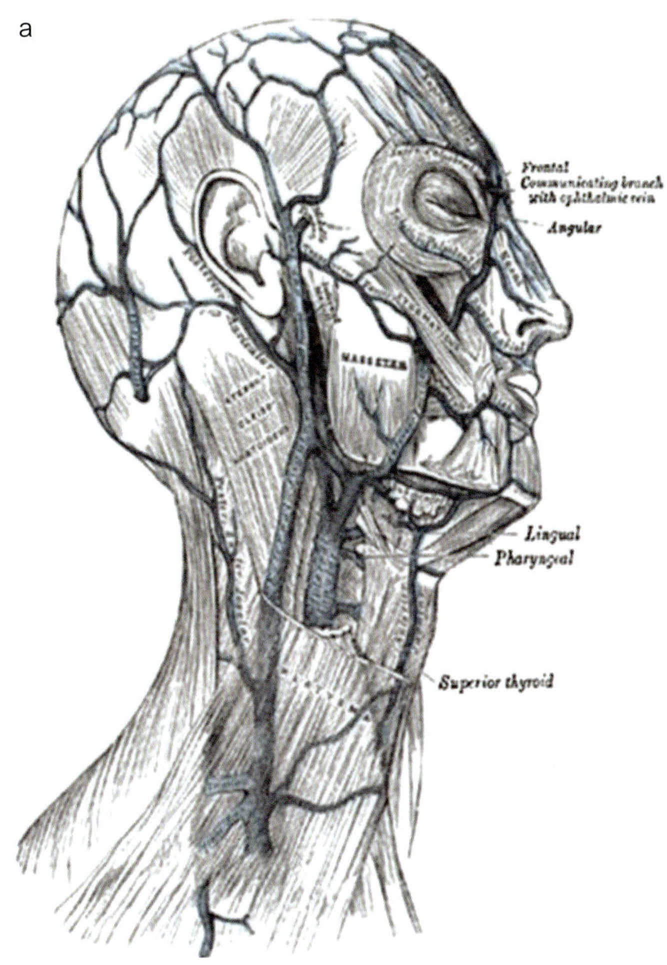

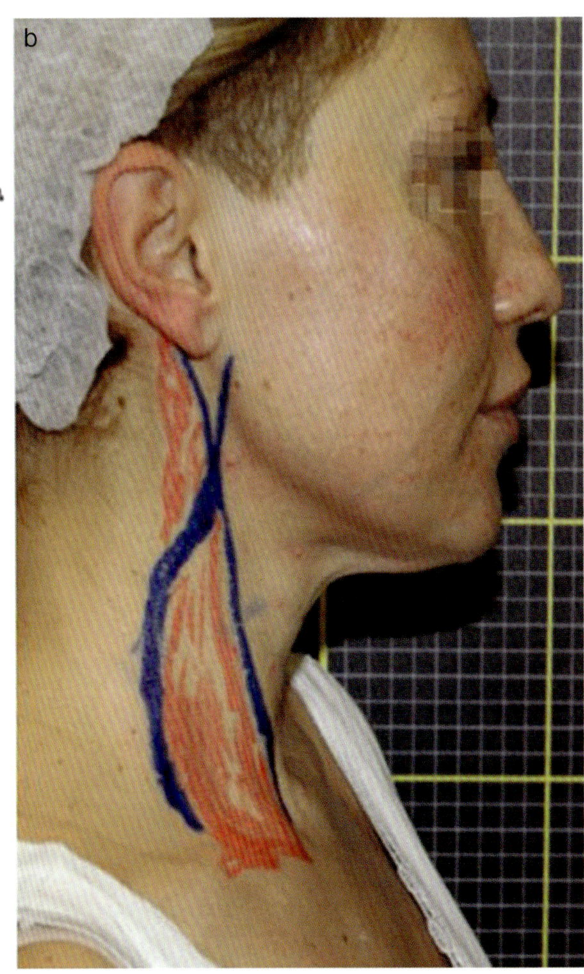

图 20.1 a.《格雷解剖学》中的头部和颈部静脉系统。b. 在皮肤上勾勒出的颈部的静脉和动脉（Published by kind permission of © Mario Goisis 2018. All Rights Reserved）

早期并发症（注射后几天至几周）包括矫正过度、局部感染、皮肤坏死、疱疹复发、变色和持续的局部症状（红斑、水肿、硬结、瘙痒和色素沉着）。

晚期或迟发并发症包括高比例的脂肪吸收和囊肿。

20.3.3 手术时间

纳米脂肪制备后，整个手术过程通常需要 5 ~ 10 min。

注射层次：真皮 - 皮下层。

20.3.4 适应证

改善颈部细小皱纹及松弛。

20.3.5 材料

· 注射 2 ~ 6 mL 纳米脂肪。

-20G 针头。

使用了制备纳米脂肪的标准系统：

- 纳米脂肪系统，由 1 个连接器和 1 个封闭系统组成，用于微脂乳化和过滤。

- 2 个 10 mL 注射器。

为了获取和处理微粒脂肪，特别使用了一个标准系统：

- 微脂盒，由斜面和封闭的清洗和过滤系统组成。

- 4 个 60 mL 注射器。

- 2 个 10 mL 注射器。

- 1 个 1 mL 注射器。

- 30G 针头。

- 16G 针头。

- 2 mm 直径、10 cm 长的 Goisis 注射针，用

以获取脂肪。

- 氯己定酒精溶液（2% 葡萄糖酸氯己定和 70% 异丙醇），无菌手术铺巾。
- 冰袋。
- 2 cm×2 cm 无菌方形纱布。
- 无菌敷料包。

无菌注射药物包括：

- 100 mL 低温生理盐水。
- 120 mL 低温 Klein 溶液。

1 L Klein 溶液由 800 mg 利多卡因、1 mg 肾上腺素、40 mEq 碳酸氢钠和 1000 mL 生理盐水溶液制成。

地点：微粒脂肪采集可以在小型手术室 / 治疗室中进行。需配备氧气、脉搏血氧仪、急救车 / 急救箱。

助手：助手在手术进行第一阶段以无菌方式将材料转移到操作区。一个医生也可以轻松地单独完成整个过程。

注射平面：皮下层 - 皮内。

20.3.6 操作步骤

操作步骤如图 20.2 ~ 图 20.11 所示。

20.4 应用微粒移植物治疗颈横纹

20.4.1 适应证

颈横纹通常是自然衰老过程的一部分。颈部的皮肤在拉伸后会失去胶原蛋白和弹性，无法恢复到正常的状态。这必然会导致颈纹水平方向的加深。颈横纹增加的主要因素之一是皮肤过度暴露在阳光下而没有保护措施。暴露在风和阳光下会导致皮肤干燥，这会对皮肤造成很大的伤害。

用微粒移植物填充可以矫正颈横纹。使用钝针对组织进行非创伤性剥离，并沿皮下平面注射微粒脂肪，显示出入针痕迹，造成的疼痛和瘀伤明显减少。

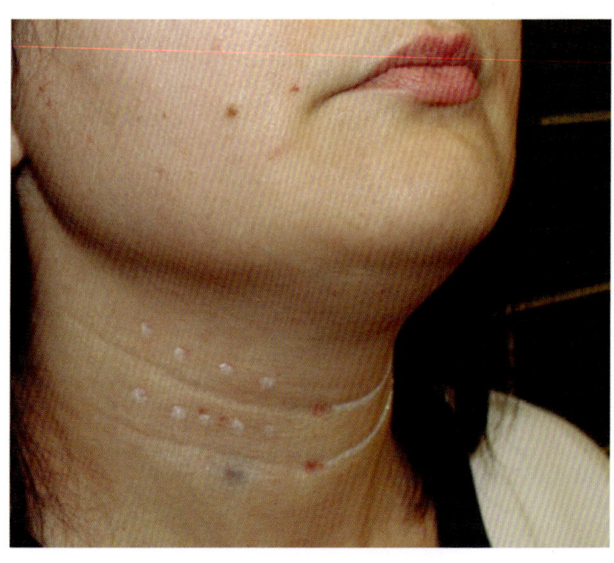

图 20.2 标记患者皮肤上的注射点。在治疗前 10 ~ 20 min 应用温和的局部麻醉凝胶进行外敷，不需要注射局部麻醉（Published by kind permission of © Mario Goisis 2018. All Rights Reserved）

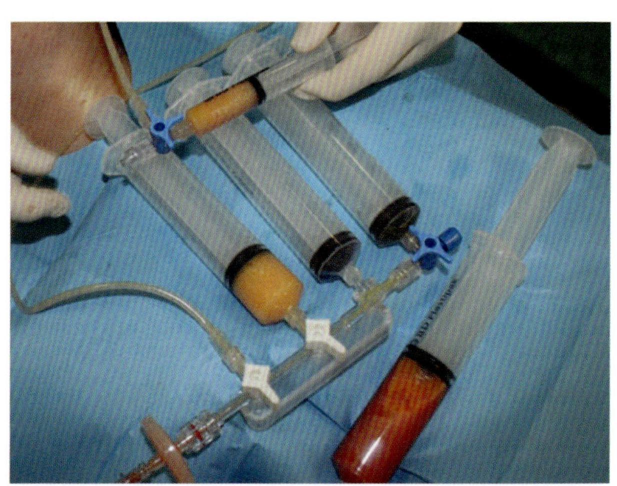

图 20.3 用微脂盒制备的 5 mL 微粒脂肪（www.microfat.com）。（Published by kind permission of © Mario Goisis 2018. All Rights Reserved）

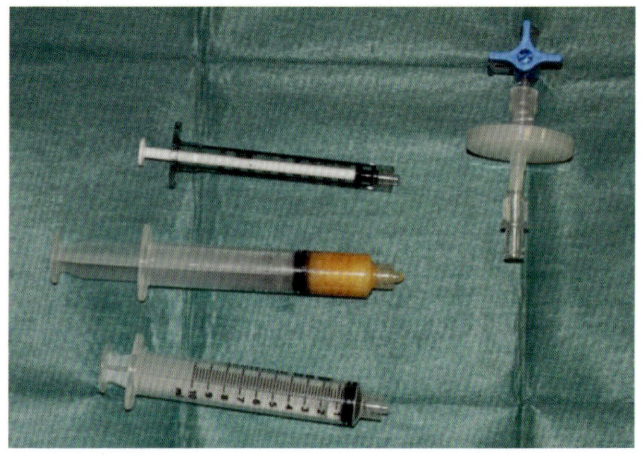

图 20.4 DE 纳米脂肪套装（Published by kind permission of © Mario Goisis 2018. All Rights Reserved）

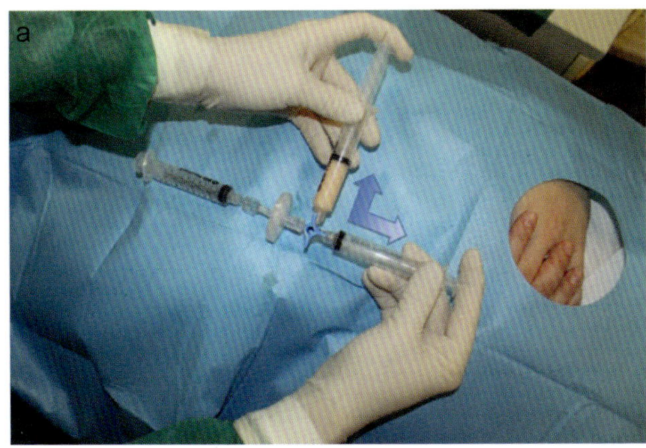

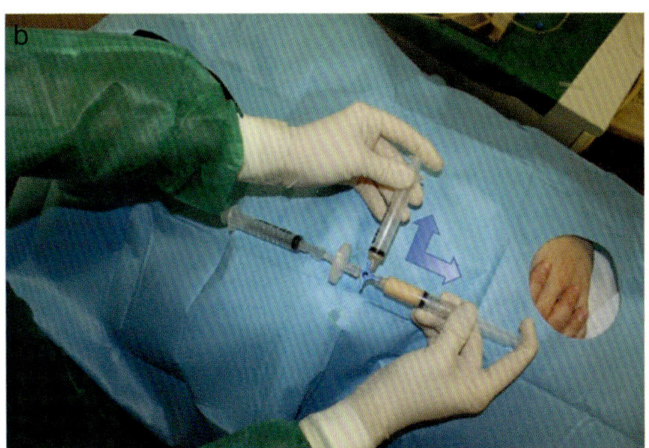

图 20.5 a、b. 将 10 mL 注射器连接到套装。在两个注射器之间快速移动 30 次（Published by kind permission of © Mario Goisis 2018. All Rights Reserved）

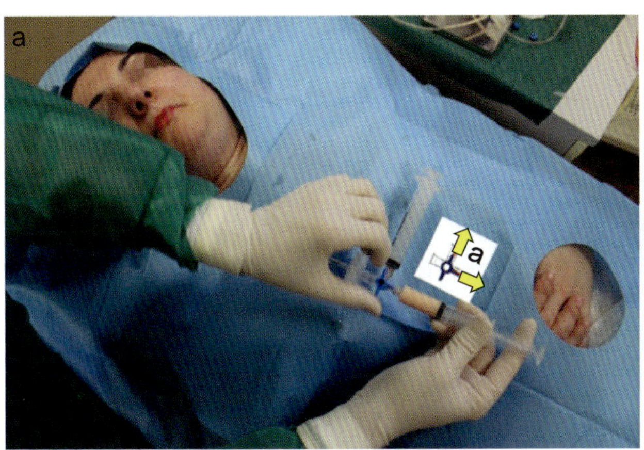

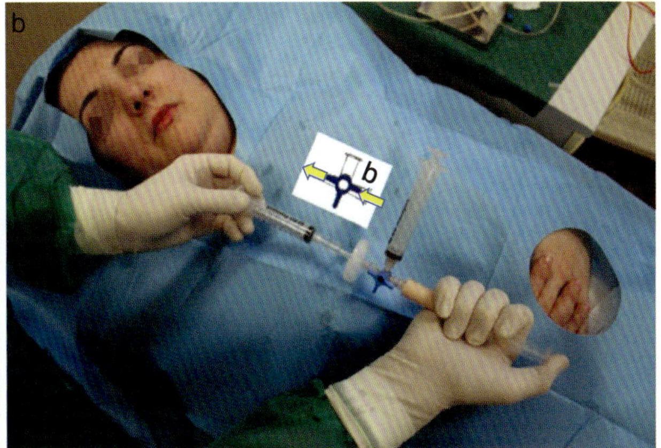

图 20.6 a、b. 将旋塞从位置 a 移动至位置 b（Published by kind permission of © Mario Goisis 2018. All Rights Reserved）

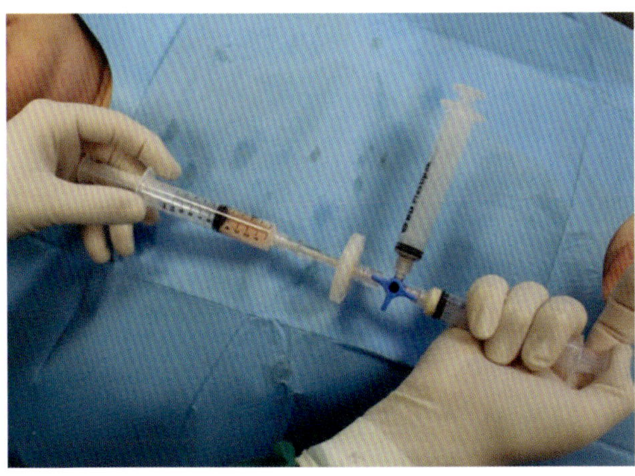

图 20.7 通过这种方式，脂肪被过滤并直接转移到第 3 个注射器中（Published by kind permission of © Mario Goisis 2018. All Rights Reserved）

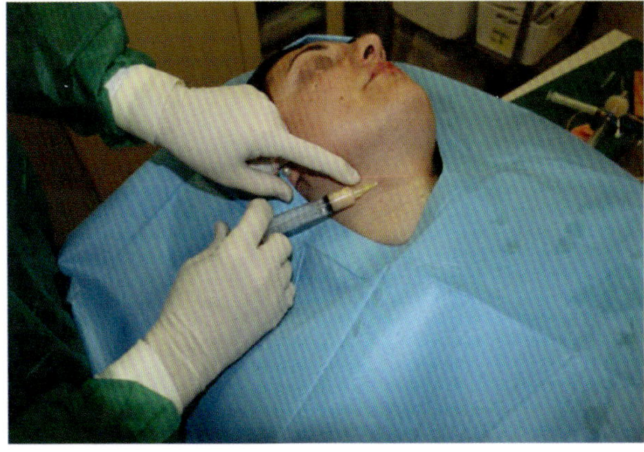

图 20.8 由于已过滤，可以直接用 30G 的针头注射脂肪（Published by kind permission of © Mario Goisis 2018. All Rights Reserved）

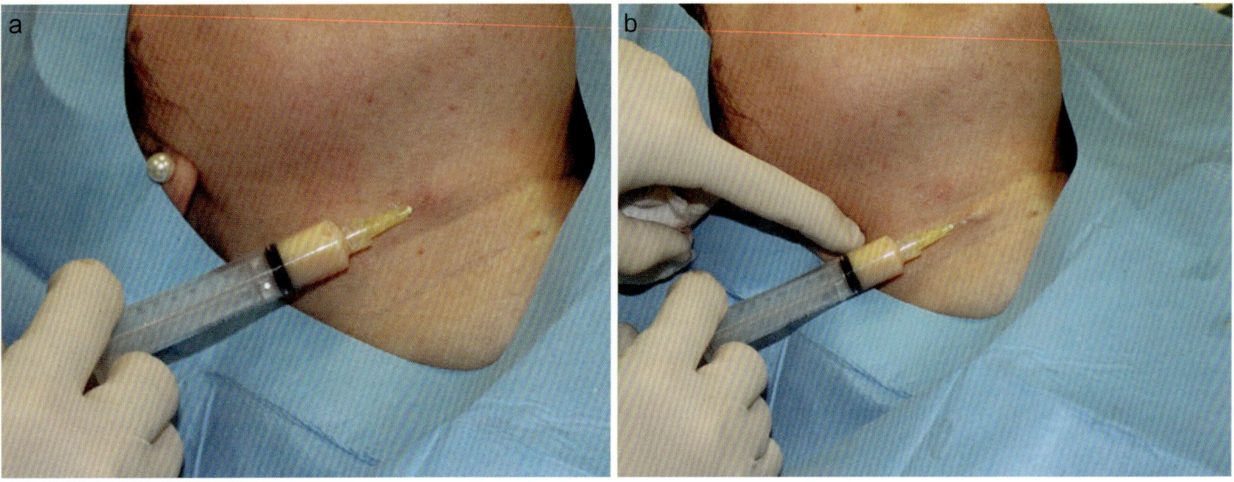

图 20.9 a、b. 注射纳米移植物到颈部的皮内和皮下层。针尖插入深度为 2 ~ 3 mm，注射剂量非常少，约为 0.1 mL 或更少（Published by kind permission of © Mario Goisis 2018. All Rights Reserved）

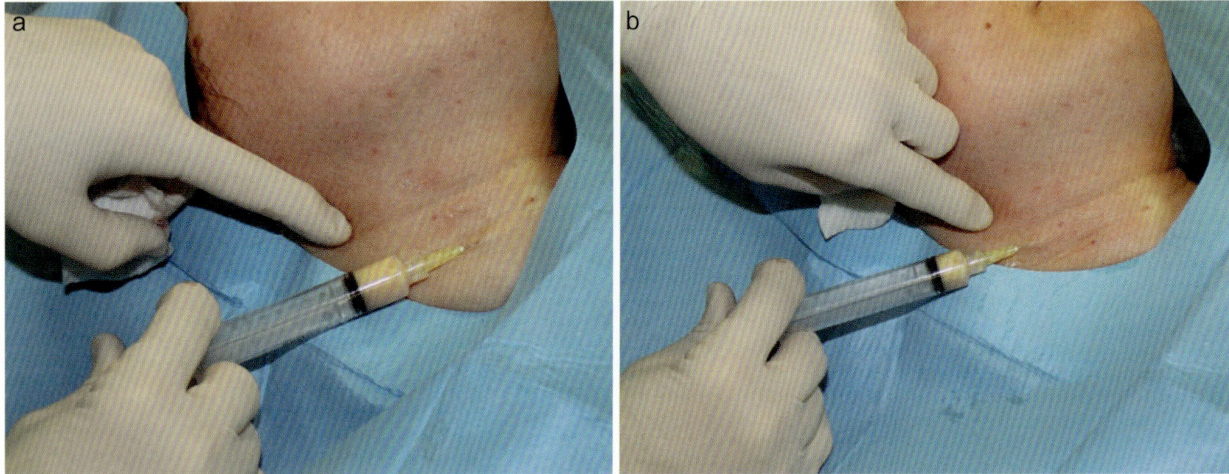

图 20.10 a、b. 标记点之间的理想距离是 1 cm（Published by kind permission of © Mario Goisis 2018. All Rights Reserved）

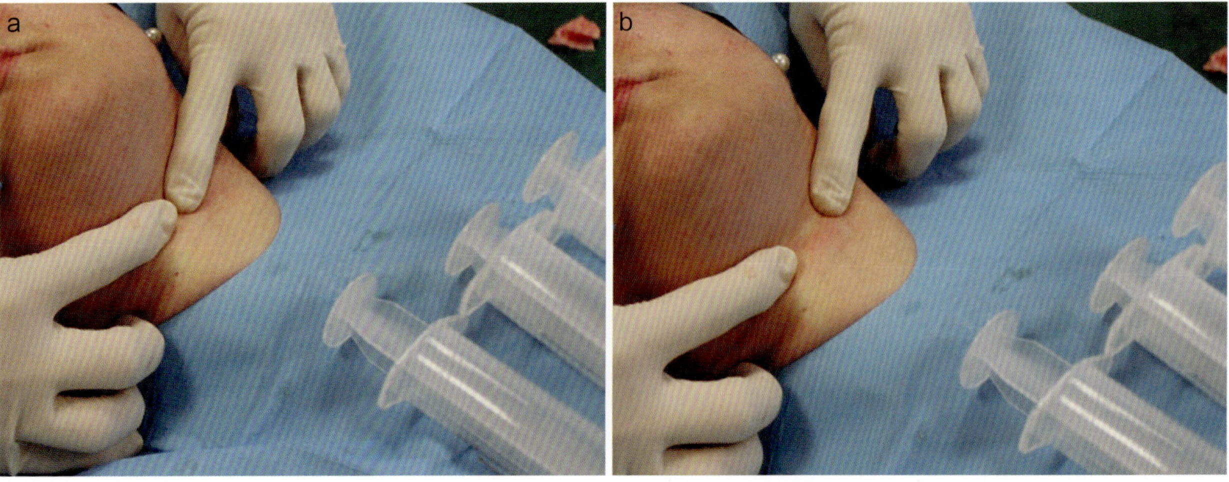

图 20.11 a、b. 注射后要对注射部位进行有力的按摩（Published by kind permission of © Mario Goisis 2018. All Rights Reserved）

20.4.2 适应证

- 微粒移植物不应注射到血液供应不足、感染或炎症的区域。
- 如果该区域之前已经注射过液态硅胶其他永久性填充物，则不应进行注射，因为再次注射可能会导致移植物的炎症或感染。

20.4.3 并发症

即刻并发症（注射后 72 h 内）是短暂的红斑、水肿、硬结、瘙痒和瘀斑。

早期并发症（注射后几天至几周）包括矫形过度、局部感染、皮肤坏死、疱疹复发、变色和持续的局部症状（红斑、水肿、硬结、瘙痒和色素沉着）。

晚期或迟发并发症包括高比例的脂肪吸收和囊肿。

20.4.4 材料

- 每侧注射 2～4 mL 微粒脂肪。

– 21G 针头。

– 22G、4 cm 注射针。

用于收集和处理微脂肪的标准系统：

– 微脂箱，由斜面和封闭的洗涤过滤系统组成。

– 4 个 60 mL 注射器。

– 2 个 10 mL 注射器。

– 1 个 1 mL 注射器。

– 30G 针头。

– 16G 针头。

– 直径 2 mm、长 10 cm 的 Goisis 吸脂针，用于脂肪采集。

– 氯己定酒精溶液（2％葡萄糖酸氯己定和 70％异丙醇），无菌手术铺巾。

– 冰袋。

– 2 cm x 2 cm 无菌方形纱布。

– 无菌敷料包。

药物包括：

– 100 mL 低温生理盐水。

– 120 mL 低温 Klein 溶液。

1 L Klein 溶液由 800 mg 利多卡因、1 mg 肾上腺素、40 mEq 碳酸氢钠和 1000 mL 生理盐水溶液制成。

地点：微粒脂肪采集可以在小型手术室 / 治疗室中进行。需配备氧气、脉搏血氧仪、急救车 / 急救箱。

助手：助手可以在手术进行的第一阶段以无菌方式将材料转移到操作台。一个医生也可以轻松地单独完成整个过程。

注射层次：皮下层。

20.4.5 手术时间

获取脂肪后，整个过程通常需要 5～15 min。

20.4.6 操作步骤

操作步骤如图 20.12～图 20.20 所示。

20.5 生物年轻化技术治疗颈部及“领口圈”

生物嫩肤是利用一般低黏度的透明质酸刺激真皮产生新的基质，并诱导皮肤深层水化，改善皮肤结构和弹性的技术。内源性透明质酸的产生随着年龄的增长而急剧下降，从而导致皱纹的形成。向真皮注射低黏度透明质酸可以提高成纤维细胞、内皮细胞、巨噬细胞和清除受损真皮蛋白自由基的能力，从而促进真皮层的再生。(courtesy of Injections in Aesthetic Medicine, Springer)

20.5.1 适应证

生物再生可用于改善皮肤的营养、纹理和人体解剖各部位真皮的弹性，通常是在面部、颈部、“领口圈”和手部进行注射。

可以按照透明质酸和纳米脂肪的联合治疗方案在 12 个月的时间内注射低黏度的透明质酸：

在第 4、8 和 12 个月注射纳米移植物。

在第 1、2、3、5、6、7、9、10、11 个月注射非交联低黏度透明质酸。

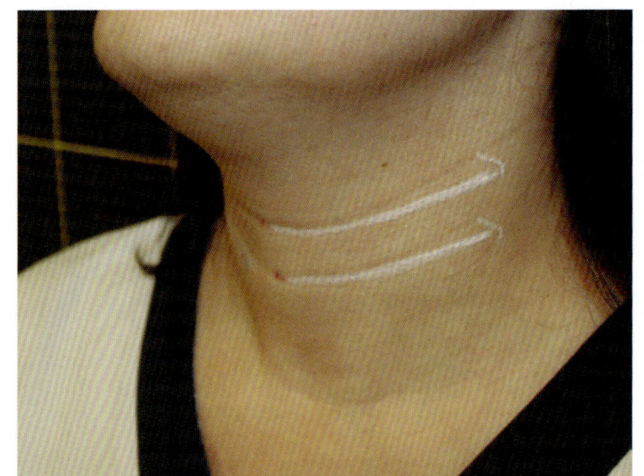

图 20.12 皮肤上标记处的治疗区（Published by kind permission of © Mario Goisis 2018. All Rights Reserved）

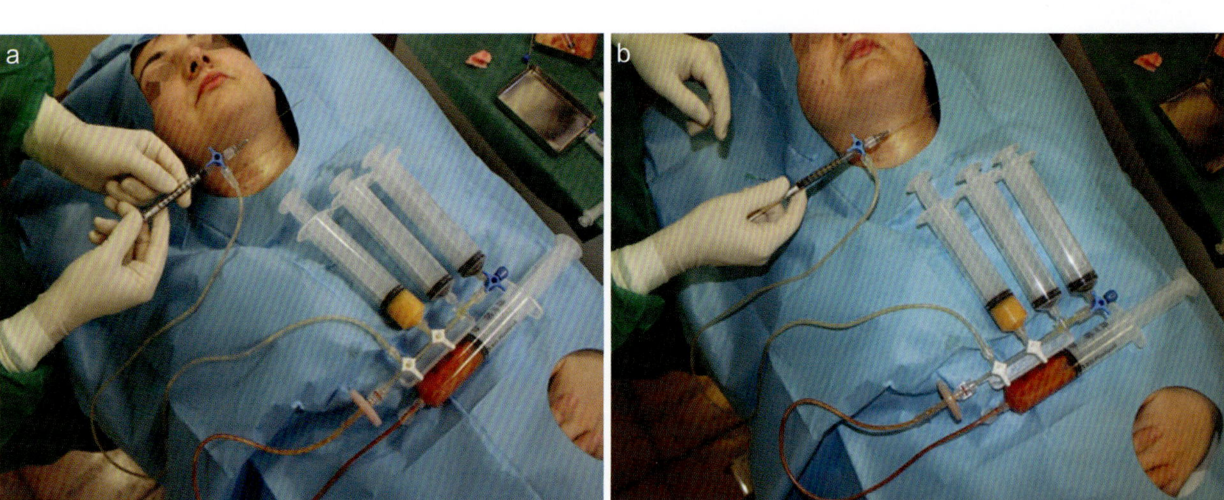

图 20.13 a、b. 1 mL 注射器内装满微粒脂肪（www.microfat.com）（Published by kind permission of © Mario Goisis 2018. All Rights Reserved）

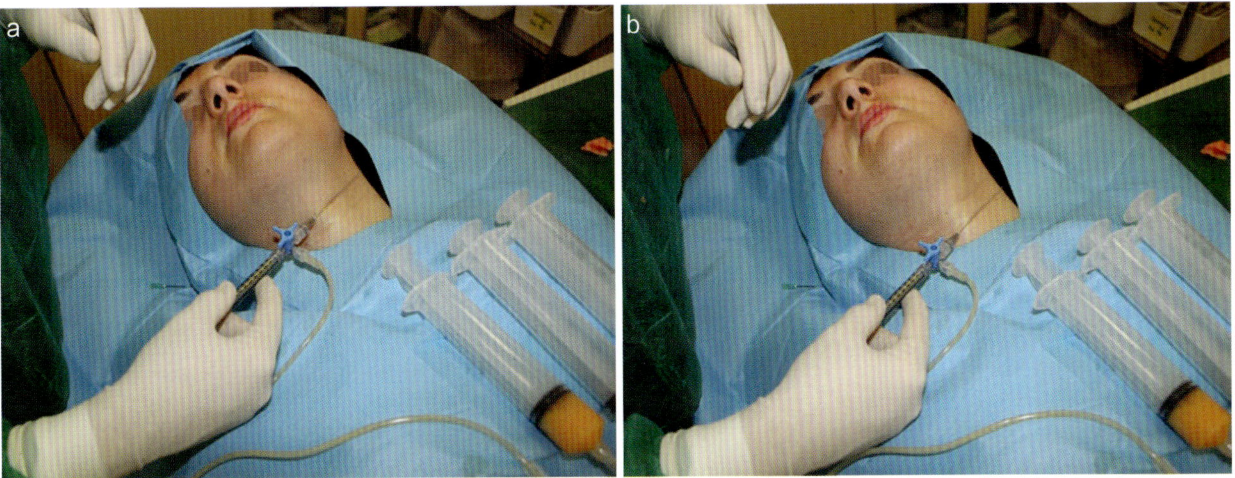

图 20.14　a、b. 注射针走行路径（Published by kind permission of © Mario Goisis 2018. All Rights Reserved）

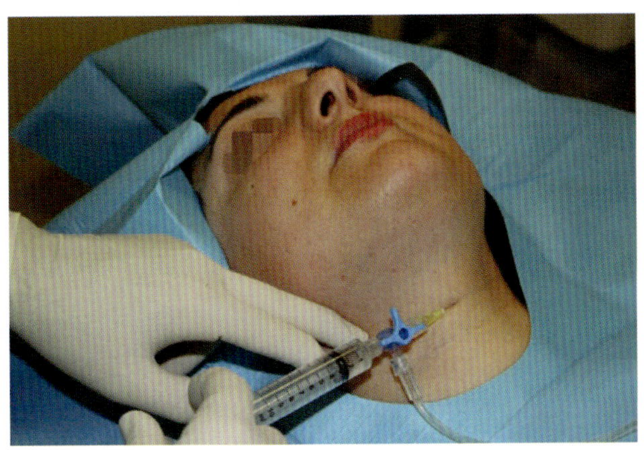

图 20.15　在进针点用 0.2 mL Klein 溶液进行麻醉。进入点在中线水平，与较大的颈部线相对应（Published by kind permission of © Mario Goisis 2018. All Rights Reserved）

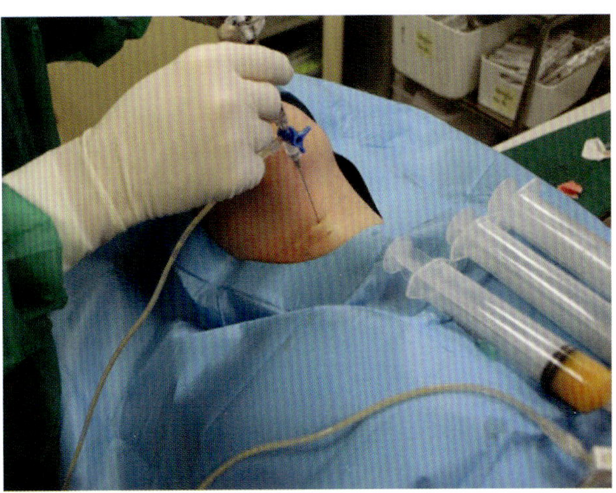

图 20.17　用 22G 钝针垂直插入皮肤表面，然后平行于皮肤平面旋转进针（Published by kind permission of © Mario Goisis 2018. All Rights Reserved）

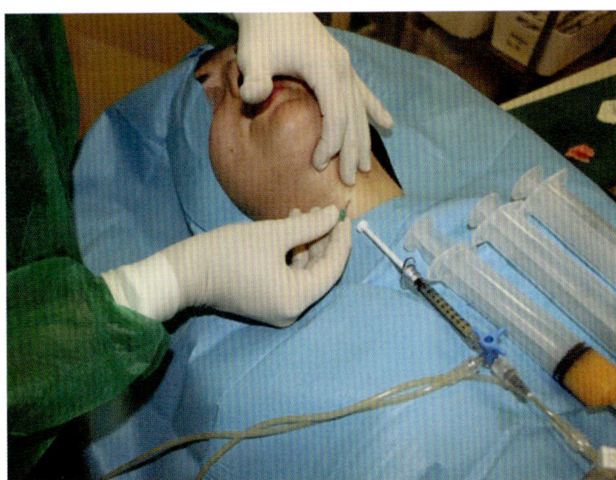

图 20.16　用 21G 针做开口（Published by kind permission of © Mario Goisis 2018. All Rights Reserved）

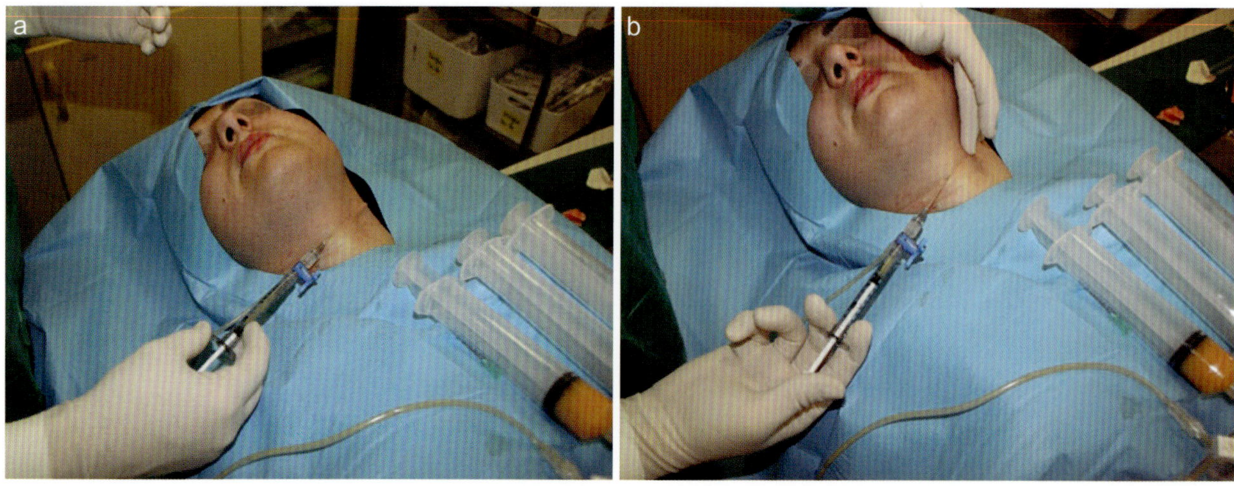

图 20.18 a、b. 缓慢注射脂肪，同时通过逆行注射抽离针管。脂肪被注射到皮下层（Published by kind permission of ©Mario Goisis 2018. All Rights Reserved）

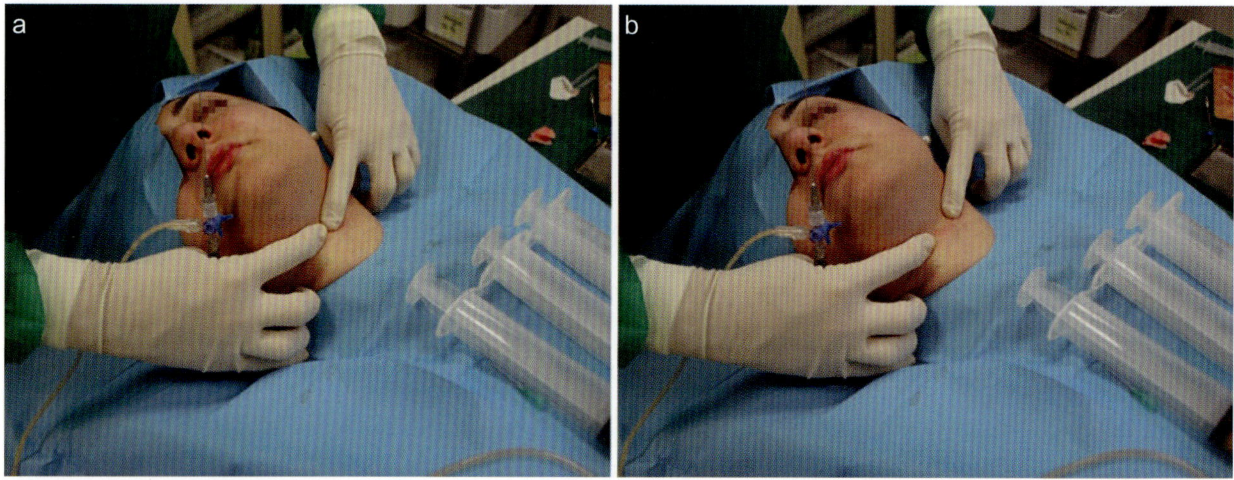

图 20.19 a、b. 用力按摩注射部位（Published by kind permission of © Mario Goisis 2018. All Rights Reserved）

图 20.20 在治疗期间的患者，颈部左侧已经注射（Published by kind permission of © Mario Goisis 2018. All Rights Reserved）

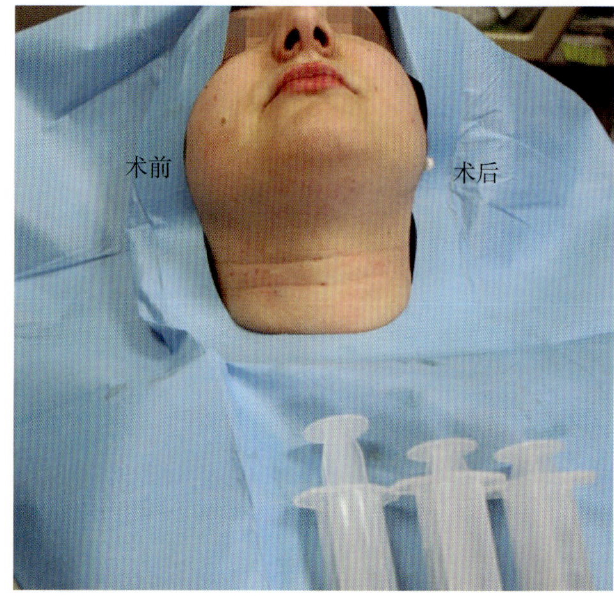

20.5.2 手术时间

整个手术过程通常需要 5 ~ 10 min。

20.5.3 材料

- 0.8 mL 的低黏度透明质酸。
- 29G 或 30G 针。
- 局部麻醉。
- 纱布和消毒液。

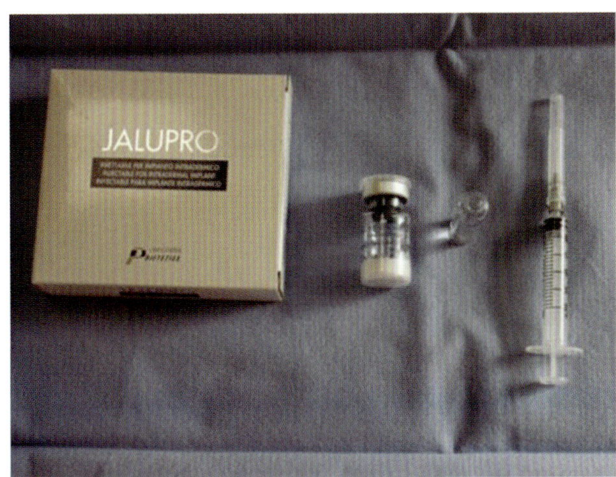

图 20.21 Jalupro (courtesy of Springer, Injections in Aesthetic Medicine) (Published by kind permission of © Mario Goisis 2018. All Rights Reserved)

20.5.4 材料的选择

- Jalupro（图 20.21）。
- Stylage Hydro。
- Belotero Soft。
- Restylane Vital Light。

20.6 应用PRP治疗颈部和“领口圈”（图 20.22~图 20.27）

20.6.1 适应证

注射 PRP 到真皮层不是为为增强体积，填补皱纹，是为了获得成纤维细胞刺激，从而产生新的胶原蛋白和更新皮肤。

20.6.2 并发症

血小板功能障碍综合征。
严重的血小板减少症。
手术部位的局部感染。
术前 48 h 持续使用非甾体抗炎药。
术前 1 个月在治疗部位注射皮质类固醇。
治疗前 2 周全身使用皮质类固醇。

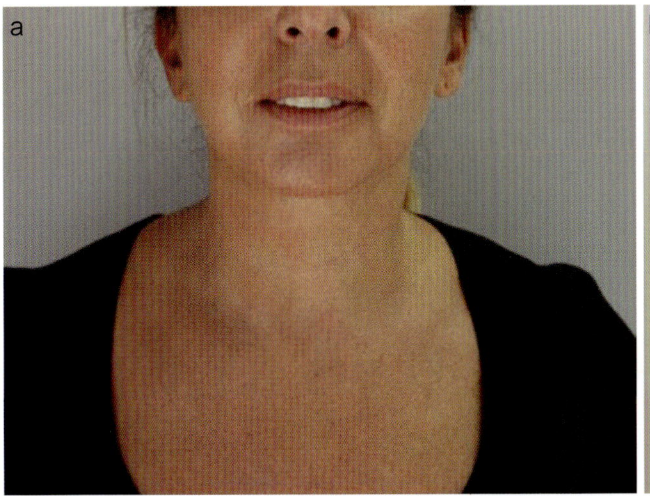

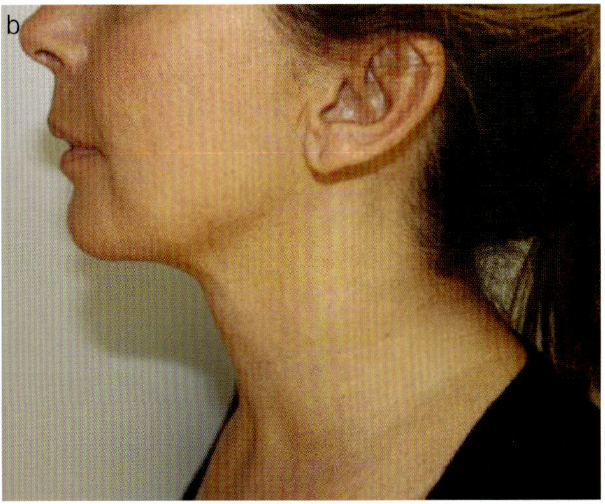

图 20.22 a、b. 治疗前患者颈部及“领口圈”(Published by kind permission of © Mario Goisis 2018. All Rights Reserved)

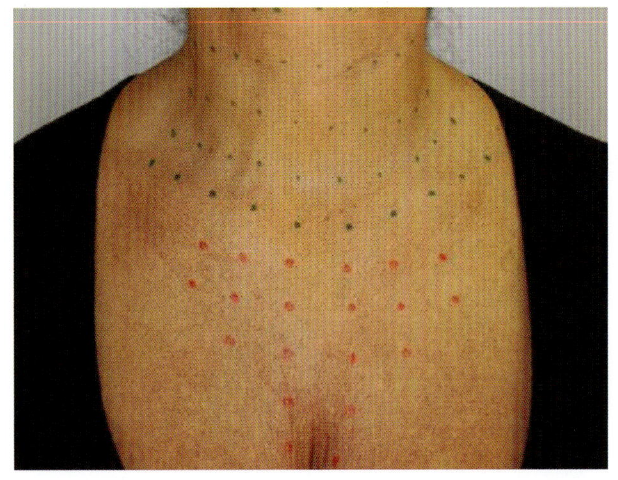

图 20.23　患者皮肤上的注射点标记。不需要注射局部麻醉药，但可在治疗前 10～20 min 使用温和的局部麻醉凝胶外敷。对于透明质酸，可视产品具体情况决定是否需要与麻醉溶液混合。使用麻醉剂使患者对治疗过程更容易接受（Published by kind permission of © Mario Goisis 2018. All Rights Reserved）

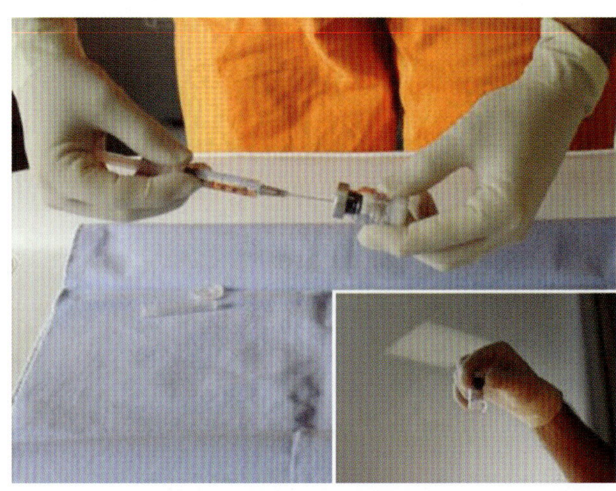

图 20.24　有些产品（如 Jalupro）是作为无菌粉剂出售的，需要进行稀释。无菌粉剂用试剂盒中 2.5 mL 溶剂稀释（Published by kind permission of © Mario Goisis 2018. All Rights Reserved）

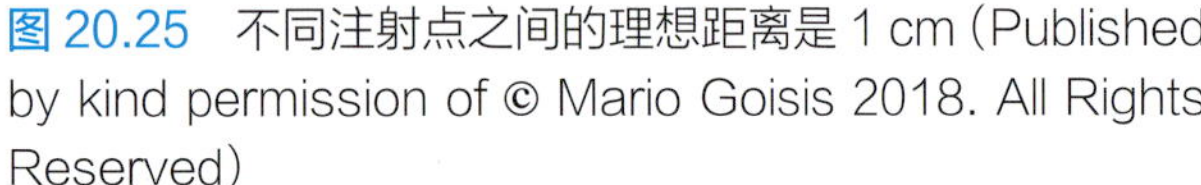

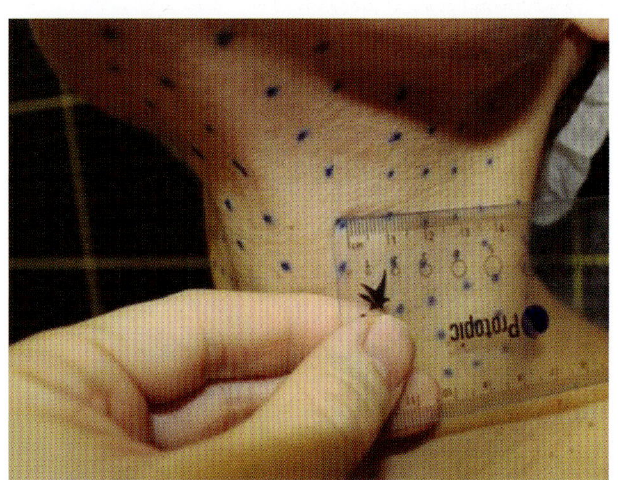

图 20.25　不同注射点之间的理想距离是 1 cm（Published by kind permission of © Mario Goisis 2018. All Rights Reserved）

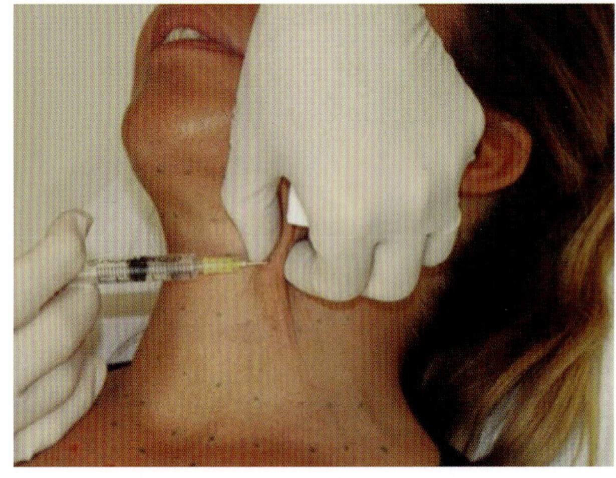

图 20.26　采用 Picottage 技术将透明质酸溶液注射到颈部，用非注射手拇指和食指捏住皮肤可以注射到正确的层次，即真皮浅层，并减少疼痛感。针插入深度为 2～3 mm，产品注射量很小，约为 0.5 mL 或更少（Published by kind permission of © Mario Goisis 2018. All Rights Reserved）

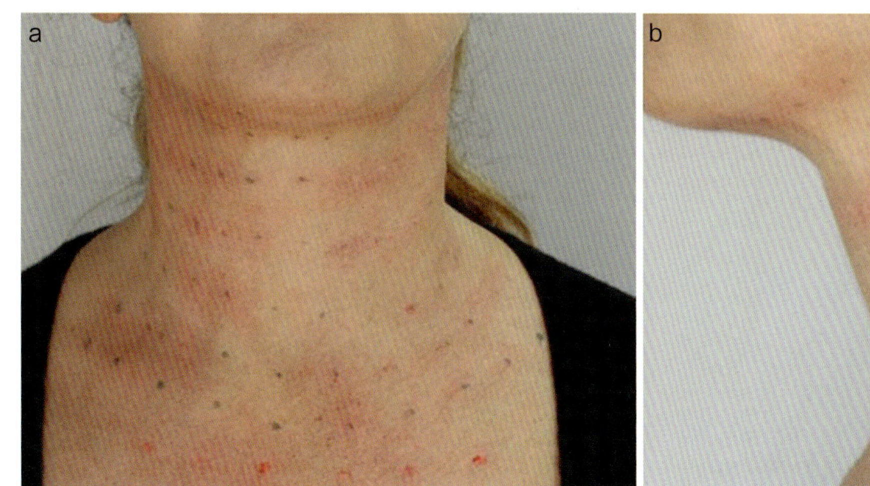
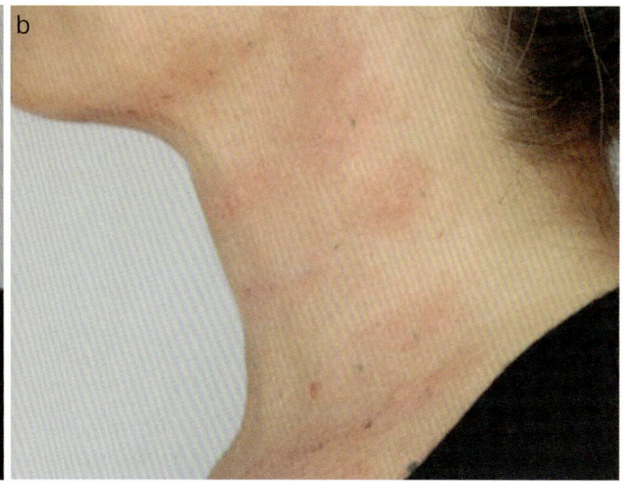

图 20.27 a、b. 注射后会立即发红（Published by kind permission of © Mario Goisis 2018. All Rights Reserved）

癌症（尤其是造血或骨癌）、艾滋病、丙肝。

20.6.3 手术时间

整个手术过程通常需要 45 min。

20.6.4 材料及操作步骤

制备 PRP 的内有抗凝血剂的空离心管。

- PRP 工具包。
- 纱布和消毒溶液。
- 离心机。

操作步骤如图 20.28 ~ 图 20.31。

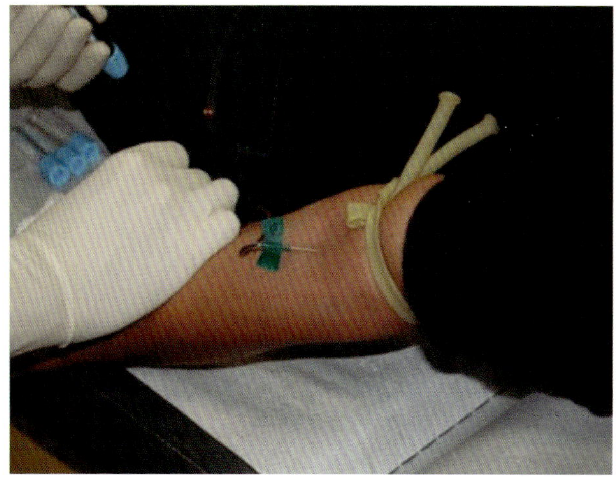

图 20.28 采集患者全血（Published with kind permission of © Mario Goisis 2018. All Rights Reserved）

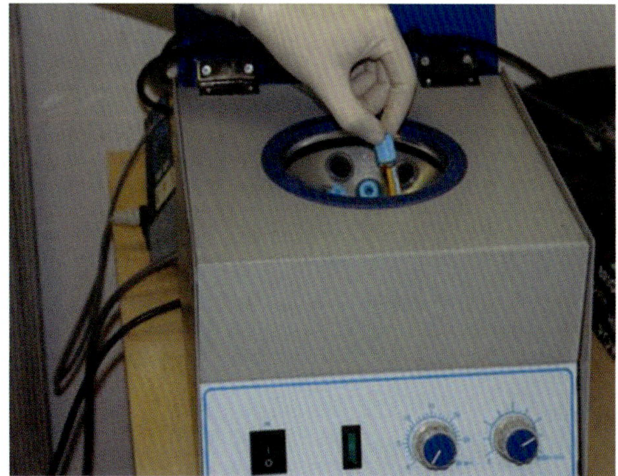

图 20.29 以 1500 g 离心 5 ~ 10 min(Published by kind permission of © Mario Goisis 2018. All Rights Reserved）

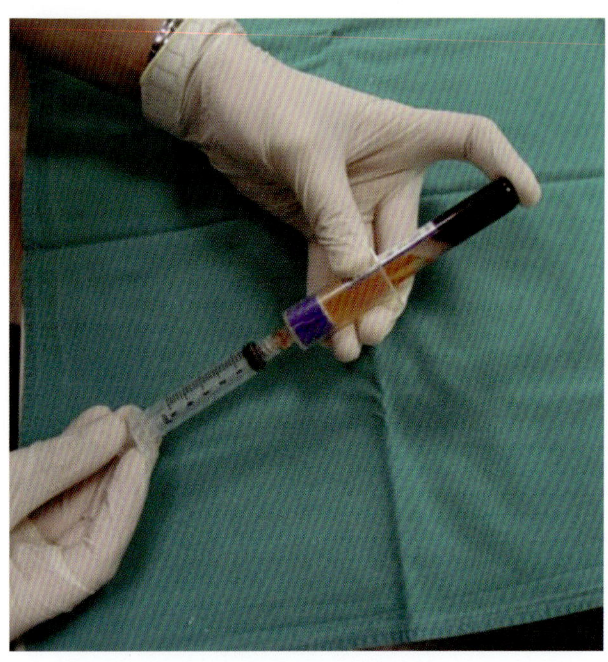

图 20.30　用 5 mL 螺旋注射器收集 PRP（Published by kind permission of © Mario Goisis 2018. All Rights Reserv）

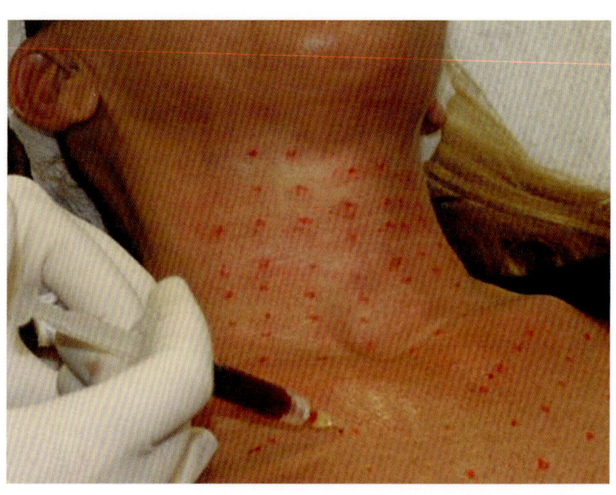

图 20.31　用 29G 或 30G 针头多次小剂量注射 0.1 mL PRP 至患者颈部及“领口圈”，注射时应在真皮浅表层各点注射，注射深度为皮下 2~3 mm（Published by kind permission of © Mario Goisis 2018. All Rights Reserved）

手臂

Mario Goisis，Sara Izzo

21

衰老不仅表现在面部，也会表现在手臂。皮肤失去弹性是导致手臂老化的主要因素。

21.1 解剖

手臂从肩膀延伸到手部，由一个复杂的机械和功能结构组成，使其成为人体最有用的工具之一。筋膜层把手臂的肌肉分成两个隔间。神经供应由肌皮神经和桡神经保证。上臂的主要动脉是肱动脉，它有一个重要的分支：肱深动脉。头静脉和基底静脉是上臂的主静脉：第 1 根位于上臂内侧，第 2 根沿上臂外侧移动，终点为腋静脉。肘内静脉的存在保证了两条静脉之间的连接。这条静脉经过肘窝，具有重要的临床意义（图 21.1）。

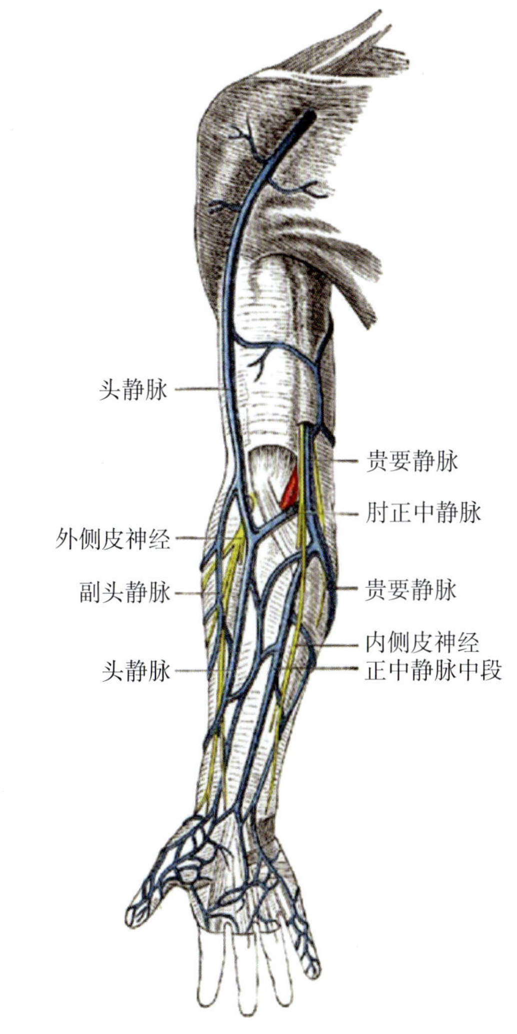

图 21.1　上臂静脉解剖的彩色插图（Published by kind permission of © Mario Goisis 2018. All Rights Reserved）

21.2 风险规避

检查和识别主要的浅表静脉可以有效地避免血肿。

21.2.1 应用纳米脂肪移植治疗上臂

纳米脂肪移植可用于改善身体各个部位真皮层的营养、质地和弹性，但通常是注射到面部、颈部、“领口圈”和手部。

年轻化治疗尤其试用于那些吸烟和（或）长时间暴露在阳光下的人群。

M. Goisis (✉)
Maxillo-Facial and Aesthetic Surgeon, Go Easy Clinic, Milan, Italy

S. Izzo
Department of Plastic Surgery, University of Campania “Luigi Vanvitelli”, Naples, Italy

M. Goisis (ed.), *Outpatient Regenerative Medicine*, https://doi.org/10.1007/978-3-319-44894-7_21

21.2.2 禁忌证

有凝血缺陷或正在接受抗凝治疗的患者属于相对禁忌证。与其他注射一样，这些受试者存在出血和血肿形成的风险。

纳米脂肪不应注射到缺乏足够血液供应和存在感染或炎症的区域。

如果该区域之前注射过液体硅胶或其他永久性填充物，则不应进行注射，因为再次注射可能会导致移植物的炎症或感染。

21.2.3 手术时间

纳米脂肪制备后，整个手术过程通常需要 5 ~ 10 min。

注射平面：真皮 - 皮下层。

21.2.4 适应证

改善小皱纹和松弛的手臂。

21.2.5 材料

- 每侧注射 1 ~ 2 mL 纳米脂肪。
- 26G 针头。
- 27G、3.7 cm 钝针。

采用了一种制备纳米脂肪的标准系统：

- 纳米脂肪系统，由连接有用于乳化液和微脂过滤的封闭系统的连接器组成。
- 2 个 10 mL 注射器。

为了收获和加工脂肪，需要使用标准的微脂肪系统：

- 微脂盒，由斜面和封闭的清洗和过滤系统组成。
- 4 个 60 mL 注射器。
- 2 个 10 mL 注射器。
- 1 个 1 mL 注射器。
- 30G 针头。
- 16G 针头。
- 直径 2 mm、长 10 cm 的 Goisis 吸脂针。
- 氯己定酒精溶液（2% 葡萄糖酸氯己定和 70% 异丙醇），无菌手术铺巾。
- 冰袋。
- 2 cm×2 cm 无菌方形纱布。
- 无菌敷料包。

无菌注射药物包括：

- 100 mL 低温生理盐水。
- 120 mL 低温 Klein 溶液。

1 L Klein 溶液由 800 mg 利多卡因、1 mg 肾上腺素、40 mEq 碳酸氢钠和 1000 mL 生理盐水制成。

地点：微粒脂肪采集可以在小型手术室 / 治疗室中进行。需配备氧气、脉搏血氧仪、急救车 / 急救箱。

助手：助手可以在手术进行的第一阶段以无菌方式将材料转移操作台。一个医生也可以轻松地单独完成整个过程。

注射层次：皮下层 - 皮内。

21.2.6 操作步骤

操作步骤如图 21.2 ~ 图 21.8 所示。

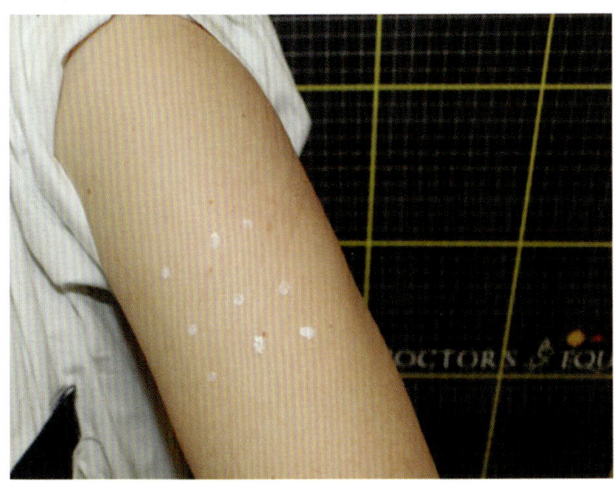

图 21.2 标记患者皮肤上的注射点。在治疗前 10 ~ 20 min 使用温和的外用局部麻醉药凝胶，不需要局部注射麻醉（Published by kind permission of © Mario Goisis 2018. All Rights Reserved）

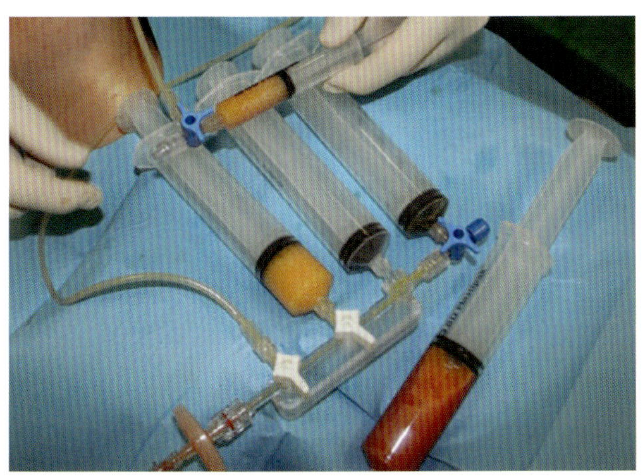

图 21.3 5 mL 微粒脂肪是用微脂肪盒制备的（www.microfat.com）（Published by kind permission of © Mario Goisis 2018. All Rights Reserved）

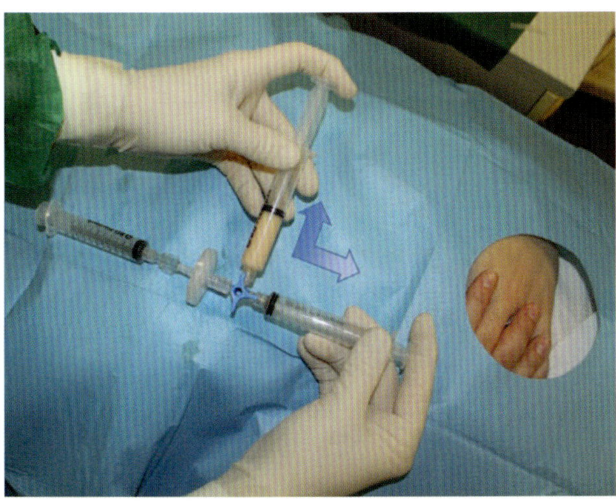

图 21.4 10 mL 注射器连接到纳米脂肪工具包。脂肪在两个注射器之间快速移动 30 次（Published by kind permission of © Mario Goisis 2018. All Rights Reserved）

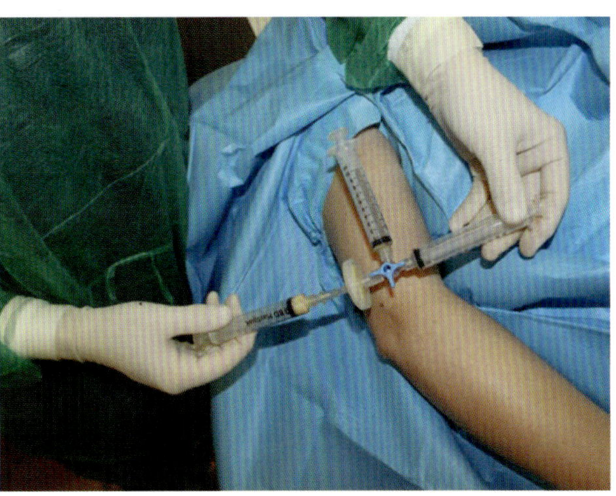

图 21.5 脂肪被过滤并直接转移到第 3 个注射器中（Published by kind permission of © Mario Goisis 2018. All Rights Reserved）

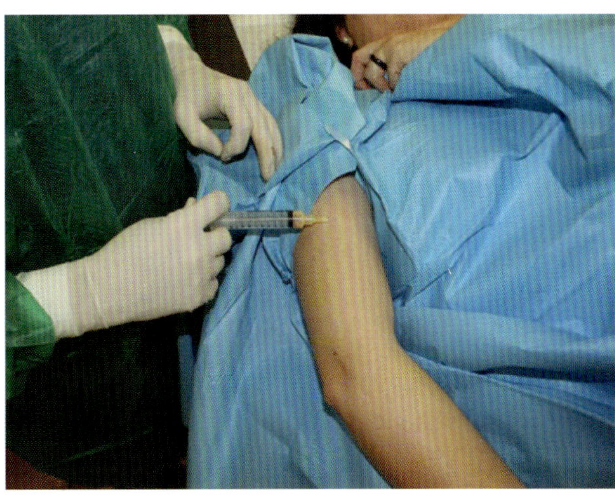

图 21.6 经过过滤后，可以直接使用 30G 针头注射纳米脂肪（Published by kind permission of © Mario Goisis 2018. All Rights Reserved）

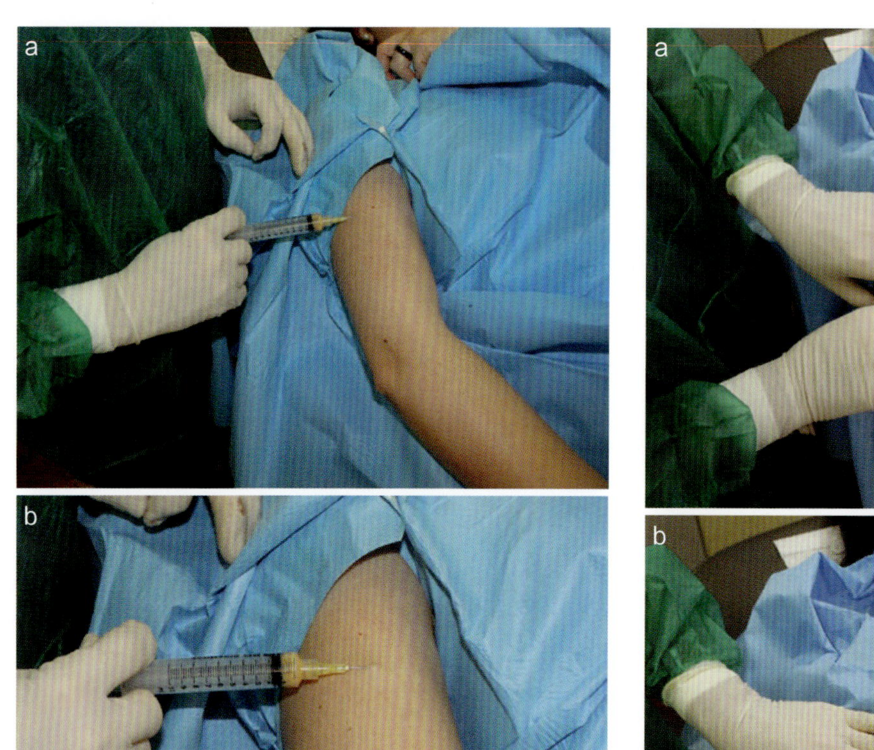

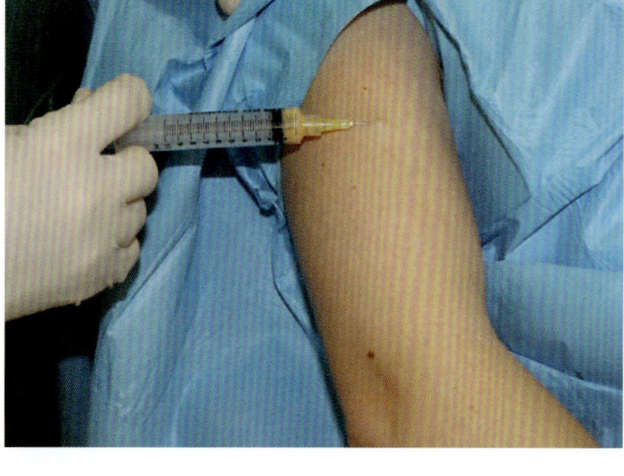

图 21.7　a、b. 将纳米移植物注射到手臂的皮内 / 皮下层。针插入深度为 1~3 mm；产品注射量很小，约为 0.1 mL 或更少（Published by kind permission of © Mario Goisis 2018. All Rights Reserved）

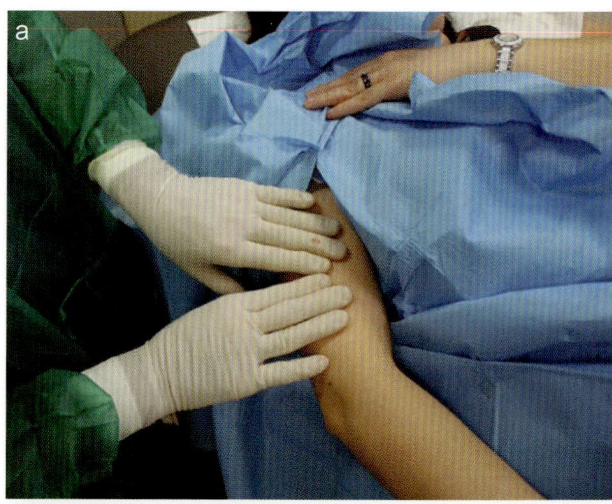

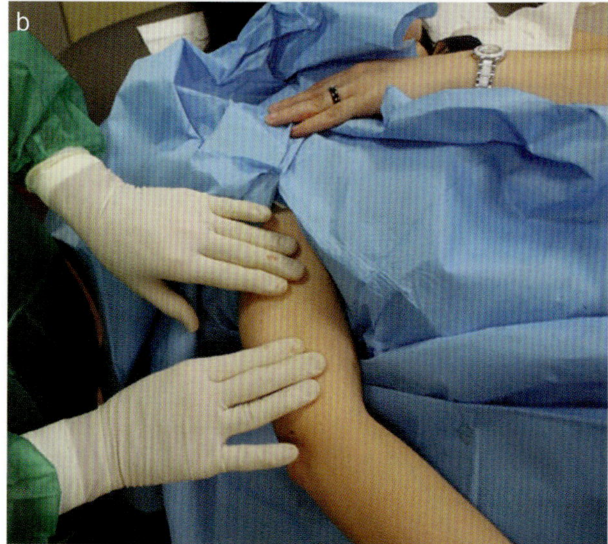

图 21.8　a、b. 强力按摩注射后的部位

手部

22

Mario Goisis，Sara Izzo，Claudio Rinna

当手部的皮下部组织容量变小，皮肤下的解剖结构变得明显时，手部就开始显现出衰老的迹象。通过注射脂肪来增加手部容量是一个很好的方法，有效地恢复手部的丰满和减少暴露关节和静脉。

22.1 解剖

手背浅筋膜覆盖手背表面的伸肌和内肌肌腱。在皮肤和浅背筋膜之间，有一个浅静脉网分布于一层薄薄的皮下组织中。

22.2 风险规避

填充手背时，将针插入手背筋膜表面是十分重要的，可以获得满意的效果。建议使用钝针，以减少损伤浅表静脉网的概率。安全可靠的注射点位于手腕远端每根肌腱之间的缝隙处。若填充不规则或过度矫正，后果会尤其明显，会给需要双手进行大量日常活动的患者带来严重的不适。因此，采用适合的注射技术可以避免对手部重要解剖结构的损伤。建议单次注射剂量不宜过多，按摩治疗区域也是非常重要的。(图 22.1、图 22.2)

M. Goisis (✉)
Maxillo-Facial and Aesthetic Surgeon, Go Easy Clinic, Milan, Italy

S. Izzo
Department of Plastic Surgery, University of Campania “Luigi Vanvitelli”, Naples, Italy

C. Rinna
Doctor’s Equipe, Milan, Italy

M. Goisis (ed.), *Outpatient Regenerative Medicine*, https://doi.org/10.1007/978-3-319-44894-7_22

22.3 使用微粒移植和 PRP 的混合物填充手背

22.3.1 适应证

双手外观体积变小和圆润度降低，背部的血管凸出。

微粒移植和 PRP 的混合应用成功率高，甚至可以应用在老年人的手部。

22.3.2 禁忌证

- 相对禁忌证是由于以前的创伤或手术干预造成的解剖改变。瘢痕常引起解剖结构的移位，并可导致动脉穿孔或神经损伤。也可能引起瘢痕挛缩，导致填充部分外观不对称和剂量不均匀。
- 不应该在缺乏足够的血液供应和感染或炎症的部位注射脂肪。

22.3.3 并发症

即刻并发症（注射后 72 h 内）是短暂的红斑、水肿、硬结、瘙痒和瘀斑。

早期并发症（注射后几天至几周）包括矫正过度、局部感染、皮肤坏死、疱疹复发、变色和持续的局部症状（红斑、水肿、硬结、瘙痒和色素沉着过度）。

晚期或迟发并发症包括高比例的脂肪吸收和囊肿。

22.3.4 手术时间

提取脂肪后，整个手术过程通常需要 5 min。

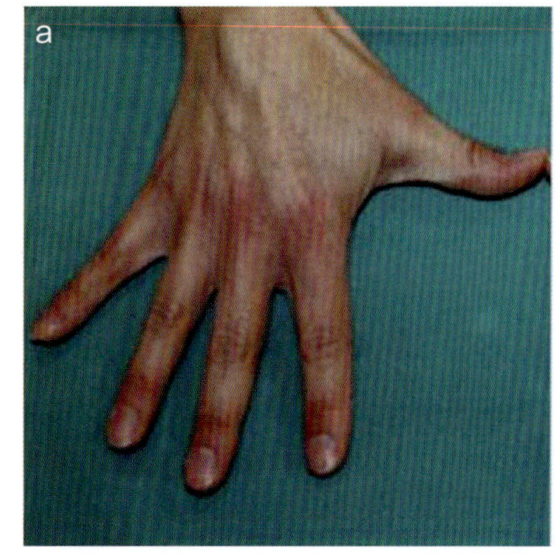

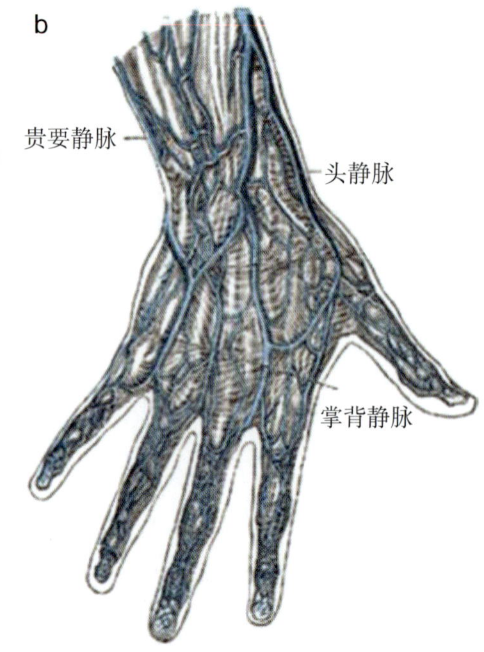

图 22.1 a. 手部。b. 手部静脉丛（Henry Gray, Anatomy: Descriptive and Surgical）（Published by kind permission of © Mario Goisis 2018. All Rights Reserved）

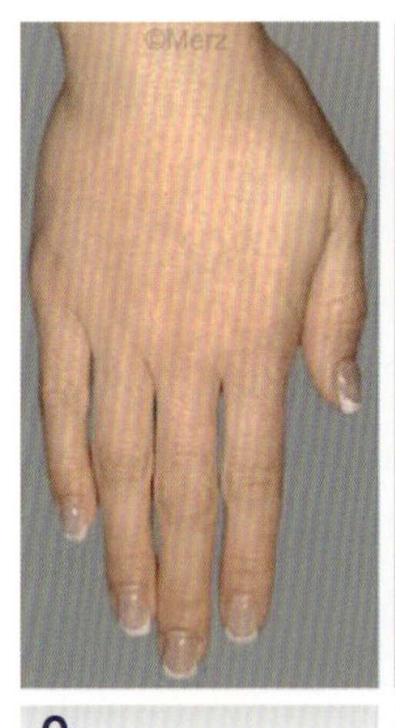

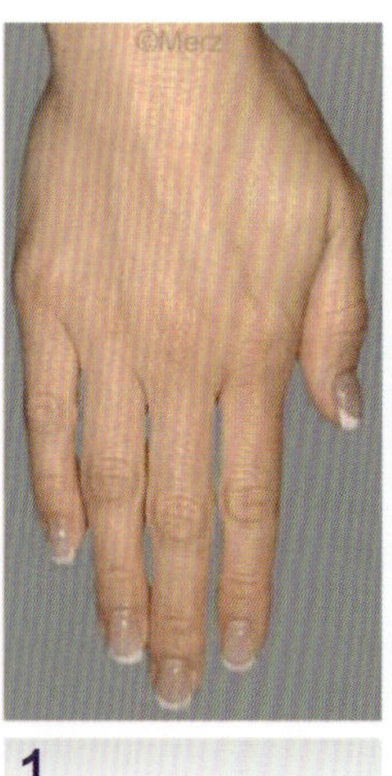

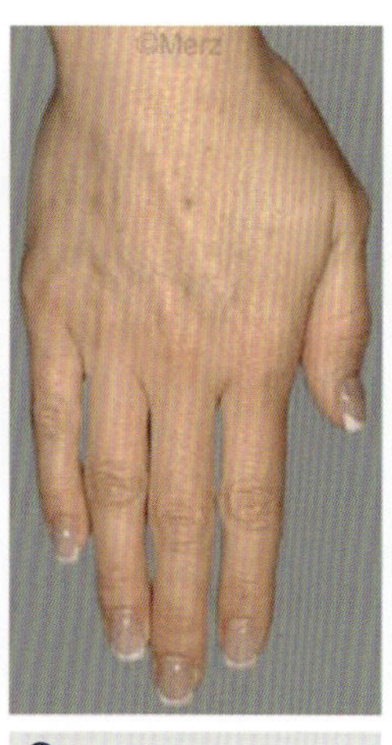

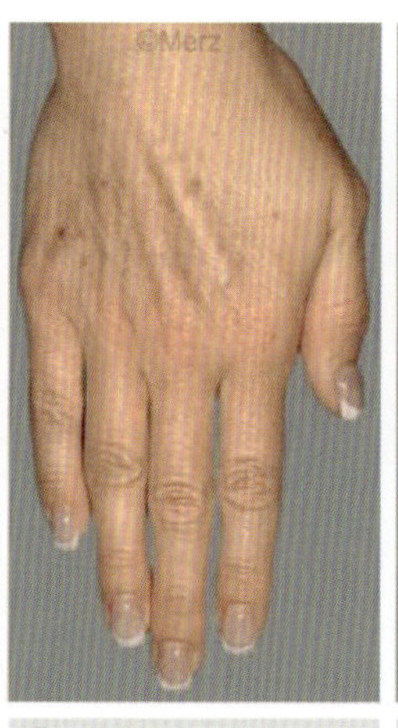

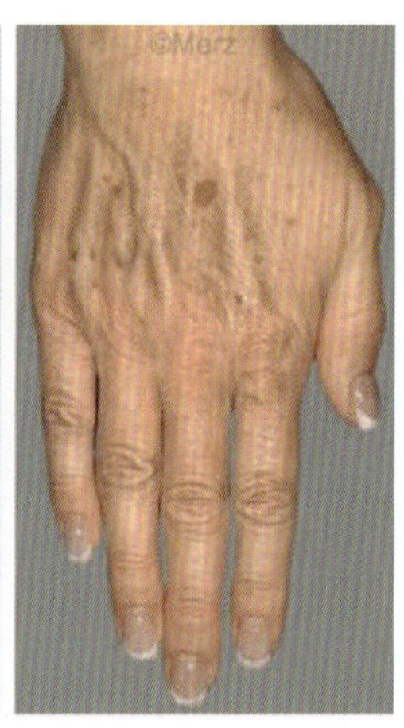

图 22.2 不同程度的脂肪组织流失和手部老化（courtesy of the Merz Company）（Published by kind permission of © Mario Goisis 2018. All Rights Reserved）

22.3.5 材料

· 每侧注射 2～4 mL 微粒脂肪。

- 21G 注射器。
- 22G、4 cm 钝针。

为了获取和加工微脂肪，需要使用一个标准系统：

- 微脂盒，由斜面和封闭的清洗和过滤系统组成。
- 4 个 60 mL 注射器。
- 2 个 10 mL 注射器。
- 1 mL 注射器。
- 30G 针头。
- 16G 针头。
- 直径 2 mm、长 10 cm 的 Goisis 吸脂针。
- 氯己定酒精溶液（2% 葡萄糖酸氯己定和 70% 异丙醇），无菌手术铺巾。
- 冰袋。
- 2 cm×2 cm 无菌方形纱布。

- 无菌敷料包。

无菌注射药物包括：

- 100 mL 低温生理盐水。
- 120 mL 低温 Klein 溶液。

1 L Klein 溶液由 800 mg 利多卡因、1 mg 肾上腺素、40 mEq 碳酸氢钠、1000 mL 生理盐水制成。

地点：微脂肪采集可以在一个小型手术室 / 医疗手术室中进行。需配备氧气、脉搏血氧仪、还有急救车 / 急救箱。

助手：助手可以在手术进行的第一阶段将材料转移到操作台。一个医生也可以单独完成整个过程。

22.3.6 操作步骤

操作步骤如图 22.3 ~ 图 22.18 所示。

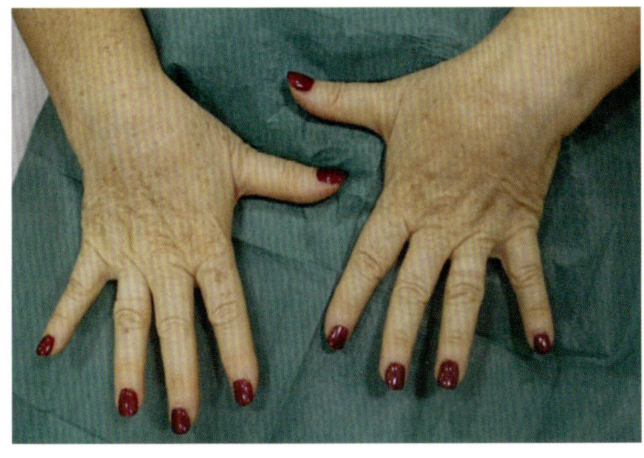

图 22.3 双手治疗前（Published by kind permission of © Mario Goisis 2018. All Rights Reserved）

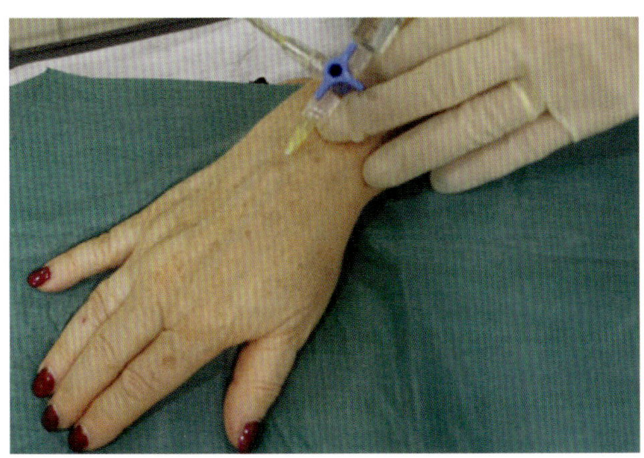

图22.4 在位于第三和第四掌骨之间的进针点注射 0.5 mL Klein 溶液。这种预防措施确保使用钝针治疗不会引起患者疼痛（Published by kind permission of © Mario Goisis 2018. All Rights Reserved）

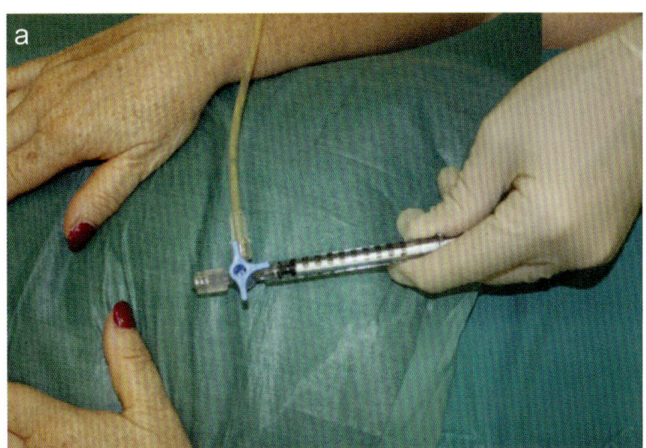

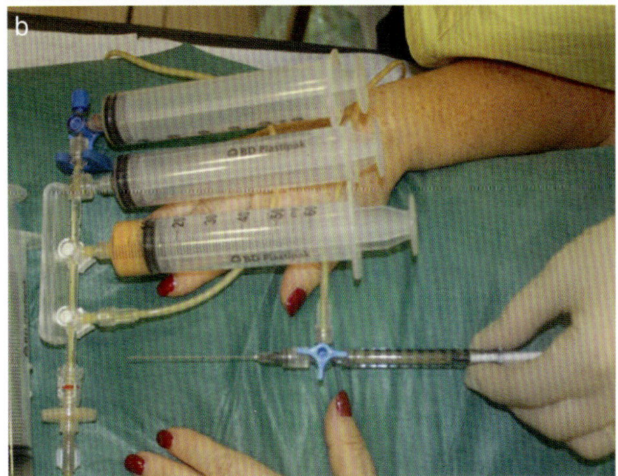

图 22.5 1 mL 注射器连接到填充了微粒脂肪和 PRP 的微脂盒（Published by kind permission of © Mario Goisis 2018. All Rights Reserved）

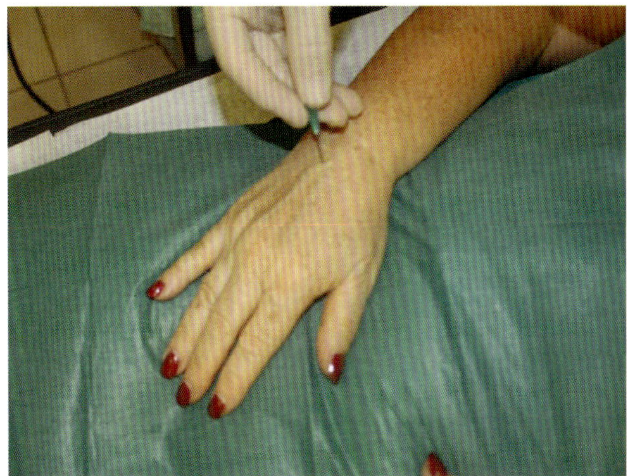

图 22.6 用 21G 针在手和手腕之间的边界上进针，然后进入皮下层（Published by kind permission of © Mario Goisis 2018. All Rights Reserved）

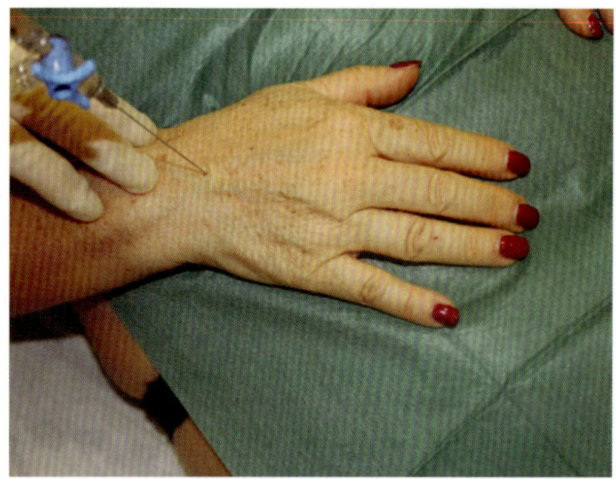

图 22.7 垂直插入 22G 钝针。针管深深地插入皮肤，同时注意保持在背浅筋膜的浅表层。然后，针尖向上指向手指关节水平（Published by kind permission of © Mario Goisis 2018. All Rights Reserved）

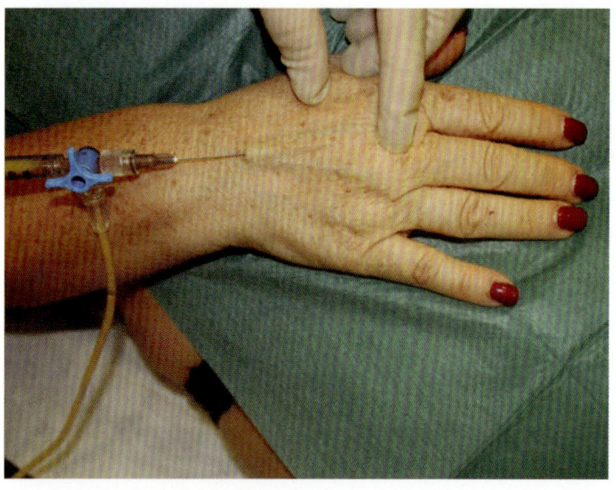

图 22.8 以逆行的方式将脂肪注射到皮下层，进入掌骨之间的间隙（Published by kind permission of © Mario Goisis 2018. All Rights Reserved）

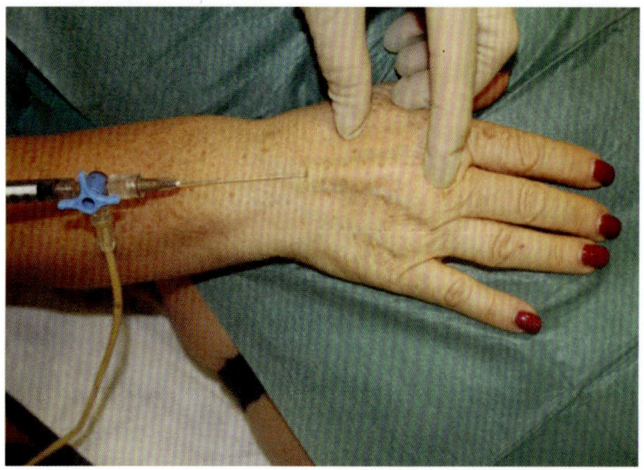

图 22.9 以逆行的方式将脂肪注射到皮下层并进入掌骨之间的间隙（Published by kind permission of © Mario Goisis 2018. All Rights Reserved）

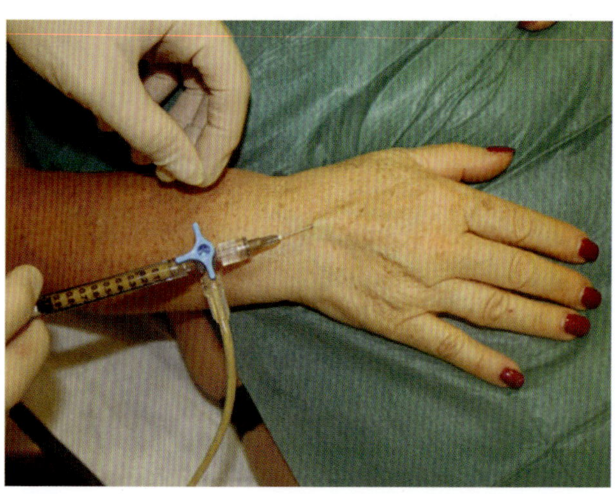

图 22.10 以逆行的方式将脂肪注射到皮下层并进入掌骨之间的间隙（Published by kind permission of © Mario Goisis 2018. All Rights Reserved）

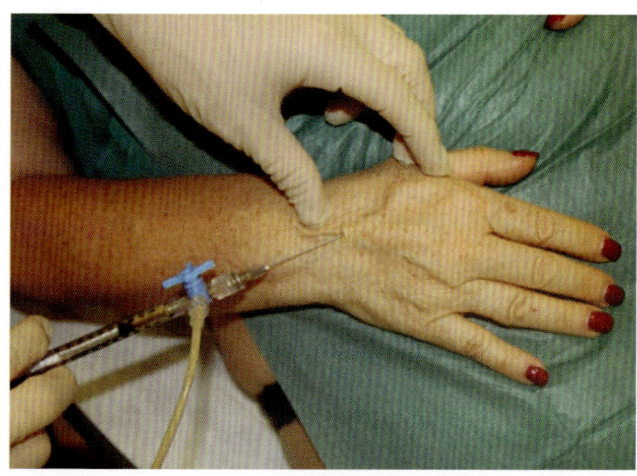

图 22.11 以逆行的方式将脂肪注射到皮下层并进入掌骨之间的间隙（Published by kind permission of © Mario Goisis 2018. All Rights Reserved）

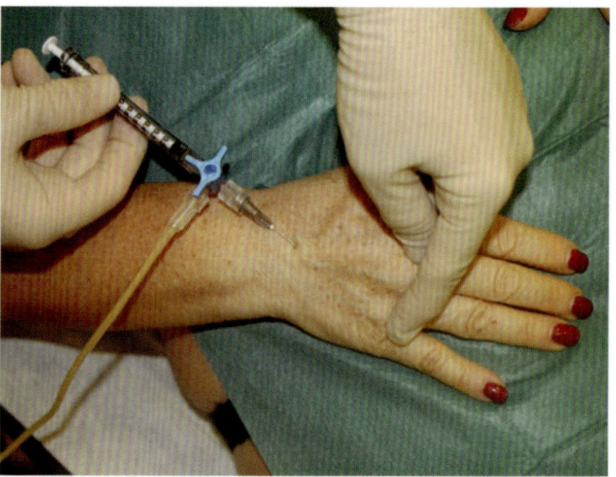

图 22.12 以逆行的方式将脂肪注射到皮下层并进入掌骨之间的间隙（Published by kind permission of © Mario Goisis 2018. All Rights Reserved）

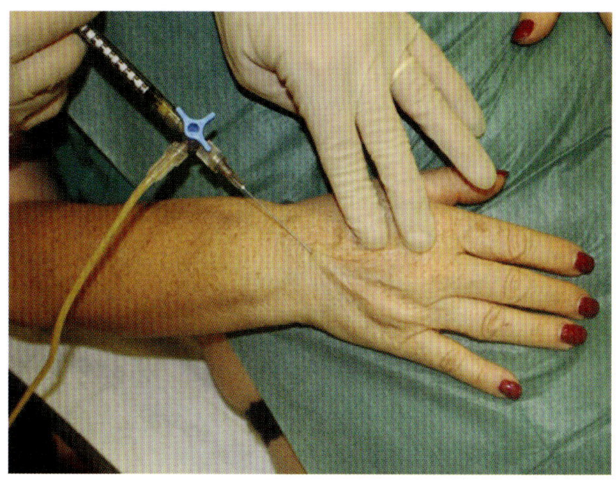

图 22.13 以逆行的方式将脂肪注射到皮下层并进入掌骨之间的间隙（Published by kind permission of © Mario Goisis 2018. All Rights Reserved）

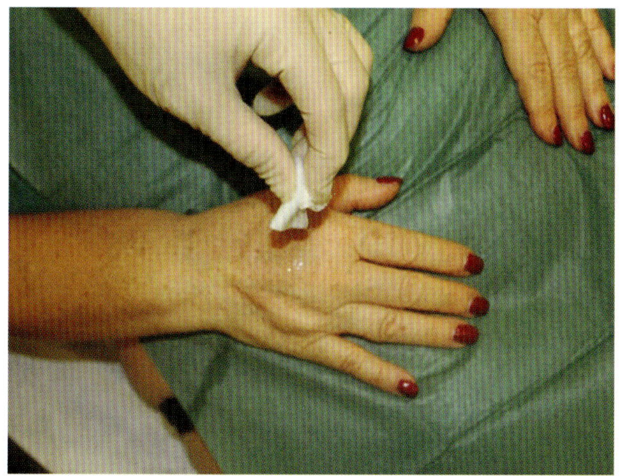

图 22.14 注射后，在手背进行强力按摩。湿纱布有助于脂肪扩散（Published by kind permission of © Mario Goisis 2018. All Rights Reserved）

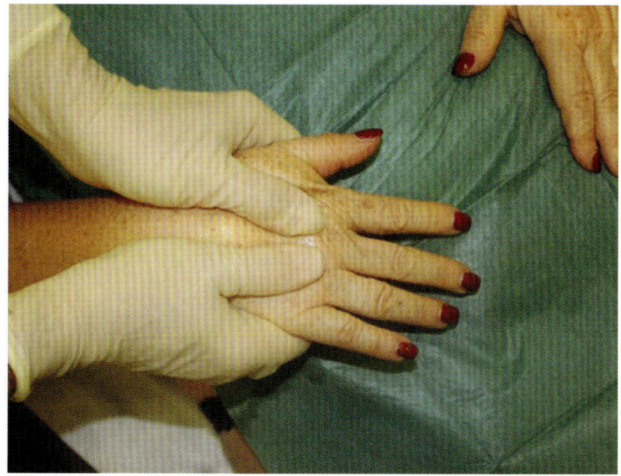

图 22.15 注射后，在手背上进行强力按摩。湿纱布有助于脂肪扩散（Published by kind permission of © Mario Goisis 2018. All Rights Reserved）

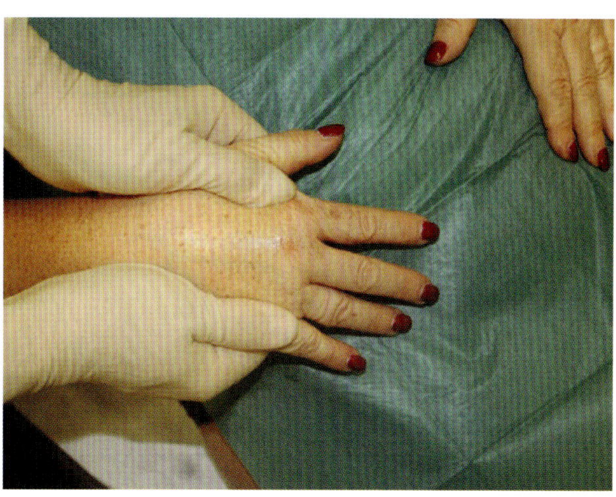

图 22.16 注射后，在手背进行强力按摩。湿纱布有助于脂肪扩散（Published by kind permission of © Mario Goisis 2018. All Rights Reserved）

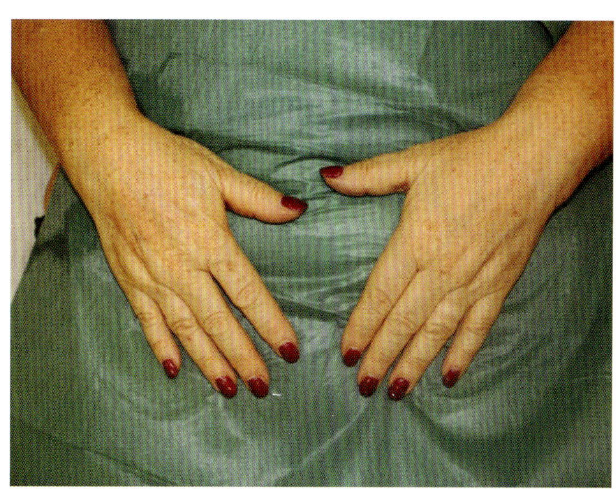

图 22.17 手部治疗后效果（Published by kind permission of © Mario Goisis 2018. All Rights Reserved）

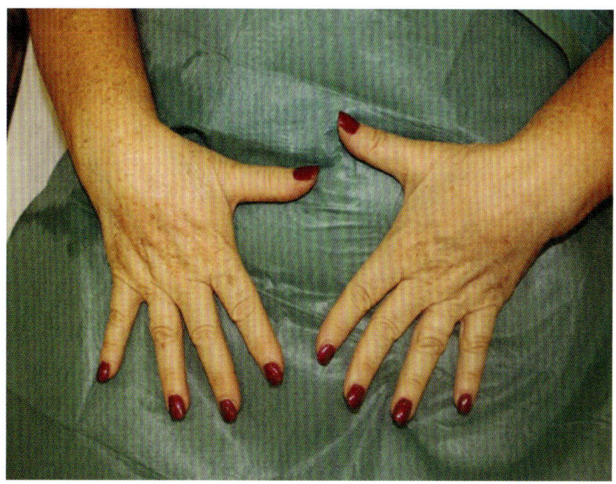

图 22.18 手部治疗后效果（Published by kind permission of © Mario Goisis 2018. All Rights Reserved）

应用微粒脂肪填充胸肌

23

Mario Goisis，Sara Izzo，Claudio Rinna

23.1 解剖

胸大肌是胸部的肌肉之一，它是男性胸部肌肉的重要组成部分（图 23.1）。胸小肌是一种三角肌，位于胸大肌下方。

23.1.1 适应证

如果想要拥有更健壮的身材，可以选择增大胸肌。

如发生胸部畸形，应用微粒脂肪填充胸肌有助于恢复胸腔的对称性。

23.1.2 适应证

不应将脂肪注射到血液供应不足和感染或炎症部位。如果胸部之前已经注射过液体硅胶或其他永久性填充物，则不应进行注射，因为再次注射可能会导致移植物发炎或感染。

23.1.3 手术时间

提取脂肪后，这个过程通常需要 20 min。

注射平面：肌内 - 肌下层。

M. Goisis (✉)
Maxillo-Facial and Aesthetic Surgeon, Go Easy Clinic, Milan, Italy

S. Izzo
Department of Plastic Surgery, University of Campania "Luigi Vanvitelli", Naples, Italy

C. Rinna
Doctor's Equipe, Milan, Italy

M. Goisis (ed.), *Outpatient Regenerative Medicine*, https://doi.org/10.1007/978-3-319-44894-7_23

23.1.4 材料

· 两侧注射 20～60 mL 微粒脂肪。

· 1.5 mm × 150 mm 注射针管针。

为了获取和加工微脂肪，需要使用一种标准的系统：

- 微脂盒，由斜面和封闭的清洗和过滤系统组成。
- 4 个 60 mL 注射器。
- 2 个 10 mL 注射器。
- 1 mL 注射器。
- 30G 针头。
- 16G 针头。
- 直径 2 mm、长 10 cm 的 Goisis 吸脂针。
- 氯己定酒精溶液（2% 葡萄糖酸氯己定和 70% 异丙醇），无菌手术铺巾。
- 冰袋。
- 2 cm×2 cm 无菌方形纱布。
- 无菌敷料包。

无菌注射药物包括：

- 200 mL 低温生理盐水。
- 500 mL 低温 Klein 溶液。

1 L Klein 溶液由 800 mg 利多卡因、1 mg 肾上腺素、40 mEq 碳酸氢钠、1000 mL 生理盐水制成。

地点：微脂肪采集可以在一个小型手术室 / 医疗手术室中进行。需配备氧气、脉搏血氧仪、急救车 / 急救箱。

助手：助手可以在手术进行的第一阶段以无菌方式将材料转移到操作台。一个医生也可以单独

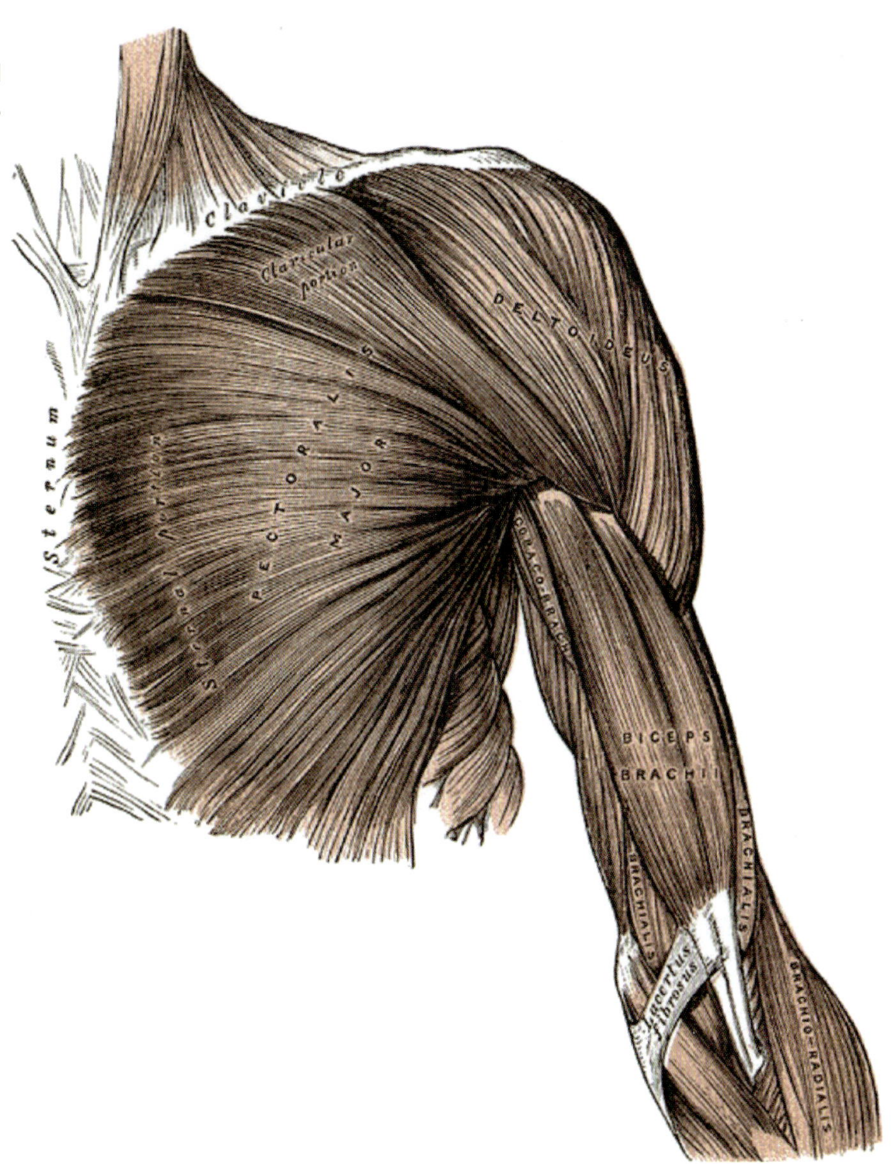

图23.1 胸肌（Gray's Anatomy, 1918）(Published by kind permission of © Mario Goisis 2018. All Rights Reserved)

完成整个过程。

23.1.5 操作步骤

操作步骤如图 23.2 ~ 图 23.6 所示。

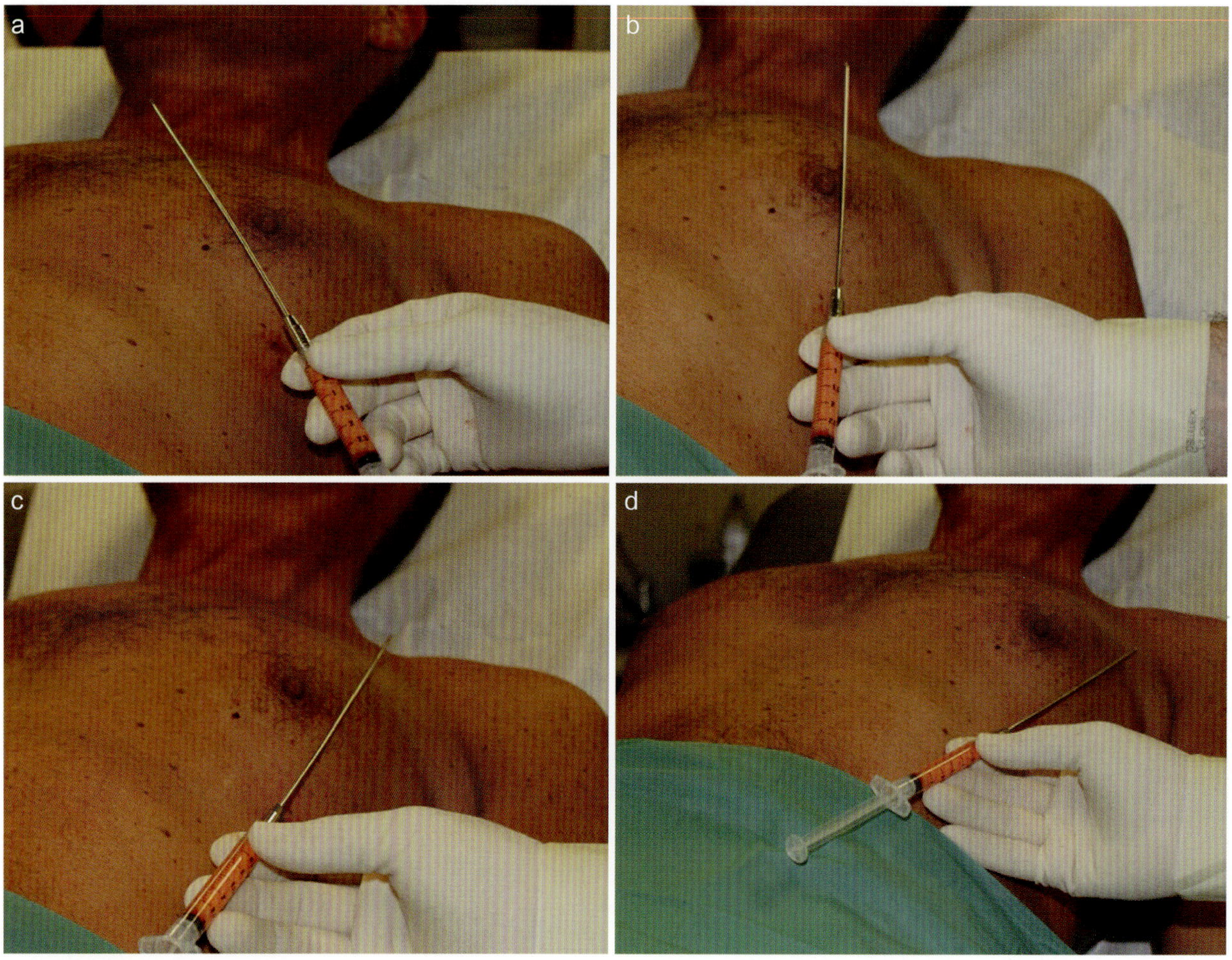

图 23.2 a ~ d. 注射微粒脂肪使用的注射针（Published by kind permission of © Mario Goisis 2018. All Rights Reserved）

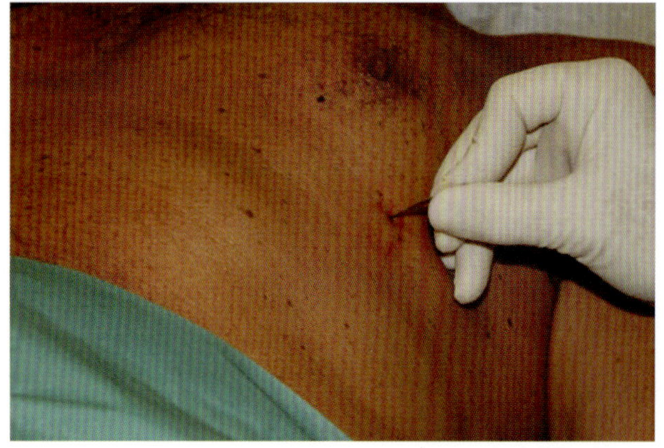

图 23.3 在乳房下皱褶下 1 cm 处使用 11G 刀片做进针点（Published by kind permission of © Mario Goisis 2018. All Rights Reserved）

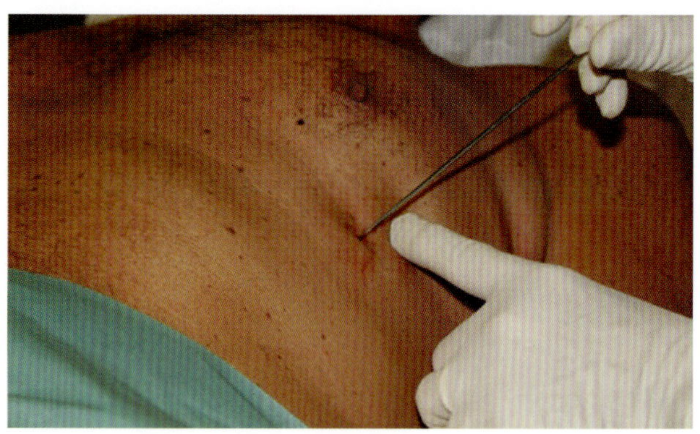

图 23.4 垂直插入 1.5 mm 钝针，进针深入胸大肌（Published by kind permission of © Mario Goisis 2018. All Rights Reserved）

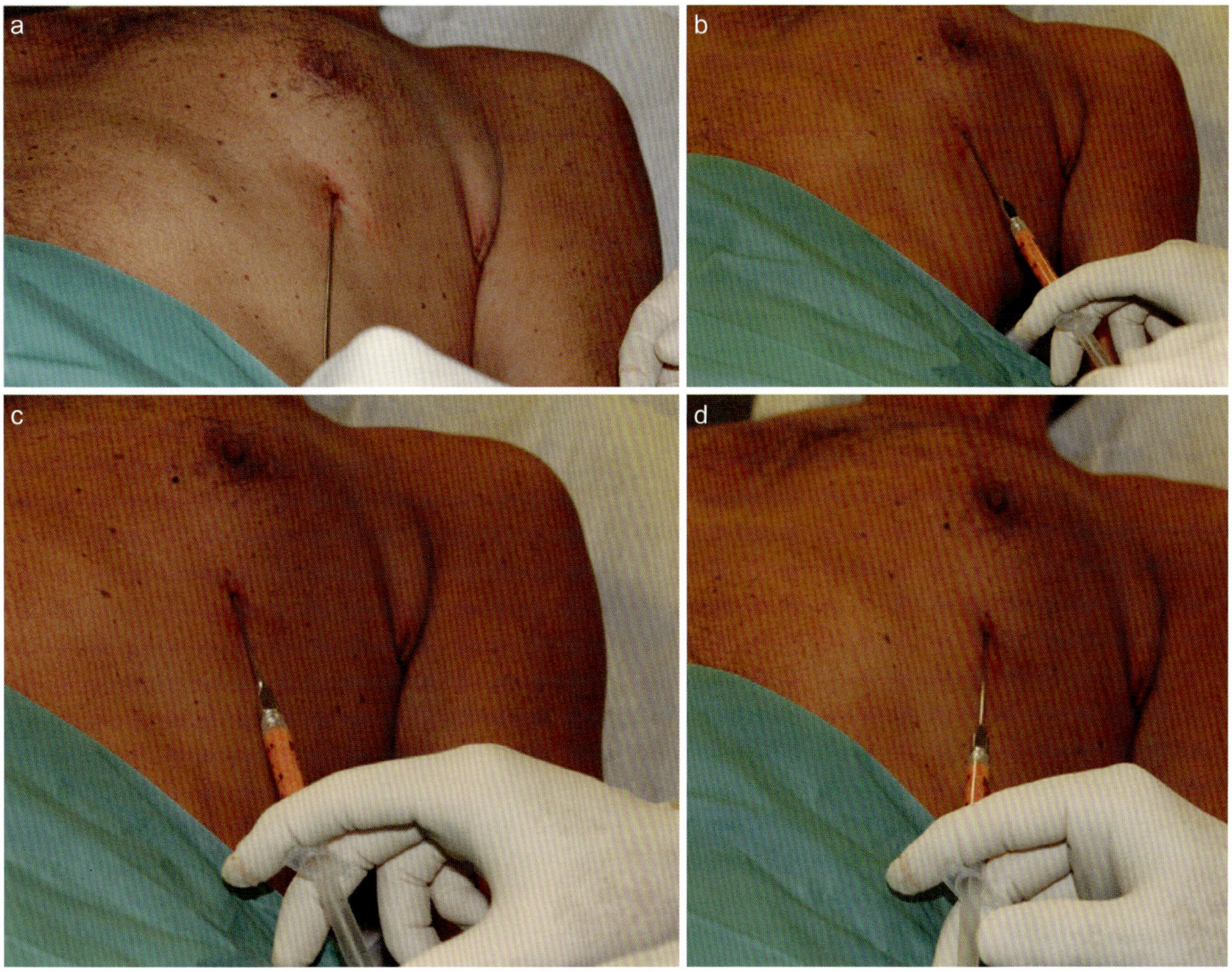

图 23.5 a ~ d. 按照注射前的计划，针管旋转进针到标记区的不同部分，然后将脂肪注射到肌内 - 肌下层（Published by kind permission of © Mario Goisis 2018. All Rights Reserved）

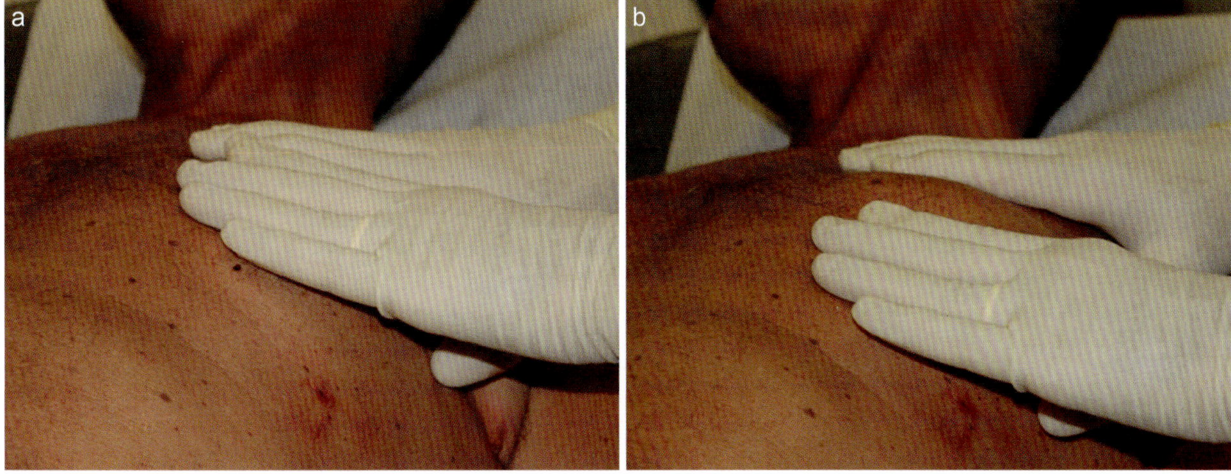

图 23.6 a、b. 对注射后的部位进行强力按摩（Published by kind permission of © Mario Goisis 2018. All Rights Reserved）

乳房

Mario Goisis，Sara Izzo

24

24.1　解剖

乳房是锥体形的，其前端为乳头，基底为胸壁。乳房表面的皮下包膜是浅筋膜，在身体几乎每个部位的皮下组织中都能找到。厚度为 0.5～3 cm 的皮下脂肪（脂肪组织）把浅筋膜与皮肤包膜分开。成年女性乳腺的腺体部分包围着乳腺小叶，通过乳导管聚集在乳头上，可分泌乳汁（图 24.1、24.2）。

24.2　隆胸术通过肌内－肌下层注射微量脂肪

24.2.1　适应证

需要乳房增大体积者。

24.2.2　禁忌证

不应该将脂肪注射到血液供应不足和有感染或炎症的部位。 如果乳房之前注射过液体硅胶或其他永久性填充物，则不应进行注射，因为再次注射可能会导致移植物的炎症或感染。

24.2.3　并发症

即刻并发症（注射后 72 h 内）是短暂的红斑、水肿、硬结、瘙痒和瘀斑。

早期并发症（注射后几天至几周）包括矫正过度、局部感染、皮肤坏死、疱疹再活化、变色和持续的局部症状（红斑、水肿、硬结、瘙痒和色素沉着过度）。

晚期或迟发并发症包括高比例的脂肪吸收和囊肿。

关于脂肪移植的肿瘤安全性和风险一直存在争论。

De Decker 等对 1995 年至 2016 年出版的文献进行了系统性回顾。这项研究共涉及 2419 名癌症后接受自体脂肪移植的患者。研究认为，脂肪填充术是一种安全、肿瘤低发病率的方法 [1]。

另一个争论是关于脂肪移植对放射学评估和癌症检测的影响。最近，Lindegren 等发表了一项队列研究，该研究认为，对于有乳腺癌手术史或预防性乳房切除术史的患者，脂肪移植不会影响超声和乳房 X 线检查评估 [2]。

24.2.4　手术时间

脂肪被提取出来后，整个过程通常需要 20 min。

24.2.5　材料

· 两侧共注射微粒脂肪 20～100 mL。
· 1.5 mm × 150 mm 注射用针。

为了收获和加工微脂肪，使用专用的标准系统：

－微脂盒，由斜面和封闭的清洗和过滤系统组成。

－ 4 个 60 mL 注射器。

－ 2 个 10 mL 注射器。

－ 1 mL 注射器。

M. Goisis (✉)
Maxillo-Facial and Aesthetic Surgeon, Go Easy Clinic, Milan, Italy

S. Izzo
Department of Plastic Surgery, University of Campania “Luigi Vanvitelli”, Naples, Italy

M. Goisis (ed.)，*Outpatient Regenerative Medicine*，https://doi.org/10.1007/978-3-319-44894-7_24

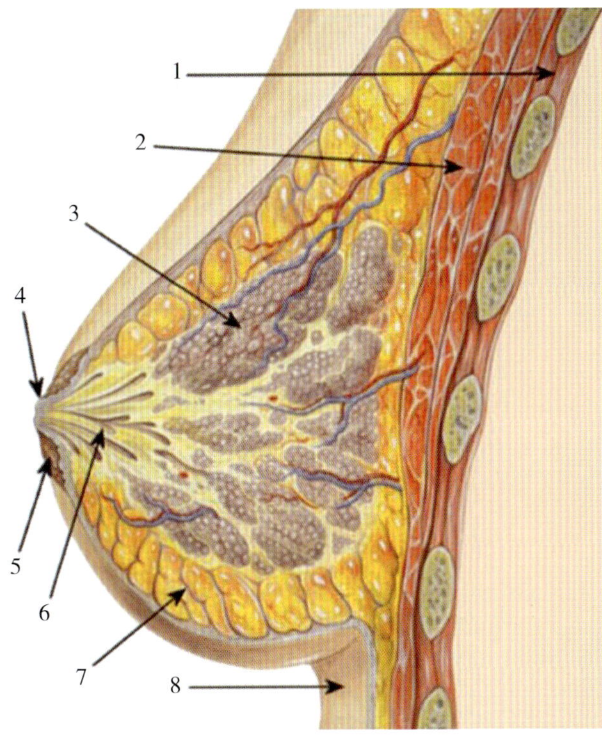

图 24.1 乳房解剖：1.胸壁；2.胸肌；3.小叶；4.乳头；5.乳晕；6.乳管；7.脂肪组织；8.皮肤（Published by kind permission of © Mario Goisis 2018. All Rights Reserved）

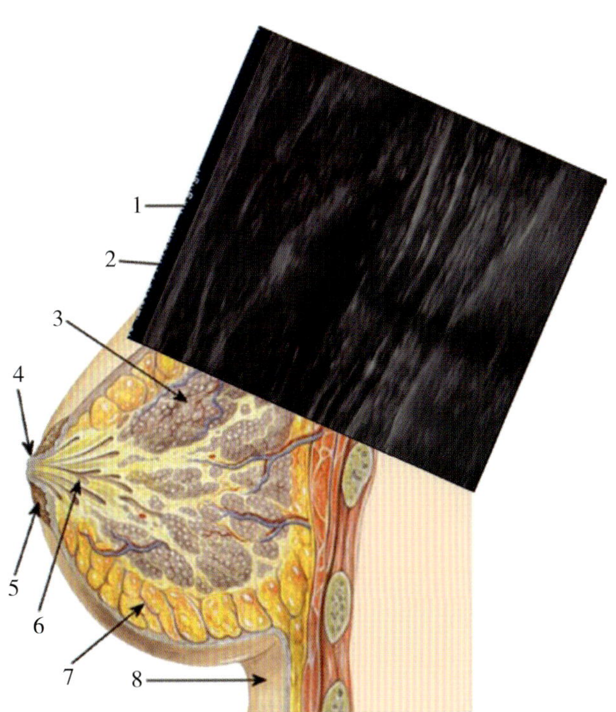

图 24.2 不同平面的超声图像（Published by kind permission of © Mario Goisis 2018. All Rights Reserved）

- 30G 针。
- 16G 针。
- 直径 2 mm、长 10 cm 的 Goisis 吸脂针。
- 氯己定酒精溶液（2% 葡萄糖酸氯己定和 70% 异丙醇），无菌手术铺巾。
- 冰袋。
- 2 cm×2 cm 无菌方形纱布。
- 无菌敷料包。

药物包括：

- 200 mL 低温生理盐水。
- 500 mL 低温 Klein 溶液。

1 L Klein 溶液由 800 mg 利多卡因、1 mg 肾上腺素、40 mEq 碳酸氢钠、1000 mL 生理盐水制成。

位置：可以在一个小手术室/内科手术中获取微量脂肪。需要配备氧气、脉搏血氧仪、急救车/急救箱。

助手：在手术的第一阶段，助手将物品以无菌的方式转移到操作台。一个医生也可以单独完成整个过程。

24.2.6 操作步骤

操作步骤如图 24.3～图 24.11 所示。

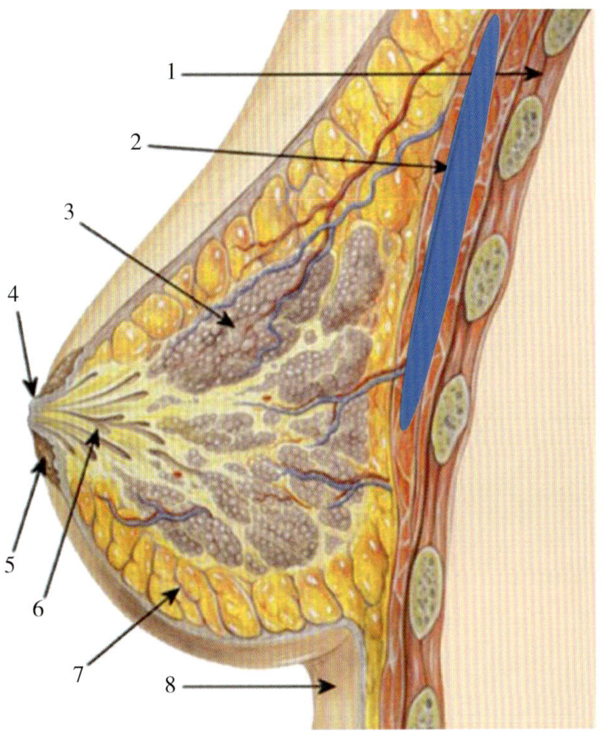

图 24.3 图示注射区域（Published by kind permission of © Mario Goisis 2018. All Rights Reserved）

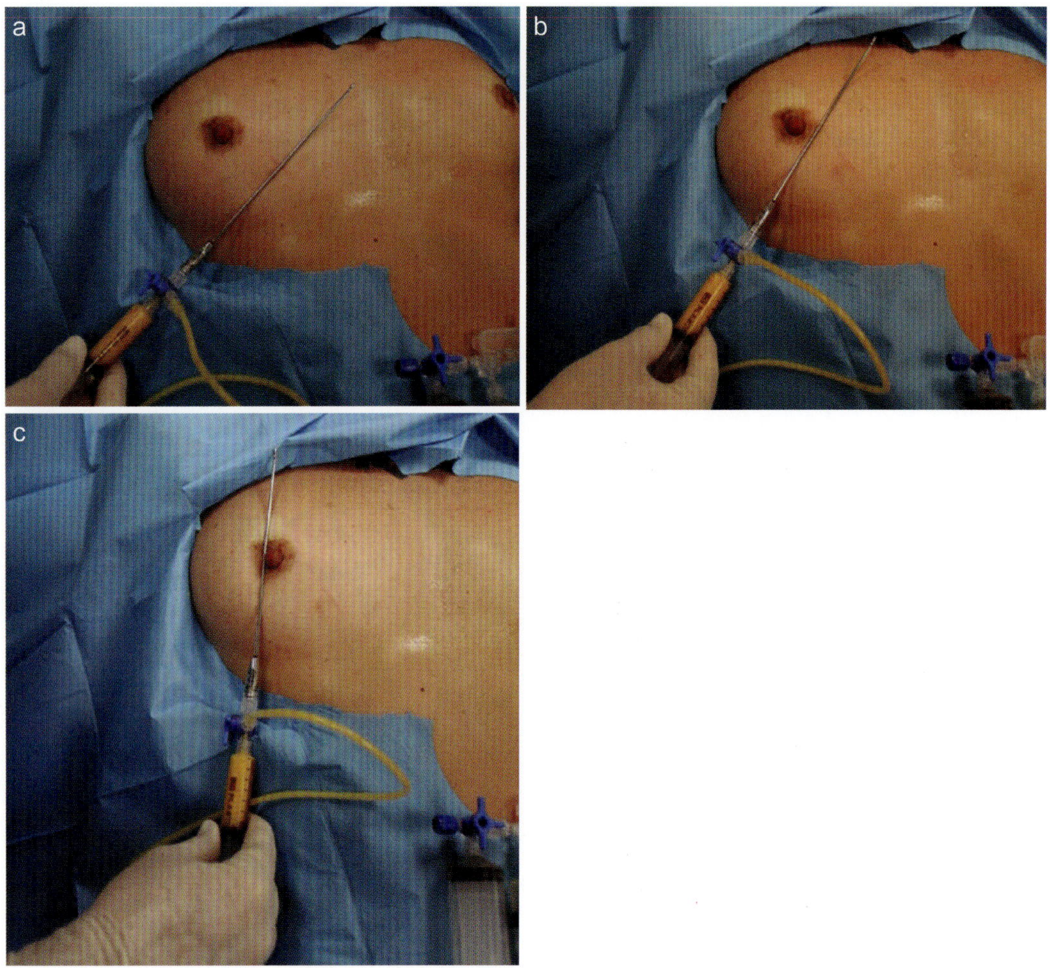

图 24.4 a ~ c. 脂肪注射路径（Published by kind permission of © Mario Goisis 2018. All Rights Reserved）

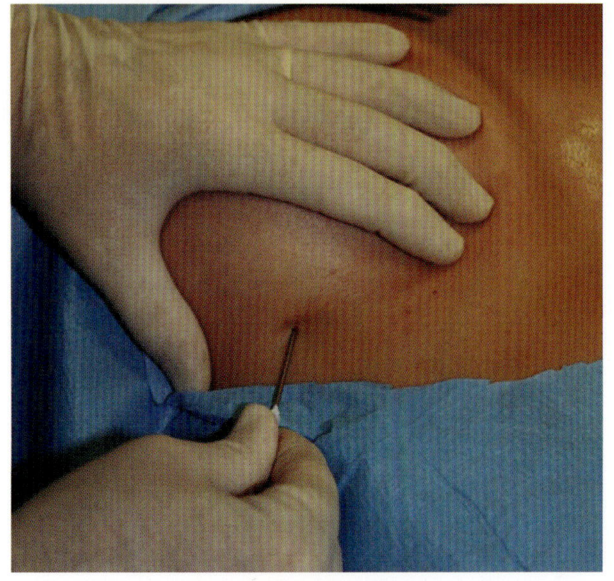

图 24.5 使用 16G 锐针在乳房下皱襞下 1 cm 处做进针点（Published by kind permission of © Mario Goisis 2018. All Rights Reserved）

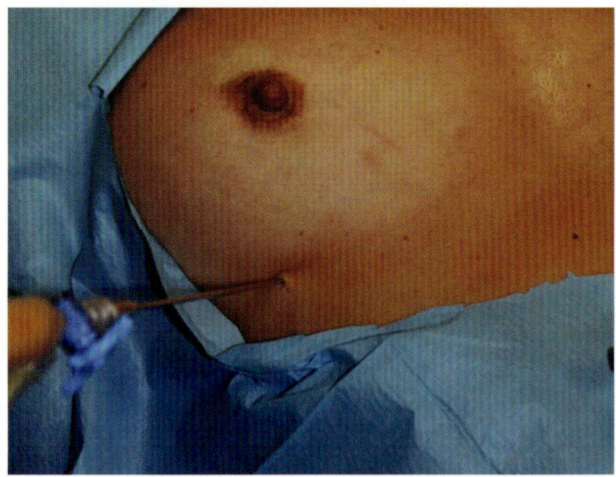

图 24.6 垂直插入 1.5 mm 钝针。针管插入肌肉深层，注意保持在筋膜深层（Published by kind permission of © Mario Goisis 2018. All Rights Reserved）

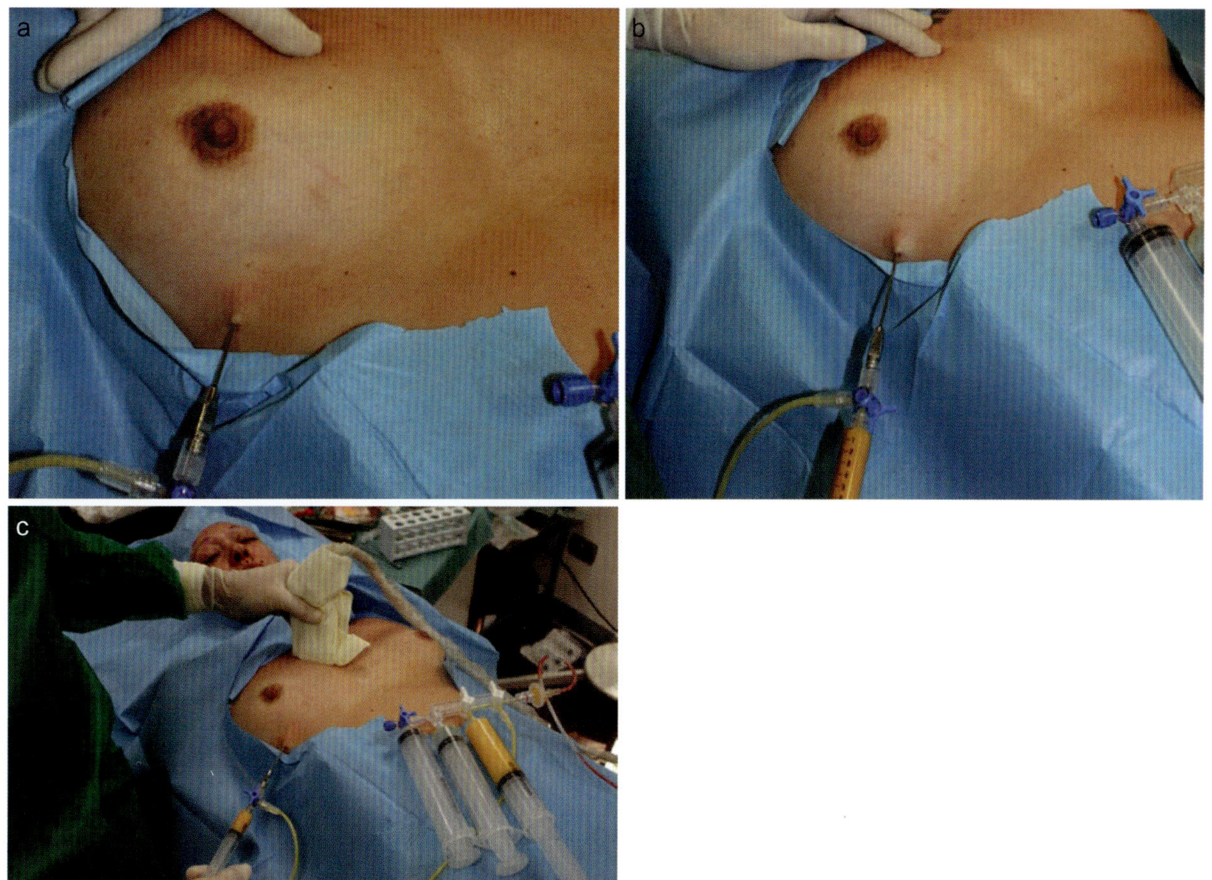

图 24.7 a ~ c. 按照注射前的计划，在标记范围的各个部分将脂肪以旋转的方式注射到肌内 - 肌下层（Published by kind permission of © Mario Goisis 2018. All Rights Reserved）

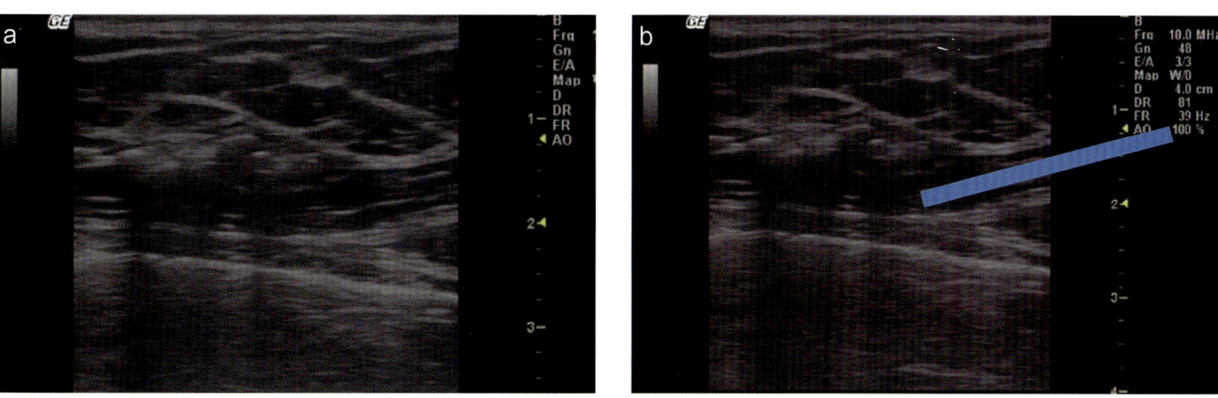

图 24.8 a、b. 针管所在位置的超声图像（Published by kind permission of © Mario Goisis 2018. All Rights Reserved）

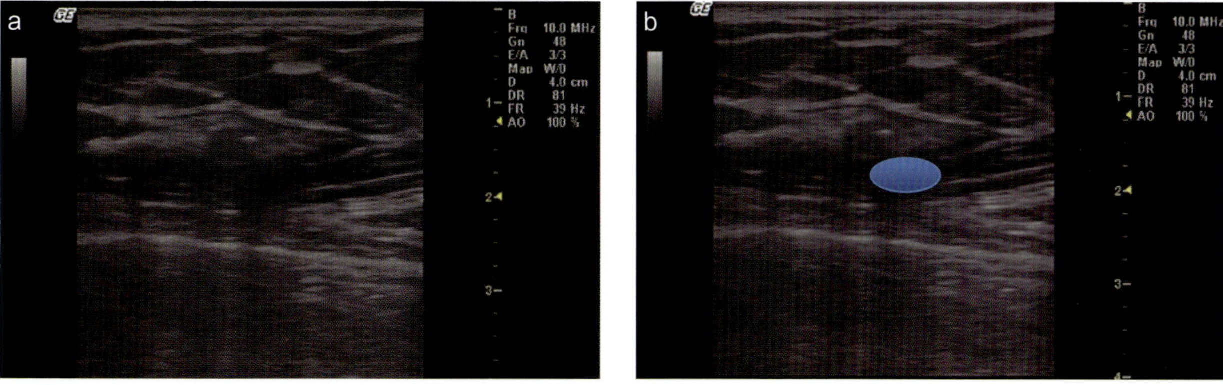

图 24.9 a、b. 注射脂肪的超声图像（Published by kind permission of © Mario Goisis 2018. All Rights Reserved）

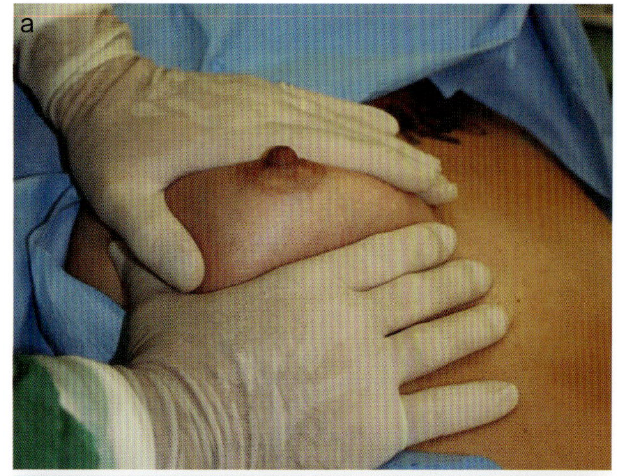

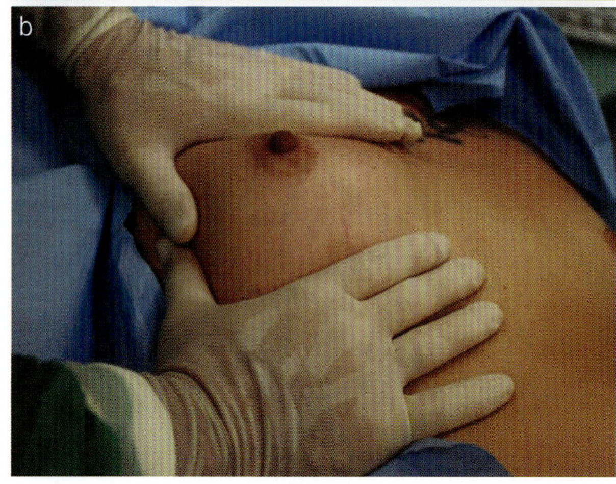

图 24.10 a、b. 对注射后的部位进行强力按摩（Published by kind permission of © Mario Goisis 2018. All Rights Reserved）

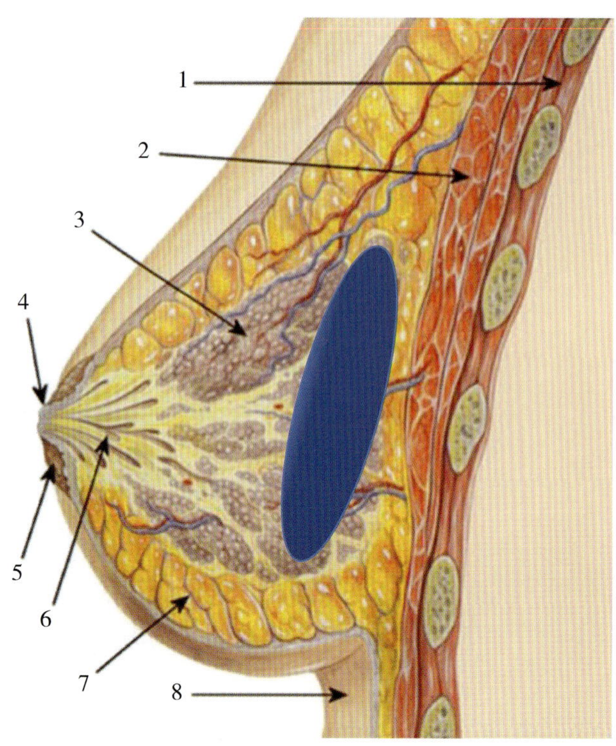

图 24.11 注射区的彩色截面图（Published by kind permission of © Mario Goisis 2018. All Rights Reserved）

24.3 “双平面”法（肌肉层和肌肉下层）微脂注射隆胸术

24.3.1 适应证

通过皮下注射微量脂肪来增大乳房体积。

24.3.2 禁忌证

乳房疾病（肿瘤、纤维囊性乳房、炎症）属于绝对和相对禁忌证。不应该注射脂肪到缺乏足够的血液供应和感染或炎症的部位。如果之前注射过液体硅胶或其他永久性填充物，则不应进行注射，因为再次注射可能会引起炎症或移植物感染。

24.3.3 手术时间

脂肪被提取出来后，这个过程通常需要 20 min。

24.3.4 材料

- 每侧注射微粒脂肪 20～100 mL。
- 1 支注脂针（直径 1 mm、长 10 cm）。

为了收获和加工微脂肪，使用专用的标准系统：

- 微脂盒，由斜面和封闭的清洗和过滤系统组成。
- 4 个 60 mL 注射器。
- 2 个 10 mL 注射器。
- 1 个 1 mL 注射器。
- 30G 针。
- 16G 针。
- 直径 2 mm、长 10 cm 的 Goisis 吸脂针，用

于获取脂肪。

– 氯己定酒精溶液（2% 葡萄糖酸氯己定和 70% 异丙醇），无菌手术铺巾。

– 冰袋。

– 2 cm×2 cm 无菌方形纱布。

– 无菌敷料包。

无菌注射药物包括：

– 200 mL 低温生理盐水。

– 500 mL 低温 Klein 溶液。

1 L Klein 溶液由 800 mg 利多卡因、1 mg 肾上腺素、40 mEq 碳酸氢钠和 1000 mL 盐水溶液制成。

地点：采集微型脂肪可以在一个小手术室 / 内科手术中进行。需要需配氧气、脉搏血氧仪、急救车 / 急救箱。

助手：在手术的第一阶段，助手可以帮助将物品以无菌的方式转移到操作台。一个医生也可以单独完成整个过程。

24.3.5 操作步骤

操作步骤如图 24.12 ~ 图 24.17 所示。

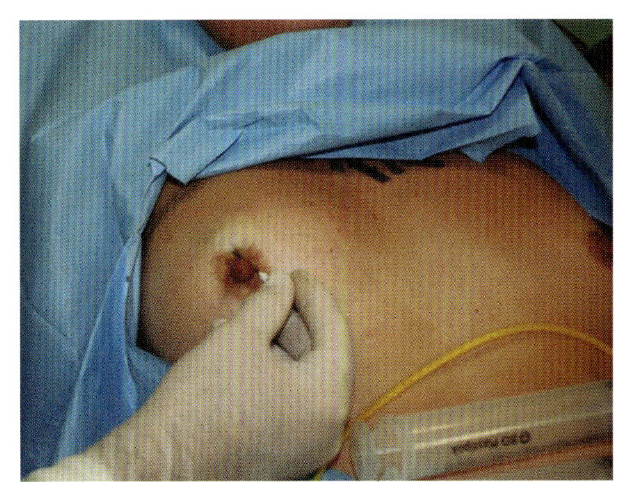

图 24.12 用 16G 锐针在乳头处做进针口（Published by kind permission of © Mario Goisis 2018. All Rights Reserved）

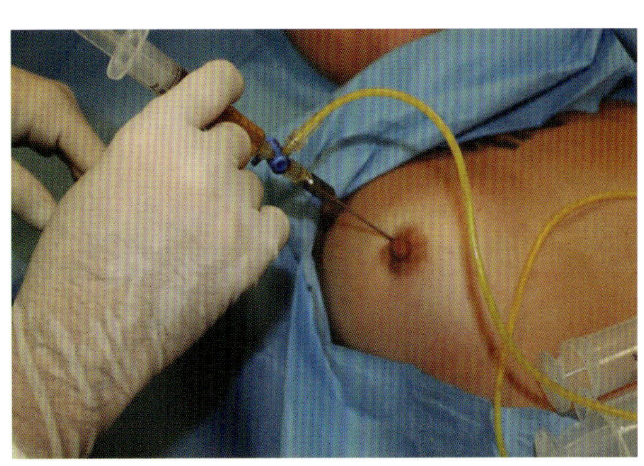

图 24.13 垂直插入 1 mm 钝针。针管插入腺组织深层，注意保持在筋膜深层（Published by kind permission of © Mario Goisis 2018. All Rights Reserved）

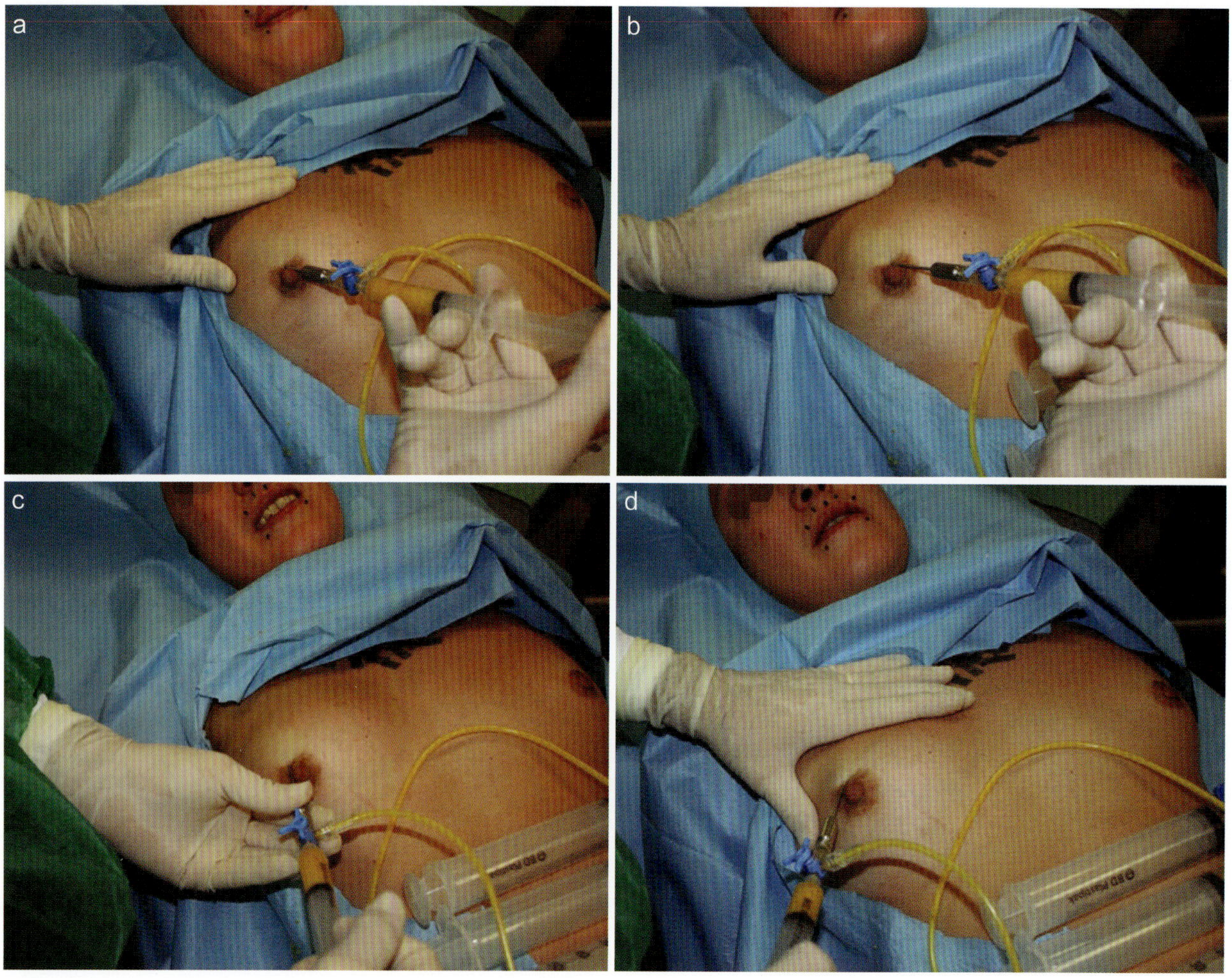

图 24.14 a ~ d. 按照注射前的计划，旋转针管注射脂肪到腺体内平面（Published by kind permission of © Mario Goisis 2018. All Rights Reserved）

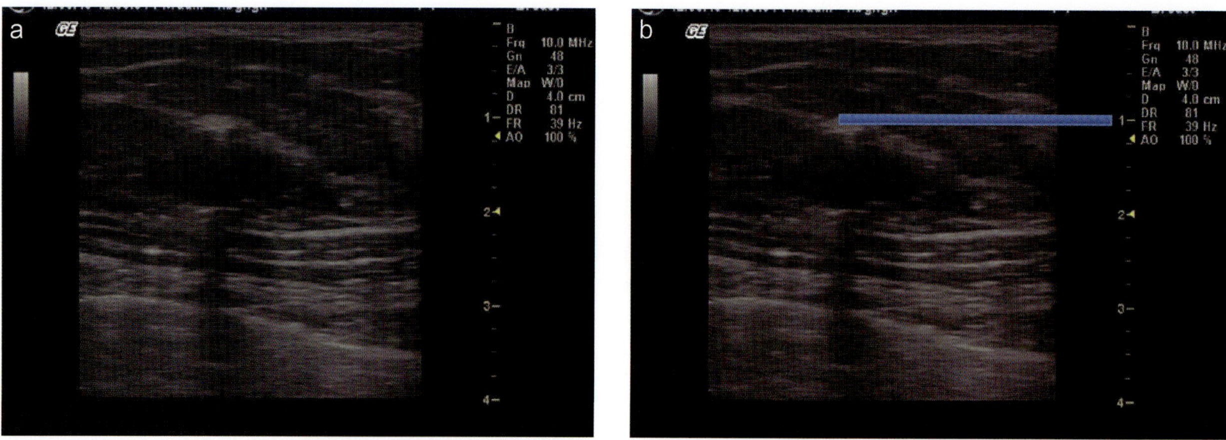

图 24.15 a、b. 针管所在位置的超声图像（Published by kind permission of © Mario Goisis 2018. All Rights Reserved）

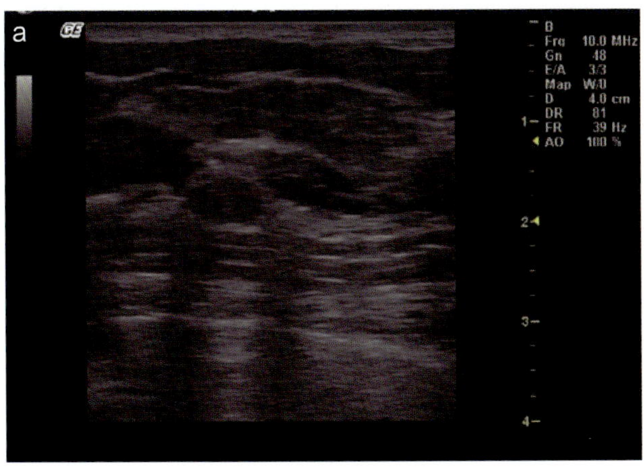

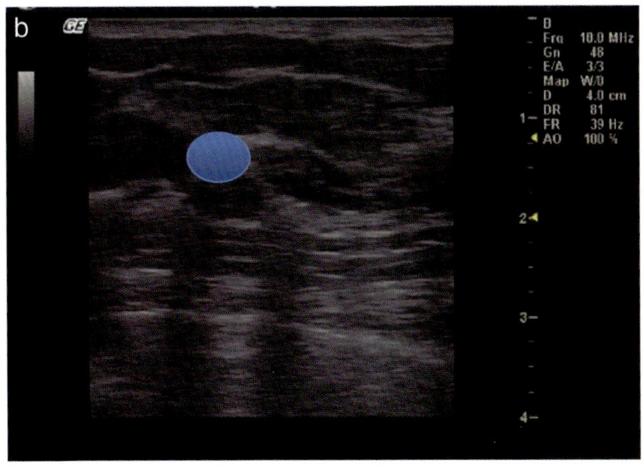

图 24.16 a、b. 注射脂肪的超声图像（Published by kind permission of © Mario Goisis 2018. All Rights Reserved）

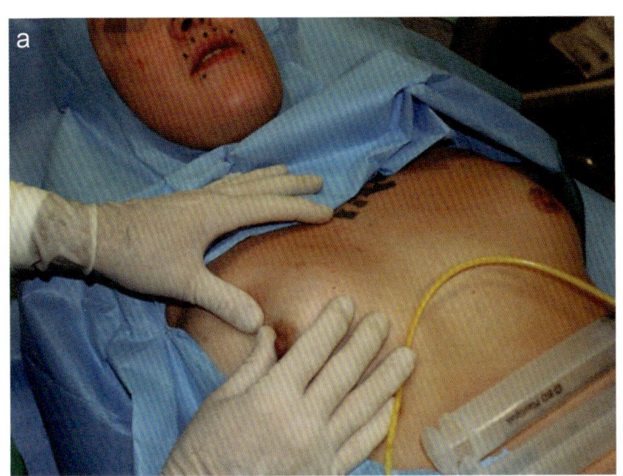

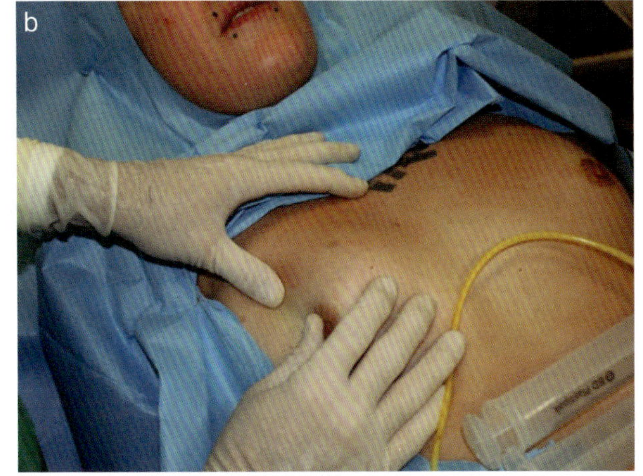

图 24.17 a、b. 对注射后的部位进行强力按摩（Published by kind permission of © Mario Goisis 2018. All Rights Reserved）

24.4 皮下层注射微粒脂肪隆胸

24.4.1 适应证

需改善乳房形态者。

24.4.2 禁忌证

乳房疾病（肿瘤、纤维囊性乳房、炎症）属于绝对和相对禁忌证。不应该将脂肪注射到缺乏足够的血液供应和感染或炎症的部位。之前注射过液体硅胶或其他永久性填充物，也不宜注射，因为再次注射可能导致炎症或感染的移植物。

24.4.3 手术时间

脂肪被提取出来后，这个过程通常需要 20 min。

24.4.4 材料

- 每侧注射 20 ~ 40 mL 微粒脂肪。
- 22G 针管。

为了收获和加工微脂肪，使用一个标准的微脂肪系统：

－微脂盒，由斜面和封闭的清洗和过滤系统组成。

－4 个 60 mL 注射器。

- 2 个 10 mL 注射器。
- 1 个 1 mL 注射器。
- 30G 针。
- 16G 针。
- 直径 2 mm、长 10 cm 的 Goisis 吸脂针，用于获取脂肪。
- 氯己定酒精溶液（2% 葡萄糖酸氯己定和 70% 异丙醇），无菌手术铺巾。
- 冰袋。
- 2 cm×2 cm 无菌方形纱布。
- 无菌敷料包。

无菌注射药物包括：
- 200 mL 低温生理盐水。
- 500 mL 低温 Klein 溶液。

1 L Klein 溶液由 800 mg 利多卡因、1 mg 肾上腺素、40 mEq 碳酸氢钠和 1000 mL 盐水溶液制成。

地点：微脂肪采集可以在一个小手术室 / 内科手术中进行。氧气，脉搏血氧仪，急救车 / 急救箱都要准备好。

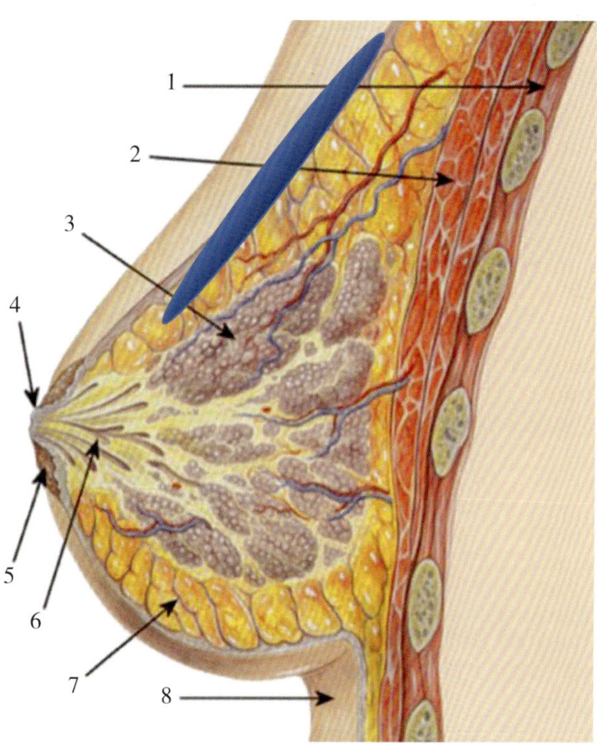

图 24.18 注射范围（Published by kind permission of © Mario Goisis 2018. All Rights Reserved）

助手：在手术的第一阶段，助手可以帮助将无菌物品转移到操作台。一个医生也可以单独完成整个过程。

24.4.5 操作步骤

操作步骤如图 24.18 ~ 图 24.24 所示。

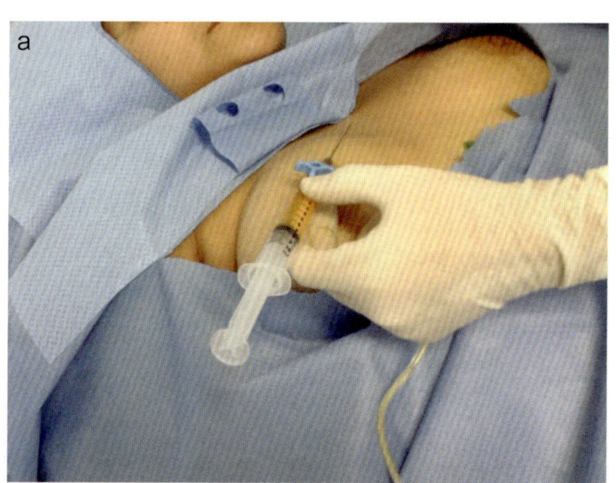

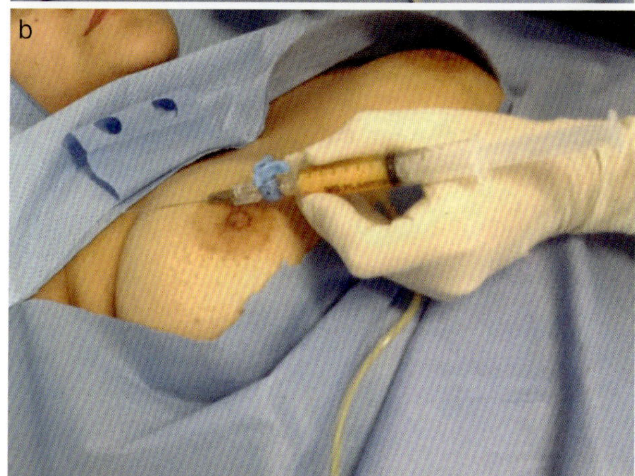

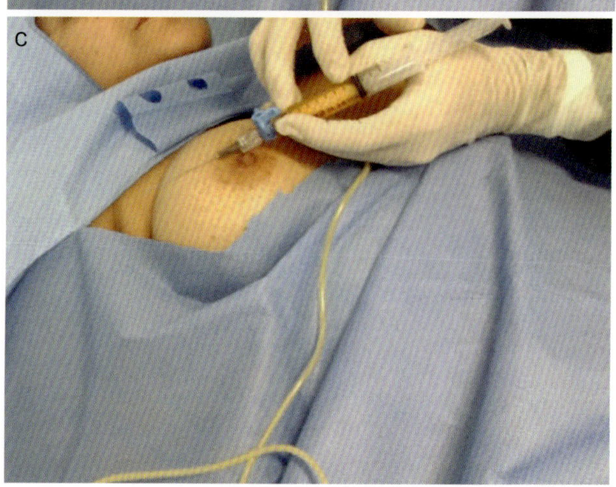

图 24.19 a ~ c. 注射针走行路线（Published by kind permission of © Mario Goisis 2018. All Rights Reserved）

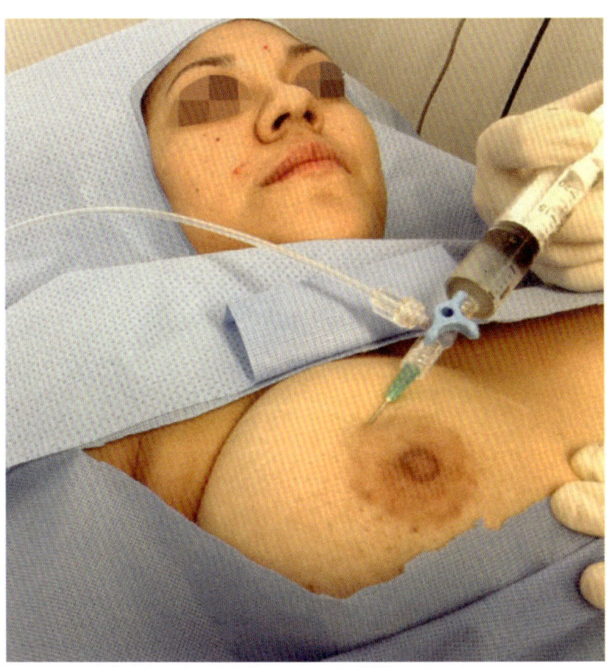

图 24.20 注射 2 mL 局部麻醉药到乳晕上缘的进针点。用 21G 针做注射，避免空气进入皮下层，采用钝针注射将不会给患者带来痛苦（Published by kind permission of © Mario Goisis 2018. All Rights Reserved）

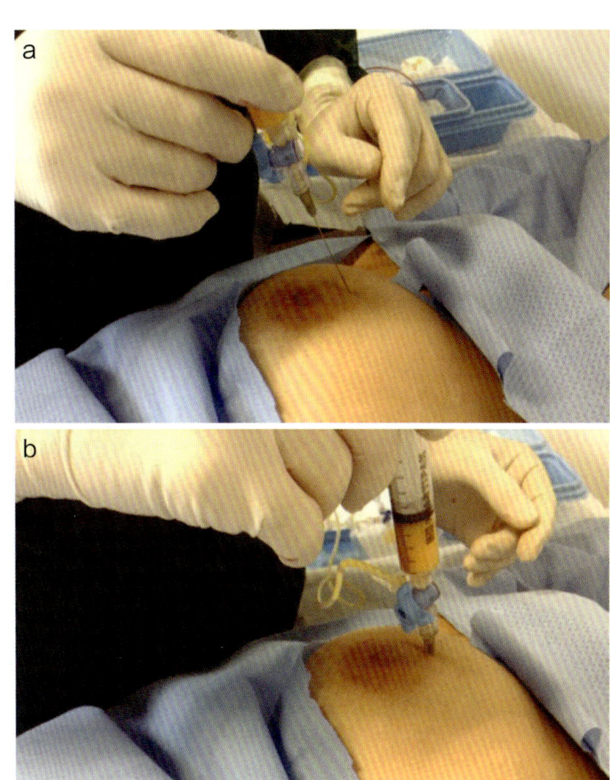

图 24.21 a、b. 垂直插入 22G 钝针。深入皮肤，注意保持在乳腺表层（Published by kind permission of © Mario Goisis 2018. All Rights Reserved）

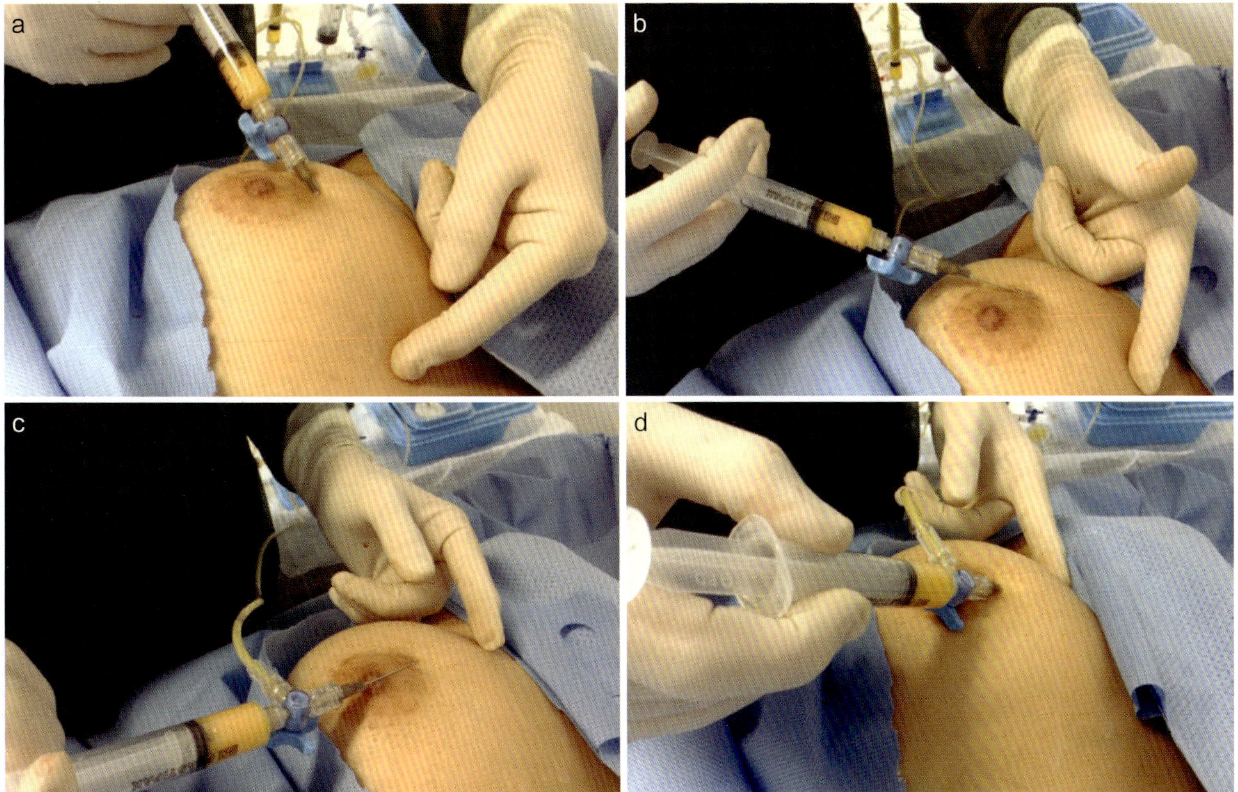

图 24.22 a ~ d. 旋转注射针，按照注射前的计划，将脂肪注射到皮下层（Published by kind permission of © Mario Goisis 2018. All Rights Reserved）

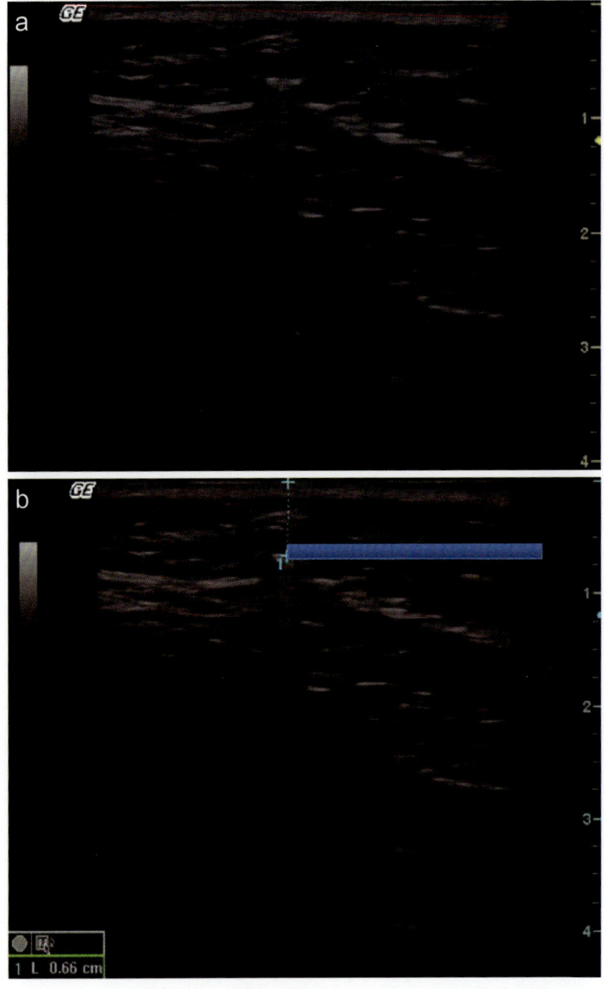

图 24.23 a、b. 针管所在位置的超声图像（Published by kind permission of © Mario Goisis 2018. All Rights Reserved）

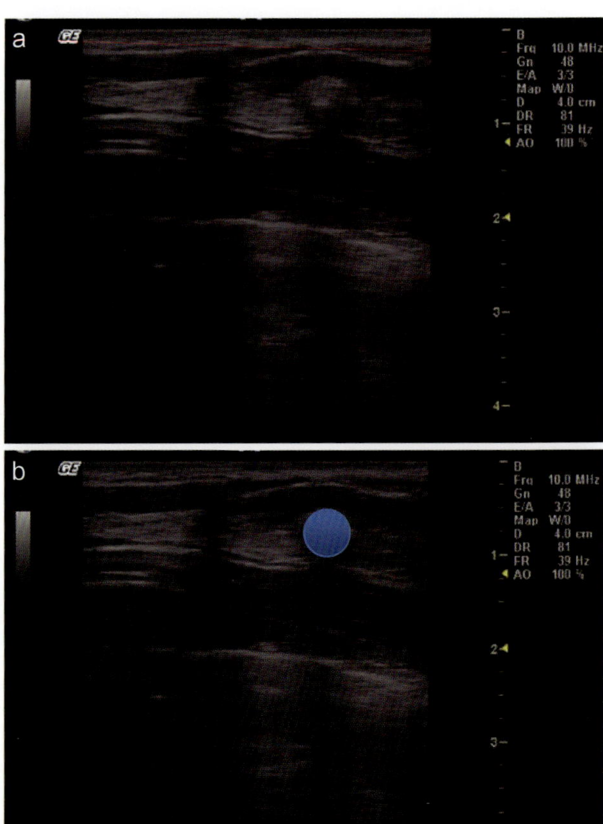

图 24.24 a、b. 注射脂肪的超声图像（Published by kind permission of © Mario Goisis 2018. All Rights Reserved）

参考文献

[1] De Decker M, De Schrijver L, Thiessen F, Tondu T, Van Goethem M, Tjalma WA. Breast cancer and fat grafting: efficacy, safety and complications–a systematic review. Eur J Obstet Gynecol Reprod Biol. 2016;207:100–108.

[2] Lindegren A, Chantereau MW, Bygdeson M, Azavedo E, Schultz I. Autologous fat transplantation to the reconstructed breast does not hinder assessment of mammography and ultrasound: a cohort study. World J Surg. 2016;40(5):1104–1111.

臀部与臀形重塑

25

Sara Izzo，Mario Goisis，Rand S. Al Yahya

25.1 解剖

坐骨神经从下背部开始，穿过臀部向下延伸到下肢，从腿的顶部直到足部，是人体最长、最粗的神经。坐骨神经支配大腿背侧肌群、小腿和足部的所有肌肉的运动，以及几乎整个腿部皮肤的感觉。臀上神经起源于骨盆，支配阔筋膜张肌、臀中肌和臀小肌。臀下神经主要支配臀大肌。它可以帮助伸展大腿，进行如爬楼梯等活动。上述所有神经均位于臀大肌深层。臀上动脉的浅支走行于臀大肌深层，在此与臀下动脉吻合，并给养该肌肉。无数的终末分支穿过臀大肌肌腱起点以给养覆盖骶骨表面的软组织。臀动脉的下支向下延伸至股骨大转子和坐骨粗隆之间的间隙并向下延伸至大腿背侧，给养皮肤，并与穿支动脉吻合。(图 25.1、图 25.2)。

25.2 风险规避

操作时，令注射针始终走行于臀肌筋膜的浅层，可以避免对臀神经和臀血管的意外损伤。

S. Izzo
Doctor's Equipe, Milan, Italy

M. Goisis (✉)
Maxillo-Facial and Aesthetic Surgeon, Go Easy Clinic, Milan, Italy

R. S. Al Yahya
Prince Sattam Bin Abdulaziz University, Al Kharj, Saudi Arabia

M. Goisis (ed.)，*Outpatient Regenerative Medicine*，https://doi.org/10.1007/978-3-319-44894-7_25

25.3 微脂注射丰臀

25.3.1 适应证

那些希望臀部更圆更丰满的求美者通常是丰臀与臀形重塑手术的适应证。臀围不足较为常见，可能与臀肌薄弱、臀部脂肪流失或脊柱下段生理弯曲减少有关。

25.3.2 禁忌证

血液供应不足、感染或炎症区域不可注射脂肪。曾经注射过液体硅胶或其他永久性填充物的区域不应该注射脂肪，因为再次注射可能会导致原有移植物的炎症或感染。血管问题，如动脉或静脉闭塞等是相对禁忌证，治疗前必须由专家评估。

25.3.3 手术时间

脂肪的采集过程通常需要 20 min。

25.3.4 材料

- 每侧注射 30 ~ 80 mL 微粒脂肪。
- 1.5 mm × 150 mm 注射针。

获取和加工微脂，要使用一套特别的标准系统：

– 微脂盒，由一个斜坡和一个封闭的洗涤和过滤系统组成。

– 4 个 60 mL 注射器。

– 2 个 10 mL 注射器。

– 1 个 1 mL 注射器。

– 30G 针头。

图25.1 坐骨神经解剖（Henry Gray, Anatomy: Descriptive and Surgical, 1918）（Published with kind permission of © Mario Goisis 2018. All Rights Reserved）

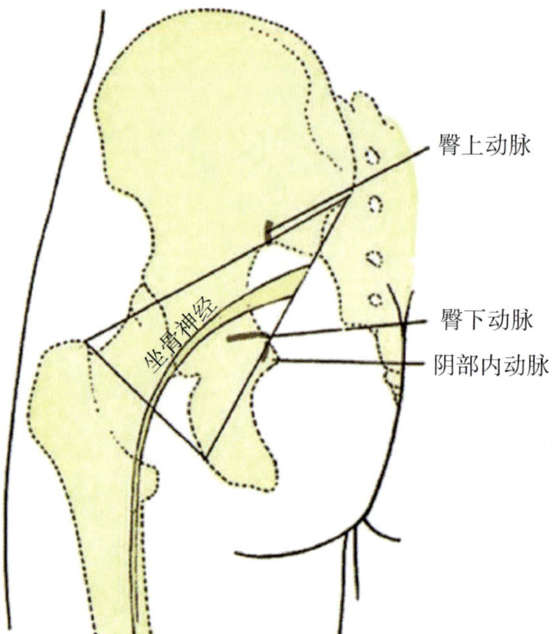

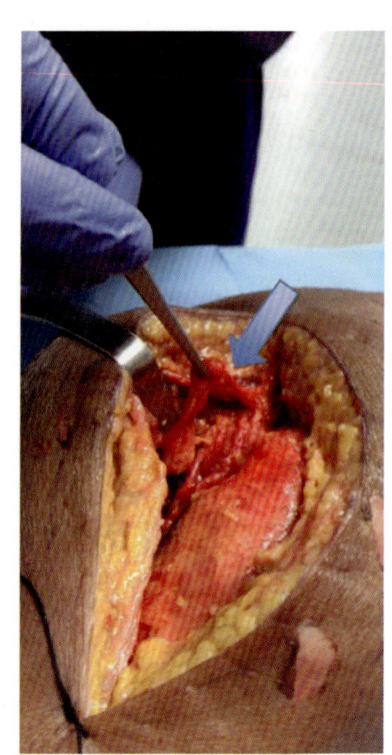

图25.2 坐骨神经位于深层（Henry Gray, Anatomy: Descriptive and Surgical, 1918）（Published with kind permission of © Mario Goisis 2018. All Rights Reserved）

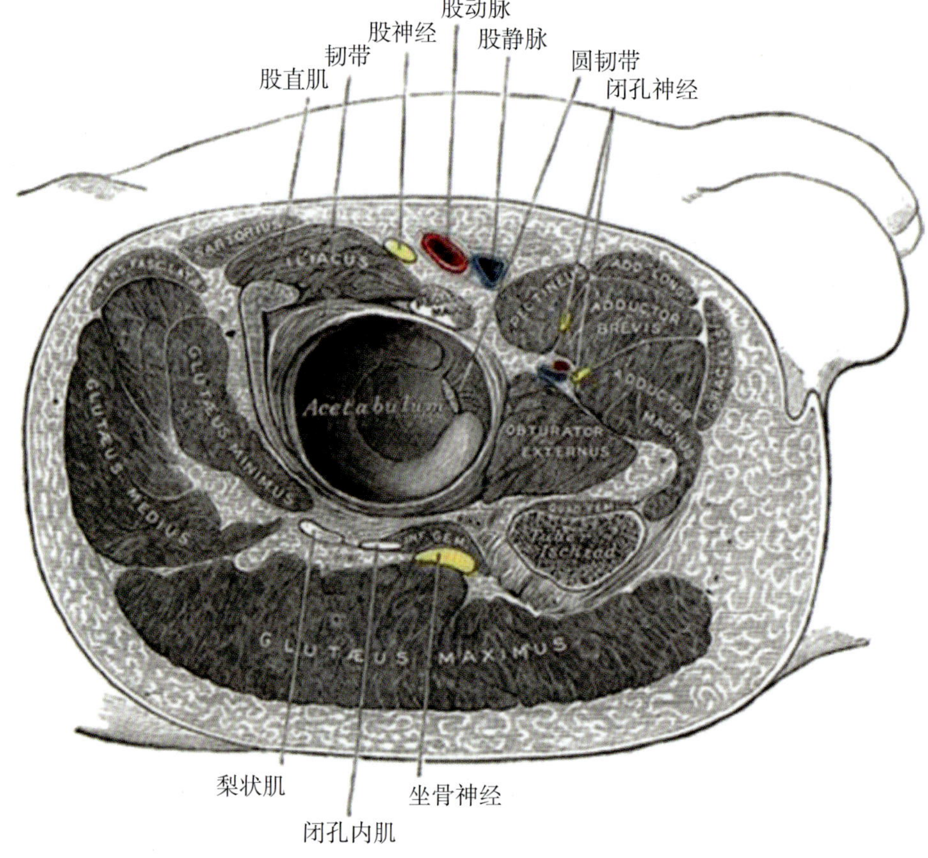

- 16G 针头。
- 直径 2 mm、长度 10 cm 的吸脂针。
- 氯己定酒精溶液（2% 葡萄糖酸氯己定和 70% 异丙醇），无菌手术铺巾。
- 冰袋。
- 2 cm×2 cm 无菌方形纱块。
- 无菌敷料包。

无菌注射药物：
- 200 mL 低温生理盐水。
- 500 mL 低温 Klein 溶液。

1 L Klein 溶液由 800 mg 的利多卡因、1 mg 的肾上腺素、40 mEq 的碳酸氢钠和 1000 mL 的生理盐水制成。

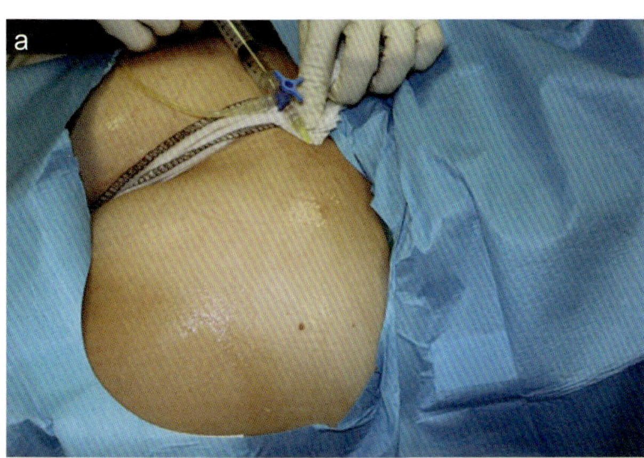

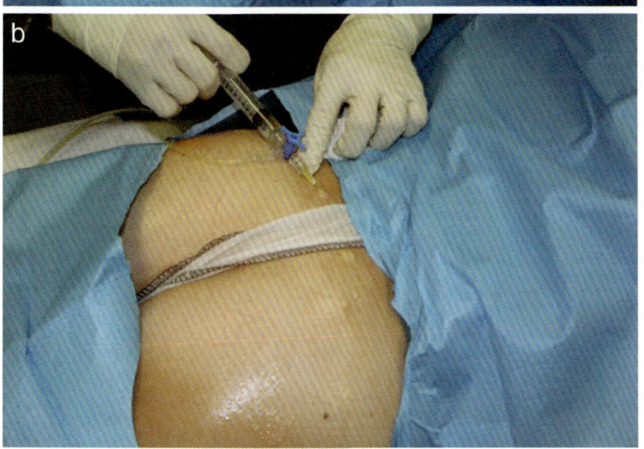

图 25.3 将 1 mL Klein 溶液注射到每侧臀部进针点的皮下层（Published with kind permission of © Mario Goisis 2018. All Rights Reserved）

地点：微粒脂肪的收集可以在一个小的治疗室或手术室里进行。需要配备氧气、心电监护和急救车 / 箱。

助手：在手术的第一阶段，助手要保证所有物品的转移是无菌的。一个医生也可以单独完成整个手术。

25.3.5 操作步骤

操作步骤如图 25.3 ~ 图 25.11 所示。

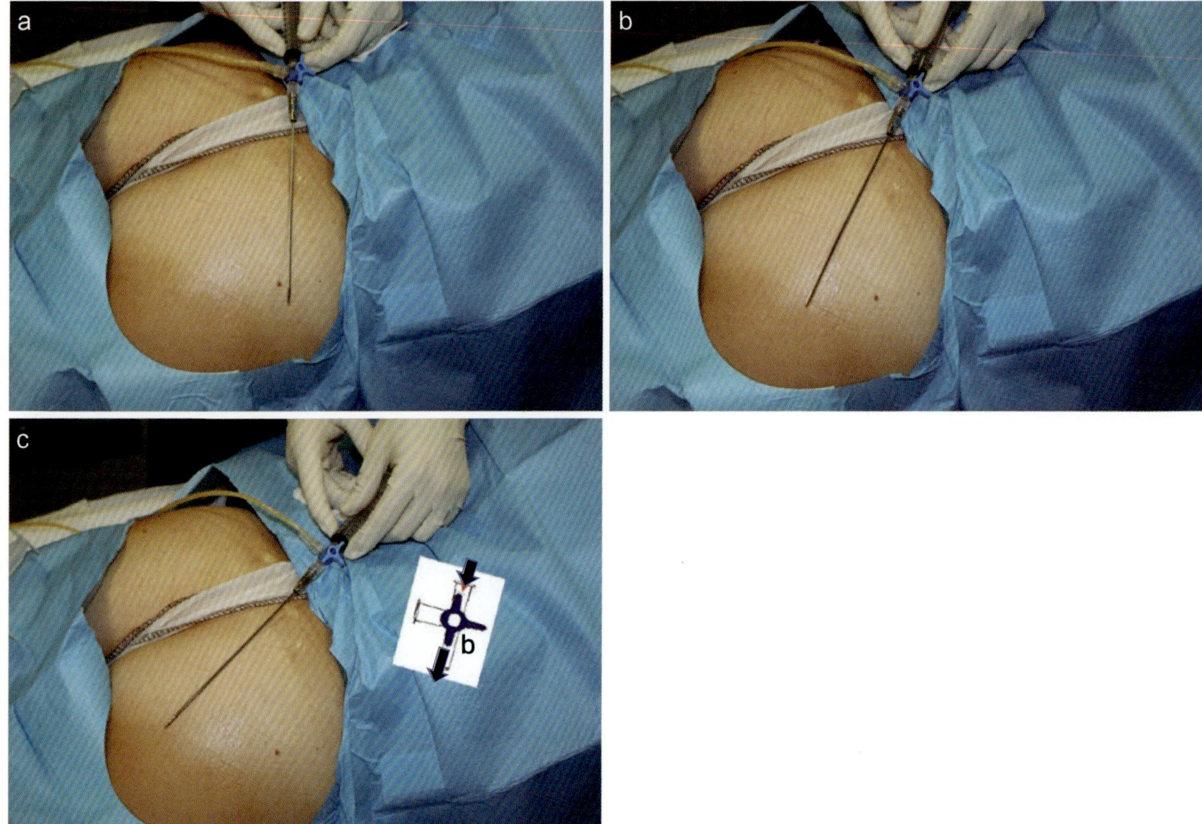

图 25.4 a ~ c. 注射针走行路径（Published with kind permission of © Mario Goisis 2018. All Rights Reserved）

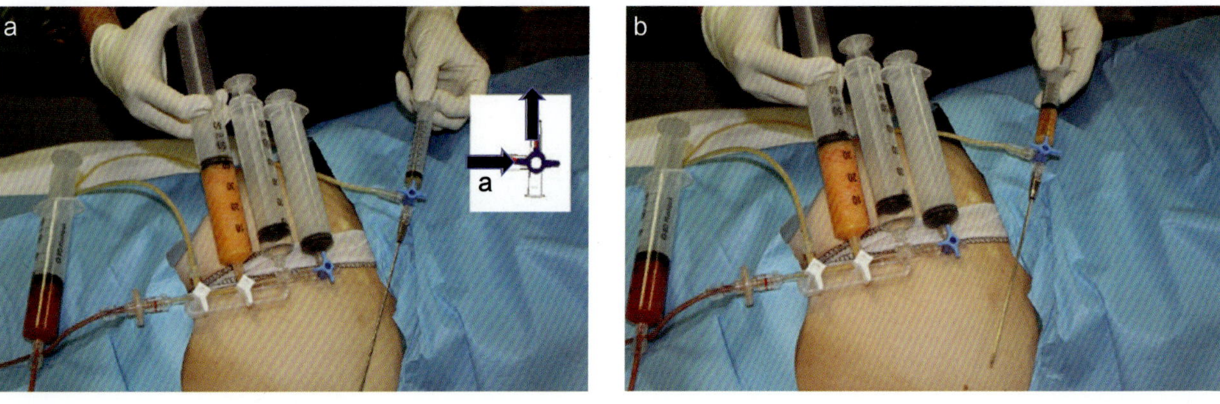

图 25.5 a、b. 注射器内盛满微粒脂肪（Published with kind permission of © Mario Goisis 2018. All Rights Reserved）

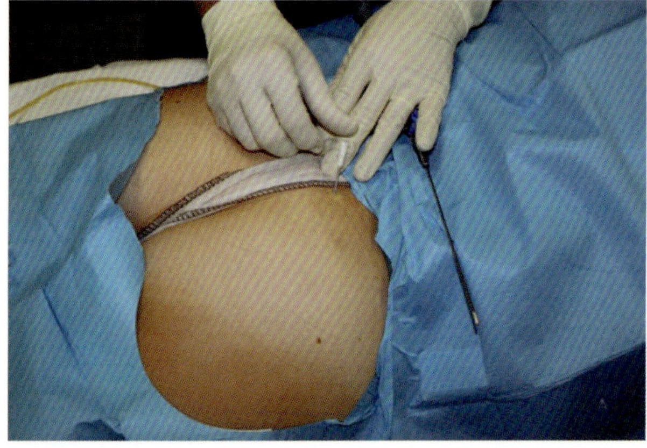

图 25.6 用 16G 针头做开口（Published with kind permission of © Mario Goisis 2018. All Rights Reserved）

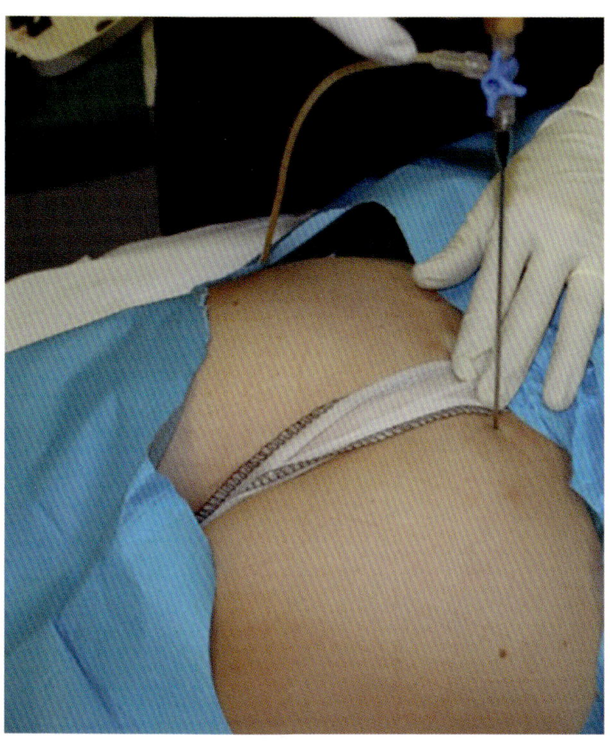

图 25.7 注射针从开口处垂直插入皮下层（Published with kind permission of © Mario Goisis 2018. All Rights Reserved）

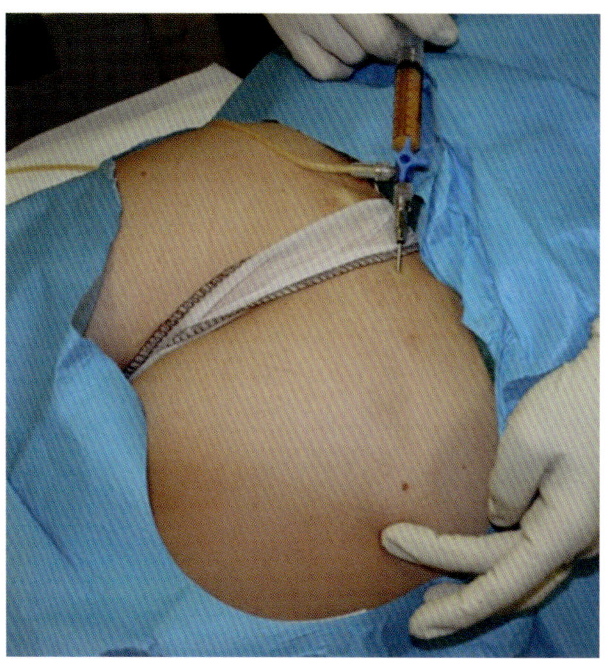

图 25.8 针管与皮肤平行，准备注射脂肪（Published with kind permission of © Mario Goisis 2018. All Rights Reserved）

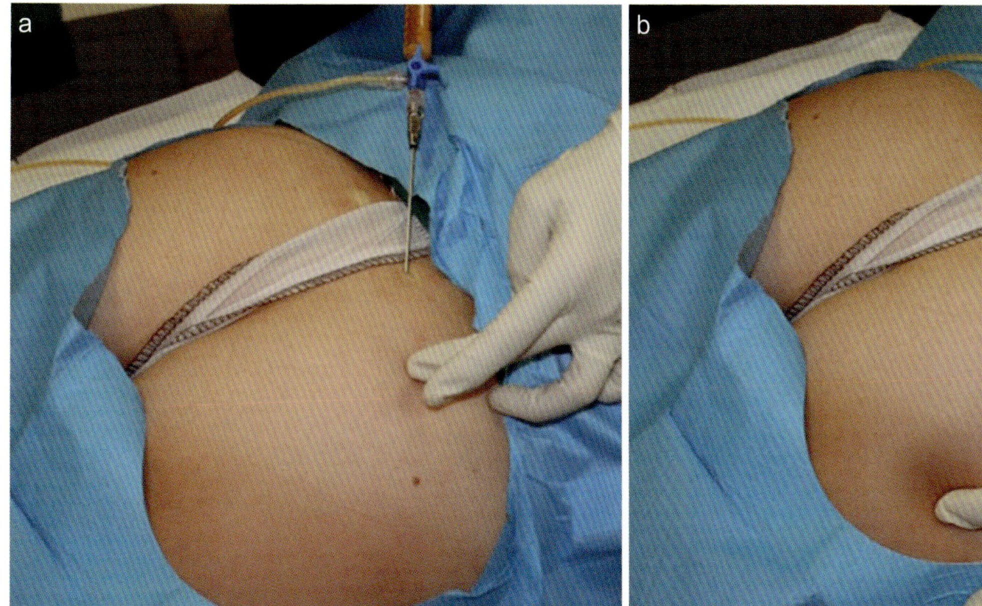

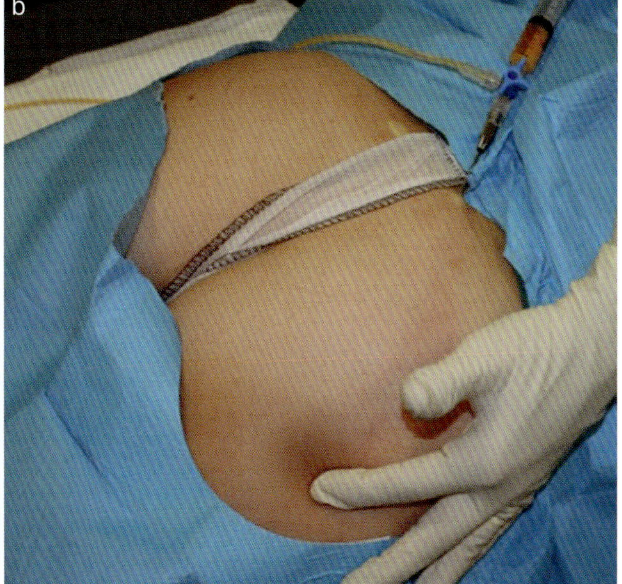

图 25.9

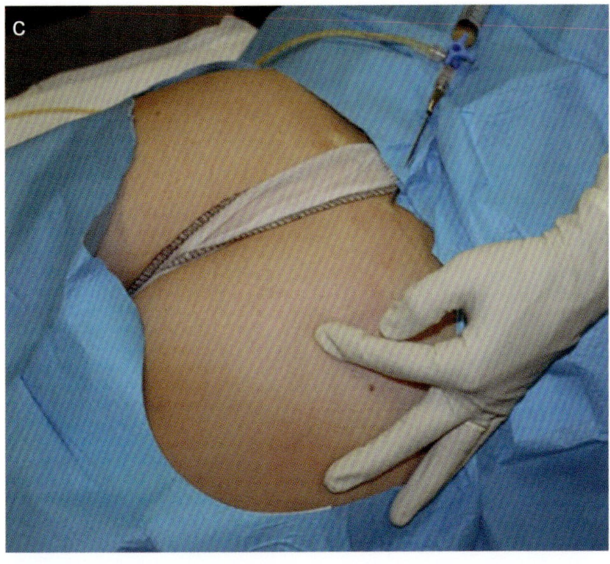

图 25.9 （续）

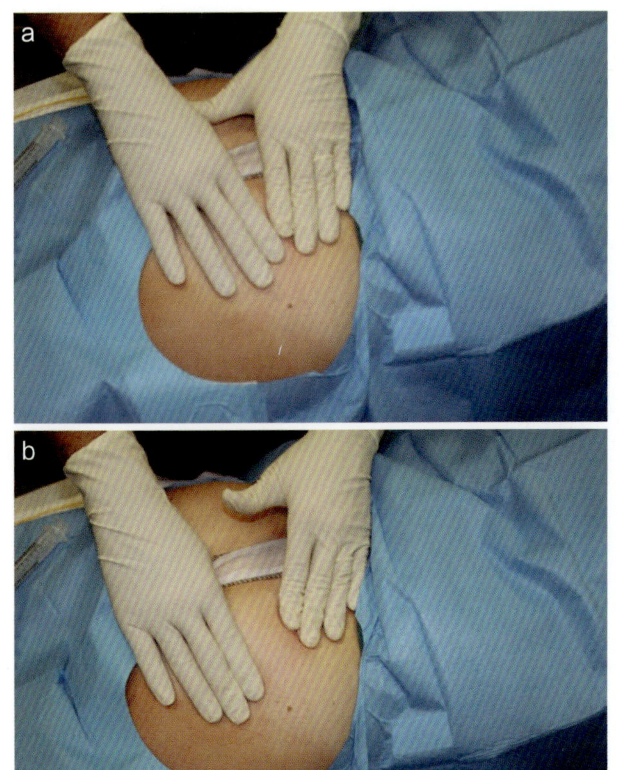

图 25.10

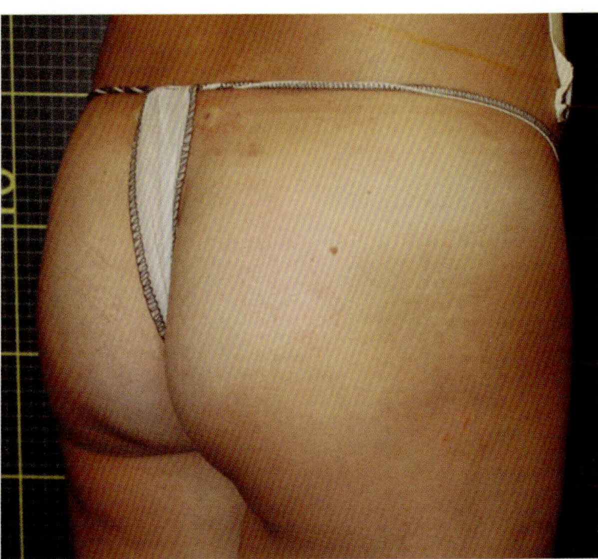

图 25.11 术后即刻效果（Published with kind permission of © Mario Goisis 2018. All Rights Reserved）

外阴

Mario Goisis，Sara Izzo

26

大阴唇和小阴唇构成外阴的唇部组织。大阴唇自耻骨向下向后延伸至会阴。球海绵体肌是会阴的表面肌群之一，覆盖前庭球，有助于阴蒂勃起和性高潮时的收缩，且可以关闭阴道。

26.1 大阴唇的微脂注射

26.1.1 适应证

随着女性年龄的增长，尤其是当她们进入更年期，外阴（大阴唇）体积的减少便成为一个常见的问题（图 26.1）。微脂注射丰大阴唇是一种非常简单有效的解决方法。

26.1.2 禁忌证

血液供应不足、感染或炎症区域不可注射脂肪。曾经注射过液体硅胶或其他永久性填充物的区域也不应该注射脂肪，因为再次注射可能会导致原有移植物的炎症或感染。血管问题，如动脉或静脉闭塞等是相对禁忌证，治疗前必须由专家评估。

26.1.3 手术时间

脂肪的采集过程通常需要 20 min。

26.1.4 材料

· 4～16 mL 注射用微粒脂肪。

- 1 个 21G 针头。
- 1 个 22G、4 cm 钝针。

获取和加工微脂，要使用一套特别的标准系统：

- 微脂盒，由一个斜坡和一个封闭的洗涤和过滤系统组成。
- 4 支 60 mL 注射器。
- 2 支 10 mL 注射器。
- 1 支 1 mL 注射器。
- 30G 针头。
- 16G 针头。
- 1 个直径 2 mm、长度 10 cm 的采脂针管针。
- 氯己定酒精溶液（2% 葡萄糖酸氯己定和 70% 异丙醇），无菌手术铺巾。
- 冰袋。
- 2 cm×2 cm 无菌方形纱块。
- 无菌敷料包。

无菌注射药物：

- 100 mL 低温生理盐水。
- 120 mL 低温 Klein 溶液。

1 L Klein 溶液由 800 mg 利多卡因、1 mg 肾上腺素、40 mEq 碳酸氢钠和 1000 mL 生理盐水制成。

地点：获取微粒脂肪可以在治疗室 / 手术室中进行。需要配备氧气、心电监护和急救车 / 箱。

助手：在手术的第一阶段，助手可以帮助将微脂在无菌条件下转移至操作台。一名医生也可以独自完成整个过程。

注射平面：皮下层。

M. Goisis (✉)
Maxillo-Facial and Aesthetic Surgeon, Go Easy Clinic, Milan, Italy

S. Izzo
Department of Plastic Surgery, University of Campania "Luigi Vanvitelli", Naples, Italy

M. Goisis (ed.), *Outpatient Regenerative Medicine*, https://doi.org/10.1007/978-3-319-44894-7_26

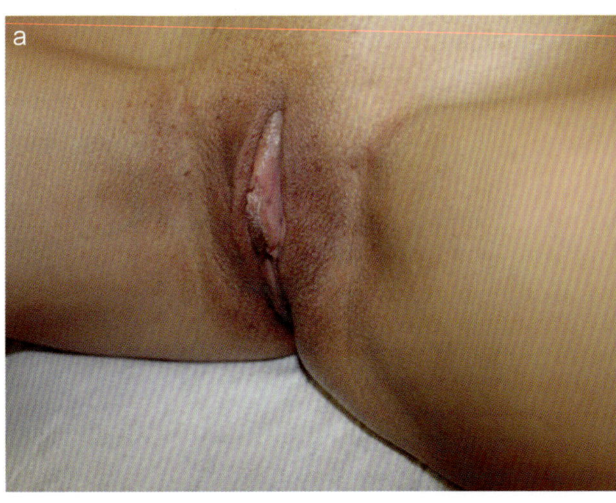

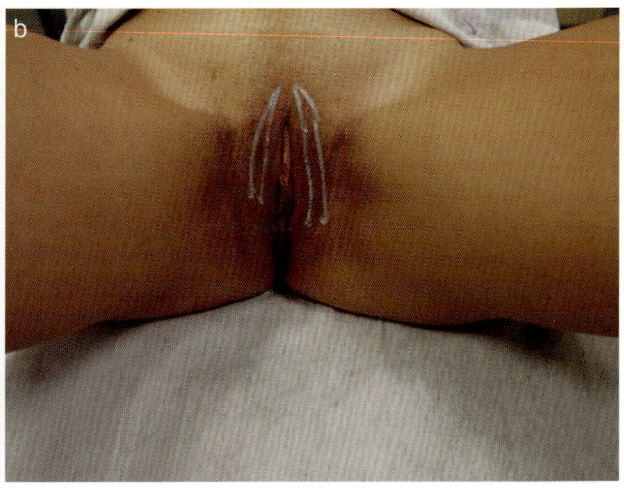

图 26.1 a、b. 大阴唇容积减少（术前照）(Published by kind permission of © Mario Goisis 2018. All Rights Reserved)

26.1.5 操作步骤

操作步骤如图 26.2 ~ 图 26.11 所示。

26.2 生物回春技术用于外阴治疗

生物回春技术是一种利用低黏度透明质酸诱导皮肤和黏膜深层锁水，刺激真皮产生新的基质，以改善皮肤结构和弹性的技术。内源性透明质酸的产生随着年龄的增长而急剧减少，导致皱纹产生。将低黏度的透明质酸注入真皮，可增强纤维原细胞、巨噬细胞、内皮细胞和清除细胞对无神经根损伤的真皮蛋白的吸引力，从而促进真皮层的再生。

26.2.1 适应证

生物回春技术可以用来改善皮肤和黏膜的营养、质地，以及每个部位真皮的弹性，但通常用于外阴的皮肤和黏膜。

根据标准方案，在 12 个月内，低黏度透明质酸可与微粒脂肪交替使用。

标准方案通常包括：

在第 4、8 和 12 个月注射微粒脂肪。

在第 1、2、3、5、6、7、9、10 和 11 个月注射低黏度透明质酸。

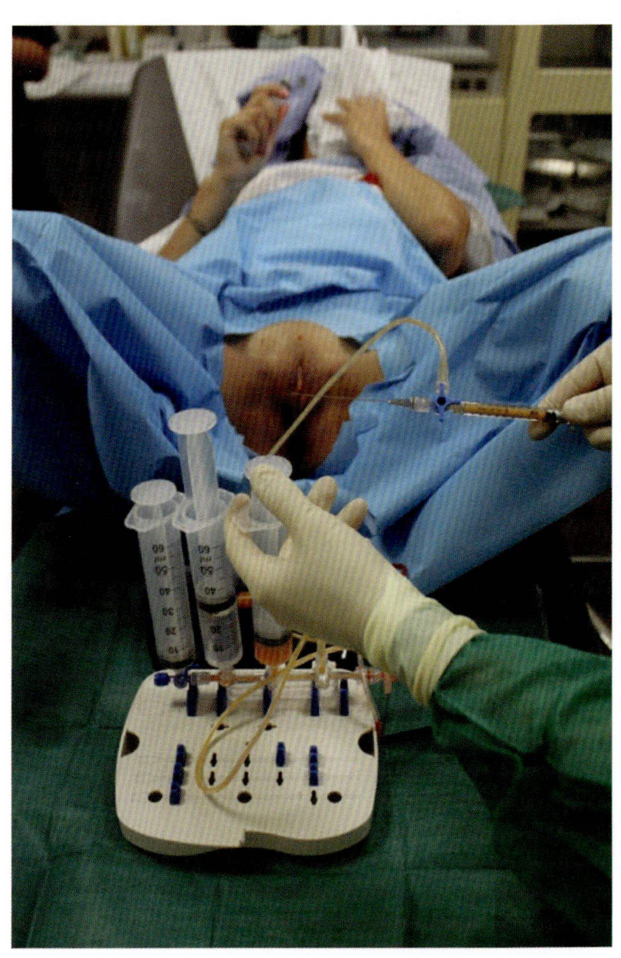

图 26.2 使用微脂盒获取 20 mL 微粒脂肪以备注射 (Published by kind permission of © Mario Goisis 2018. All Rights Reserved)

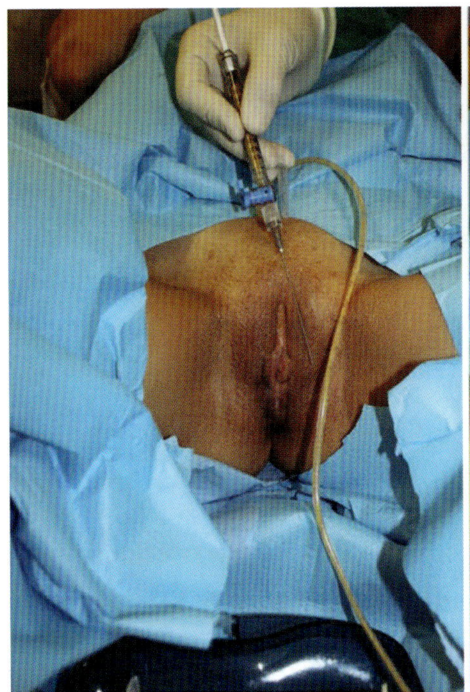

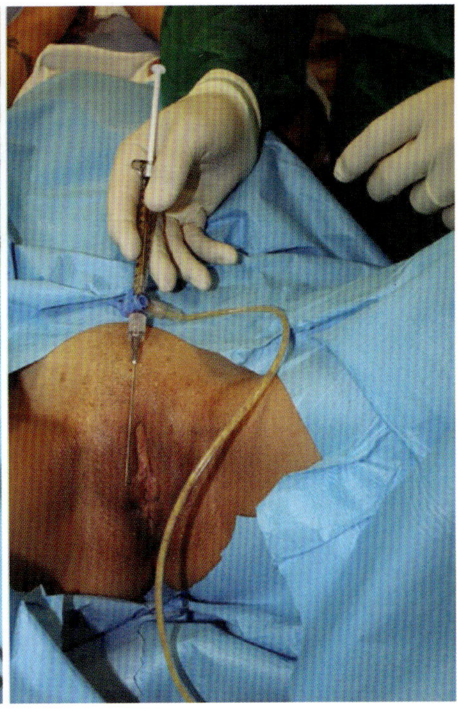

图 26.3 注射针走行路径（Published by kind permission of © Mario Goisis 2018. All Rights Reserved）

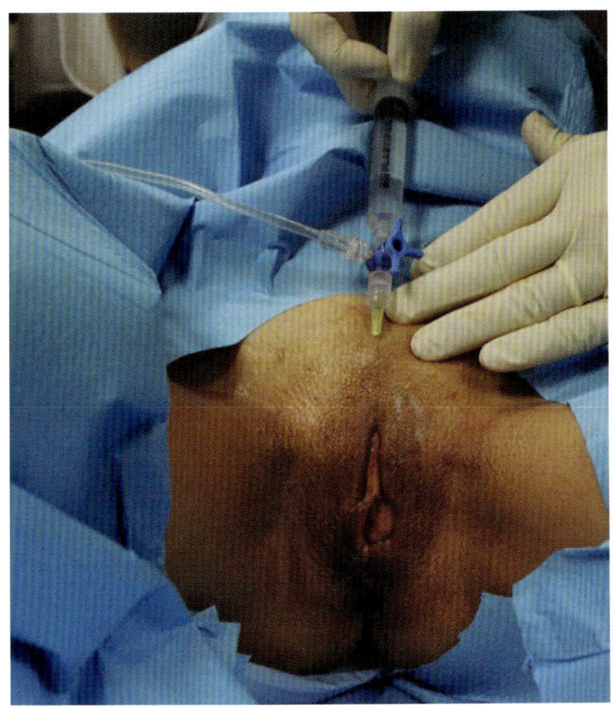

图 26.4 在两侧球海绵体肌肉交界处的进针点注射 2 mL 局部麻醉药（Klein 溶液）

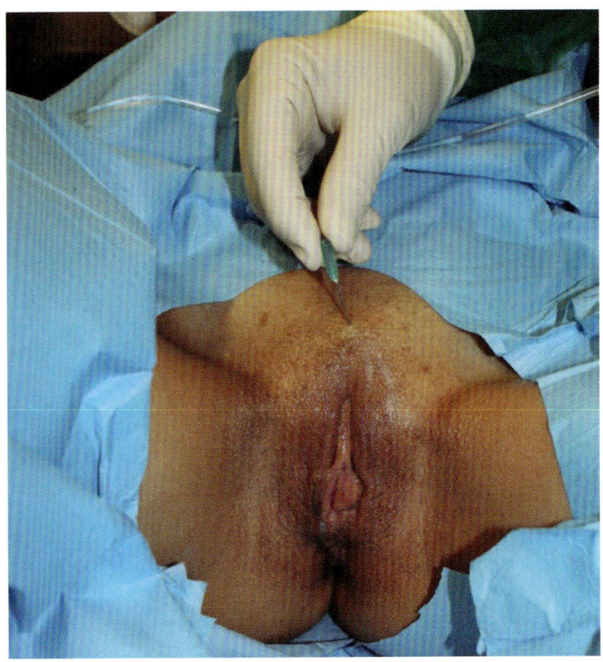

图 26.5 用 21G 针头做开口，使针管针能够进入皮下层（Published by kind permission of © Mario Goisis 2018. All Rights Reserved）

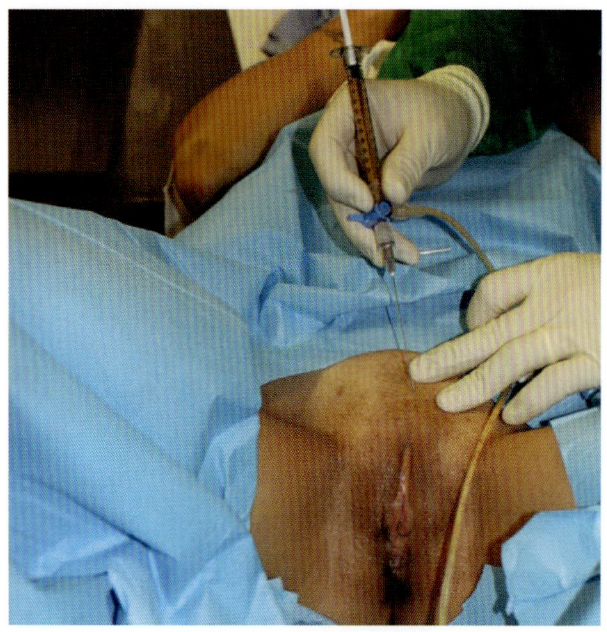

图 26.6 22G 钝针垂直插入（Published by kind permission of © Mario Goisis 2018. All Rights Reserved）

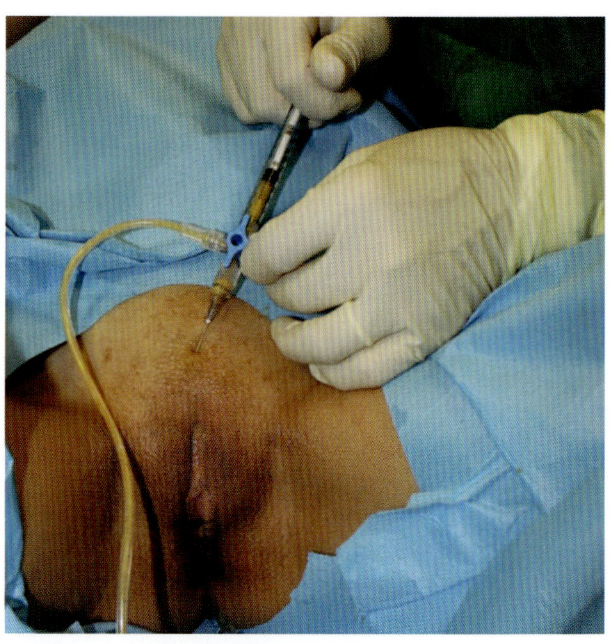

图 26.8 然后转到右侧肌肉区域注射（Published by kind permission of ©Mario Goisis 2018. All Rights Reserved）

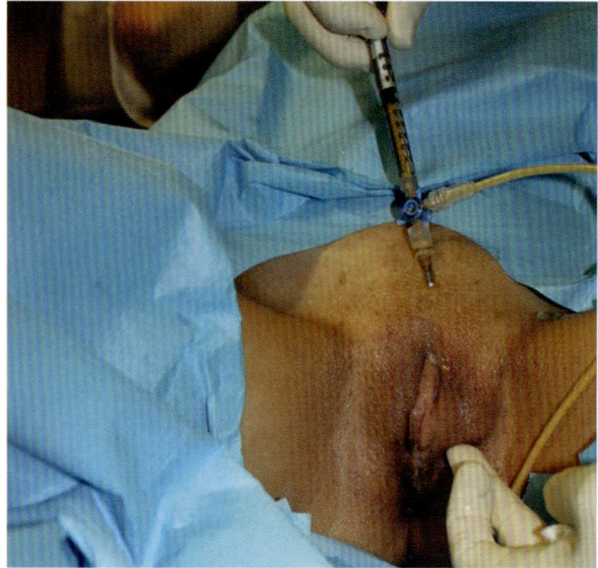

图 26.7 在皮下层行退针注射（Published by kind permission of © Mario Goisis 2018. All Rights Reserved）

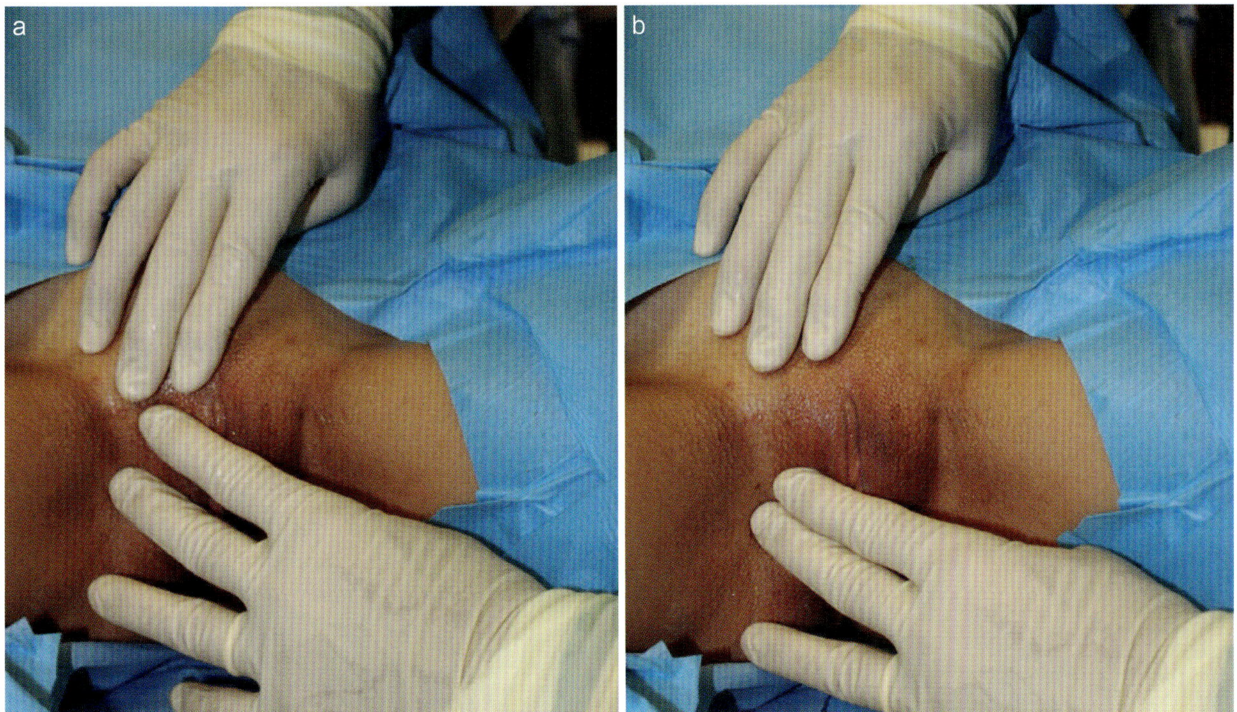

图 26.9 a、b. 治疗后对该部位进行轻柔按摩（Published by kind permission of ©Mario Goisis 2018. All Rights Reserved）

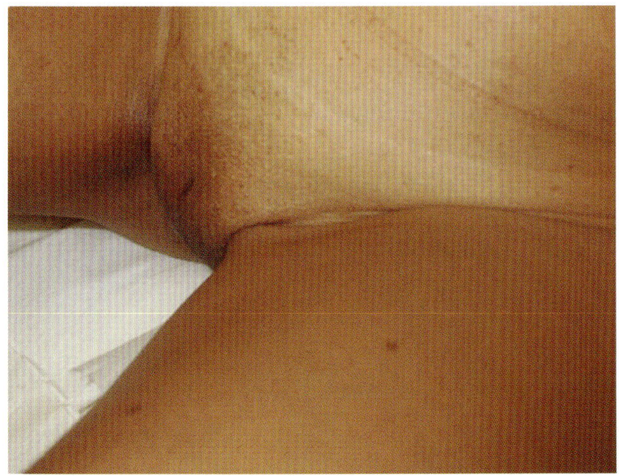

图 26.10 外阴治疗 9 个月后（Published by kind permission of © Mario Goisis 2018. All Rights Reserved）

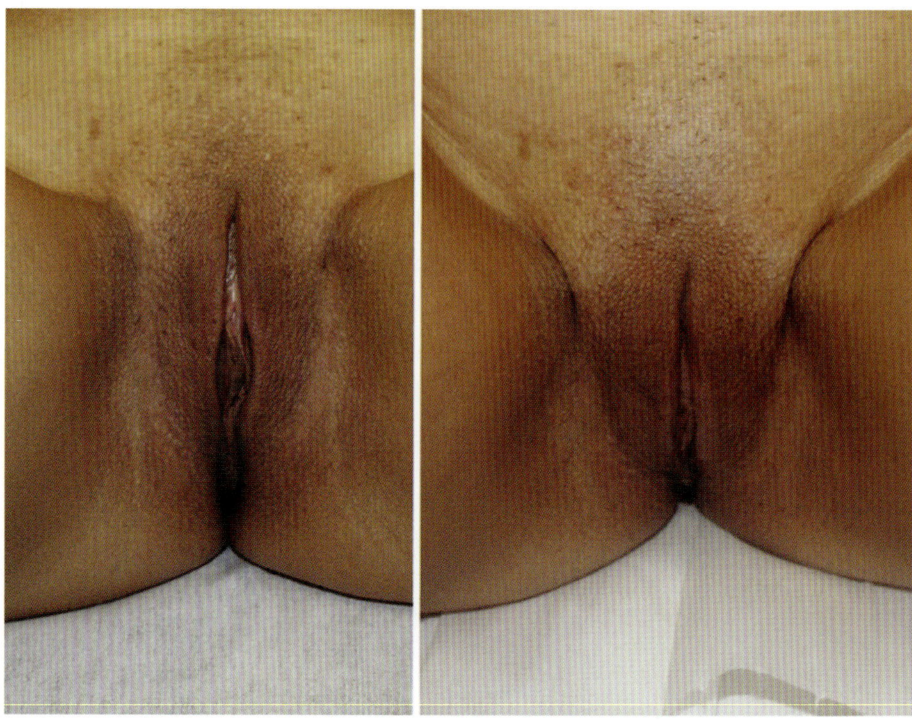

图 26.11 外阴治疗前和治疗后 9 个月（Published by kind permission of © Mario Goisis 2018. All Rights Reserved）

26.2.2 手术时间

整个过程通常需要 5 ~ 10 min。

26.2.3 材料

- 0.8 mL 低黏度透明质酸。
- 29G 或 30G 针头。
- 局部麻醉。
- 纱布和消毒溶液。

26.2.4 材料的选择（图 26.12 ~ 图 26.16）

- Jalupro。
- Stylage Hydro。
- Belotero soft。
- Restylane Vital Light Lidocaine。

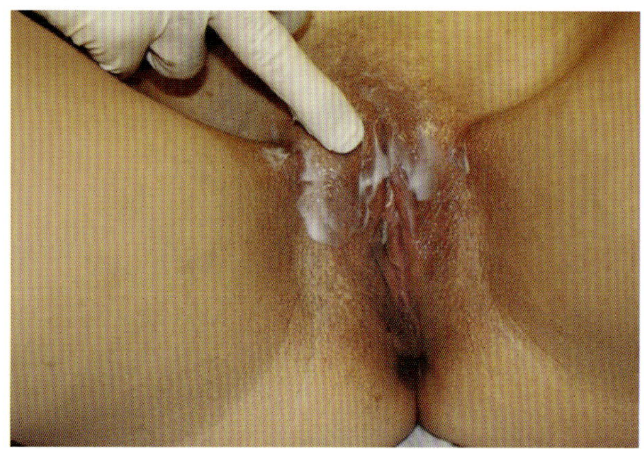

图26.12 表面麻醉的应用（Published by kind permission of © Mario Goisis 2018. All Rights Reserved）

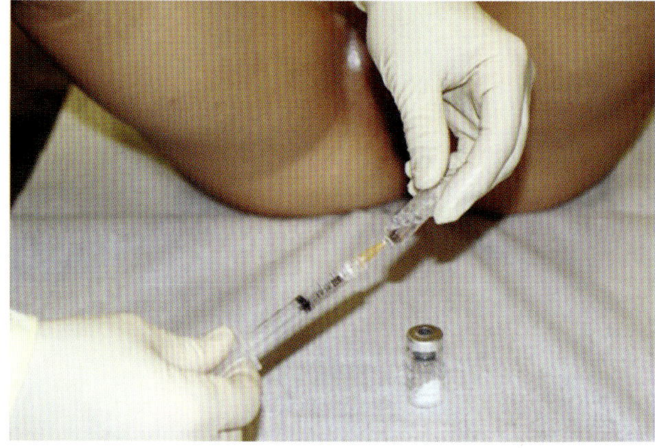

图 26.13 一些产品（如 Jalupro）作为无菌粉末出售，需要稀释。这里显示了 Jalupro 的稀释方法，将无菌粉末稀释到该产品附带的 2.5 mL 溶剂中（Published by kind permission of © Mario Goisis 2018. All Rights Reserved）

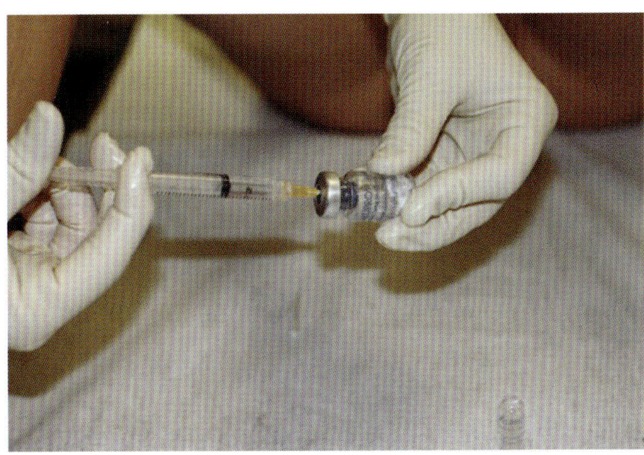

图 26.14 此图显示了 Jalupro 的稀释方法。将无菌粉剂稀释到该产品附带的 2.5 mL 溶剂中（Published by kind permission of © Mario Goisis 2018. All Rights Reserved）

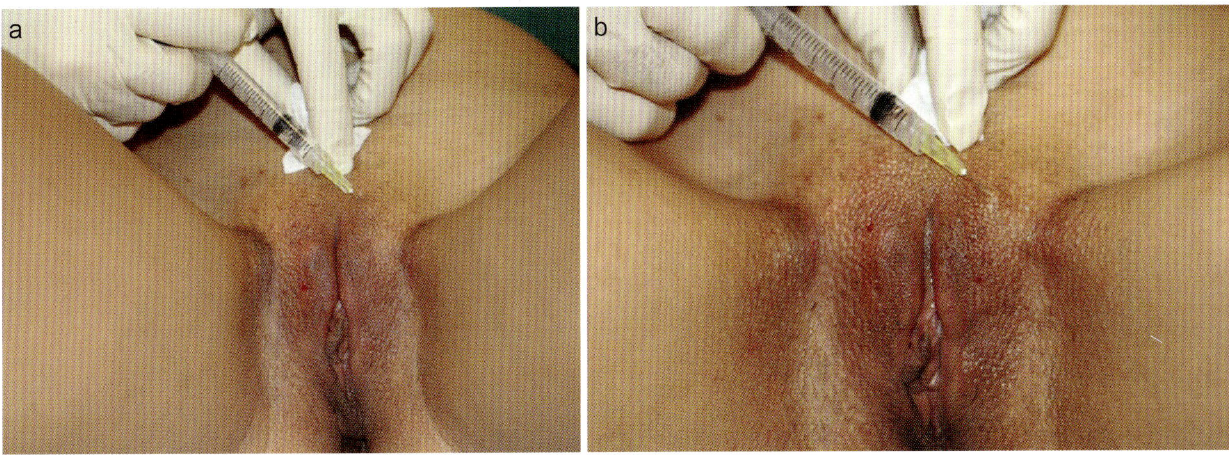

图 26.15 a、b. 用皮凝技术将透明质酸溶液注入黏膜层。针刺深度为 2～3 mL；每个点位注射的量非常少，约为 0.05 mL 或更少（Published by kind permission of © Mario Goisis 2018. All Rights Reserved）

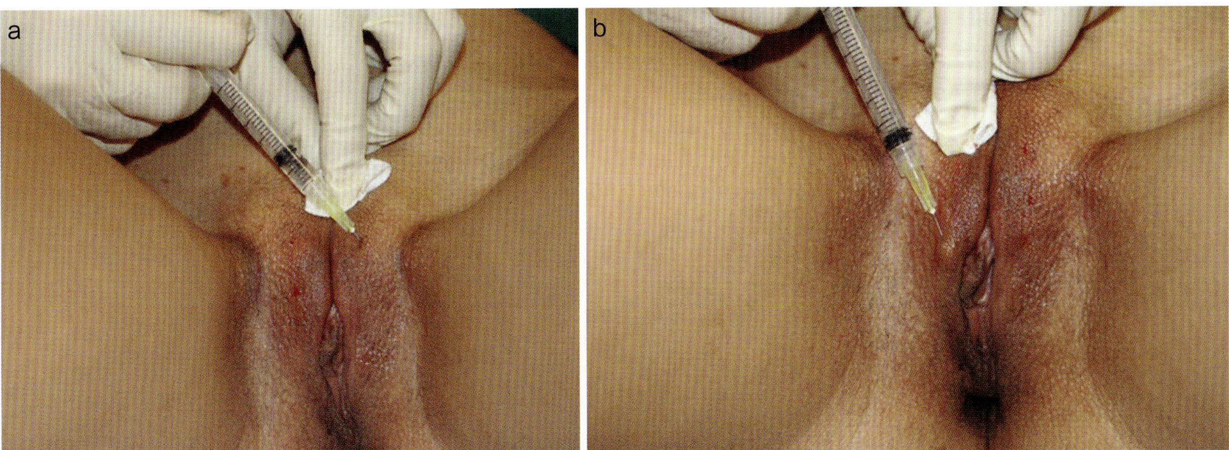

图 26.16 a、b. 相邻两个注射点理想间距为 1 cm（Published by kind permission of © Mario Goisis 2018. All Rights Reserved）

小腿

27

Mario Goisis，Sara Izzo，Claudio Rinna

由于肌肉量不足、脂肪萎缩或诸如畸形足、痉挛性麻痹、脊柱裂和脊髓灰质炎等疾病，小腿过于细小（在极端情况下，可称为“鹳腿”）的患者常常考虑小腿增大术（丰小腿术）。

27.1 Anatomy 解剖

大隐静脉又称长隐静脉，是位于大腿和小腿皮下的浅表静脉，起于第一趾（大脚趾）背静脉与足背静脉弓的汇合处。经内踝前方（该静脉在此可见并能触摸到）向上延伸至小腿内侧，于膝部达股骨内上髁的后方。小隐静脉是腿后侧相对较大的浅表静脉。起源于第五趾（最小的脚趾）背静脉与足背静脉弓汇合，汇入大隐静脉。它被认为是一种浅表静脉，就在皮下层。起于足外侧（外踝后下方），沿小腿后侧向上通过腓肠肌内侧头与外侧头之间，通常于膝关节水平汇入腘静脉。若隐静脉意外受伤，会出现明显的血肿和血栓，并可能伴有移植物感染（图 27.1）。

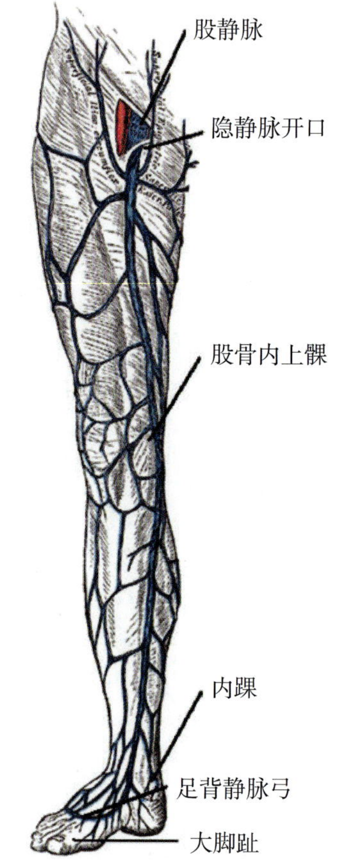

图 27.1　大隐静脉的解剖（Henry Gray, Anatomy: Descriptive and Surgical）（Published by kind permission of © Mario Goisis 2018. All Rights Reserved）

27.2 风险规避

在注射脂肪之前，必须通过视诊、触诊和超声检查来识别隐静脉。注射针必须直接插入皮下层，注射时始终位于腓肠肌肌筋膜的浅层。（图 27.2～图 27.4）。

27.3 微粒脂肪脂丰小腿

27.3.1 适应证

丰盈小腿以改善腿部的和谐美感。

M. Goisis (✉)
Maxillo-Facial and Aesthetic Surgeon, Go Easy Clinic, Milan, Italy

S. Izzo
Department of Plastic Surgery, University of Campania “Luigi Vanvitelli”, Naples, Italy

C. Rinna
Doctor’s Equipe, Milan, Italy

M. Goisis (ed.), *Outpatient Regenerative Medicine*, https://doi.org/10.1007/978-3-319-44894-7_27

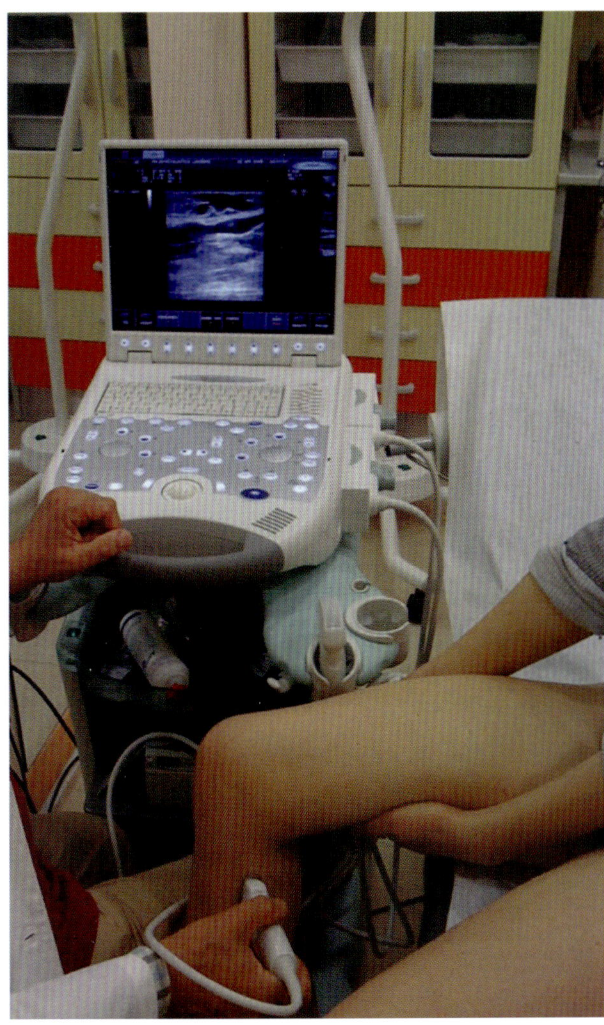

图 27.2 超声检查是为了标记隐静脉的走行路径（courtesy of Injection in Aesthetic Medicine, Springer）（Published by kind permission of © Mario Goisis 2018. All Rights Reserved）

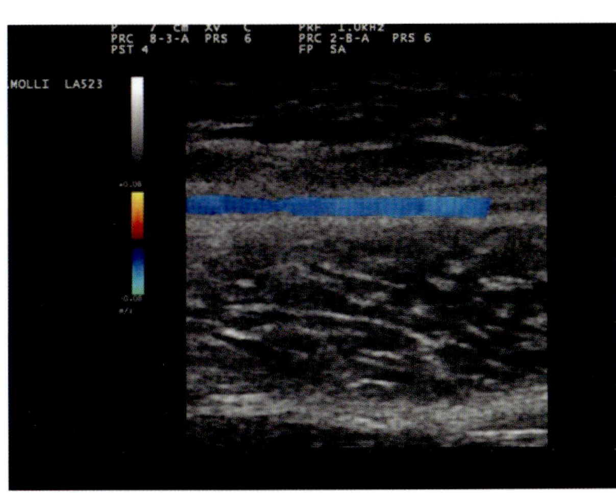

图 27.3 大隐静脉的超声多普勒图像（courtesy of Injection in Aesthetic Medicine, Springer）。(Published by kind permission of © Mario Goisis 2018. All Rights Reserved）

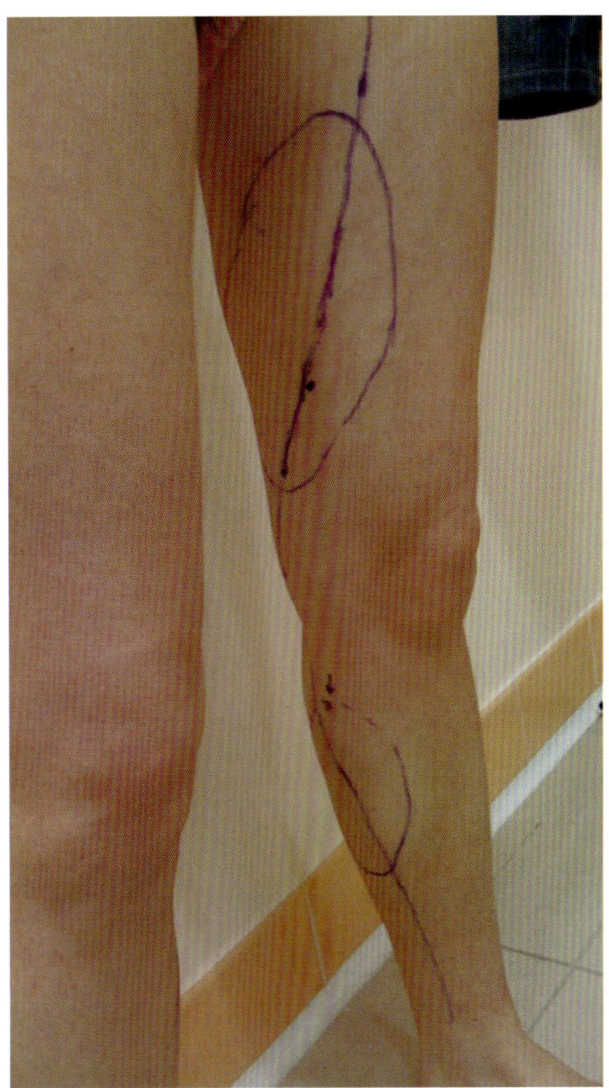

图 27.4 在患者腿上标记的隐静脉的轮廓（courtesy of Injection in Aesthetic Medicine, Springer）。(Published with kind permission of © Mario Goisis 2018. All Rights Reserved）

27.3.2 禁忌证

脂肪不应该注射到缺乏足够的血液供应和感染或发炎的区域。如果小腿之前注射过液体硅胶或其他永久性填充物，就不应该进行注射，因为再次注射可能会导致原有移植物的炎症或感染。

血管问题，如动脉或静脉闭塞是相对禁忌证，需要在治疗前由专家评估。

27.3.3 手术时间

脂肪采集后，整个过程通常需要 20 min。

27.3.4 材料

- 每侧各注射 20 ~ 60 mL 微粒脂肪。
- 1.5 mm × 150 mm，脂肪注射针管针。

收集和处理微脂，需要一个特别的标准系统：

－微脂盒，由一个带有封闭洗涤和过滤系统的斜坡组成。

－ 4 支 60 mL 注射器。

－ 2 支 10 mL 注射器。

－ 1 mL 注射器。

－ 30G 针头。

－ 16G 针头。

－直径 2 mm、长度 10 cm 的采脂针管针。

－氯己定酒精溶液（2% 葡萄糖酸氯己定和 70% 异丙醇），无菌手术铺巾。

－冰袋。

－ 2 cm×2 cm 无菌方形纱块。

－无菌敷料包。

无菌注射药物：

－ 2000 mL 的低温生理盐水。

－ 500 mL 低温 Klein 溶液。

1 L Klein 溶液由 800 mg 利多卡因、1 mg 肾上腺素、40 mEq 碳酸氢钠和 1000 mL 生理盐水制成。

地点：获取微脂可以在治疗室 / 手术室中进行。需要配备氧气、心电监护和急救车 / 箱。

助手：在手术的第一阶段，助手可以帮助将微粒脂肪在无菌条件下转移至操作台。一名医生也可以独自完成整个过程。

27.3.5 操作步骤

操作步骤如图 27.5 ~ 图 27.15 所示。

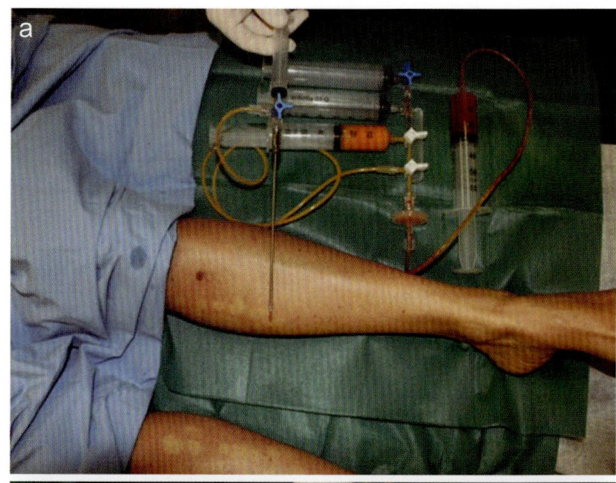

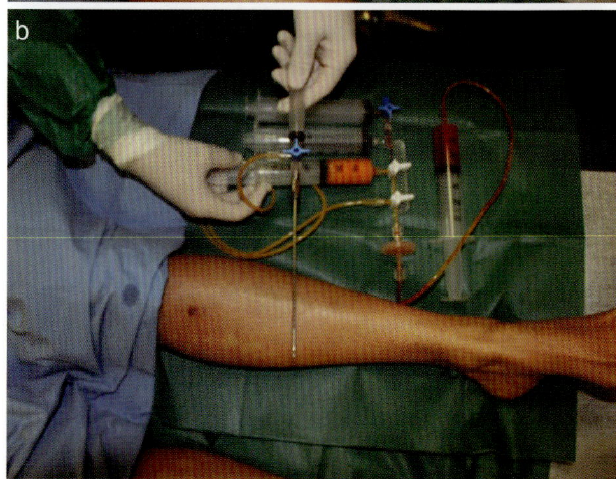

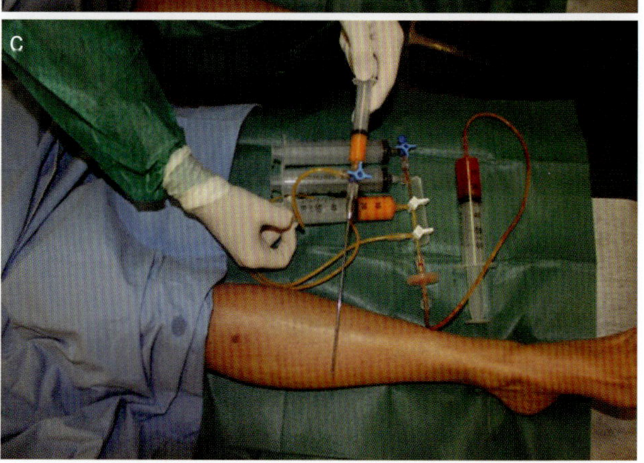

图 27.5 a ~ c. 注射器中装满微粒脂肪（Published by kind permission of © Mario Goisis 2018. All Rights Reserved）

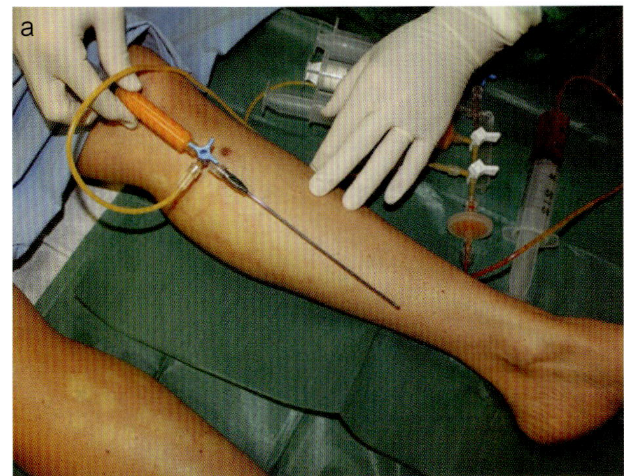

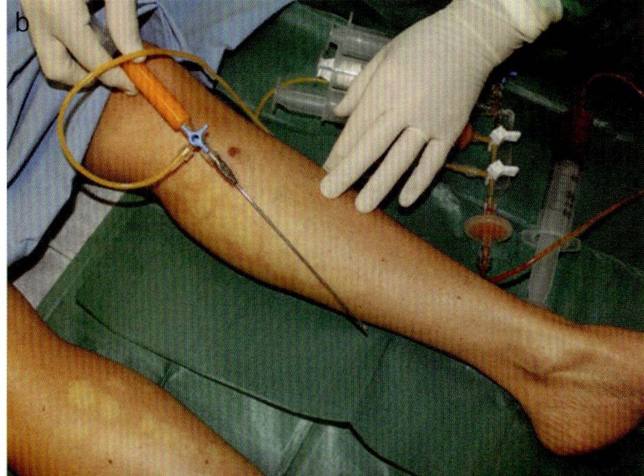

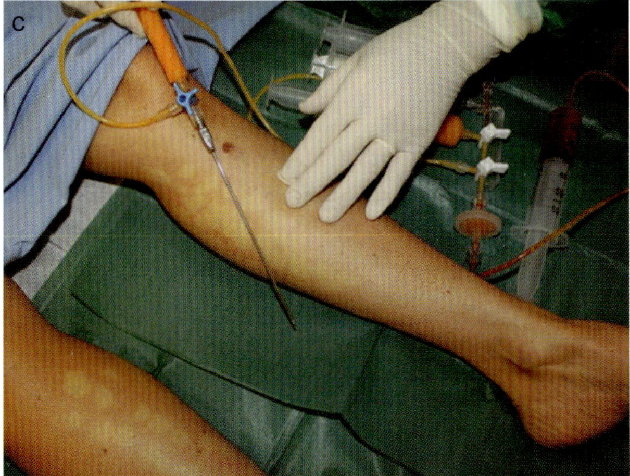

图 27.6 a ~ c. 注射针从单一入口点进入的路径（Published by kind permission of © Mario Goisis 2018. All Rights Reserved）

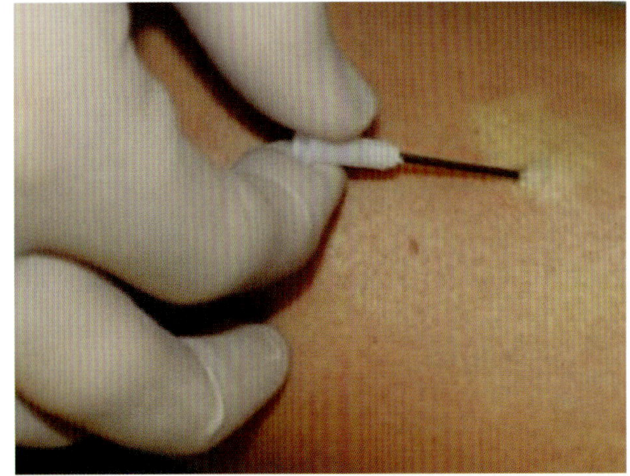

图 27.7 用 16G 针头做开口（Published by kind permission of © Mario Goisis 2018. All Rights Reserved）

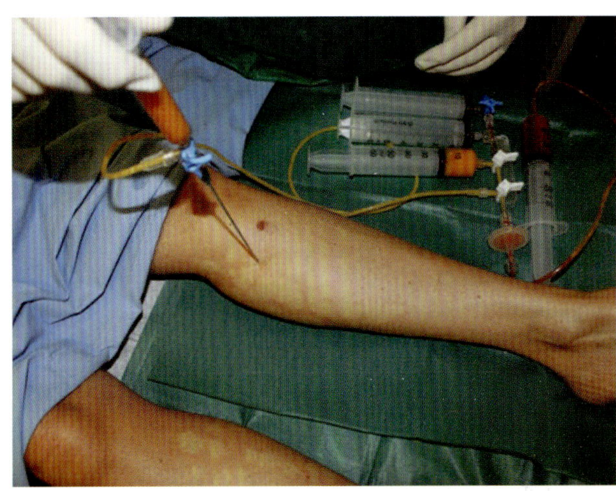

图 27.8 注射针通过进针孔垂直进入皮下层，然后平行于皮肤，准备注射脂肪（Published by kind permission of © Mario Goisis 2018. All Rights Reserved）

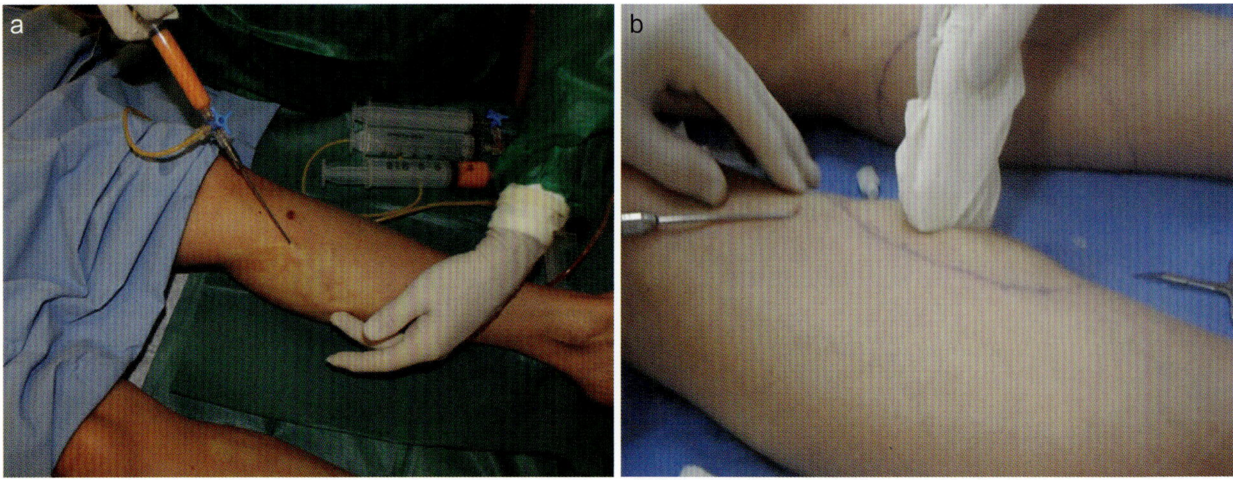

图 27.9 a、b. 沿针管路径退针注射微粒脂肪于皮下层（Published by kind permission of © Mario Goisis 2018. All Rights Reserved）

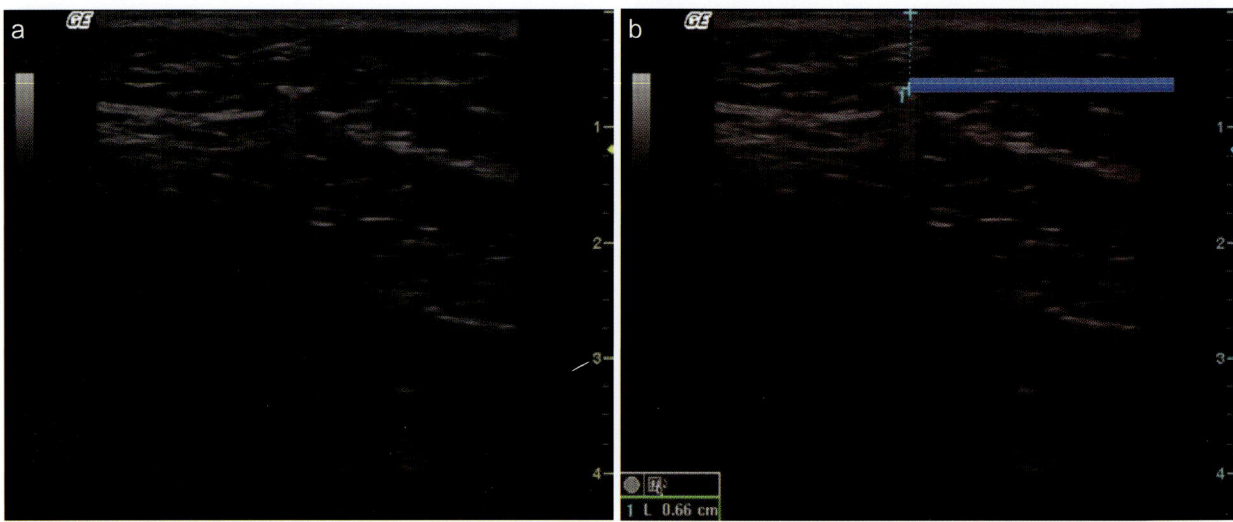

图 27.10 a、b. 超声图像显示注射针在皮下层的位置（Published by kind permission of © Mario Goisis 2018. All Rights Reserved）

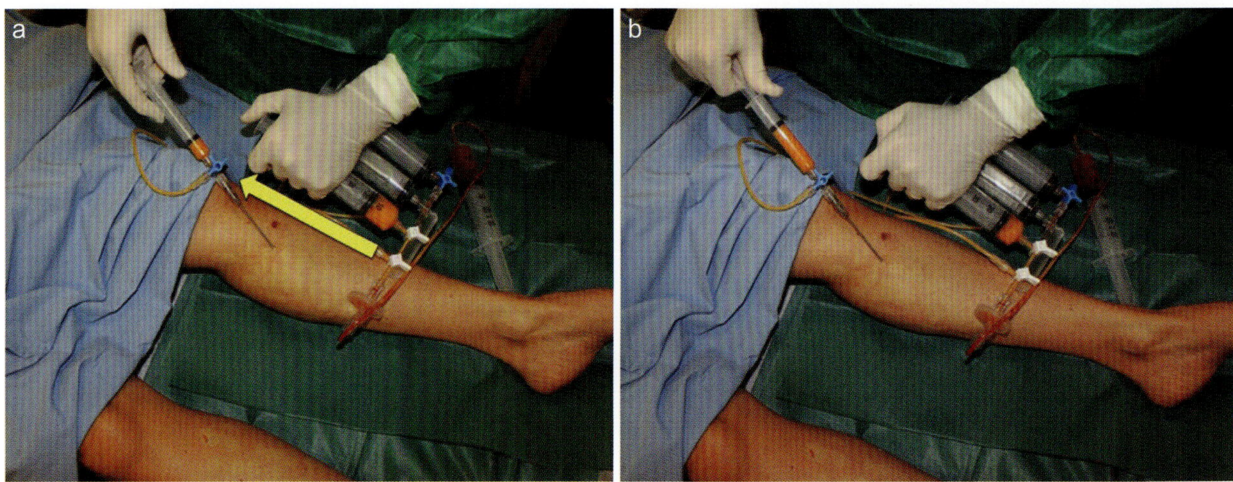

图 27.11 a、b. 注射器再次装满微粒脂肪（Published by kind permission of © Mario Goisis 2018. All Rights Reserved）

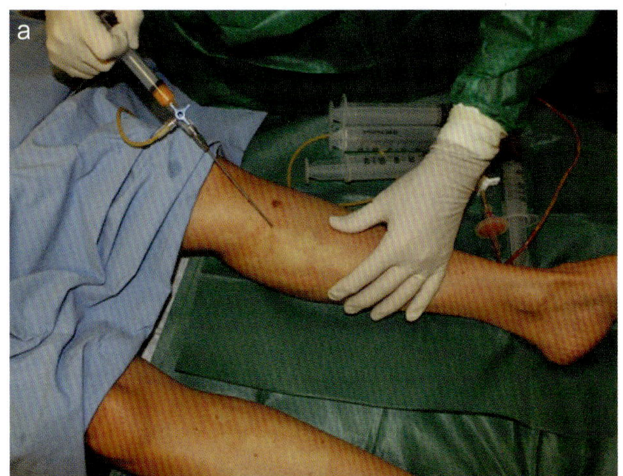

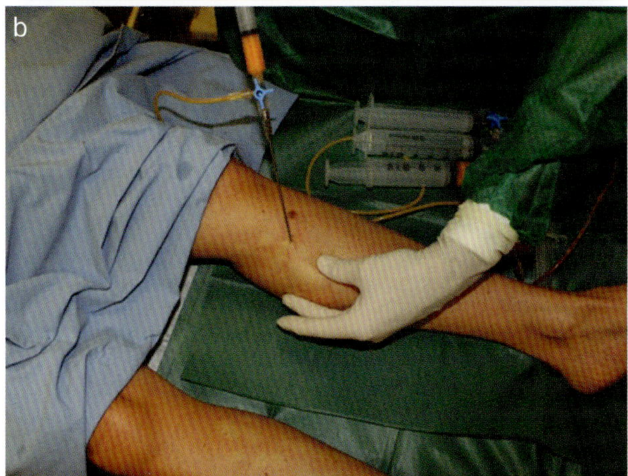

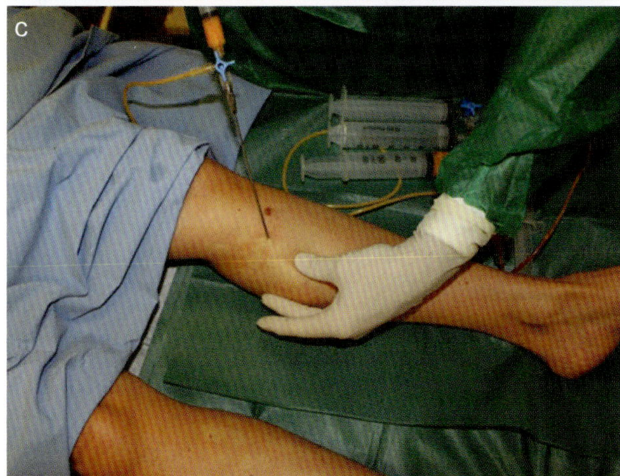

图 27.12 a ~ c. 将微粒脂肪以扇形分布的方式填充至小腿皮下层（Published by kind permission of © Mario Goisis 2018. All Rights Reserved）

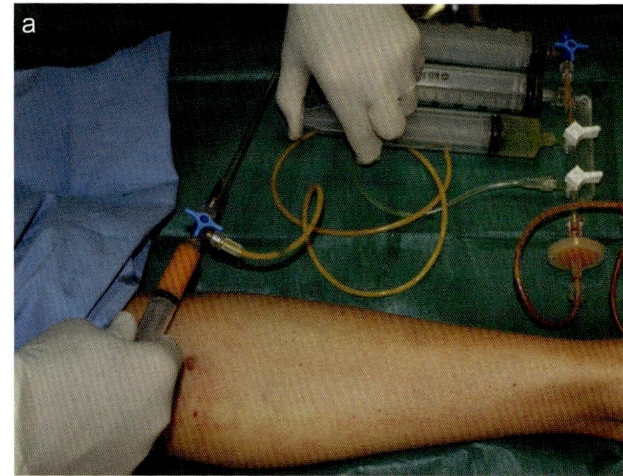

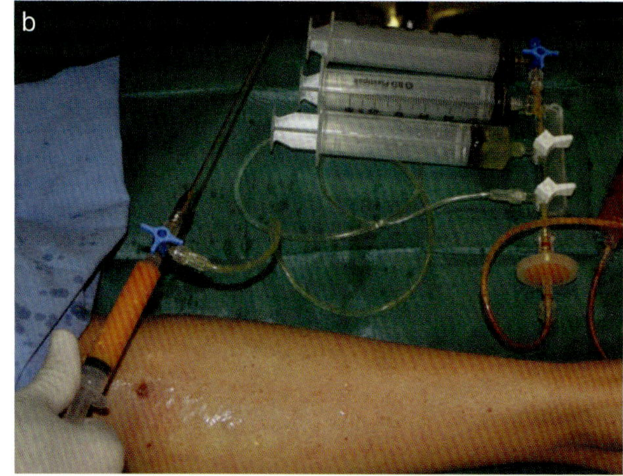

图 27.13 a、b. 为了使用试管中所含的微粒脂肪，将一个装满生理盐水的注射器连接到这个系统上。这样，所有的微粒脂肪都可以转移到注射器里（Published by kind permission of © Mario Goisis 2018. All Rights Reserved）

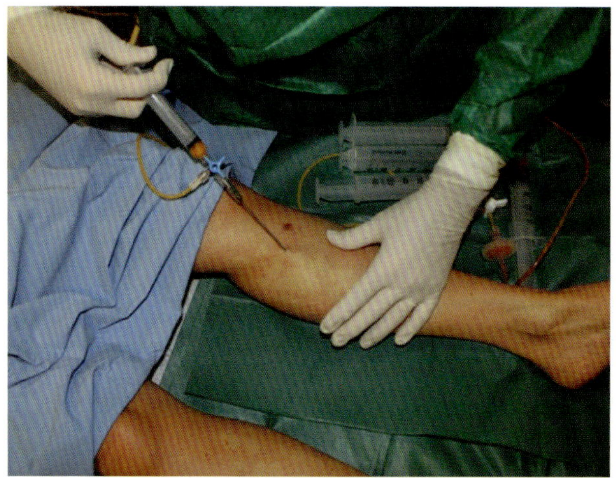

图 27.14 注射最后一管微粒脂肪（Published by kind permission of © Mario Goisis 2018. All Rights Reserved）

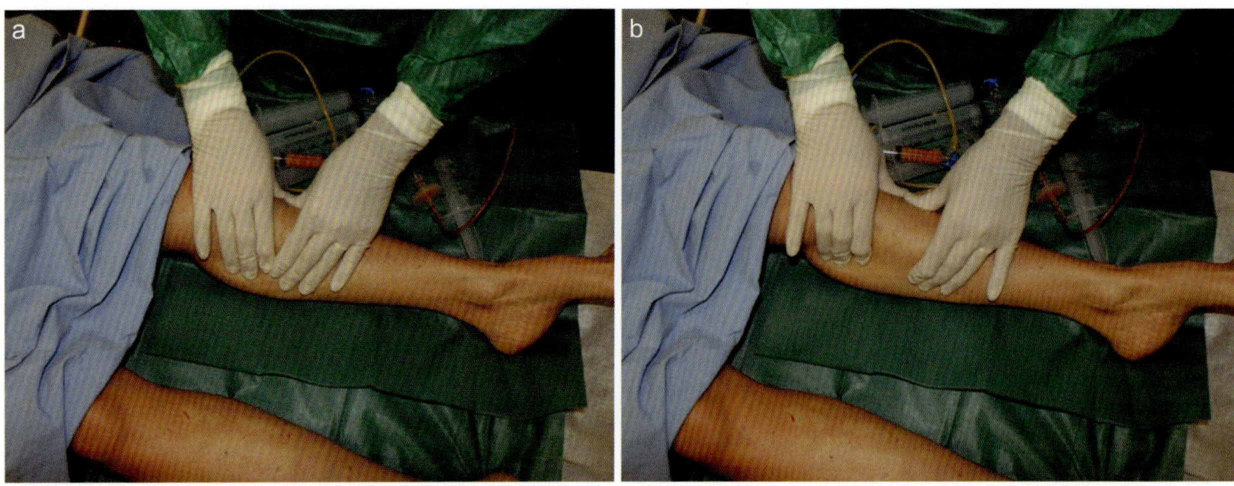

图 27.15 a、b. 注射完成后，用力按摩治疗区域，以达到塑形的目的（Published by kind permission of © Mario Goisis 2018. All Rights Reserved）

足部

28

Mario Goisis，Sara Izzo，Alessandro Di Petrillo

28.1 解剖

人类的足部是一种强壮、复杂的机械结构，包括 26 块骨头、33 个关节（其中 20 个是活动关节）和 100 多块肌肉、肌腱和韧带。作用在足部的肌肉可分为外源性肌肉（即源自小腿前区或后区的肌肉）以及起源于足背（上）或足底（下）区的内在肌肉。足部是由足背和足底组成的。（图 28.1）

为了使足部重现年轻化，对足背的解剖结构有一个全面的了解是很重要的，因为再生医学技术的目的是增加足背皮下的厚度。在足背的皮下层，有一个由足部外源及内在伸肌群的肌腱和腱膜组成的系统。

28.2 微粒脂肪填充足背部

28.2.1 适应证

增加足背皮肤厚度以改善足部的美观程度。

28.2.2 禁忌证

脂肪不应该注射到血液供应不足、感染或发炎的区域。如果该区域之前注射过液体硅胶或其他永久性填充物，就不应该进行注射，因为再次注射可能会导致移植物的炎症或感染。血管问题，如动脉或静脉闭塞是相对禁忌证，治疗前需要专家评估。

28.2.3 手术时间

脂肪的采集过程通常需要 10 min。

28.2.4 材料

· 每侧注射 2～4 mL 的微粒脂肪。
- 21G 针头。
- 22G、4 cm 长钝头针管针。

获取及制备微脂，需要一套特定的标准系统：
- 微脂盒，由带斜坡和封闭的清洗及过滤系统组成。
- 4 支 60 mL 注射器。
- 2 支 10 mL 注射器。
- 1 mL 注射器。
- 30G 针头。
- 16G 针头。
- 直径 2 mm、长度 10 cm 的采集脂肪针管针。
- 氯己定酒精溶液（2% 葡萄糖酸氯己定和 70% 异丙醇），无菌手术铺巾。
- 冰袋。
- 2 cm×2 cm 无菌方形纱块。
- 无菌敷料包。

无菌注射药物：
- 100 mL 低温生理盐水。
- 120 mL 低温 Klein 溶液。

1 L Klein 溶液由 800 mg 利多卡因、1 mg 肾上腺素、40 mEq 碳酸氢钠和 1000 mL 生理盐水制成。

M. Goisis (✉)
Maxillo-Facial and Aesthetic Surgeon, Go Easy Clinic, Milan, Italy

S. Izzo
Department of Plastic Surgery, University of Campania “Luigi Vanvitelli”, Naples, Italy

A. Di Petrillo
Doctor’s Equipe, Milan, Italy

M. Goisis (ed.), *Outpatient Regenerative Medicine*, https://doi.org/10.1007/978-3-319-44894-7_28

地点：微脂收集可以在一个小型治疗室 / 手术室中进行。需要配备氧气，心电监护，和急救车 / 盒。

助手：在手术的第一阶段，助手应以无菌的方式将物品转移到操作台。一个医生也可以独自完成整个过程。

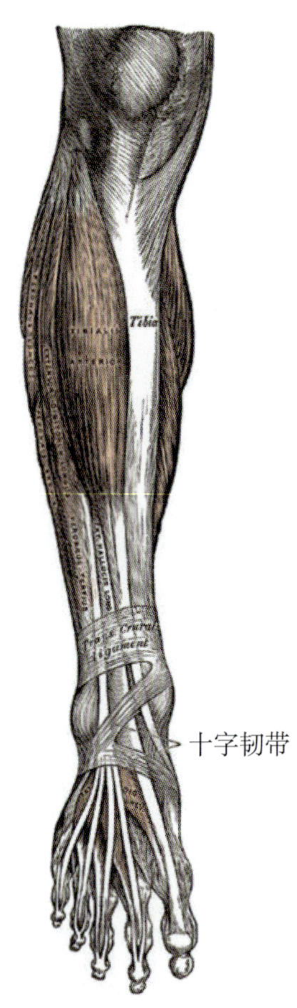

图 28.1 足部解剖（From Gray's Anatomy.(Published by kind permission of © Mario Goisis 2018. All Rights Reserved）

28.2.5 操作步骤

操作步骤如图 28.2 ~ 图 28.9 所示。

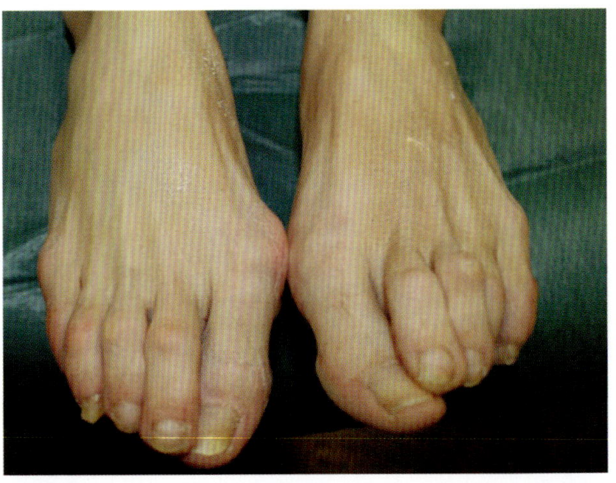

图 28.2 足部术前（Published by kind permission of © Mario Goisis 2018. All Rights Reserved）

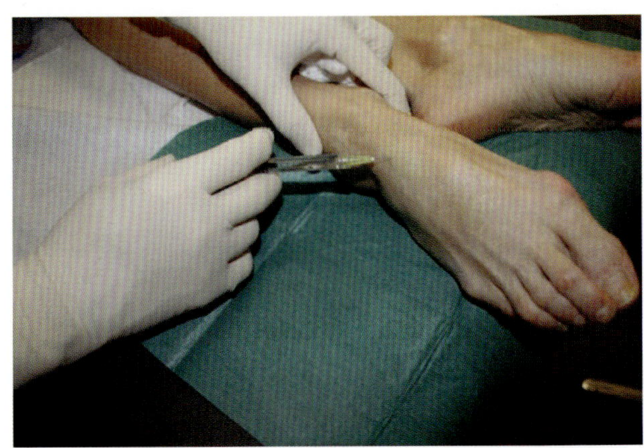

图 28.3 将 0.5 mL 的 Klein 溶液注入位于第三和第四跖骨之间的单一进针点。这种预防措施可以保证在用钝针注射微粒脂肪时不会引起患者疼痛（Published by kind permission of © Mario Goisis 2018. All Rights Reserved）

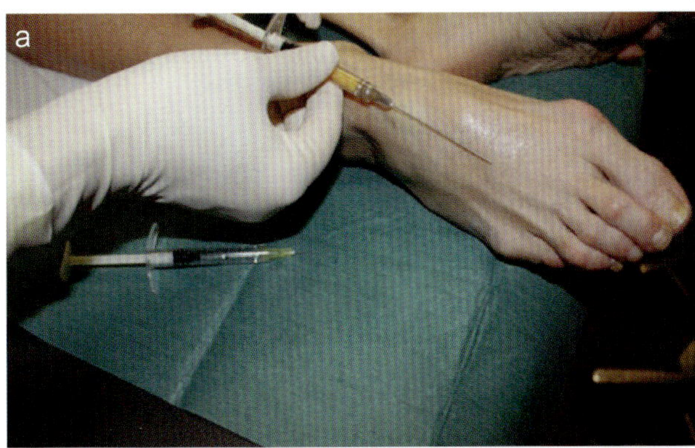

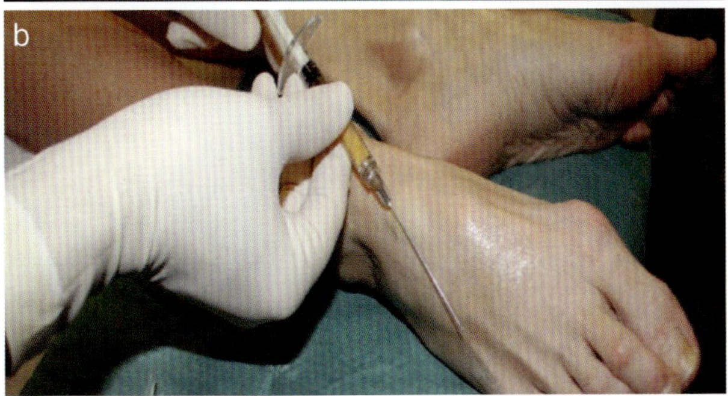

图 28.4 a、b. 注射针走行路径（Published by kind permission of © Mario Goisis 2018. All Rights Reserved）

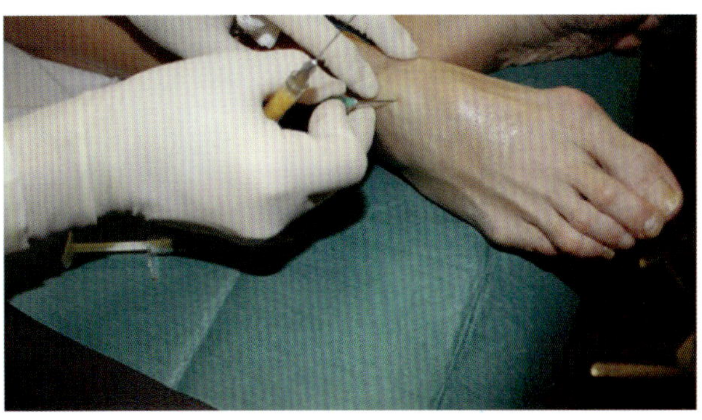

图 28.5 用 21G 针头做一个小开口，使注射针能够进入皮下层（Published by kind permission of © Mario Goisis 2018. All Rights Reserved）

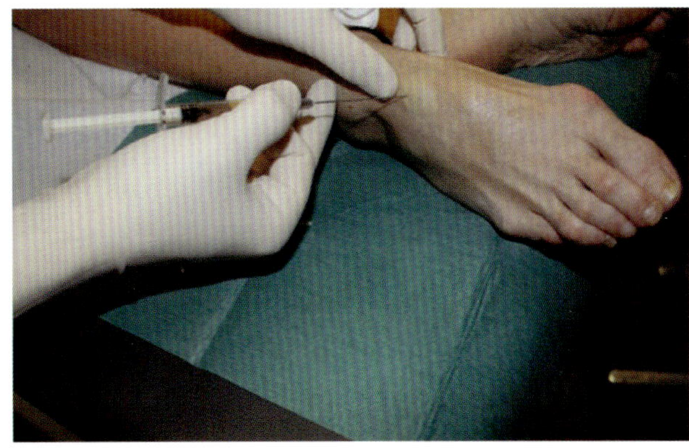

图 28.6 垂直插入 22G 钝针至皮下层，注意保持在足背浅筋膜浅层，注射针在此平面向前穿至掌趾关节水平（Published by kind permission of © Mario Goisis 2018. All Rights Reserved）

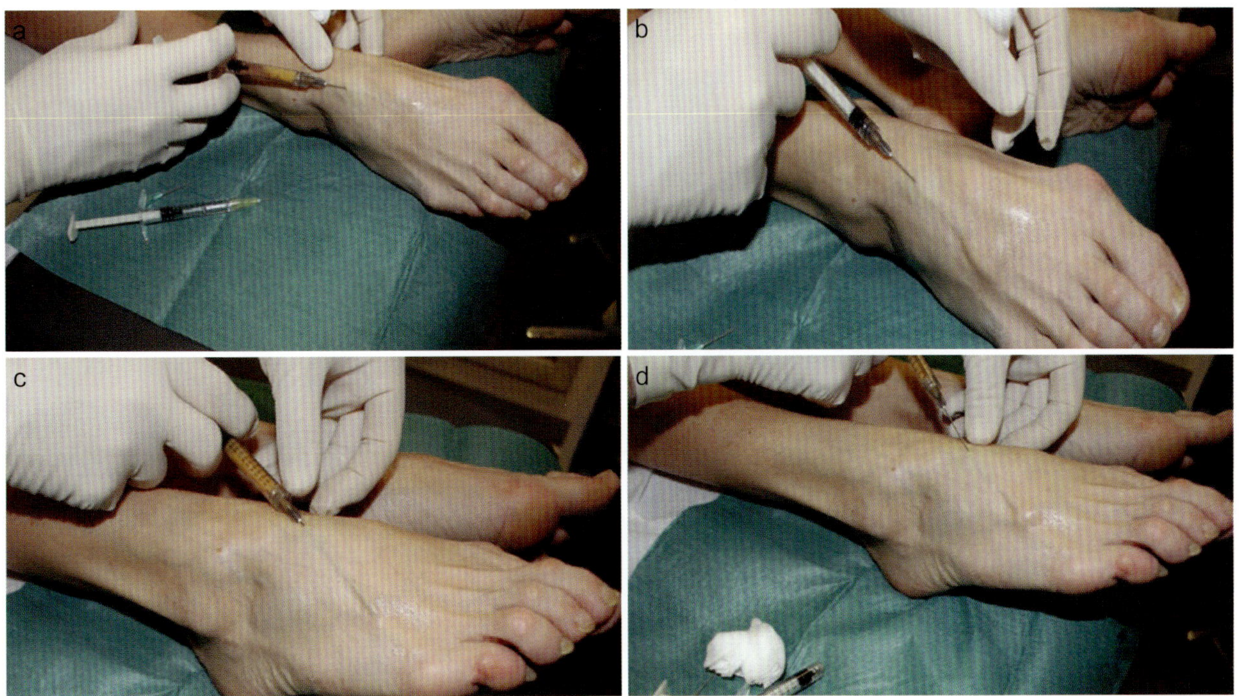

图 28.7 a ~ e. 在皮下退针注射微粒脂肪于跖骨之间的间隙（Published by kind permission of © Mario Goisis 2018. All Rights Reserved）

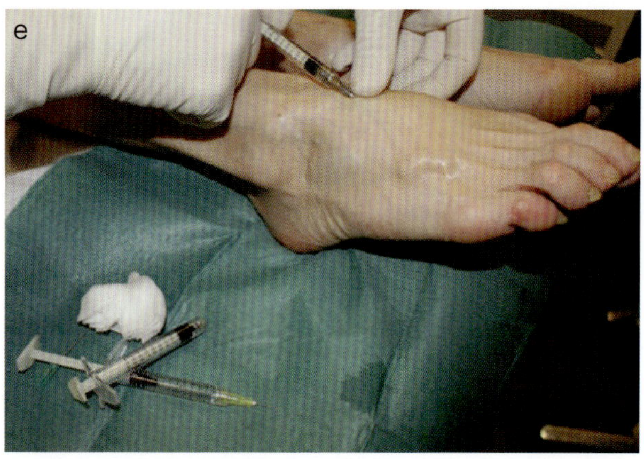

图 28.7 （续）

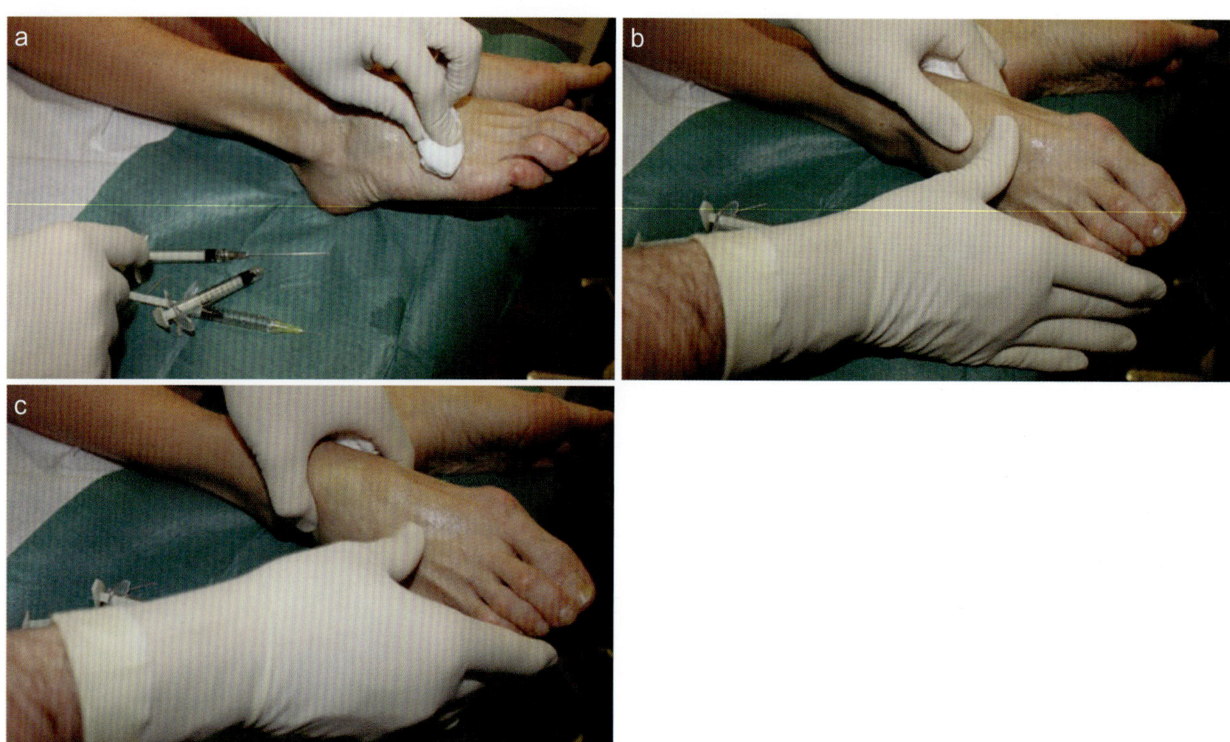

图 28.8 a ~ c. 注射后，用力按摩足背，并用纱布湿敷，使脂肪更均匀地扩散（Published by kind permission of © Mario Goisis 2018. All Rights Reserved）

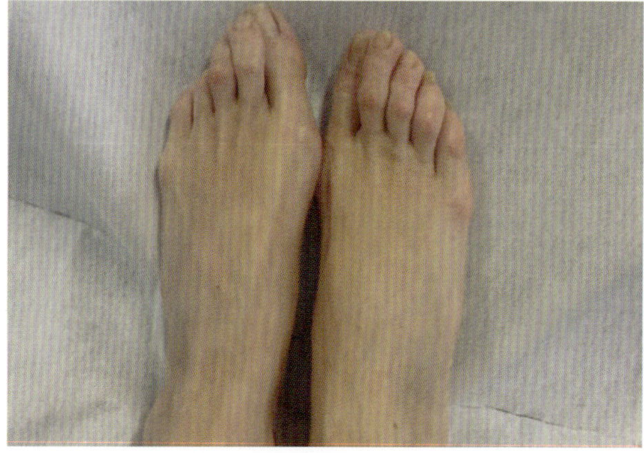

图 28.9 术后即刻效果（Published by kind permission of © Mario Goisis 2018. All Rights Reserved）

头发与头皮

29

Margo Gkini，Mario Goisis，Sara Izzo

29.1 PRP 与雄激素性脱发（AGA）

在过去的几十年里，富血小板血浆（PRP）在组织工程、创伤愈合和血管生成等领域引起了广泛关注[1-2]。PRP 的再生潜能取决于血小板激活时释放的生长因子（GFs），GFs 可以促进血管生成、细胞外基质重构，以及细胞增殖和分化等细胞效应[1，3-5]。2006 年，Uebel 等将 PRP 用于男性雄激素性脱发患者的头发移植[3，6-8]。在此之后，进行了进一步的试验，评估了 PRP 对男性和女性雄激素性脱发的疗效。

29.2 生长因子

雄激素性脱发的主要生长因子（GFs）包括血小板源性生长因子（PDGF）、转化生长因子（TGF）、血管内皮生长因子（VEGF）、胰岛素样生长因子（IGF）及其亚型[9-12]。GFs 与毛囊隆起区各自的受体结合后，与不同类型的细胞相互作用。在隆起区，发现了由外胚层分化为表皮细胞和皮脂腺细胞的原始干细胞。在基质中，间充质来源的生发细胞位于真皮乳头。这两种细胞与生长因子相互作用，激活毛发生长的增殖阶段，产生未来的滤泡单位[6]。

各种类型的细胞，如内皮细胞和角质细胞产生 PDGF，这是细胞生长和增殖的基础。在体外，被证明是毛囊干细胞（HFs）生长活性的正调控因子和负调控因子的细胞因子，可以修饰 PDGF 亚型在 HFs 中的表达[13]。此外，PDGF 诱导并维持小鼠毛发循环的生长期[14]。PDGF 信号参与了形成毛管所需的表皮 – 毛囊和真皮 – 间充质相互作用[15]。

从秃发 DP 细胞中提取的雄激素诱导的 TGF-β1，是雄激素性脱发的抑制性旁分泌介质。因此，可以确定雄激素性脱发（AGA）的进展与雄激素和 TGF-β1 水平有关。血管内皮生长因子似乎是 HFs 生长和循环的主要介质，为改良的毛囊再血管化促进毛发生长提供了直接证据。

胰岛素样生长因子 1（IGF-Ⅰ）在促进头发生长方面似乎也起着关键作用。DP 细胞产生的 IGF-Ⅰ作用于角质形成细胞的 IGF-Ⅰ受体，通过刺激 HFs 中角质形成细胞的增殖促进毛发生长。在几篇报道中，IGF-Ⅰ和 IGF-Ⅱ阻止 HF 获得 catagen 样（退行期）状态，Sheong 等表明 IGF-Ⅰ对线性毛发生长速率有显著影响，并延长了整个生长期[5]。

29.3 雄激素性脱发

雄激素性脱发是一种常见的慢性脱发，男女都受影响。尽管它可能开始于青春期，但其发病率随着年龄的增长而增加。无论年龄和性别，脱发都会严重影响雄激素性脱发患者的生活质量，因为头发是形象、魅力和自信的重要特征。

雄激素性脱发对男性和女性来说都是一种负

M. Gkini
Doctor's Equipe, Milan, Italy

M. Goisis (✉)
Maxillo-Facial and Aesthetic Surgeon, Go Easy Clinic, Milan, Italy

S. Izzo
Department of Plastic Surgery, University of Campania "Luigi Vanvitelli", Naples, Italy

M. Goisis (ed.), *Outpatient Regenerative Medicine*, https://doi.org/10.1007/978-3-319-44894-7_29

担，并且对女性来说更痛苦。许多产品已被提出并用于脱发治疗。经美国食品和药品监督管理局（FDA）批准的治疗 AGA 的药物包括米诺地尔和非那雄胺。两者可以单独使用或组合使用 [16]。尽管有可供选择的治疗方案，但患者对其治疗的满意度和依从性较低，以及产生的许多不良反应，都使得迫切需要研究 AGA 新的治疗方案 [16–17]。

29.4 PRP 治疗

由于 PRP 可能作为 AGA 的一种潜在治疗方法，这里提出了一种使用 PRP 注射的方案，其效果令人满意。

29.5 患者选择和诊断

根据 Norwood–Hamilton 男性脱发量表和 Ludwig 女性脱发量表，早期脱发的患者是使用 PRP 治疗的最佳人选。有免疫抑制病史（恶性肿瘤、化疗、类固醇治疗）、影响头皮的其他疾病、自身免疫性疾病、血液学疾病和血小板功能障碍综合征的患者应排除在外。PRP 由于是自体的，可能会在自身免疫疾病的患者中引起自身免疫反应。然而，有报道提出其在治疗斑秃方面取得了较好的效果。其他需要排除的包括有瘢痕疙瘩倾向和正在接受抗凝治疗的患者。如果患者正在服用阿司匹林或其他非甾体类抗炎药，建议患者在治疗前暂停服用此类药物 7 天 [17]。

对所有雄激素性脱发患者的诊断应基于详细的病史采集（任何导致脱发的药物史）、彻底的临床检查、实验室测试和毛囊镜检查。实验室检测项目应包括：① CBC；②血清铁、血清铁蛋白和 TIBC（总铁结合能力）；③叶酸；④ T3、T4、TSH、fT3、fT4 和 anti–TPO；⑤ VDRL；⑥对于女性，应该进行女性激素水平的分析（DHEA、睾酮、雄烯二酮、催乳素、卵泡卵泡和黄体生成激素）[18–19]。

毛囊镜诊断雄激素性脱发的标准包括：

（1）由于毛囊的缩小，头发直径出现多样性。毛干直径的变异性大于 20% 是本病的诊断指标之一。

（2）毛囊周围的迹象。

（3）黄点。

（4）毛囊孔以单发为主，未见 2 ~ 3 根毛干。

在鉴别诊断出现问题的情况下，建议活检。

29.6 PRP 制备

根据国际文献，富血小板血浆（PRP）是通过不同的离心和细胞分离方法产生的血小板浓缩物。制备 PRP 的套组有好几种。不同套组中活化介质也存在差异，以氯化钙和葡萄糖酸钙最为常见。由此，不同套组制备的血小板和生长因子浓度有所不同，进而导致试验出现不同结果 [5]。

作者强烈建议使用经过审批的制备 PRP 的试剂盒。手工制备可能无法达到所需的血小板浓度，并可能导致不良的、不可复制的和不可比较的结果。

在制备 PRP 时，可以使用 RegenKit BCT–3（RegenLab SA®，Le MontsurLausanne，瑞士）。首先，从患者的前臂静脉收集全血（16 mL）。然后将血液导入两个试管（Regen BCT），使用 RegenA–PRP Centri 实验室离心机以 1500 g 离心 5 min。每个试管中都含有一种触变凝胶，由用于血浆分离（消除红细胞）的聚合物和作为抗凝剂的柠檬酸钠溶液组成，该溶液位于分离凝胶的上方。因此，离心后，血液被分离，红细胞被困在凝胶下，细胞基本组分沉淀在凝胶表面。轻柔地将试管倒转几次让内容物重悬。然后将 PRP 装入 1 mL 注射器中，准备注射。活化过程包括按 1 : 9 的比例加入葡萄糖酸钙（每 0.9 mL PRP 加入 0.1 mL 葡萄糖酸钙）[17]。

29.7 PRP 的应用

在使用 PRP 之前，先用 0.1% 辛替尼盐酸盐喷雾剂清洁头皮。如果患者感到难以忍受的疼痛，可以使用局部麻醉。然后用 27G 或 30.5G 针头注射 PRP（0.05 ~ 0.1 mL/cm^2）到男性头皮的相关区域（额、顶、枕部），然后用 1 mL BD 螺旋口注射器注射到女性的患病区域。可以使用 nappage 技术 [17]。根据作者的经验，使用光疗枪可以达到更精确的深度，减少痛苦，减少产品浪费（如 U–225®）。该方案包括 3 个疗程，间隔 21 ~ 28 天。治疗 6 个月后，也应进行强化疗程 [17]。

29.8 结果

应用 PRP 后，脱发减少。平均头发数量、平均头发直径和头发密度也有所增加。根据患者的主观评价，也可能出现发量和覆盖范围的改善，以及头发质量的提高[5]。

对雄激素性脱发患者进行术前治疗。3 个月时在同一个患者身上可以注意到出现许多黑点。

29.9 不良反应

由于 PRP 的自体性质及其正规严谨的制备过程，除使用中轻微疼痛和头皮敏感外，未发现明显的不良反应。没有感染、结节或囊肿的病例[5, 17]。

29.10 单一与联合治疗

作者认为，尽管 PRP 治疗雄激素性脱发取得了较好的效果，但在脱发的早期阶段或作为一种预防措施，仍采用单一疗法。在疾病进展的情况下，医生应将 PRP 作为常规药物（如米诺地尔或非那雄胺）的有效辅助治疗。

它的自体性质、再生潜力、鲜有不良反应等特点，使其成为了其他脱发治疗方法效果不佳或育龄期妇女等患者的一个很好的选择。

29.11 结论

尽管人们对再生医学的兴趣越来越大，但是关于 PRP 对头发生长的效果的研究报道发表很少。这些通过审查的文献中大多数在研究方法上都有一些严重的缺陷。

主要缺点包括用于 PRP 制备的设备缺乏系统审批，应用程序的参数缺乏参考协议，注射频次与注射剂量缺乏统一参考阈值，缺乏对照组，样品组数量过小，关于患者的特点缺乏详细的报道，应用的统计方法不一定科学。此外，很少有研究提及应用 PRP 的安全措施。富血小板血浆可能在治疗雄激素性脱发上体现出价值。然而，它仍然是一种备受争议的治疗方式。进行更大规模的随机双盲对照试验，以及使用通过审批的 PRP 设备已经迫在眉睫，同时还需要有表明浓度、剂量及其临床疗效的参数的循证数据。我们在这里提出的方案很容易应用，而且就患者而言已产生令人满意的结果。

29.12 ADSCs 与毛发生长

已有多篇报道指出 PDGF、HGF、VEGF、纤连蛋白等生长因子在动物实验和临床案例中有促进毛发生长的作用[20–24]。

为了了解 ADSCs 的旁分泌作用是否会促进人类毛发生长，Won 等研究了 ADSCs 对体外培养的人真皮乳头细胞（hDPCs）增殖的影响[20]。在 48 h 内，加入 ADSCs 可显著促进 hDPCs 增殖达 130%。对裸鼠的动物实验证实了这些结果。特别是，在组织学上，经 ADSC-CM 处理的小鼠背部的皮肤显示出毛囊数量的增加。本研究表明，ADSCs 可促进头发生长（图 29.1、29.2）。

近年来，有报道称 ADSCs（ADSC-CM）基质治疗女性型脱发（FPHL）是有效的。我们对 27 例接受 ADSC-CM 治疗的 FPHL 患者进行了回顾性观察研究。作者使用微针将 ADSC-CM 注入人体皮肤。为了评估治疗的效果，我们分析了患者的病历和毛囊镜图像。经 ADSC-CM 治疗 12 周后，证实其对 FPHL 有疗效[25]，如毛发厚度、毛发密度均有明显改善，无一例出现不良反应。

Fukuoka 和 Suga 还报道了含有脂肪来源的干细胞条件培养基蛋白溶液的产品在头发再生中的作用。用本品对 22 例脱发患者进行皮下注射[26]。这些患者每 3～5 周接受 6 次治疗，男性和女性患者

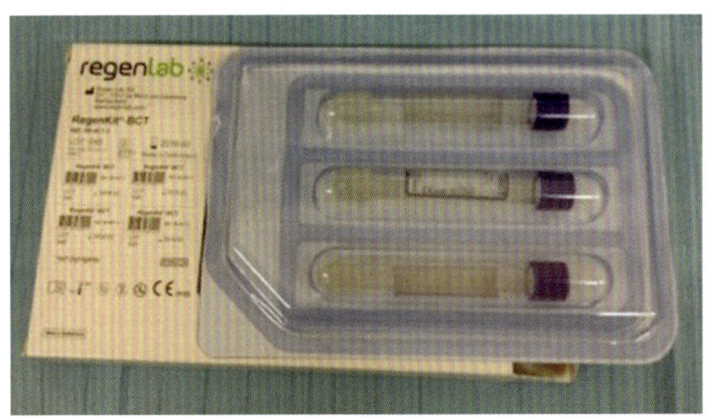

图 29.1 Regenlab 套组（Published by kind permission of © Mario Goisis 2018. All Rights Reserved）

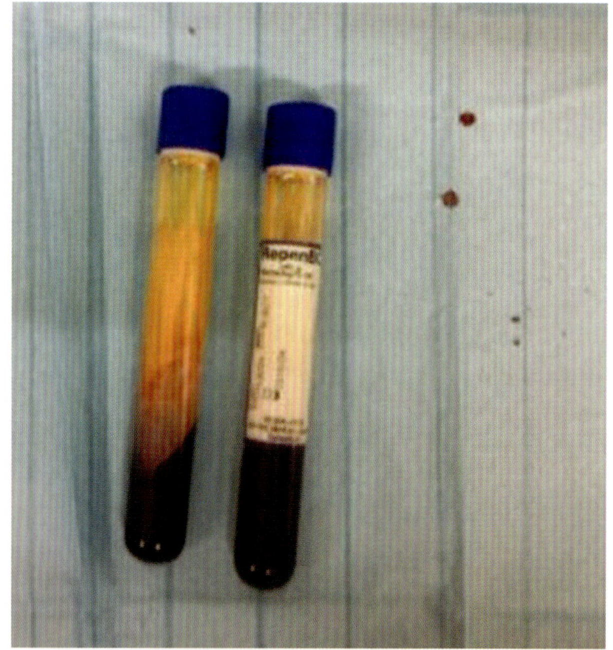

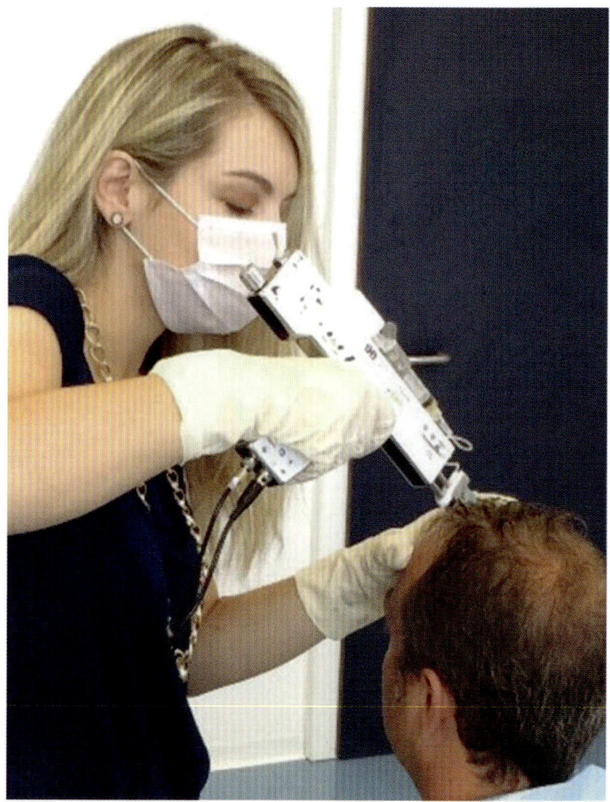

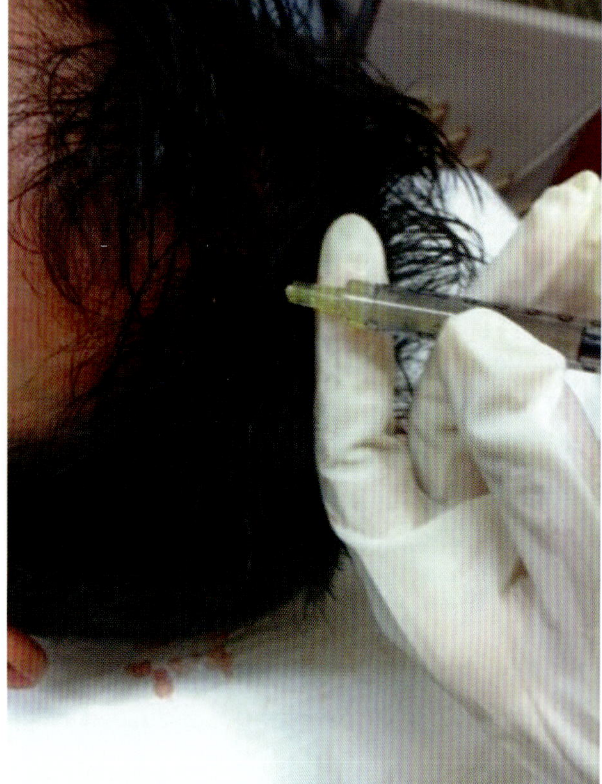

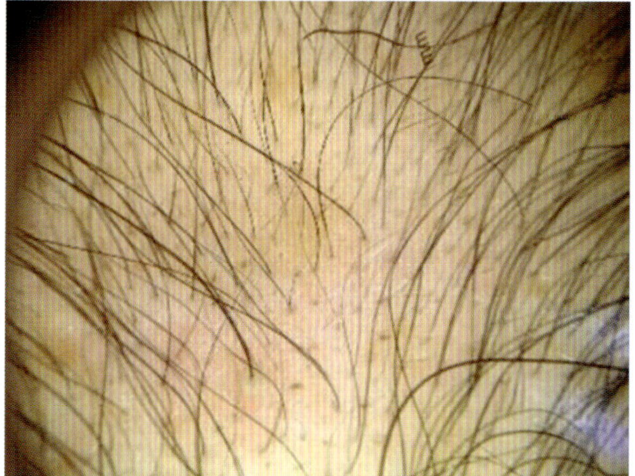

图 29.2 振动分离后注射 ADSCs（courtesy of www.microfat.com）（Published by kind permission of © Mario Goisis 2018. All Rights Reserved）

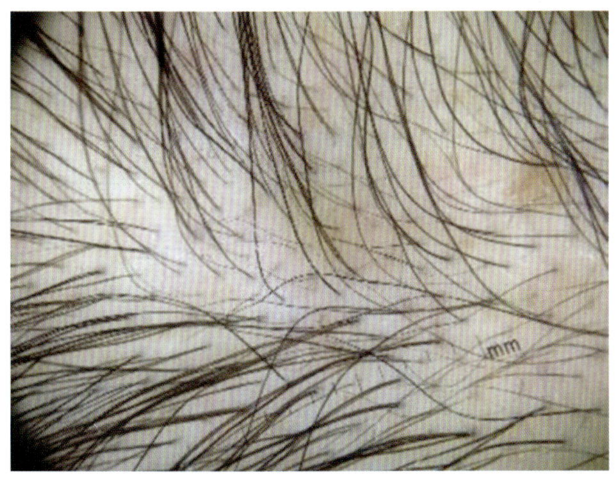

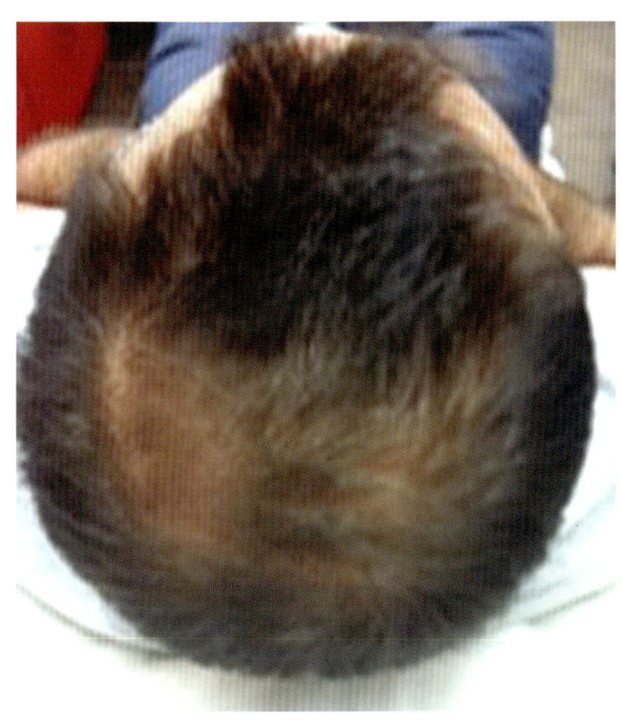

术前

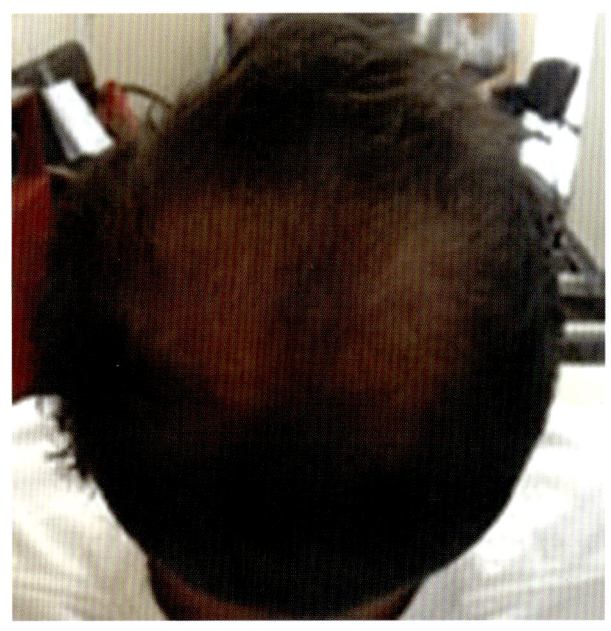

术后

的头发都显著增加。

29.13 真皮移植技术治疗脱发

29.13.1 适应证

由于一些国家的特定法律法规不允许皮肤科医生和临床医学专家采集脂肪，因此本文介绍了一种微创真皮移植技术。供区和受区都是真皮。注射最小剂量的局部麻醉：32 mg 利多卡因。为了进行比较，利多卡因的用量与注射 1 g 头孢曲松钠的用量相当（通常为 1 g 头孢曲松钠稀释于 35 mL 1% 利多卡因溶液中，即 35 mg 利多卡因）。

29.13.2 手术时间

整个过程通常需要 10 min。

29.13.3 材料

- 皮肤移植包。
- 一个 27G、3 cm 长的针。
- 40 mL Klein 溶液。
- 100 mL 盐水。

29.13.4 操作步骤

操作步骤见图 29.3 ~ 图 29.7。

29.14 Nanofat 真皮注射治疗脱发

29.14.1 材料

· 每侧各注射 1～2 mL 纳米脂肪。

－ 26G 针头。

－ 27G、3.7 cm 钝针。

使用了制备纳米脂肪的标准系统：

－ 微脂盒，由一个连接器与一个乳化和过滤微脂的封闭系统组成。

－ 2 支 10 mL 注射器。

获取和加工真皮移植物：

－ 真皮移植标准系统。

－ 封闭的真皮移植系统。

－ 3 支 60 mL 注射器。

－ 2 支 10 mL 注射器。

－ 1 支 mL 注射器。

－ 30G 针。

－ 16G 针。

－ 直径 2 mm、10 cm 长的采集脂肪针管。

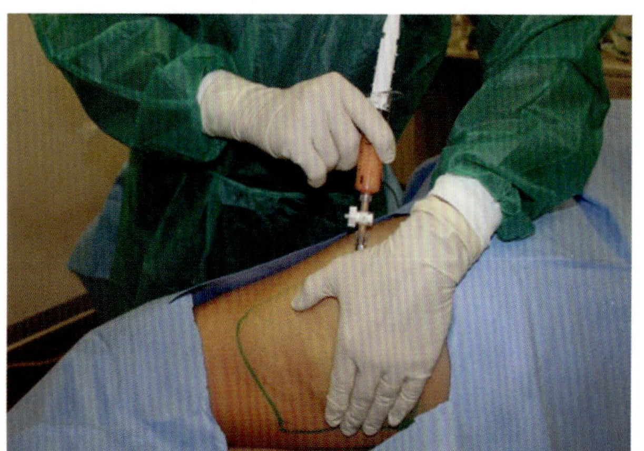

图 29.3 真皮移植物是使用真皮移植物试剂盒收集的（Published by kind permission of © Mario Goisis 2018. All Rights Reserved）

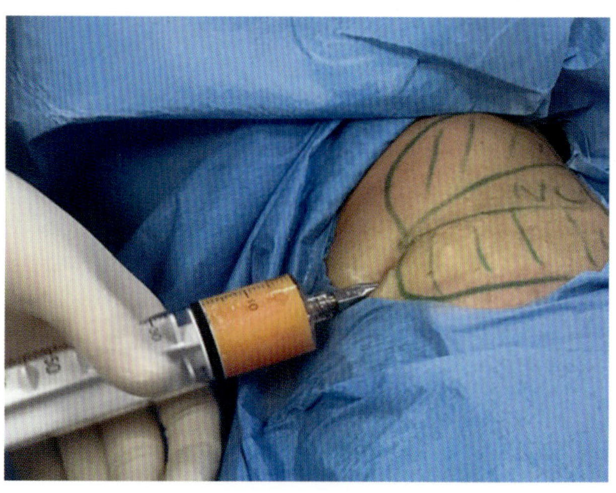

图 29.4 60 mL 注射器装满混合血液的真皮移植物

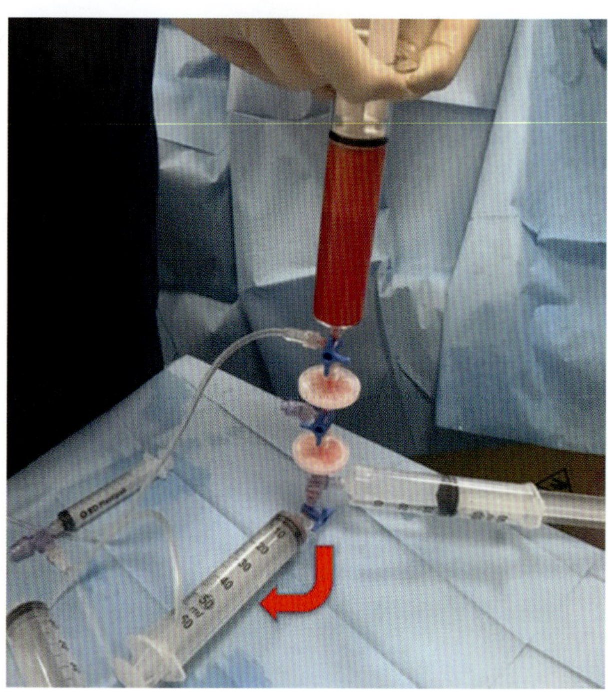

图 29.5 含有真皮移植物的注射器连接到真皮系统。该系统由两级滤器构成（Published by kind permission of © Mario Goisis 2018. All Rights Reserved）

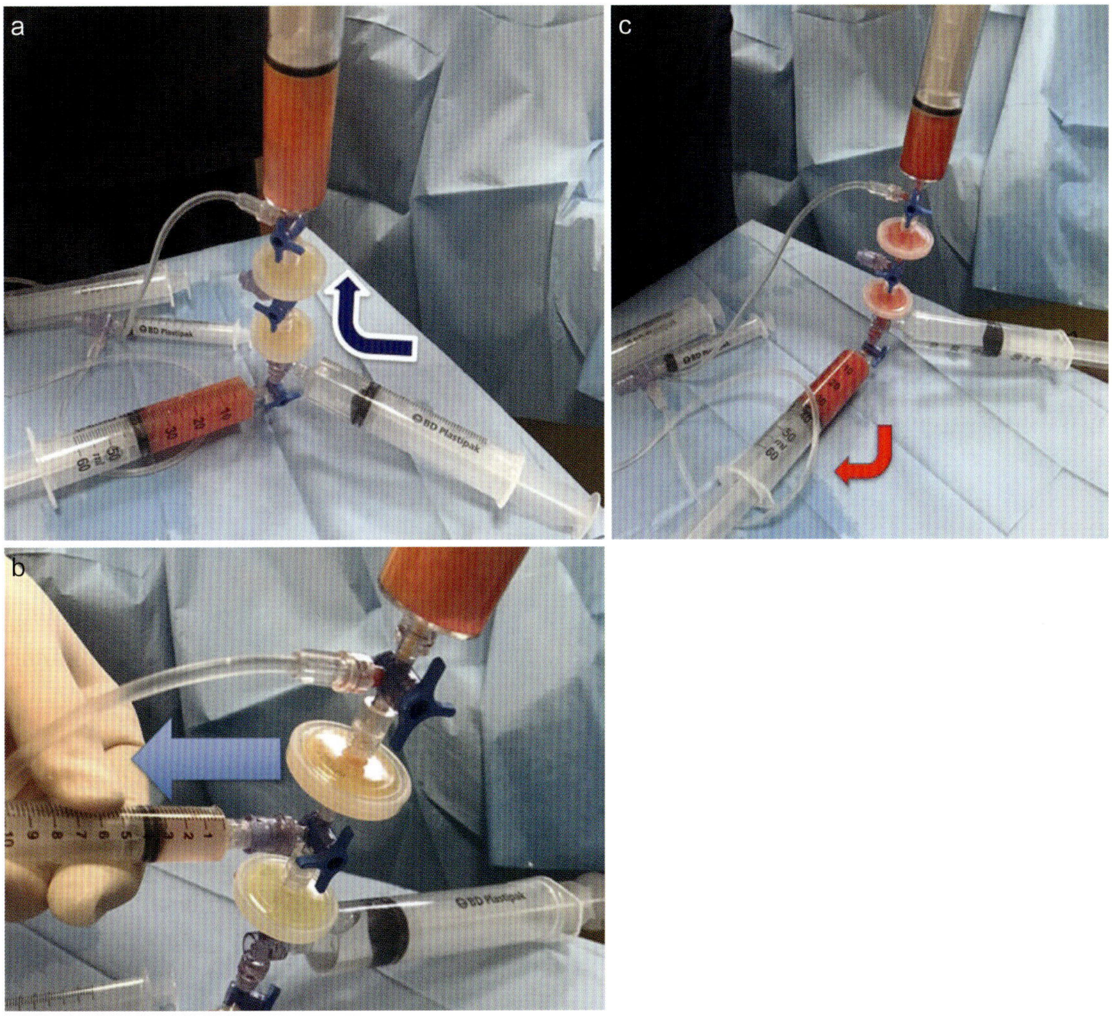

图 29.6 a. 将注射器的柱塞推入，溶液与红细胞一起自动过滤转移到第 2 支注射器。b. 通过推动第 3 支注射器的柱塞，用生理盐水填充，自动清洗第 1 支注射器的内容物。c. 收集真皮超滤（Published by kind permission of © Mario Goisis 2018. All Rights Reserved）

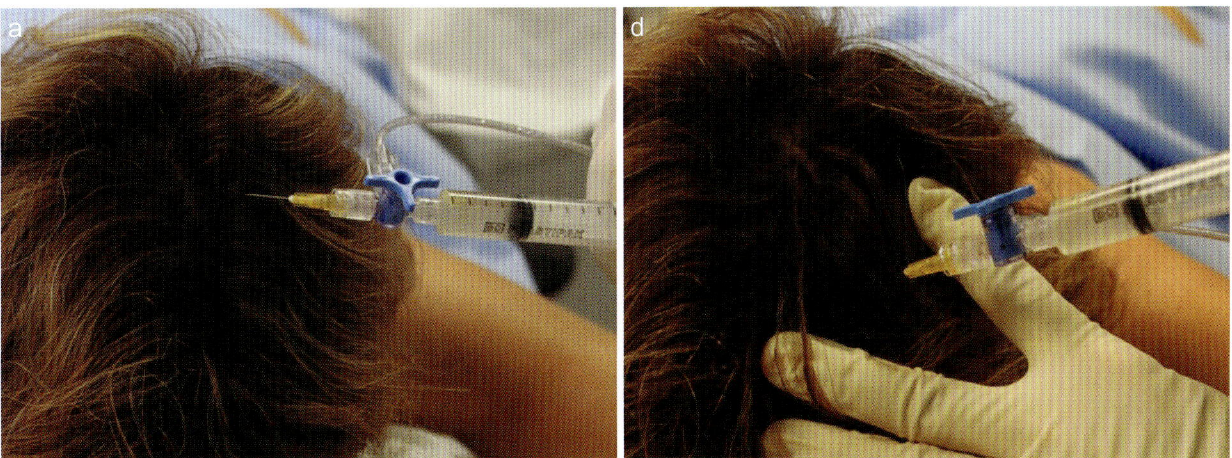

图 29.7 a ~ d. 超滤用一个 27G 的针头注射。注射点之间的距离为 2 cm。注射量为 0.2 mL（Published by kind permission of © Mario Goisis 2018. All Rights Reserved）

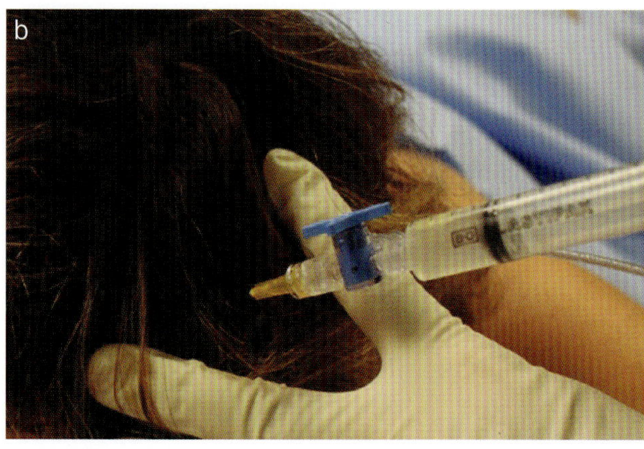

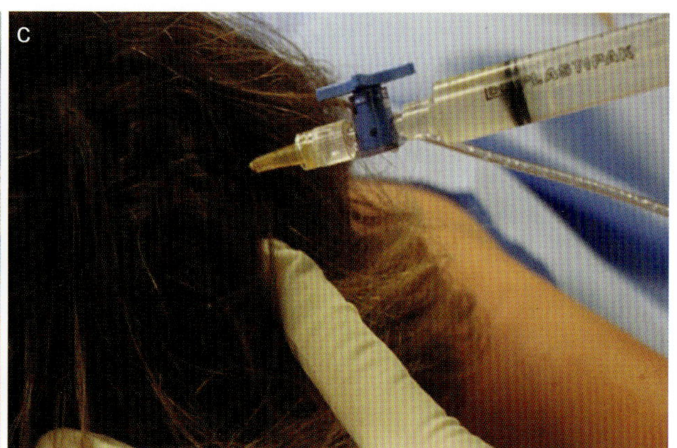

图 29.7 （续）

无菌注射药物包括：

- 100 mL 低温生理盐水。
- 40 mL 低温 Klein 溶液。

1 L Klein 溶液由 800 mg 利多卡因、1 mg 肾上腺素、40 mEq 碳酸氢钠和 1000 mL 生理盐水制成。

地点：真皮移植可以在一个小型治疗室 / 手术室中进行。需要配备氧气、心电监护、一个急救车 / 盒。

助手：在手术的第一阶段，助手应以无菌的方式将物品转移到操作台。一个医生也可以独自完成整个过程。

29.14.2 操作步骤

操作步骤如图 29.8 ~ 图 29.15 所示。

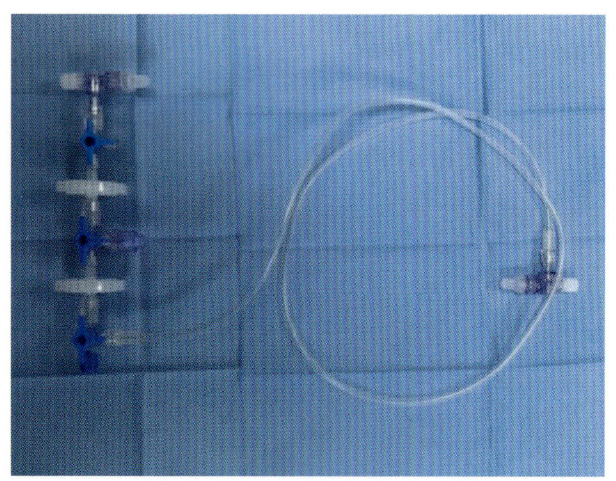

图 29.8 使用真皮移植系统可以产生 5 mL 的微粒脂肪（Published by kind permission of © Mario Goisis 2018. All Rights Reserved）

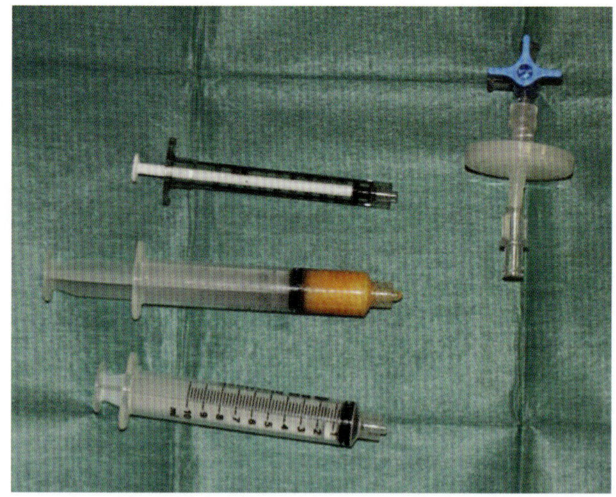

图 29.9 纳米脂肪工具包（Published by kind permission of © Mario Goisis 2018. All Rights Reserved）

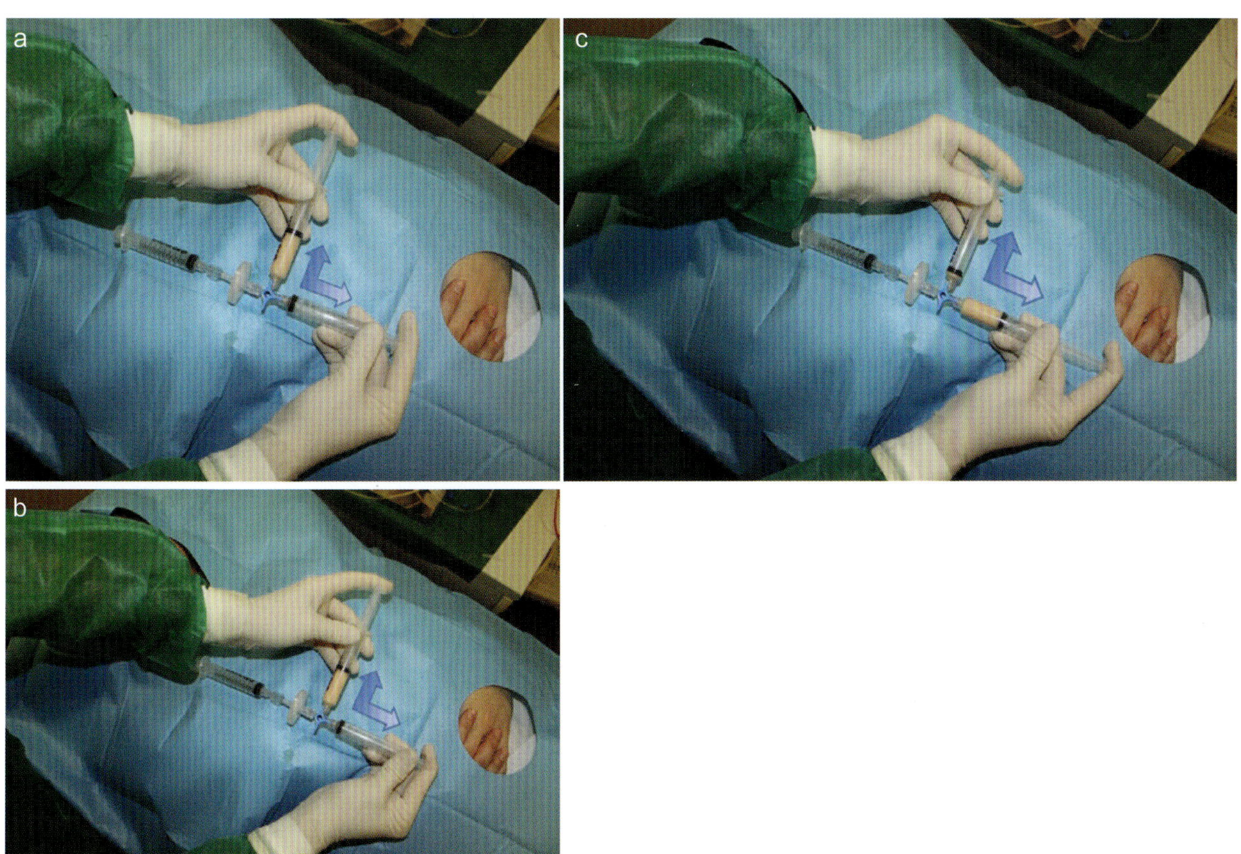

图 29.10 a ~ c. 3 个 10 mL 注射器连接到该装置。脂肪在两个注射器之间快速移动 30 次（Published by kind permission of © Mario Goisis 2018. All Rights Reserved）

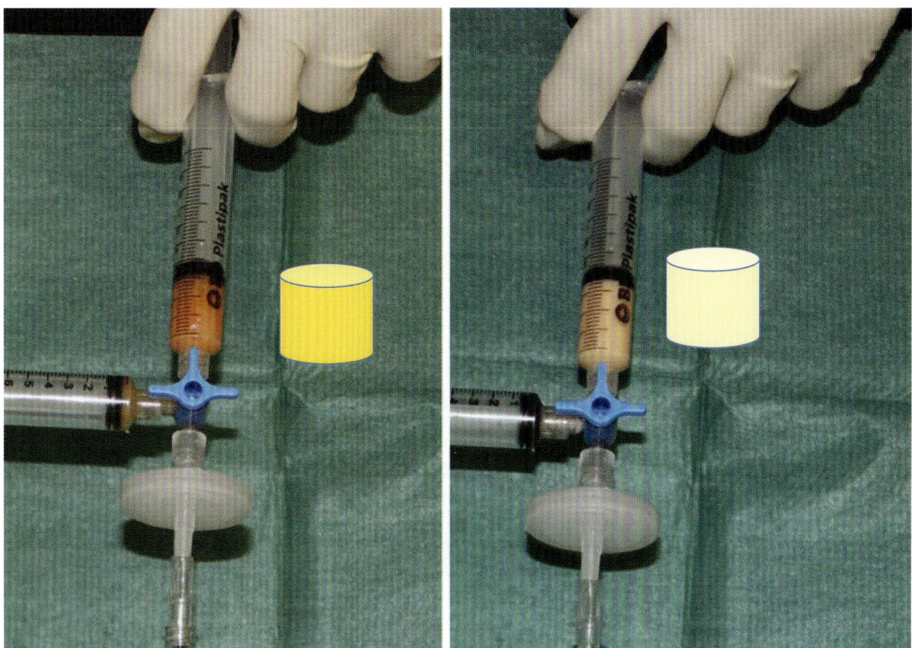

图 29.11 微粒脂肪呈黄色。经过 30 次推注后，转化为白色的纳米脂肪（Published by kind permission of ©Mario Goisis 2018. All Rights Reserved）

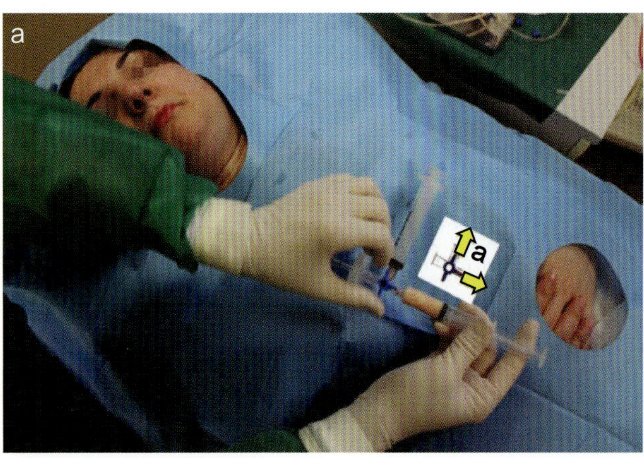

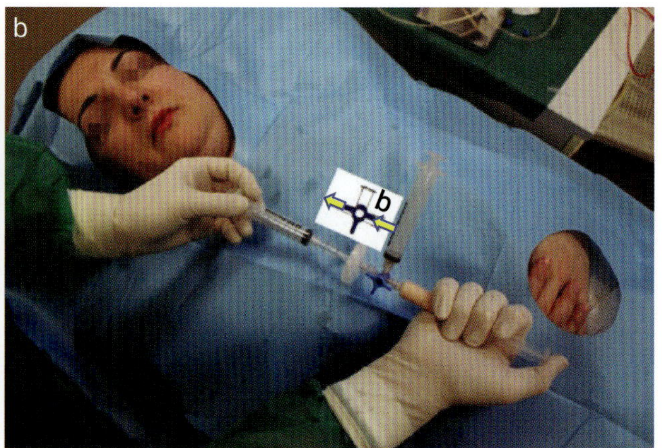

图 29.12 a、b. 旋塞从位置 a 移动到位置 b（Published by kind permission of © Mario Goisis 2018. All Rights Reserved）

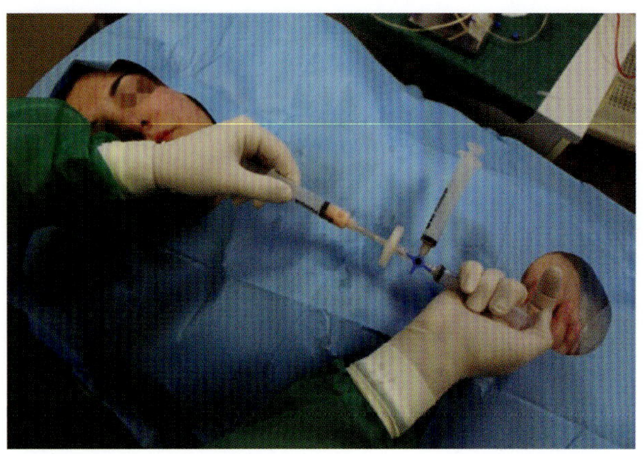

图 29.13 脂肪通过这种方式，被过滤并直接转移到第 3 个注射器中（Published by kind permission of © Mario Goisis 2018. All Rights Reserved）

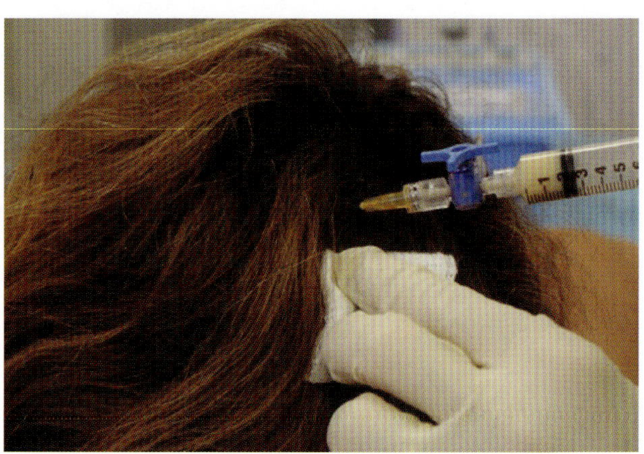

图 29.14 经过过滤，可以用一个 27G 的针直接注射脂肪（Published by kind permission of © Mario Goisis 2018. All Rights Reservedi）

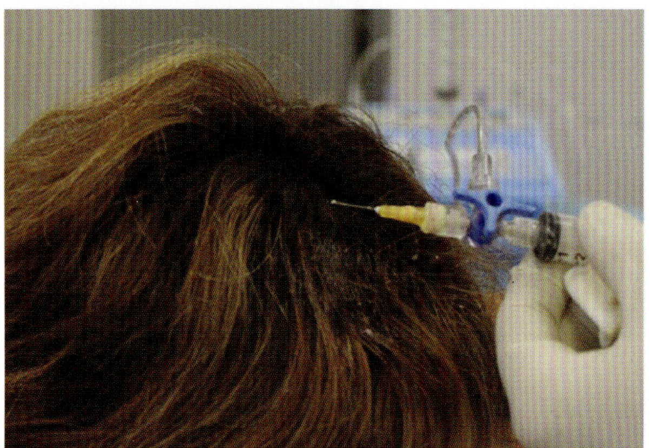

图 29.15 注射点之间的距离为 2 cm，单点注射量为 0.2 mL（Published by kind permission of ©Mario Goisis 2018. All Rights Reserved）

参考文献

[1] Arora NS, Ramanayake T, Ren YF, Romanos GE. Platelet-rich plasma: a literature review. Implant Dent. 2009 Aug;18(4):303–310.

[2] Marx RE. Platelet-rich plasma: evidence to support its use. J Oral Maxillofac Surg. 2004;62:489–496.

[3] Eppley BL, Woodell JE, Higgins J. Platelet quantification and growth factor analysis from platelet-rich plasma: implications for wound healing. Plast Reconstr Surg. 2004;114:1502–1508.

[4] Weibrich G, Kleis WK, Hafner G, Hitzler WE. Growth factor levels in platelet-rich plasma and correlations with donor age, sex, and platelet count. J Craniomaxillofac Surg. 2002;30:97–102.

[5] Gkini MA, Kouskoukis AE, Rigopoulos D, Kouskoukis K. Plateletrich plasma as a potential treatment for noncicatricial alopecias. Int J Trichology. 2015;7(2):54–63.

[6] Uebel CO, da Silva JB, Cantarelli D, Martins P. The role of platelet plasma growth factors in male pattern baldness surgery. Plast Reconstr Surg. 2006;118:1458–1466.

[7] Marx RE. Platelet-rich plasma (PRP): what is PRP and what is not PRP? Implant Dent. 2001;10:225–228.

[8] Rodrigues SV, Acharya AB, Thakur SL. Platelet-rich plasma. A review. N Y State Dent J. 2012;78(1):26–30.

[9] Sánchez-Gonz á lez DJ, Méndez-Bolaina E, Trejo-Bahena NI. Platelet-rich plasma peptides: key for regeneration. Int J Pept. 2012;2012:532519.

[10] Su HY, Hickford JG, The PH, Hill AM, Frampton CM, Bickerstaffe R. Increased vibrissa growth in transgenic mice expressing insulinlike growth factor 1. J Invest Dermatol. 1999;112:245–248.

[11] Tavakkol A, Elder JT, Griffiths CE, Cooper KD, Talwar H, Fisher GJ, Keane KM, Foltin SK, Voorhees JJ. Expression of growth hormone receptor, insulin-like growth factor 1 (IGF-1) and IGF-1 receptor mRNA and proteins in human skin. J Invest Dermatol. 1992;99(3):343–349.

[12] Arshdeep, Kumaran MS. Platelet-rich plasma in dermatology: boon or a bane? Indian J Dermatol Venereol Leprol. 2014;80:5–14.

[13] Kamp H, Geilen CC, Sommer C, Blume-Peytavi U. Regulation of PDGF and PDGF receptor in cultured dermal papilla cells and follicular keratinocytes of the human hair follicle. Exp Dermatol. 2003;12:662–672.

[14] Tomita Y, Akiyama M, Shimizu H. PDGF isoforms induce and maintain anagen phase of murine hair follicles. J Dermatol Sci. 2006;43:105–115.

[15] Takakura N, Yoshida H, Kunisada T, Nishikawa S, Nishikawa SI. Involvement of platelet-derived growth factor receptor-alpha in hair canal formation. J Invest Dermatol. 1996;107:770–777.

[16] Blumeyer A, Tosti A, Messenger A, Reygagne P, Del Marmol V, Spuls PI, Trakatelli M, Finner A, Kiesewetter F, Tr ü eb R, Rzany B, Blume-Peytavi U, European Dermatology Forum (EDF). Evidencebased (S3) guideline for the treatment of androgenetic alopecia in women and in men. J Dtsch Dermatol Ges. 2011;9(Suppl 6):S1–57.

[17] Gkini MA, Kouskoukis AE, Tripsianis G, Rigopoulos D, Kouskoukis K. Study of platelet-rich plasma injections in the treatment of androgenetic alopecia through an one-year period. J Cutan Aesthet Surg. 2014;7(4):213–219.

[18] Mubki T, Rudnicka L, Olszewska M, Shapiro J. Evaluation and diagnosis of the hair loss patient: part I. History and clinical examination. J Am Acad Dermatol. 2014;71(3):415. e1–415.e15.

[19] Mubki T, Rudnicka L, Olszewska M, Shapiro J. Evaluation and diagnosis of the hair loss patient: part II. Trichoscopic and laboratory evaluations. J Am Acad Dermatol. 2014;71(3):431. e1–431.e11.

[20] Won C. Hair growth promoting effects of adipose tissue-derived stem cells. J Dermatol Sci. 2010;57:132–146.

[21] Danilenko DM, Ring BD, Pierce GF. Growth factors and cytokines in hair follicle development and cycling: recent insights from animal models and the potentials for clinical therapy. Mol Med Today. 1996;2:460–467.

[22] Limat A, Hunziker T, Waelti ER, Inaebnit SP, Wiesmann U, Braathen LR. Soluble factors from human hair papilla cells and dermal fibroblasts dramatically increase the clonal growth of outer root sheath cells. Arch Dermatol Res. 1993;285:205–210.

[23] Kim WS, Park BS, Kim HK, Park JS, Kim KJ, Choi JS, et al. Evidence supporting antioxidant action of adipose-derived stem cells: protection of human dermal fibroblasts from oxidative stress. J Dermatol Sci. 2008;49:133–142.

[24] Park BS, Jang KA, Sung JH, Park JS, Kwon YH, Kim KJ, et al. Adipose-derived stem cells and their secretory factors as a promising therapy for skin aging. Dermatol Surg. 2008;34:1323.

[25] Shin H, Ryu HH, Kwon O, Park BS, Jo SJ. Clinical use of conditioned media of adipose tissue-derived stem cells in female pattern hair loss: a retrospective case series study. Int J Dermatol. 2015;54(6):730–735.

[26] Fukuoka H, Suga H. Hair regeneration treatment using adiposederived stem cell conditioned medium: follow-up with trichograms. Eplasty. 2015;15:e10.

[27] Li ZJ, Choi HI, Choi DK, Sohn KC, Im M, Seo YJ, Lee YH, Lee JH, Lee Y. Autologous platelet-rich plasma: a potential therapeutic tool for promoting hair growth. Dermatol Surg. 2012;38(7 Pt 1):1040–1046.

再生医学与美容医学的联合治疗

30

Mario Goisis，Sara Izzo

在再生治疗所涉及的许多流程方面，本书描述很多“金标准”治疗方法，用以矫正由衰老引起的许多美学缺陷。这种被称为能够“安全地、成功地”使皮肤恢复年轻化的非消融性干预手段，受到越来越多人的青睐。一些非消融性治疗如射频、冲击波和聚焦超声被视为再生医学的优秀补充方案，本书也会讨论。

30.1　射频的无创嫩肤

面部、颈部或身体松弛是衰老的主要表现。双极和单极射频已被用来通过加热真皮深层来收紧皮肤，而不会灼伤皮肤[1-2]（图 30.1）。

此种技术可以做到无创提眉、面部和颈部提升紧致。这种治疗不能取代目前的医疗再生技术，但出于对患者的考虑，是一个很好的补充和选择。

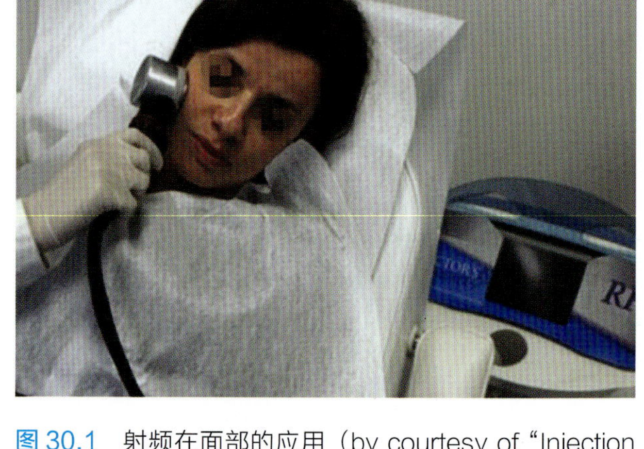

图 30.1　射频在面部的应用（by courtesy of “Injection in aesthetic medicine”, Springer）。(Published by kind permission of © Mario Goisis 2018. All Rights Reserved)

30.2　超声

自 1993 年以来，超声（AWs）已被应用于医学领域，以治疗肌腱和肌肉等骨科疾病。

在再生医学中，当超声增加血液循环时，移植物的成活率会显著提高（图 30.2）。

因此，AWs 是一种无创、易于操作、无副作用的脂肪注射辅助治疗[3-5]。

30.3　微聚焦超声系统

微聚焦超声系统使用微聚焦超声引起真皮的局部加热，刺激胶原蛋白新生和弹性蛋白重塑（图 30.3 ~ 图 30.5）。

Goisis 和 Guareschi 研究了在已经注射和没有注射微粒脂肪和纳米脂肪的情况下，颧部和颊部收紧和提升以及下颌轮廓改善的结果对比[6]。

共有 87 名成年人参与了这项前瞻性非随机临床试验。其中 52 例患者在与微脂和 Nanofat 治疗同日使用该系统进行治疗，35 例患者仅用该系统治疗。这些患者在术日、治疗后 3 个月和 12 个月获得的 86 张 Canfield 照片，由 3 位盲评员进行了定性评估。其中一名患者没有接受后续检查，记为病例的不良事件。

对 86 例患者进行了评估。在第 90 天，盲评员

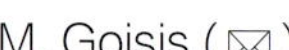
M. Goisis (✉)
Maxillo-Facial and Aesthetic Surgeon, Go Easy Clinic, Milan, Italy

S. Izzo
Department of Plastic Surgery, University of Campania “Luigi Vanvitelli”, Naples, Italy

M. Goisis (ed.), *Outpatient Regenerative Medicine*, https://doi.org/10.1007/978-3-319-44894-7_30

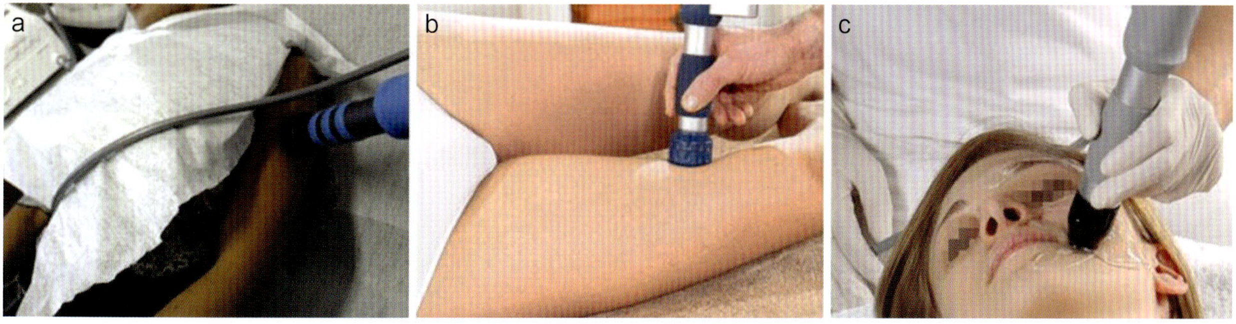

图 30.2 超声波在手臂（a)、腿部（b）和面部（c）的应用（courtesy of Springer, “Injection in aesthetic medicine”）（Published by kind permission of © Mario Goisis 2018. All Rights Reserved）

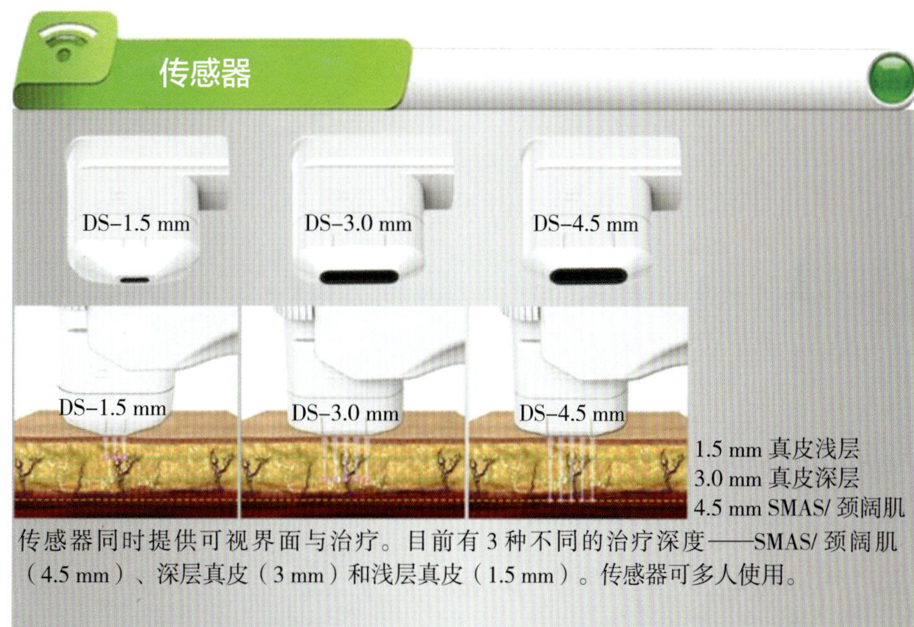

图 30.3 Ulthera 系统（courtesy of the Merz Company）（Published by kind permission of © Mario Goisis 2018. All Rights Reserved）

	超声	射频	激光
温度	60 ~ 70 ℃；变性	＜55 ℃；次佳选择	100 ℃；汽化
深度	4.5 mm，3 mm & 1.5 mm	＜3 mm；可变	＜1.5 mm；表浅
精度	精准 & 点位	整体加热	精准 & 点位

1.0 mm
1.5 mm
真皮
3.0 mm
脂肪 / 结缔组织
SMAS
4.5 mm
肌肉

温度
35 ℃
体温
40 ℃
次佳胶原新生
60 ℃
胶原变性
70 ℃
灼伤
100 ℃

图 30.4 Ulthera 系统（courtesy of the Merz Company）（Published by kind permission of © Mario Goisis 2018. All Rights Reserved）

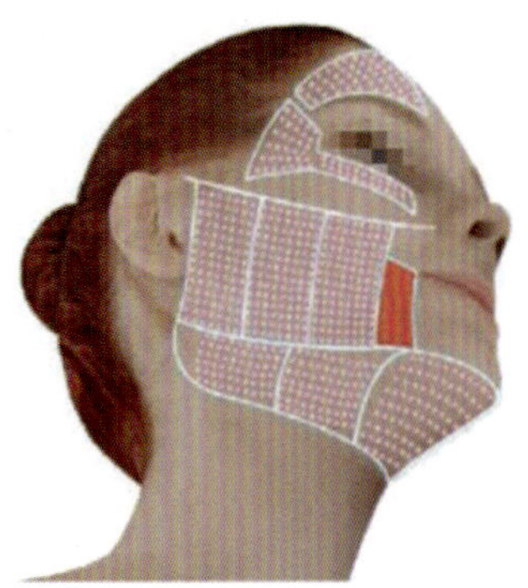
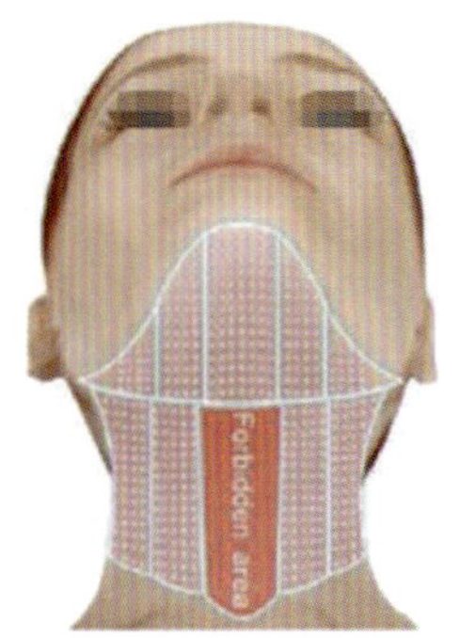

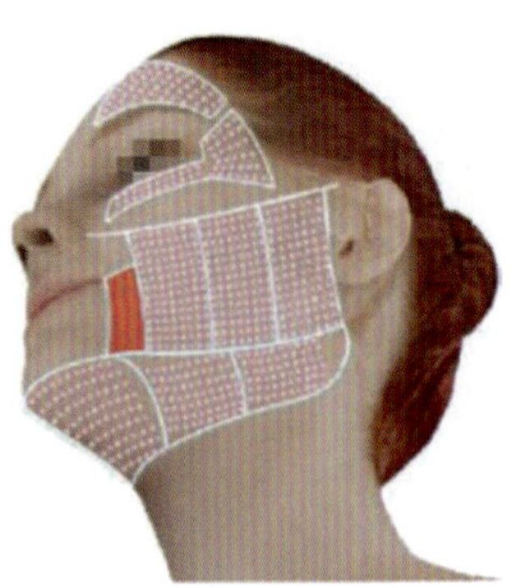

图 30.5 Ulthera系统 (courtesy of the Merz Company) (Published by kind permission of © Mario Goisis 2018. All Rights Reserved)

观察到，62% 的患者（仅应用该系统）和 91% 的患者（使用该系统加微粒脂肪和 Nanofat 注射）的皮肤松弛得到改善。在 1 年内，仅使用该系统的患者中有 53% 的患者皮肤松弛得到改善，而使用该系统加微粒脂肪和 Nanofat 治疗（治疗加修补）的患者中有 94% 的患者皮肤松弛得到改善。

在第 90 天和第 120 天，大多数的盲评员报告了进一步的结果，可见使用系统加上微粒脂肪和 Nanofat 治疗的患者会有更好的效果。

参考文献

[1] Koch RJ. Radiofrequency nonablative tissue tightening. Facial Plast Surg Clin North Am. 2004;12(3):339–346.

[2] Dierickx CCJ. The role of deep heating for noninvasive skin rejuvenation. Lasers Surg Med. 2006;38(9):799–807.

[3] 3. Siems W, Grune T, Voss P, Brenke R. Anti-fibrosclerotic effects of shock wave therapy in lipedema and cellulite. Biofactors. 2005;24(1–4):275–282.

[4] Adatto MA, Adatto-Neilson R, Novak P, Krotz A, Haller G. Body shaping with acoustic wave therapy AWT(®)/EPAT(®): randomized, controlled study on 14 subjects. J Cosmet Laser Ther. 2011;13(6):291–296.

[5] Goisis M, Guareschi M. Combined protocol of acoustic waves plus microfat: preliminary results. IMCAS Congress, Paris, 2016.

[6] Goisis M, Guareschi M. Combined treatment of focused ultrasound plus microfat: preliminary results. IMCAS Congress, Paris, 2017.

再生医学与外科的结合：纤维蛋白黏合剂

31

Michele Pascali, Davide Quarato, Marco Pagnoni, Mario Goisis

在眼睑成形术和整形手术中，可以使用不同的方法来减少术后并发症和引流的需要，包括使用完全止血、缝合、异源胶、加压敷料和组织密封剂。不同类型的外科黏合剂已经作为能够固定和保证组织粘连的替代品出现。其中，生物密封剂（或纤维蛋白密封剂）是由已知捐赠者的材料结合牛凝血酶而生成，而富血小板血浆（PRP）胶是从患者自己的血液中获得的一种自体制剂，并在治疗过程中起到生长因子储备库的作用。

血小板是硬组织和软组织修复机制中的关键因素。它们提供基本的生长因子如 FGF、PDGF、TGF-β、EGF 和 VEGF，参与干细胞的扩散、分化和增殖。它们还刺激成纤维细胞和内皮细胞分别诱导新的细胞外基质沉积和新生血管形成。血小板是从患者自身血浆中获得的浓缩物。血浆中含有许多细胞生存所必需的因子，包括营养元素、维生素、激素、电解质、IGF 和 HGF 等生长因子及蛋白质。血浆中的蛋白质含有对凝血过程起着至关重要作用的分子物质，并有利于细胞扩散和新生组织生成的支架纤维蛋白聚合物的生成。

通过研究 PRP 在整形外科治疗中的应用，发现受损组织恢复得更快，炎症和疼痛也有所减轻。因此，局部生长因子的显著富集在细胞分化和组织再生中起着至关重要的作用。

根据临床适应证，PRP 可以液体形式注射，或作为凝胶（PRP 胶）使用。当以凝胶形式注射时，PRP 需要在使用之前与凝胶诱导剂混合以用于治疗部位。自体凝血酶血清（ATS）将可溶性纤维蛋白原转化为纤维蛋白单体，这使纤维蛋白单体聚合形成凝块。加入患者自身凝血酶血清（ATS）中的血小板浓缩物会以生理方式重新开始凝血过程。这一自然过程诱导了血小板在其中被包裹的三维纤维蛋白基质的形成。允许在治疗部位输送长效生长因子，且其基质作为构建新组织的支架。

不同研究报道了 PRP 胶在许多不同临床领域的应用，特别是在骨科、口腔科和颌面外科的应用取得了积极的效果。当提及改善面部除皱术的预后时，PRP 胶有一些潜在的优势。PRP 胶的使用大大减少了血肿和血清肿的形成，使患者恢复得更快并恢复日常活动，从而提高术后患者的满意度。血肿仍然是除皱术中最常见的并发症，发生率为 0.3% ~ 15%。它可能导致皮肤组织缺血和坏死、感染、面部水肿延长、色素沉着、瘢痕挛缩，需要进一步手术清除和引流血肿和（或）纠正其后果，结果是降低了患者的满意度。此外，PRP 胶的加入在大多数情况下避免了常规的引流。引流既需要放置引流管，又需要移除引流管，是一项昂贵烦琐且闭塞耗时的操作，并且可能会对患者造成困扰，所以设法避免引流是合理的。

此外，用 RegenKit A-PRP Plus 生产的自体 PRP 胶的成本明显低于工业胶。最后，自体 PRP 胶的费用低于治疗术后并发症包括第 2 次手术引流血肿或因血清肿而增加住院时间或多次会诊以处理类似的并发症的总费用。(图 31.1 ~ 图 31.38)。

M. Pascali · D. Quarato · M. Pagnoni Doctor's Equipe, Milan, Italy

M. Goisis (✉)
Maxillo-Facial and Aesthetic Surgeon, Go Easy Clinic, Milan, Italy

M. Goisis (ed.), *Outpatient Regenerative Medicine*, https://doi.org/10.1007/978-3-319-44894-7_31

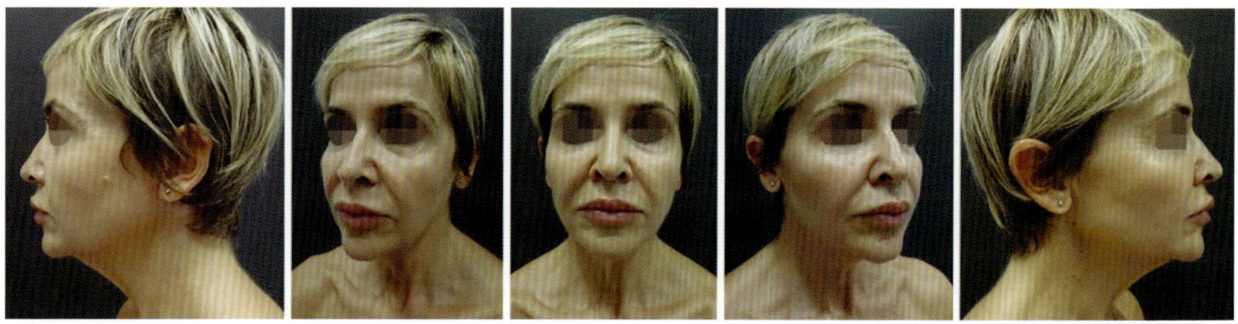

图 31.1 术前照片。一位 43 岁女性的术前正位、斜位和侧位照片。照片显示颧骨表面软组织下垂、眶下区凹陷、下睑延长、眶颊沟和鼻唇沟加深以及木偶纹明显，还显示下颌及颈部松弛，且下颌与颈部分界模糊（surgeon: Michele Pascali）(Published by kind permission of © Michele Pascali 2018. All Rights Reserved)

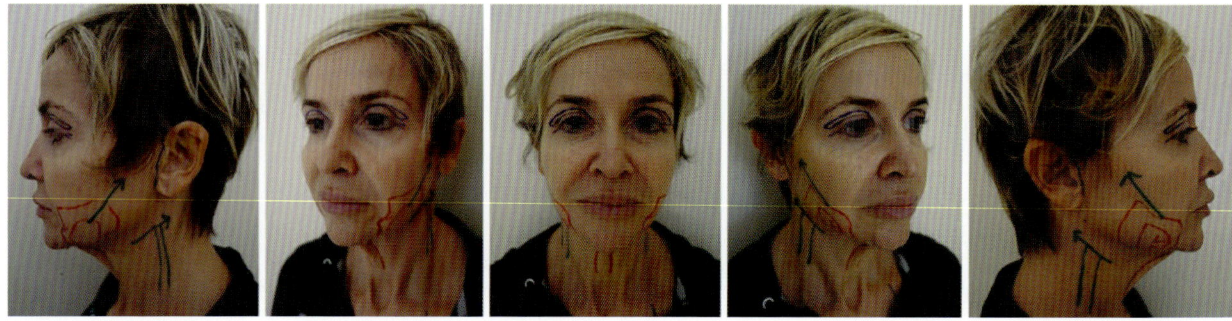

图 31.2 术前区域标记。术前标记的正面、斜面和侧面图。皮肤切口（颞部、耳前部、耳后部、枕乳部）用蓝色标出。颊部脂肪垫用红色标出。在颈部，颈静脉标记为绿色，颈阔肌标为记红色。最后，两个提升矢量用两个绿色箭头标记 (Published by kind permission of © Michele Pascali 2018. All Rights Reserved)

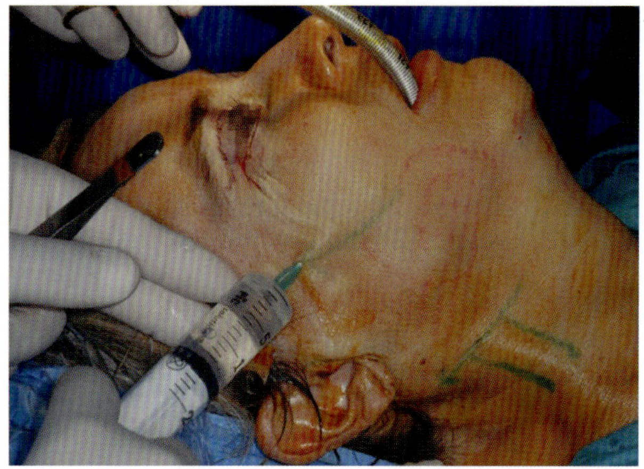

图 31.3 局部麻醉。面部除皱术可在局部麻醉联合镇静或全身麻醉下进行。此案例中，也有必要将局部麻醉药（0.25% 甲哌卡因和 1 : 500 000 肾上腺素的生理盐水溶液）注射到整个治疗区域，以达到足够的水分离并减少出血（Published by kind permission of © Michele Pascali 2018. All Rights Reserved）

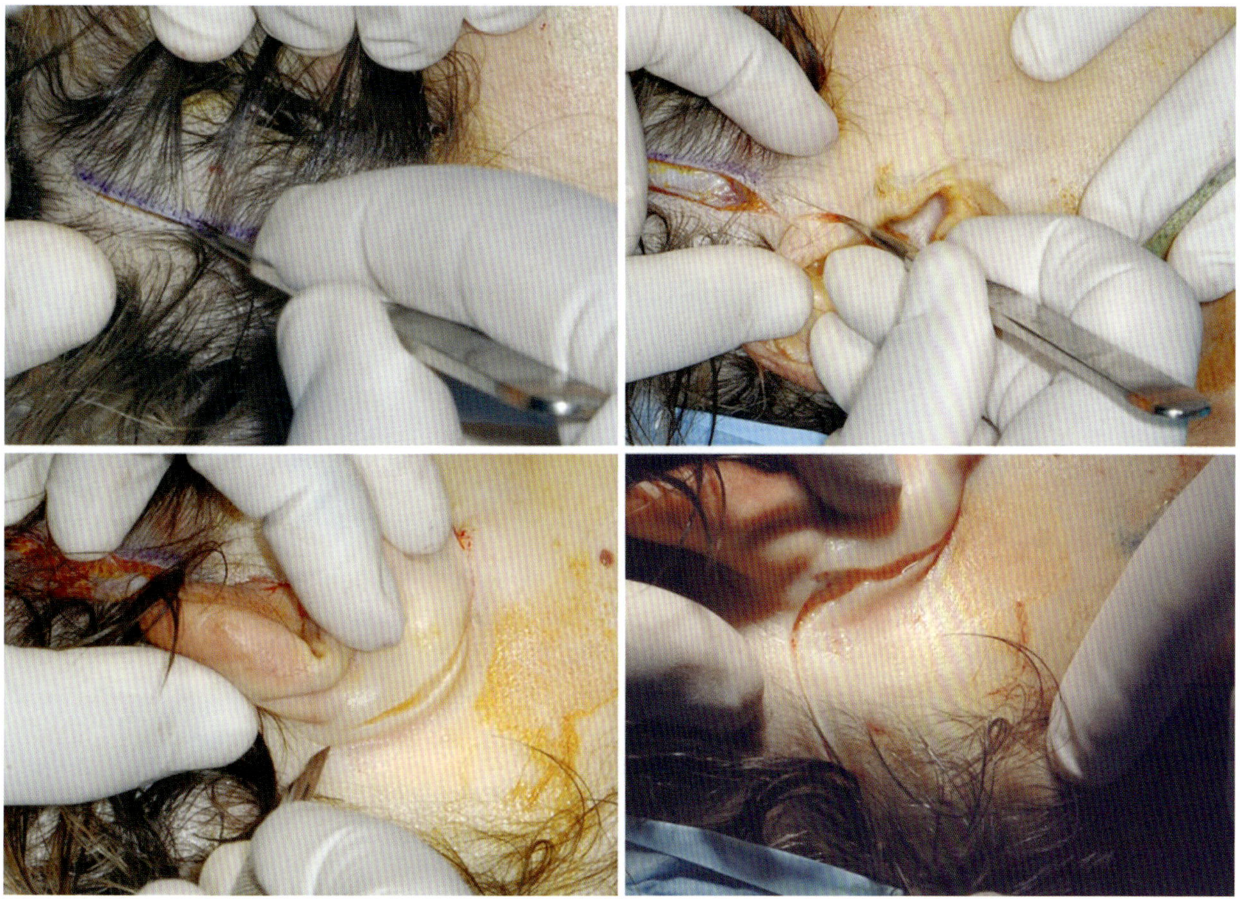

图 31.4 皮肤切口。浸润约 15 min 后，沿着术前标记切开皮肤。可以在颞区切开头皮，与发际线平行，距离发际线约 3 cm。在它的头侧末端，这个切口略微向下弯曲，以避免产生猫耳畸形。刀刃与头皮平行，切口在耳前区继续向下，刀刃垂直于面部。在耳朵前方，切口可以在对耳屏前缘或后缘，然后向下，绕过耳垂，向上进入后耳沟，直到发际线，然后沿着发际线几厘米，朝向枕区，在此刀片应该与头皮平行

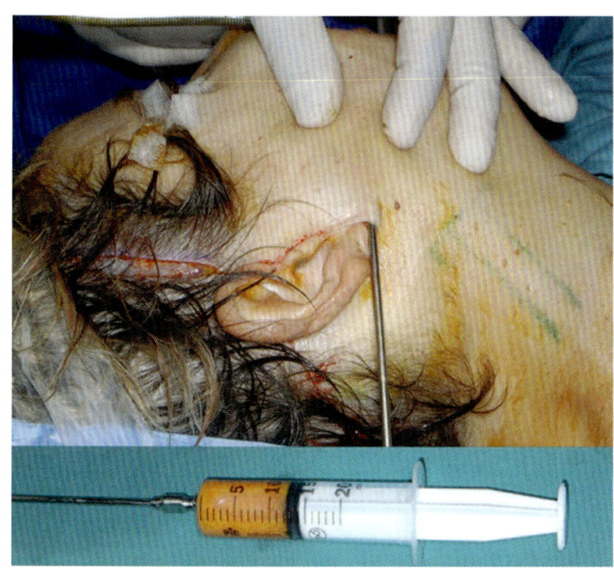

图 31.5 吸脂。对面颊前部多余脂肪进行抽吸。这个操作一方面可以获得几毫升的自体脂肪用于最后的填充，一方面有助于皮下剥离（Published by kind permission of © Michele Pascali 2018. All Rights Reserved）

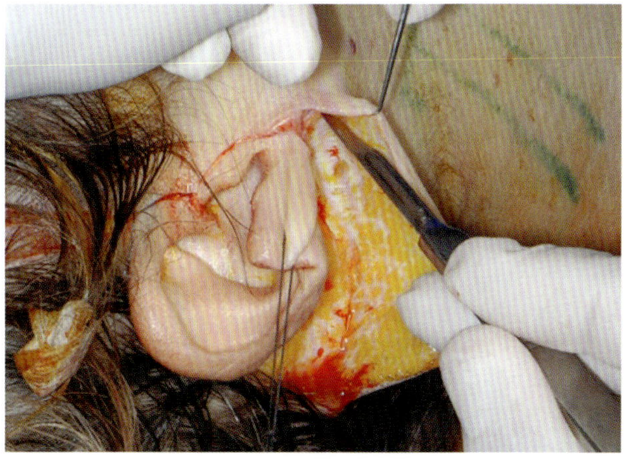

图 31.6 枕乳突剥离。最初在皮下剥离，通常仅在脸颊和颈部的前部才在 SMAS 下剥离。从乳突区开始，剥离平面为皮下层，延伸至到下颌角体表投影以下 2 cm。在加深皮肤切口直达浅筋膜后，在要剥离的区域形成通道，尝试留在脂肪组织下方，但避免穿透 SMAS 和颈部浅筋膜，以防止对耳大神经造成损伤。随后，将通道连通以创造统一的解剖平面（Published by kind permission of © Michele Pascali 2018. All Rights Reserved）

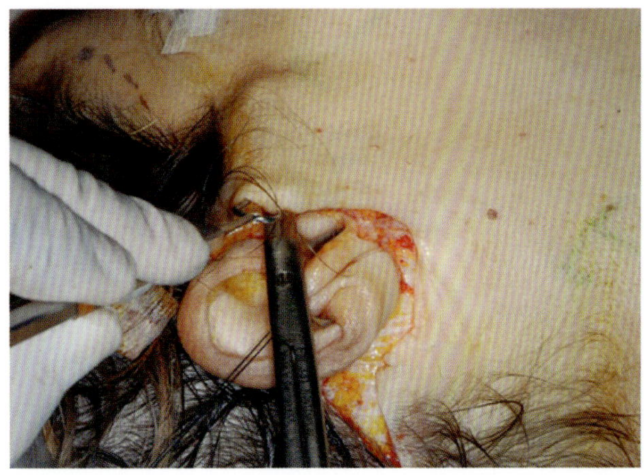

图 31.7 耳前剥离。在耳前区域，同样也在皮下进行有限的剥离。在这一区域，除颧弓上方到达眶缘外，分离距离皮肤切口延伸 3 cm。在耳前区，先用手术刀在皮下平面内剥离前 2 cm，然后用钝剪或手指将皮瓣剥离至术前标记处（Published by kind permission of © Michele Pascali 2018. All Rights Reserved）

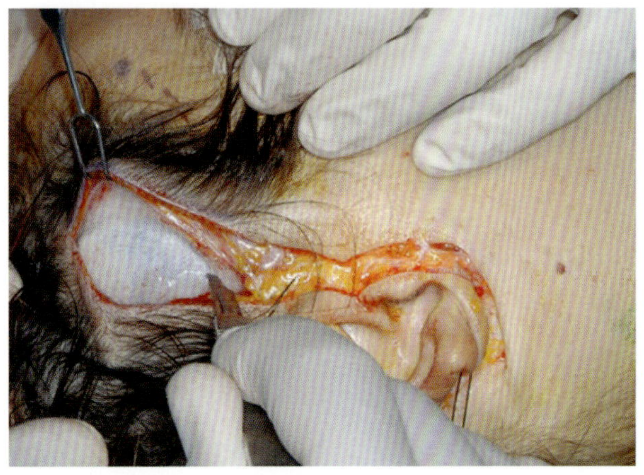

图 31.8 颞部剥离。颞部切口深达帽状腱膜下方，完全用剪刀进行锐性分离。为了找到正确的平面，切口应该从颅侧开始向颞部过渡，以便直接到达骨膜，额部骨膜与骨骼紧贴，因此易于定位。一旦确定了帽状腱膜下方的正确平面，首先在骨膜浅层继续剥离，然后在颞肌的腱膜上继续剥离。此处向前向下易于钝性分离，形成颞部皮瓣（Published by kind permission of ©Michele Pascali 2018. All Rights Reserved）

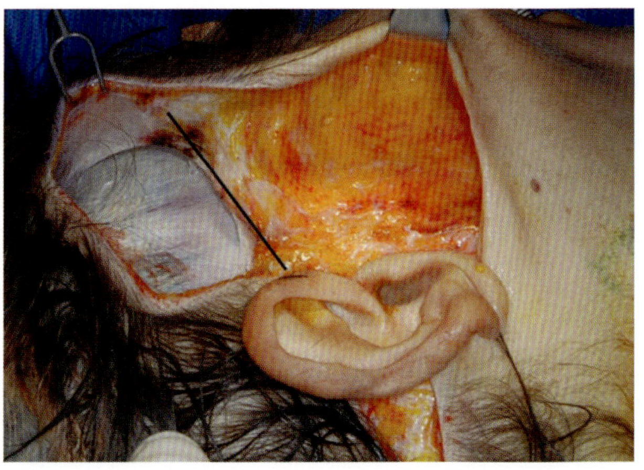

图 31.9 M-M 线。图片显示了两个不同的解剖平面：上方位于帽状腱膜和骨膜 / 颞筋膜之间，下方位于皮下层。这两个区域由 M-M 线（在图中用黑线表示）分隔，M-M 线是从耳轮脚到外眦上方约 4 cm 的一条假想线。尾端剥离将颈枕乳突区与耳前区连接起来。然后沿 M-M 线切开颞浅筋膜，以形成单一的大皮瓣（Published by kind permission of © Michele Pascali 2018. All Rights Reserved）

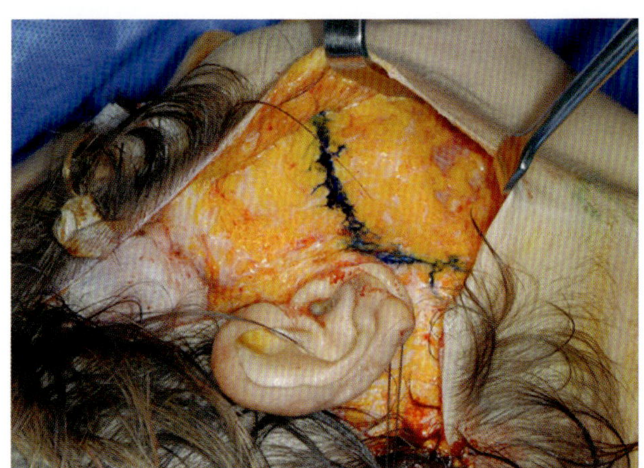

图 31.10 SMAS 皮瓣标记。在切断 M-M 线，连通两个解剖平面后，在分离 SMAS 深层之前，用亚甲蓝标记 SMAS- 颈阔肌瓣。水平支位于颧弓下方 1 cm，垂直支沿耳轴平行于耳前皮肤切口前 1 cm 下行，至耳垂下方 6 ~ 7 cm（Published by kind permission of © Michele Pascali 2018. All Rights Reserved）

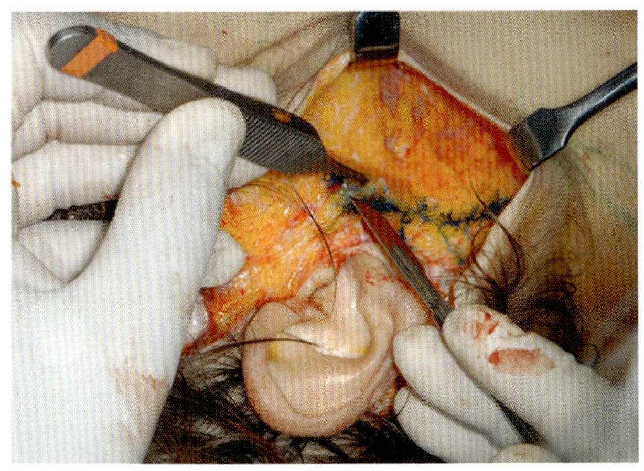

图 31.11 SMAS 切口。在开始剥离 SMAS 深层之前，确定正确的解剖深度非常重要。为此，明智的做法是在腮腺上方切开 SMAS，这样才能完全保护面神经的分支免受损伤，并且易于识别各种结构。在耳垂前方 2 cm 处用组织钳夹起肌筋膜组织。在确认目标组织瓣的活动性之后，用镊子尖端做一个小切口。通过这个小切口，沿着组织瓣的耳前垂直部分，用钝头剪刀制备一条通道，然后将其切开，以确保不损伤血管或神经（Published by kind permission of © Michele Pascali 2018. All Rights Reserved）

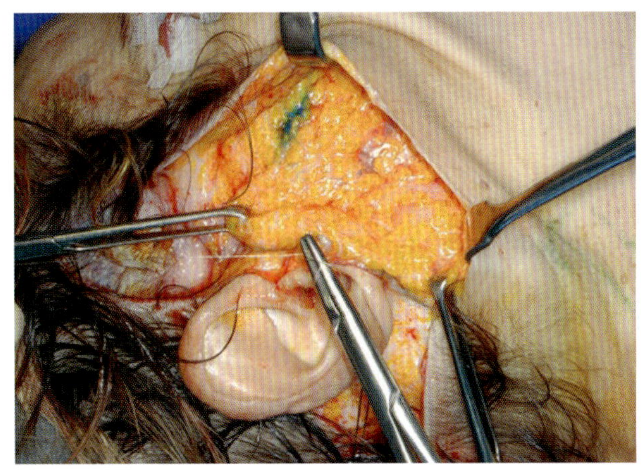

图 31.13 SMAS 瓣复位。将 SMAS- 颈阔肌瓣移位，用 3-0 尼龙线或 PDS 线将头端固定在颧弓后 1/3 的骨膜上，缝合 2~3 针。缝线从颧弓的 SMAS 和骨膜穿过 SMAS 皮瓣（从后至前），然后以褥式折回，线结被埋在组织瓣深层。SMAS 瓣不一定要固定在骨膜上，对固定在活动性差的筋膜表面也可以保证足够的稳定性（Published by kind permission of © Michele Pascali 2018. All Rights Reserved）

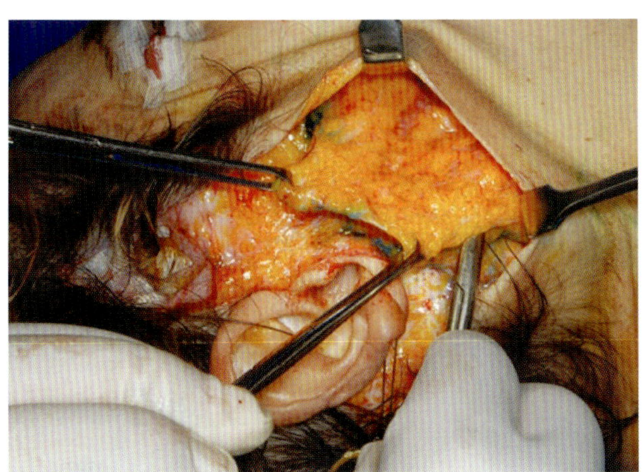

图 31.12 SMAS 瓣解剖。SMAS 瓣向前切开 5~6 cm，垂直于面部平面展开切口。应特别注意避免损伤颈部和腮腺前缘的面神经分支以及敏感的神经和血管。从理论上讲，为避免碰到面神经，可将 SMAS 解剖限制在腮腺区域而无须越过腺体的前缘，并且避免剥离颈阔肌后缘（Published by kind permission of © Michele Pascali 2018. All Rights Reserved）

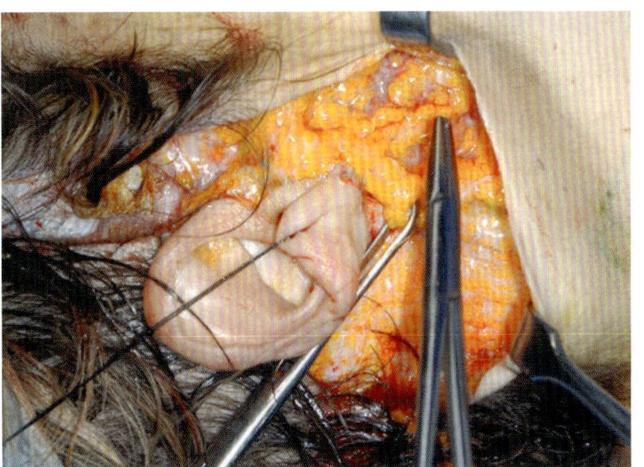

图 31.14 SMAS 瓣缝合。将 SMAS- 颈阔肌瓣分开以包围耳朵，固定在颧弓上方和乳突骨膜后下方。明智的做法是尽可能向后放置耳下 / 耳后悬吊线，以免损伤到耳大神经（Published by kind permission of © Michele Pascali 2018. All Rights Reserved）

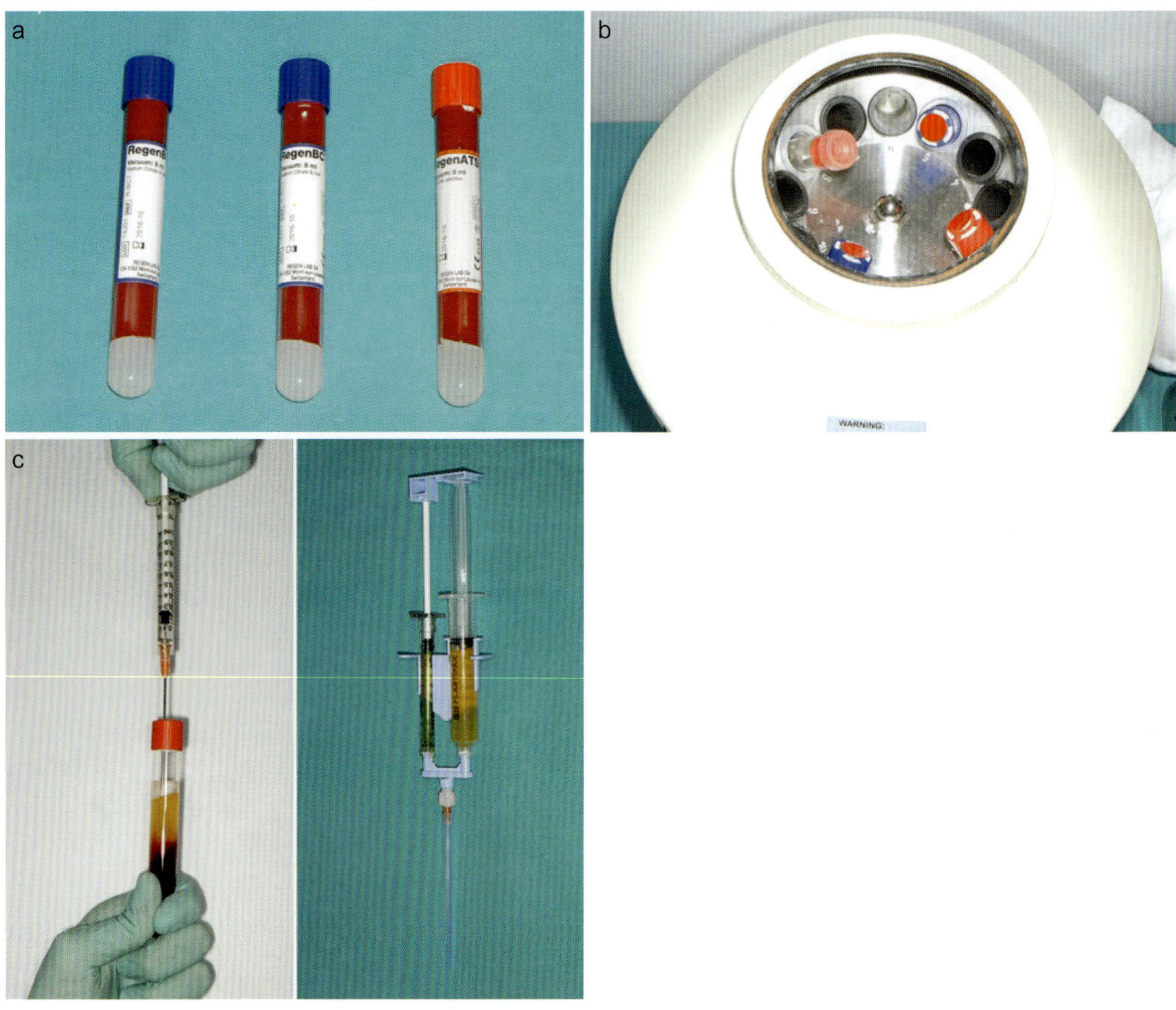

图 31.15 a ~ c. PRP 胶的制备程序。制备 4~5 mL 自体富血小板血浆（A-PRP）只需几个步骤。设计 RegenLab A-PRP Plus 的目的是用患者自身的少量血液制备 A-PRP。每个 BCT 管（蓝色管）抽取 8 mL 的静脉血，制备 4~5 mL 的自体浓缩血小板，即从全血中回收了大约 80% 的血小板。Regen ATS 管（红管）抽取 8 mL 静脉血，制备含有（15±5）IU/mL 自体活化凝血酶的 PRP 凝集血清。步骤 1：采集全血。使用连接在收集架上的蝶形针进行静脉穿刺。在黄色塑料部分下面的软管中等待血液的流入（血液在 1~2 mm 范围内可见）。刺穿 Regen BCT 管的塞子，然后对 Regen ATS 管进行同样的操作，使用采集系统的内针将全血装满管子。管子内的真空将能够自动收集所需体积的血液（约 8 mL）。小心地将管子颠倒几次（a）。步骤 2：离心。将预先装满的管子插入离心机离心，保证平衡对称（b）。调整离心参数如下：时间，5 min；离心力（RCF），1500 g。步骤 3：离心结果。然后使用 9：3 比例（PRP/凝血酶）的 Regen 喷雾器将 PRP 与活化的自体凝血酶混合，形成 PRP 胶（c）(Published by kind permission of © Michele Pascali 2018. All Rights Reserved)

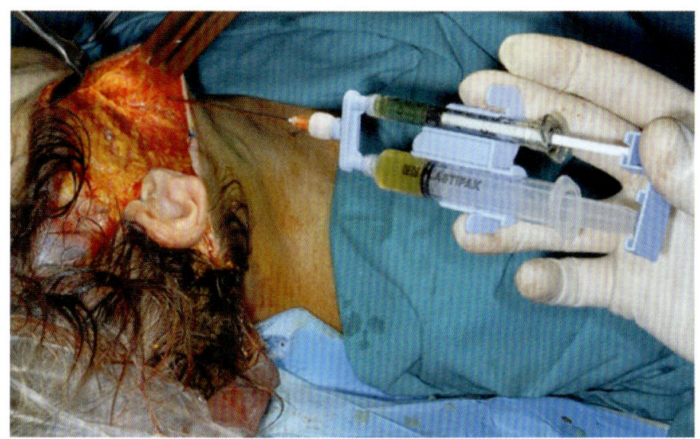

图 31.16 PRP 胶的应用。自体富血小板血浆（A-PRP）和自体凝血酶血清（ATS）一起形成功能强大的基质凝胶可以注射到靶区。血小板会在理想的位置随时释放生长因子。这一自然过程诱导了包含血小板的三维纤维蛋白基质的形成。这便可以给治疗部位长期输送生长因子，同时基质作为新组织重构的支架。PRP 胶的使用有效地阻止了血肿和血清肿的形成，恢复较快且快速恢复日常活动，提高术后患者满意度（Published by kind permission of © Michele Pascali 2018. All Rights Reserved）

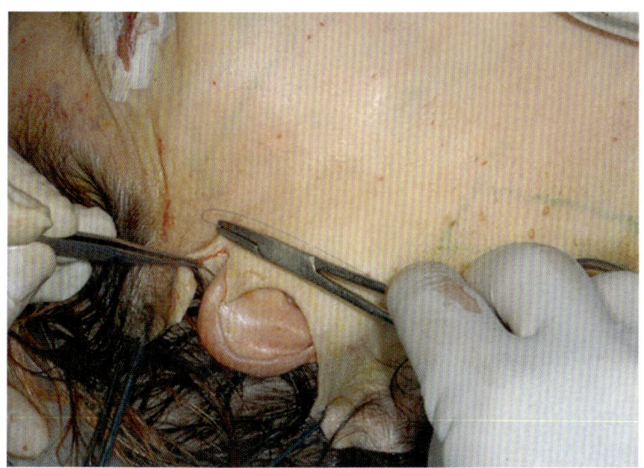

图 31.17 皮瓣颞侧悬吊。保持皮瓣向后上方拉伸，在耳朵上方用 3-0 尼龙线固定的“关键点”。如果鬓角向上移得太远，可以在其底部切除一块三角形皮肤（Published by kind permission of © Michele Pascali 2018. All Rights Reserved）

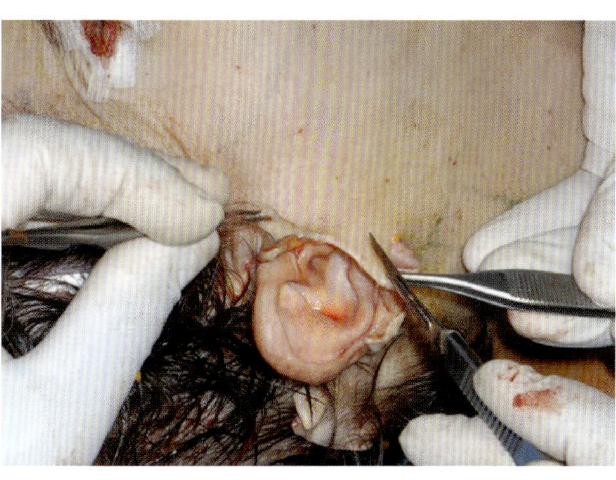

图 31.18 释放耳垂。小心地切开皮瓣，直到插入耳垂为止，以使其露出而不变形（Published by kind permission of © Michele Pascali 2018. All Rights Reserved）

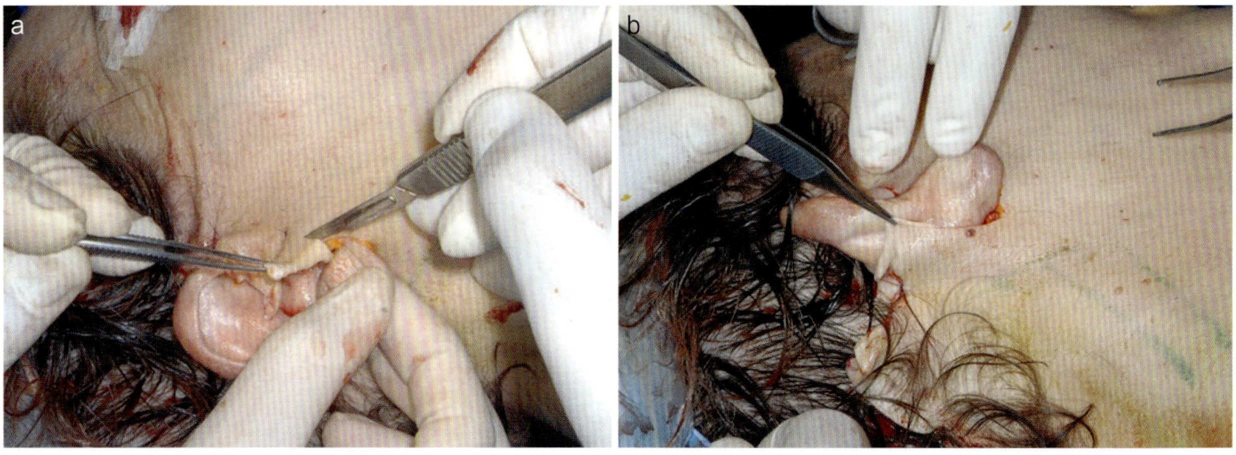

图 31.19　皮肤切除术。a. 在耳前区沿着皮坦基（或 D'Assumpçao）留下的标记直接切除多余的皮肤。另外，为了更安全，可以垂直于皮瓣边缘做小切口，直到标记，最后去除由此产生的皮肤三角形。b. 耳后用 3-0 尼龙线在“关键点”缝合，直接切除超出部分的皮肤（Published by kind permission of © Michele Pascali 2018. All Rights Reserved）

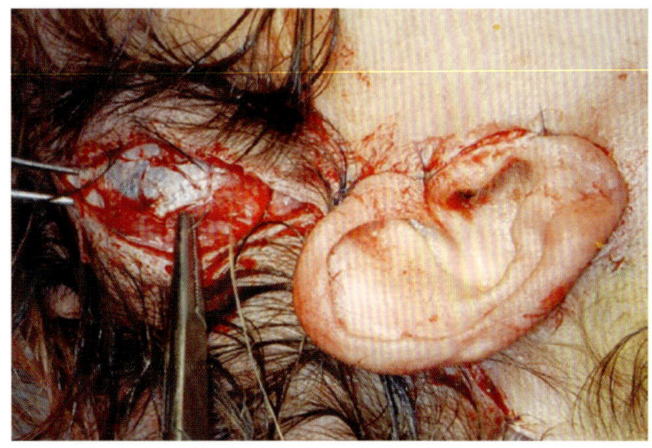

图 31.20　颞浅筋膜牵引。将先前沿 M-M 线切开的颞浅筋膜向上拉起，用 3-0 PDS 缝线缝 1～2 针固定在颞深筋膜上。然后将皮瓣轻微向上拉起，固定在耳朵上方，最后用钝头剪适当剥离不规则粘连，抚平皮瓣（Published by kind permission of © Michele Pascali 2018. All Rights Reserved）

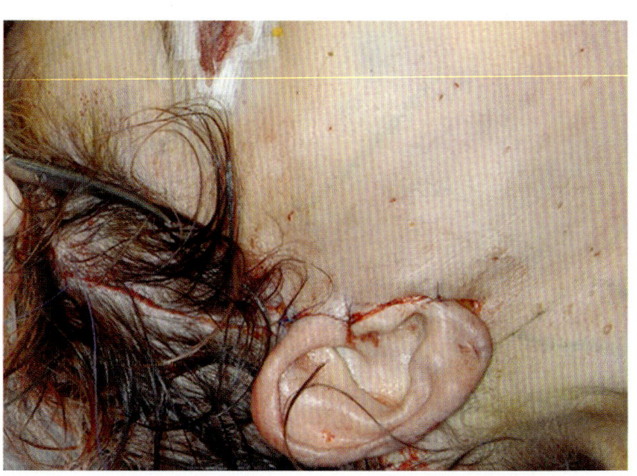

图 31.21　缝合皮肤。除去多余皮肤后进行缝合。头皮采用 3-0 缝线或外科缝合钉进行缝合。在耳前区，用 6-0 尼龙线进行连续缝合。在耳后区，用 4-0 缝线进行单纯间断缝合（Published by kind permission of © Michele Pascali 2018. All Rights Reserved）

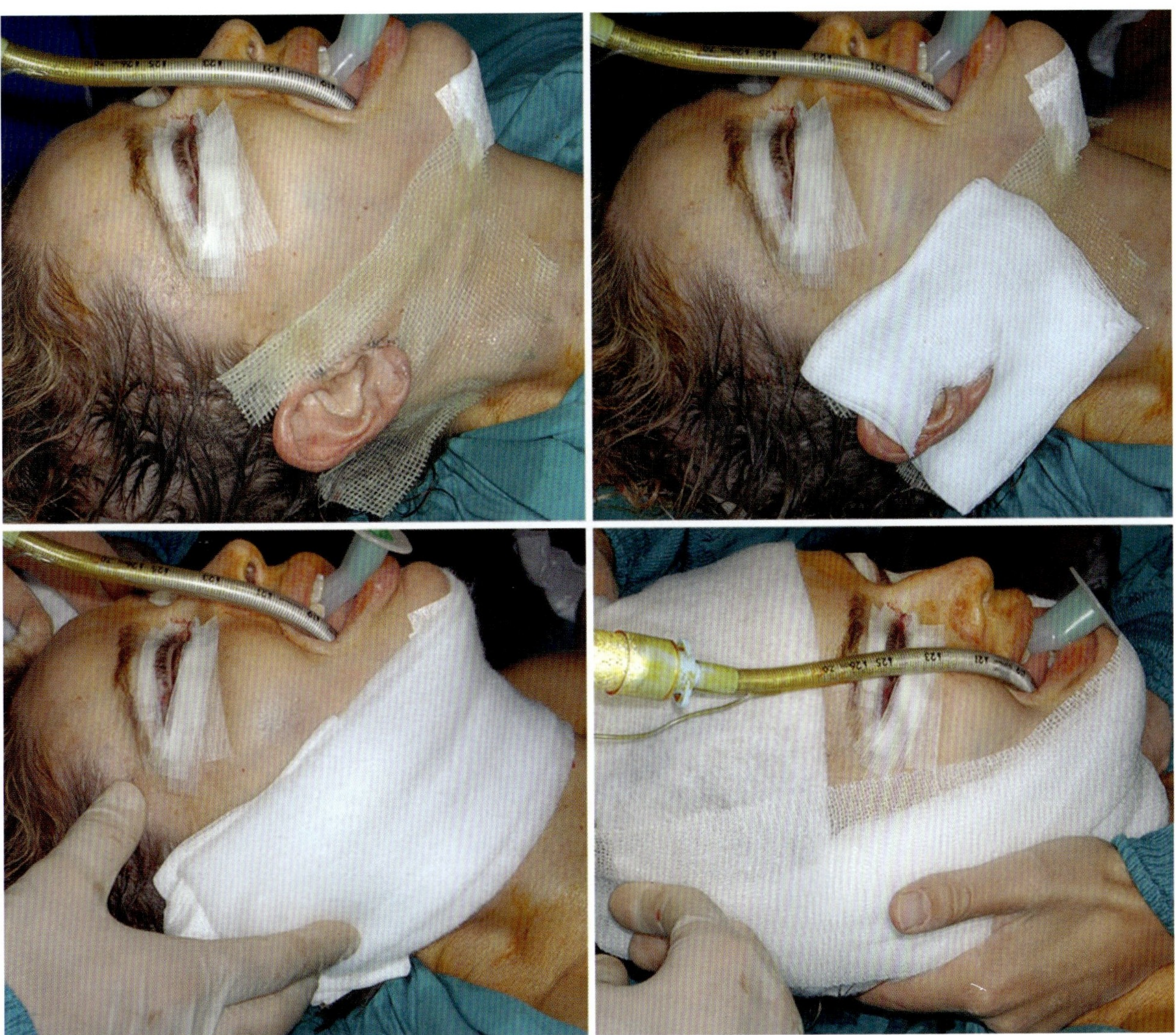

图 31.22　伤口敷料。手术结束后，将敷料放在头颈部，直到第 2 天医生才能将其取下，它旨在任何吸纳引流并柔和压迫以减轻肿胀，并使皮肤重新贴合至深层组织，从而防止组织之间积液。薄的弹性加压敷料（下颌套）有时也用来保证组织受压以加快愈合和增加舒适性（Published by kind permission of © Michele Pascali 2018. All Rights Reserved）

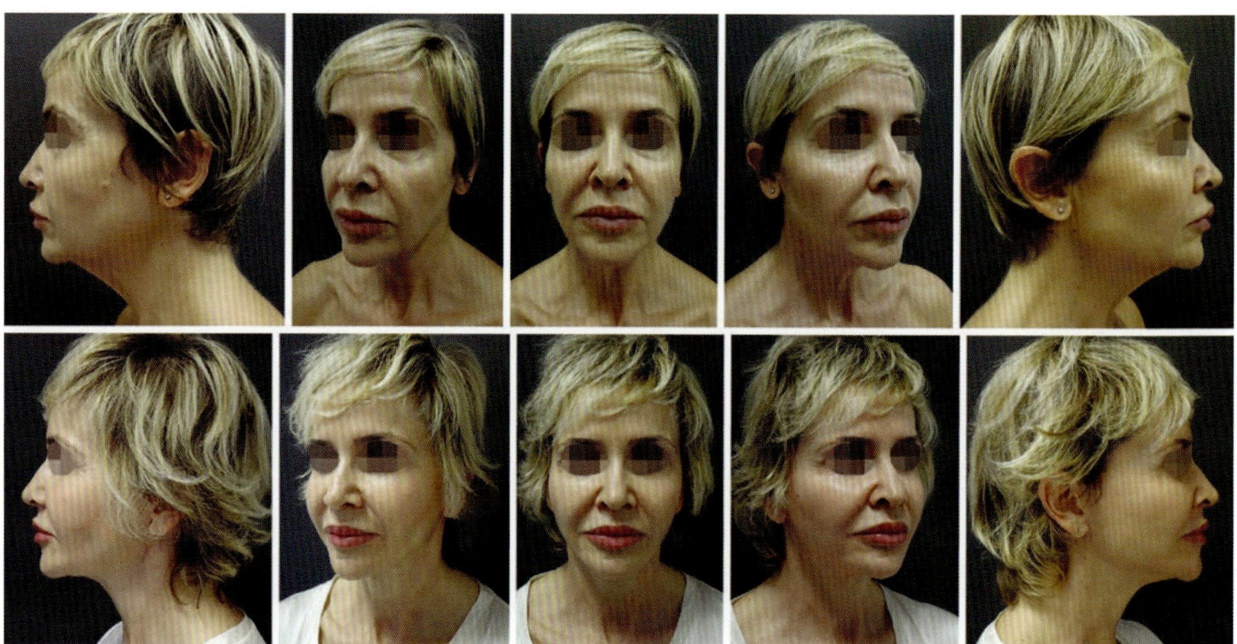

图 31.23 结果。术前和术后 6 个月患者的正位、斜位和侧位视图。外表更年轻，皮肤紧实光滑；颧部丰满突出；下颌缘得到改善；鼻唇沟、鼻唇皱纹和木偶纹得到改善；颈部 - 下颌角的轮廓清晰，颈部松弛得到改善（Published by kind permission of © Michele Pascali 2018. All Rights Reserved）

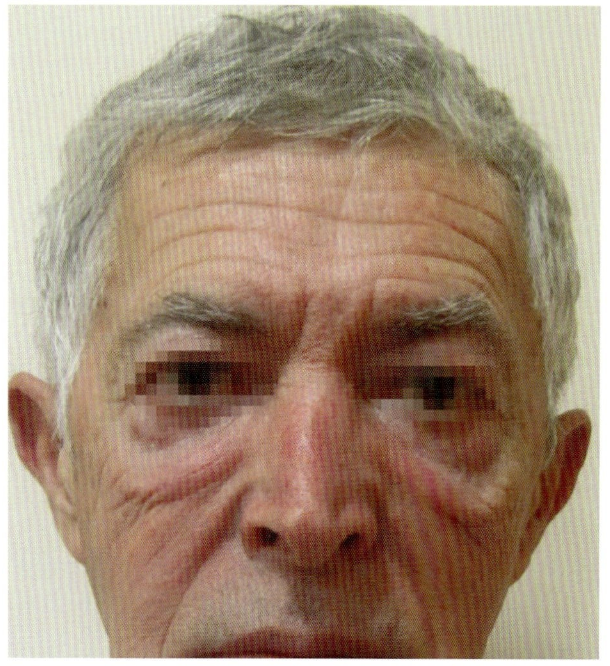

图 31.24 术前照片：上下睑下垂（surgeon: Mario Goisis, courtesy by Springer, Injection in aesthetic medicine）(Published with kind permission of © Mario Goisis 2018. All Rights Reserved)

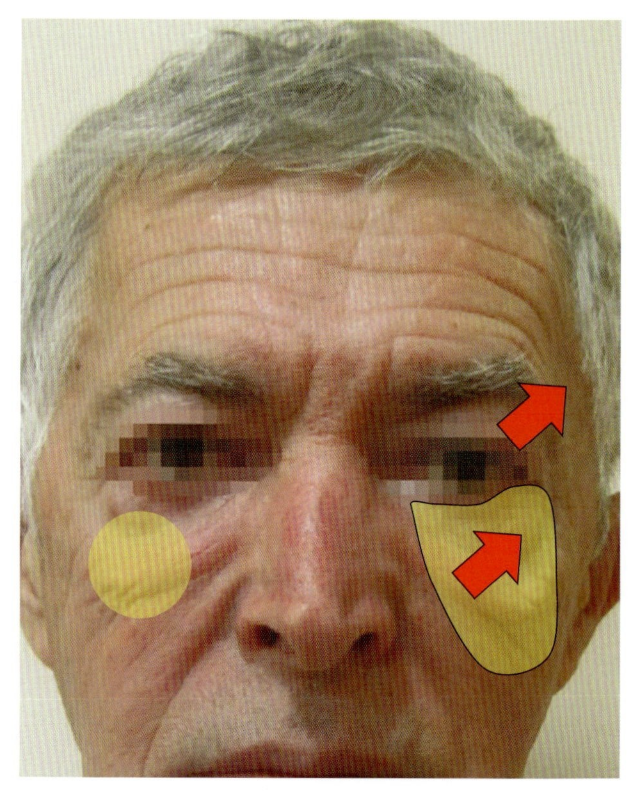

图 31.25 手术方案：上睑皮肤松弛矫正术，中面部提升术和微量脂肪隆颧术（Published with kind permission of © Mario Goisis 2018. All Rights Reserved）

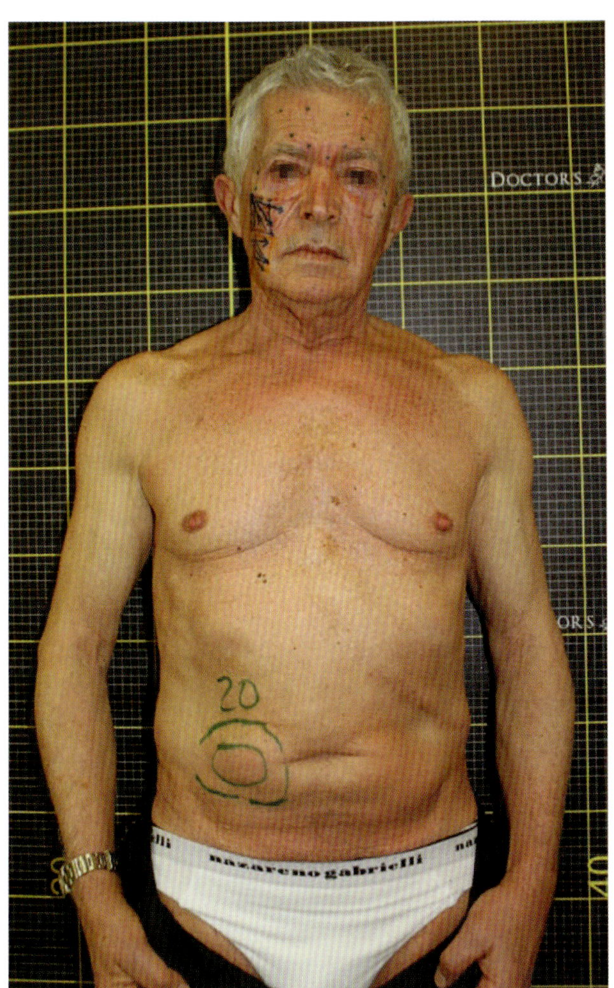

图 31.26 采集微脂区域（Published with kind permission of © Mario Goisis 2018. All Rights Reserved）

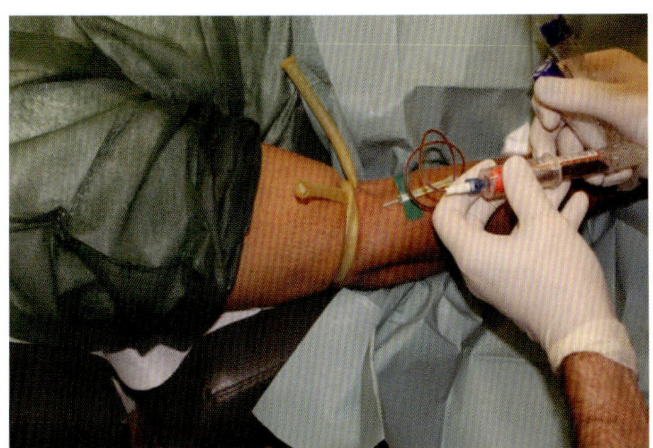

图 31.27 血液采集在装有抗凝剂的试管（蓝色试管）和不含抗凝剂的试管（红色试管）中（Published with kind permission of ©Mario Goisis 2018. All Rights Reserved）

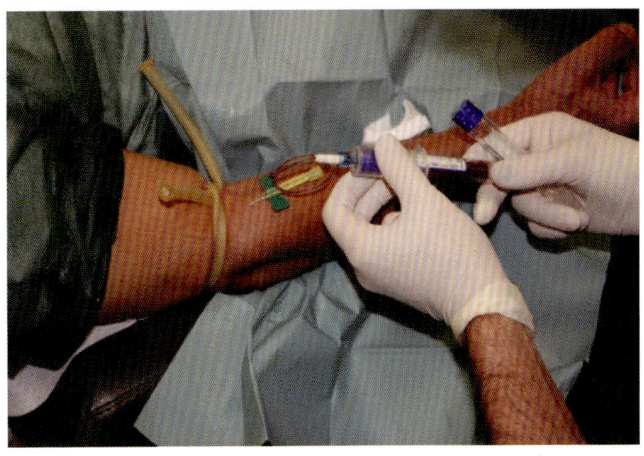

图 31.28 血液采集在装有抗凝剂的试管（蓝色试管）和不含抗凝剂的试管（红色试管）中（Published with kind permission of © Mario Goisis 2018. All Rights Reserved）

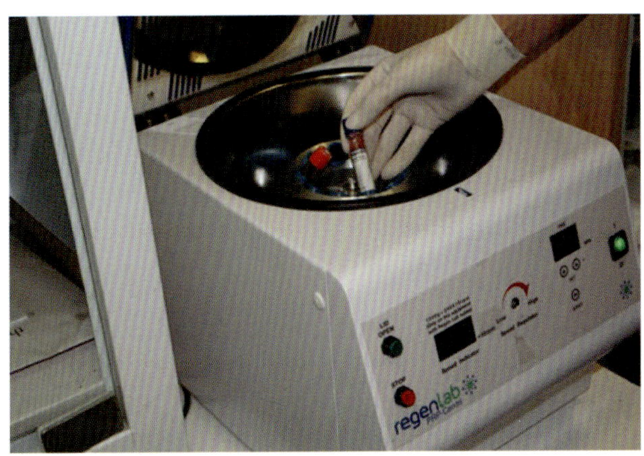

图 31.29 离心。将先前装满血样的试管放入离心机离心，试管要平衡对称。离心参数调整如下：时间为 5 min；离心力（RCF）为 1500 g（Published with kind permission of © Mario Goisis 2018. All Rights Reserved）

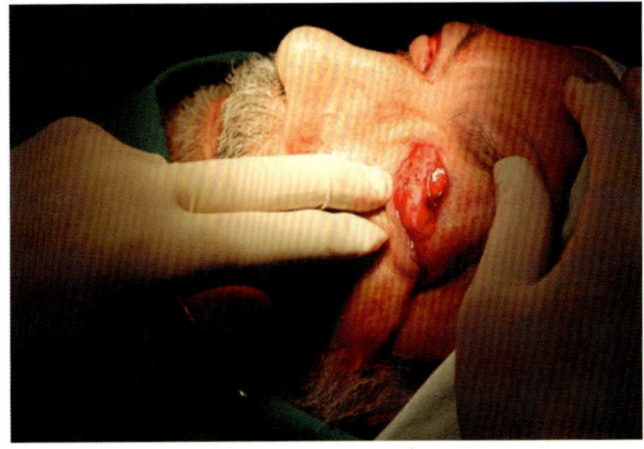

图 31.30 去除上睑多余的皮肤（Published with kind permission of © Mario Goisis 2018. All Rights Reserved）

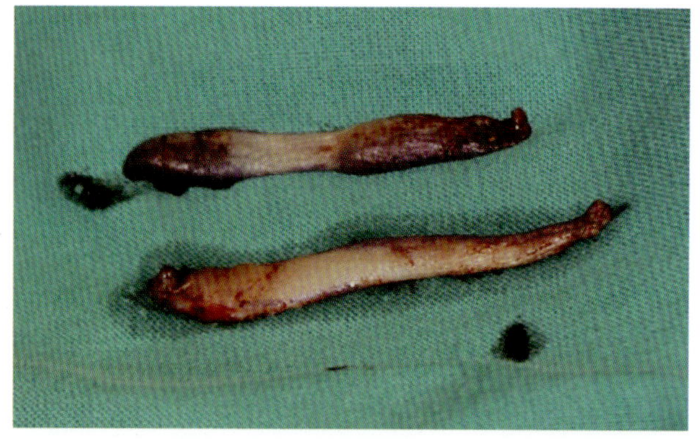

图 31.31 去除上睑多余的皮肤（Published with kind permission of © Mario Goisis 2018. All Rights Reserved）

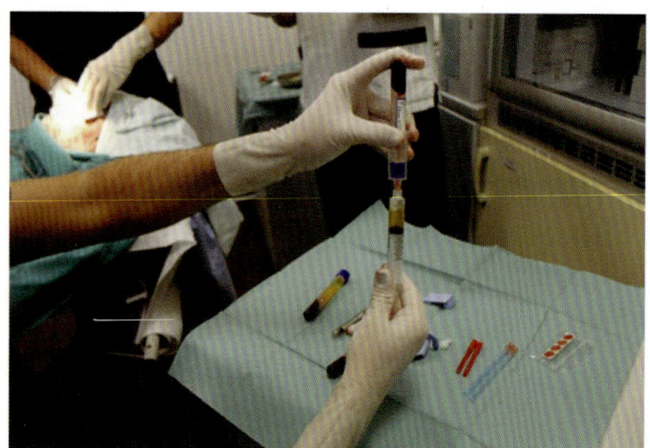

图 31.32 使用喷雾涂布器以 9：3 的比例（PRP/ 凝血酶）将 PRP 与自体凝血酶混合并激活，形成 PRP 胶（Published with kind permission of © Mario Goisis 2018. All Rights Reserved）

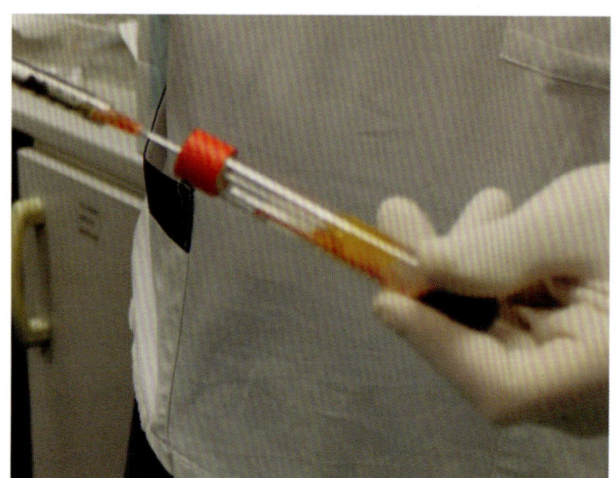

图 31.33 使用喷雾涂布器以 9：3 的比例（PRP/ 凝血酶）将 PRP 与自体凝血酶混合并激活，形成 PRP 胶（Published with kind permission of © Mario Goisis 2018. All Rights Reserved）

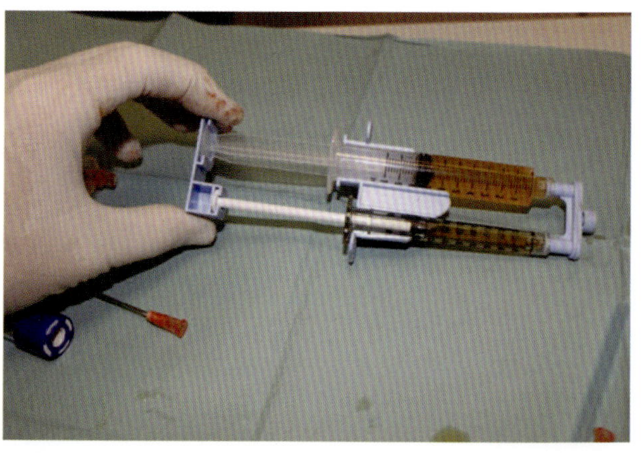

图 31.34 用喷雾器以 9：3 的比例（PRP/ 凝血酶）将 PRP 与活化的自体凝血酶混合，形成 PRP 胶（Published with kind permission of © Mario Goisis 2018. All Rights Reserved）

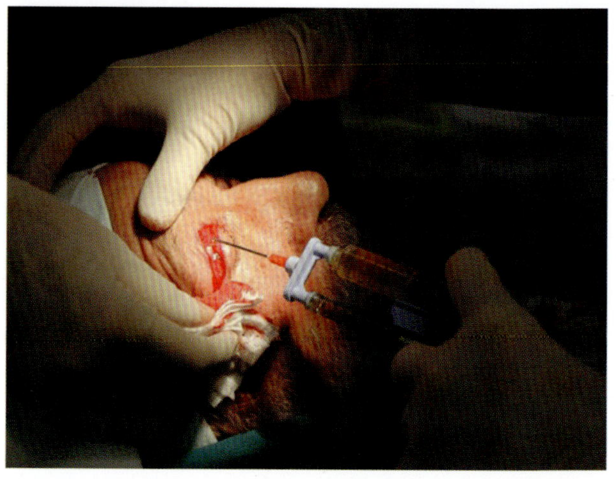

图 31.35 PRP 胶的应用。自体富血小板血浆（A-PRP）和自体凝血酶血清（ATS）一起在靶区注射强力基质凝胶。血小板会在理想的位置随时释放生长因子。这种自然过程诱导了其中夹有血小板的三维纤维蛋白基质的形成。这样可以在治疗部位长期输送生长因子，而基质则可以作为新组织重构的支架。使用 PRP 胶会有效阻止血肿和血清肿的形成，从而可以快速恢复日常活动，进而使患者术后满意度更高（Published with kind permission of © Mario Goisis 2018. All Rights Reserved）

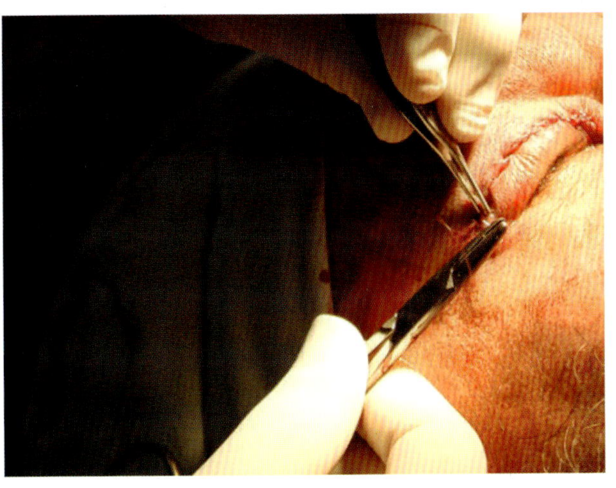

图 31.36 缝合后，应用PRP胶以促进恢复过程（Published with kind permission of © Mario Goisis 2018. All Rights Reserved）

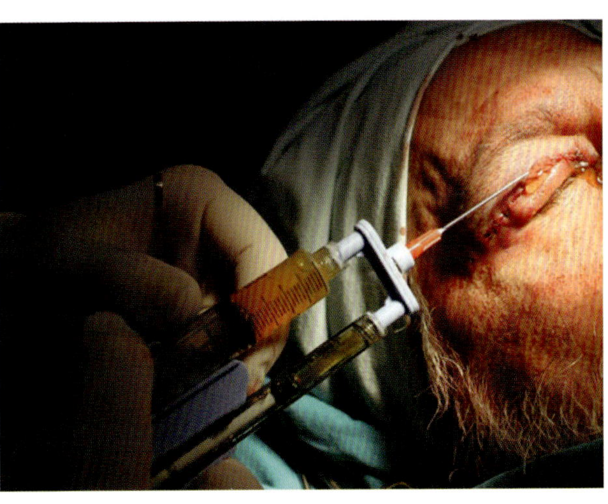

图 31.37 缝合后，应用PRP胶以促进恢复过程（Published with kind permission of © Mario Goisis 2018. All Rights Reserved）

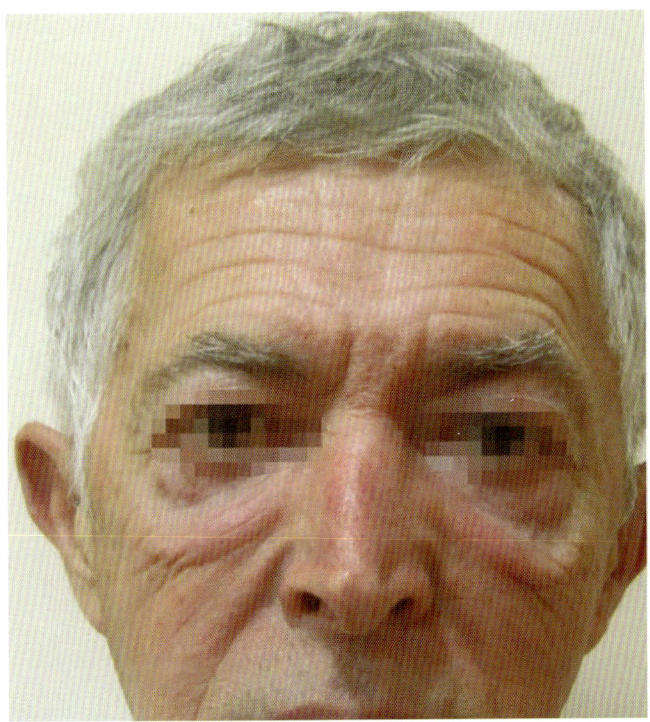

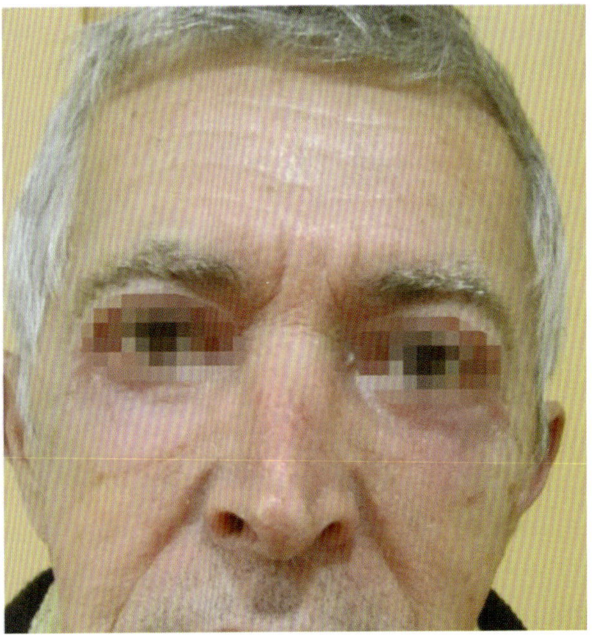

图 31.38 术前和术后 12 个月对比（courtesy by Springer, Injection in aesthetic medicine）（Published with kind permission of © Mario Goisis 2018. All Rights Reserved）

门诊美容手术的法规和法律意义

32

Mario Goisis，Stefano Fiorentino

32.1 脂肪组织和干细胞：司法方面

从司法的角度来看，当我们谈论“脂肪组织”时，必须考虑 3 种不同类型的产品（图 32.1）：

1. **脂肪组织**：用最少的操作获得的组织。在欧洲联盟（EU）文件 Reg. Eu. 1394/2007 中给出其定义（Reg. Eu. 1394/2007，附件一：切割、研磨、成型、离心、抗生素或抗菌溶液浸泡、灭菌、辐照、细胞分离、浓缩或纯化、过滤、冻干、冷冻、冷冻保存、玻璃化）。

2. **血管基质成分**（SVF）：SVF 属于脂肪的一部分，它可以通过酶消化（胶原酶）获得。在欧盟，化学和机械分离没有区别，但对于欧洲药品管理局 / 高级治疗委员会（EMA/CAT），胶原酶的使用被认为是具有实质意义的操作：“酶消化组织释放细胞也被认为是实质性的操纵，目的是分离细胞之间的连接结构”（Committee for Advanced Therapies,Reflection paper on classification of advanced therapymedicinal products, 21 May 2015 EMA/CAT/600280/2010 Rev.1）。

3. **干细胞**：从 SVF 中通过细胞操作（实质操作）获得。目前，其归属于自体脂肪组织，应用于脂肪填充的同步手术方案，因为从法律角度来看，它是一种组织移植，而不是一种先进治疗药物（ATMP）。

在欧洲，参考高级治疗委员会（CAT）的建议是非常重要的，因为如果一旦生物制品被归类为 ATMP，其将作为药品管理，外科医生很难使用它。

以下内容是关于 CAT 基于脂肪组织的生物产品的最重要和最新的建议（图 32.2）：

（1）Advice 2012，July 24（EMA/500730/2012）**称其为**：“该产品包括从人体脂肪组织中提取的自体胶原蛋白（AC）（以美容为目的的真皮填充）。”

CAT 表示：“该产品由自体胶原蛋白组成，不含细胞。该产品不包含或包含用于人类或给药用于调节、修复、添加或删除基因序列的重组核酸。基于上述考虑，我们认为该产品不属于欧盟 Regulation 第 394/2007 号第 2（1）（a）条所规定的先进治疗药物的定义。”

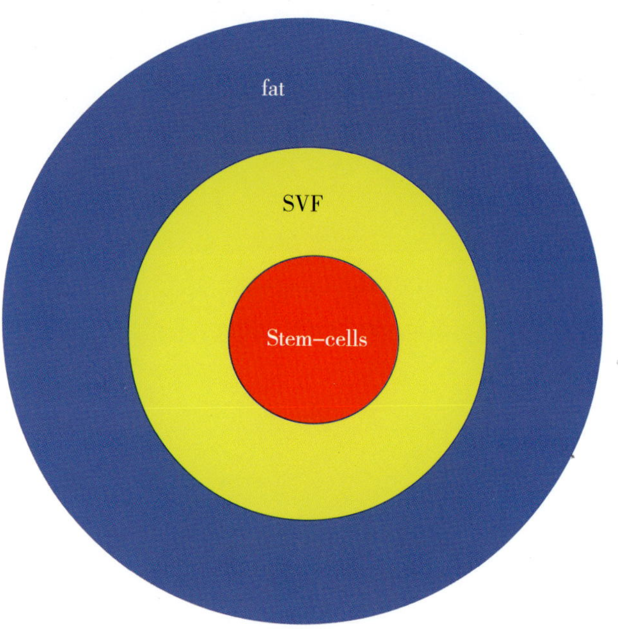

图 32.1 脂肪组织（fat）、基质血管成分（SVF）和干细胞（Stem-cells）(Published with kind permission of © Mario Goisis 2018. All Rights Reserved)

M. Goisis (✉)
Maxillo-Facial and Aesthetic Surgeon, Go Easy Clinic, Milan, Italy

S. Fiorentino
Fiorelaw, Milan, Italy

M. Goisis (ed.), *Outpatient Regenerative Medicine*, https://doi.org/10.1007/978-3-319-44894-7_32

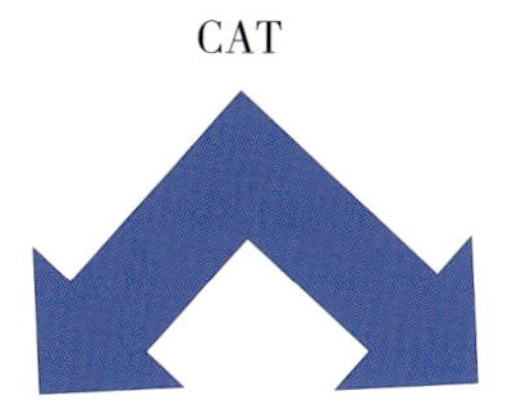

图 32.2 基于高级治疗委员会（CAT）的评估，产品的不同分类（Published with kind permission of © Mario Goisis 2018. All Rights Reserved）

（2）Advice 2012，July 24（EMA/500724/2012）**称其为**：“未经处理的自体脂肪组织含有脂肪细胞和基质血管成分。该产品被作为一种天然的自体脂肪填充物，其应用不以治疗疾病为目的。”

CAT 表示：“本品由自体脂肪提取物组成，包括脂肪细胞和血管基质成分。这些细胞没有经过特殊处理。该产品作为一种天然的自体填充物。因此，这些细胞不能被认为是用非同源的方法‘改造’的，因为该制剂的目的是用于受体部位和供体部位相同的基本功能（皮下脂肪组织的复位）。基于以上考虑，我们认为该产品不属于先进治疗药物的范畴。参见 Article 2（1）（a）of Regulation（EC）No 1394/2007.”

（3）Advice 2013，February 11（EMA/90882/2013）**称其为**：“体外培养的自体脂肪间充质干细胞在脱钙骨基质（DBM）诱导下，当扩增至第 4、5 代是分化成骨并具有三维结构。该产品含有活细胞。”

CAT 表示：“来自脂肪组织的自体间充质干细胞被用作两种人类来源的起始材料之一。这些细胞在制造过程中接受各种处理，包括细胞培养步骤。我们可以得出结论，这些细胞经过了大量的操作，被认为是细胞工程。该产品用于人体时具有治疗骨缺损的特性，目的是再生、修复或替代该组织。骨缺损是一种以缺乏自发骨形成为特征的疾病，成骨细胞和 DBM 的结合促进血管生成和成骨进而治疗骨缺损。

基于上述考虑，我们认为该产品属于组织工程产品的范畴。参考 Article 2(1)(a) of Regulation (EC) No 1394/2007.”

（4）Advice 2013, April 4 (EMA/129099/2013) **称其为**：“SVF 悬液中富含未经扩增与培养的源自皮下脂肪组织的成体再生细胞。”

CAT 表示：“该产品含有未经过实质处理的活细胞。该产品的作用模式（促进和增强皮下组织的组织更新和周转）被认为是与供体脂肪组织同源的。基于上述考虑，我们认为该产品不属于先进治疗药物的定义。”

（5）Advice 2013，August 2（EMA/478311/2013）**称其为**：“脂肪组织的 SVF 中的自体同源细胞。”

CAT 表示：“SVF 含有脂肪干细胞（ASC），被认为是一种旨在通过发挥药理和（或）代谢作用来恢复人体生理功能的物质。CAL 含有活细胞，但这些细胞未受到实质性的操作改变。CAL（一种既含有脂肪细胞和血管细胞，又含有经过处理得到的干细胞的脂肪移植物形式）的基本作用被认为与供区脂肪组织的作用一致。基于上述考虑，我们认为该产品不属于先进治疗药物产品的范畴。”

（6）Advice 2013，August 2（EMA/478311/2013）**称其为**：“脂肪组织来源的间充质干细胞与磷酸钙生物材料结合后在体外的扩增。”

CAT 表示：“产品是由源自脂肪组织并于体外结合生物材料 β-TCP 进行扩增的间充质干细胞组成。细胞被扩增，因此被认为是实质上的操作改变。该产品是作为一种药品，具有促进成骨和血管再生的特性，即可以修复人体组织。基于上述考虑，我们认为该产品符合高级治疗药物产品的定义，更确切地说，是组织工程产品。可判定该产品符合 1394/2007 号法规（EC）第 2 条第 1 款 d 项对组合型先进治疗药物的定义。”

（7）Advice 2014，November 24（EMA/557278/2015）**称其为**：“未经充分处理的自体分化脂肪细胞悬液注射（治疗原发性肛瘘）。”

CAT 表示：“本品是由自体分化的脂肪细胞溶液组成，用于注射。”

该产品没有集成任何设备或结构。分化的自体脂肪细胞被认为是“工程化组织”，因为其不在受体和供体中用于相同的基本功能。本产品用于治疗肛周瘘。其作用机制是，脂肪组织的细胞在生理刺激下，能够修复、再生或替代受损组织，促进肛周瘘的闭合。

EMA/CAT 认为该产品属于先进治疗药品的定义，即第 2（1）条中规定的组织工程产品。(b) 第

1394/2007 号规例。

(8) Advice 2016, March 21 (EMA/213726/2016) **称其为：**“源自脂肪组织 SVF 自体细胞，溶于乳酸氯化钠溶液的无菌悬液（治疗骨关节炎引起的疼痛）。”

CAT **表示：**“委员会于 2015 年 11 月 25 日通过了以下科学建议：

依据：

· 产品由来自 SVF 的被操纵的细胞组成。

· 通过免疫作用治疗骨关节炎引起的疼痛。”

EMA/CAT 认为该产品符合法规（EC）1394/2007 第 2（1）条 a 中规定的用于治疗关节骨关节炎相关疼痛的先进治疗药品（体细胞治疗药品）的定义。

(9) Advice 2016, April 1 (EMA/240965/2016) **称其为：**“取自人类腹部皮下脂肪而获得的再生细胞提（治疗关节软骨和骨缺损，包括骨关节病或骨软骨损伤）。”

CAT **表示：**“委员会于 2015 年 11 月 25 日通过了以下科学建议：

依据：

· 产品由受到实质性操作改变的工程细胞组成，其生物学特性、生理功能或结构特征发生改变，以实现再生，修复或替代原有组织的目的，而不是发挥与供区相同的基本功能。

· 该产品用于人体，目的是再生、修复或替代人体组织。

· 如果该产品作为医疗器械透明质酸不可或缺的一部分，EMA/CAT 认为其符合复合组织工程产品的范畴。”

32.2 结论

（1）欧盟当局的目标是拓宽管制的法律范围。

（2）实质性操作、非同源应用和再生目的是鉴定细胞是否为新兴治疗药品的特征。

（3）在未来，许多基于细胞的产品将被认为是一种新兴治疗药品（药物）。